MONA NEMMER

Essen wie die Champions

MONA NEMMER

Essen wie die Champions

MIT DER RICHTIGEN ERNÄHRUNG ZUR TOPFORM

Aus dem Englischen von Cornelia Stoll

PIPER

Mehr über unsere Autorinnen, Autoren und Bücher:
www.piper.de

Inhalte fremder Webseiten, auf die in diesem Buch (etwa durch Links) hingewiesen wird, macht sich der Verlag nicht zu eigen. Eine Haftung dafür übernimmt der Verlag nicht.

Unser Versprechen für mehr Nachhaltigkeit
• Klimaneutrales Produkt
• FSC®-zertifiziertes Papier
• Hergestellt in Deutschland

FSC www.fsc.org MIX Papier | Fördert gute Waldnutzung FSC® C014889

ISBN 978-3-492-06327-2
2. Auflage 2024
Die Originalausgabe erschien 2021 unter dem Titel
»A Taste of the Liverpool Way« bei Reach Sport, Liverpool

Lektorat: Julei M. Habisreutinger
Fotografien: Liverpool FC
Satz: Eberl & Koesel Studio, Kempten
Gesetzt aus der Minion Pro Condensed
Litho: Lorenz & Zeller, Inning am Ammersee
Druck und Bindung: Pustet, Regensburg
Printed in Germany

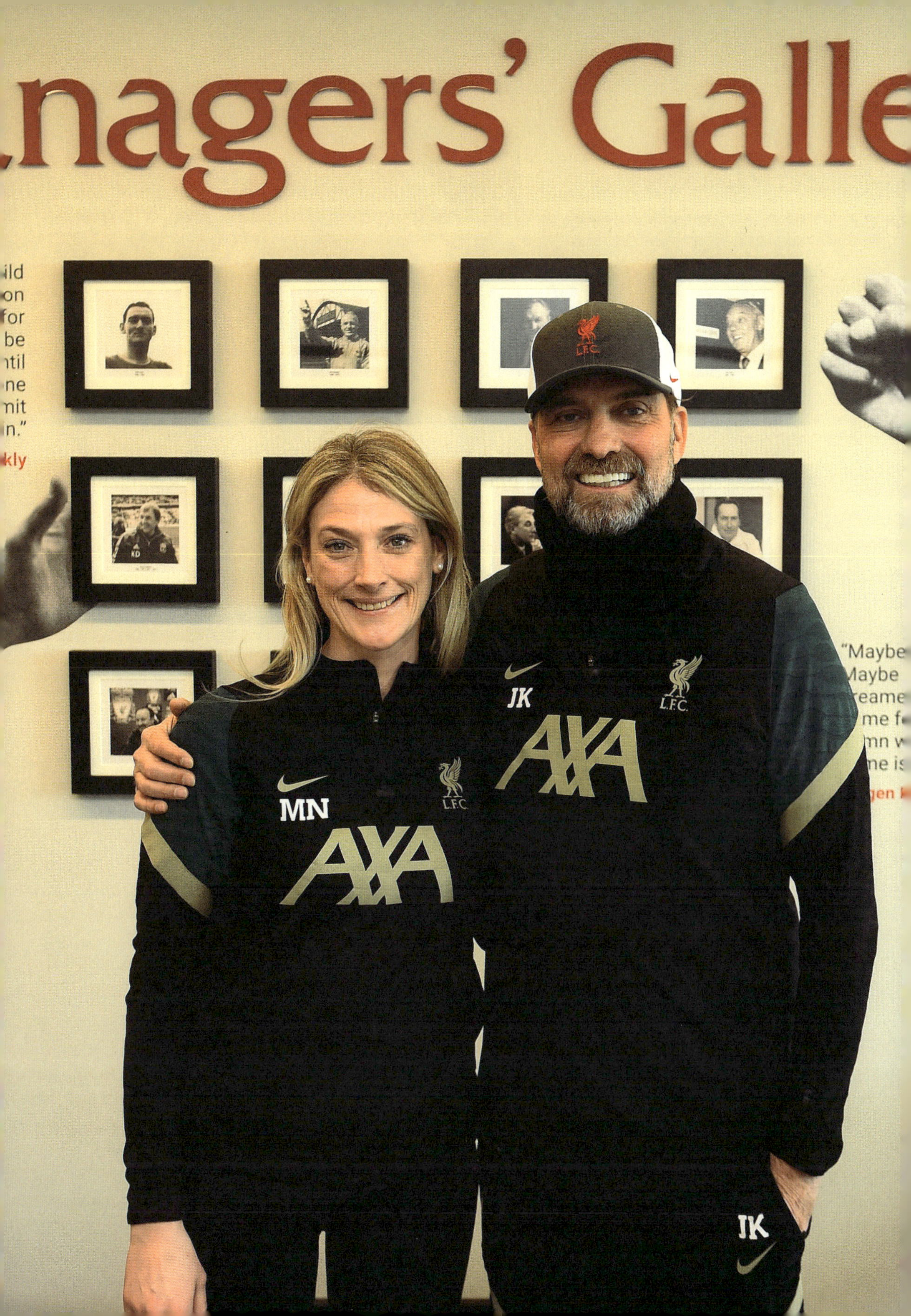
nagers' Galle
MN
L.F.C.
AXA
JK
L.F.C.
AXA
JK

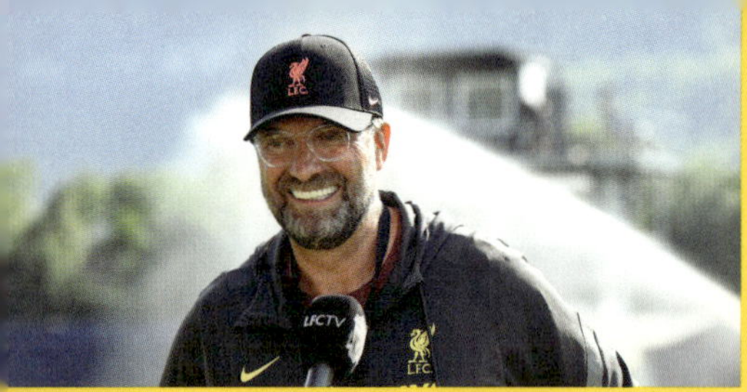
LFCTV

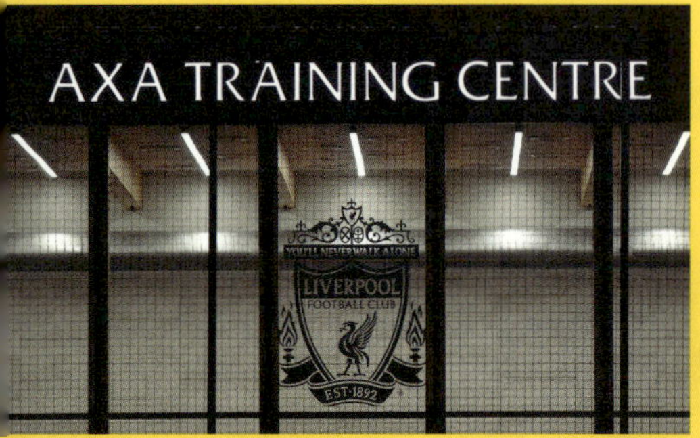
AXA TRAINING CENTRE
LIVERPOOL
FOOTBALL CLUB
EST 1892

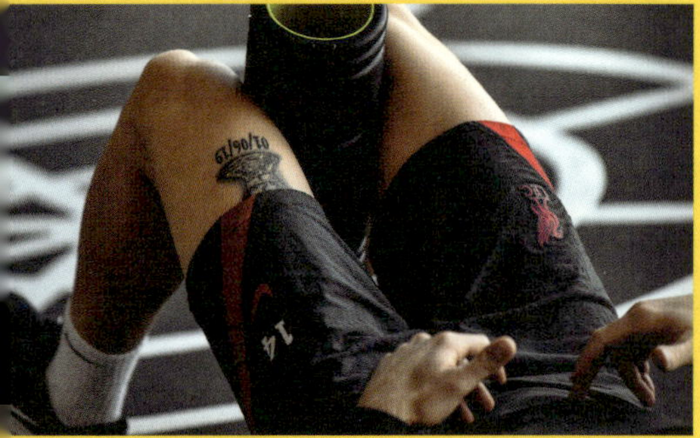

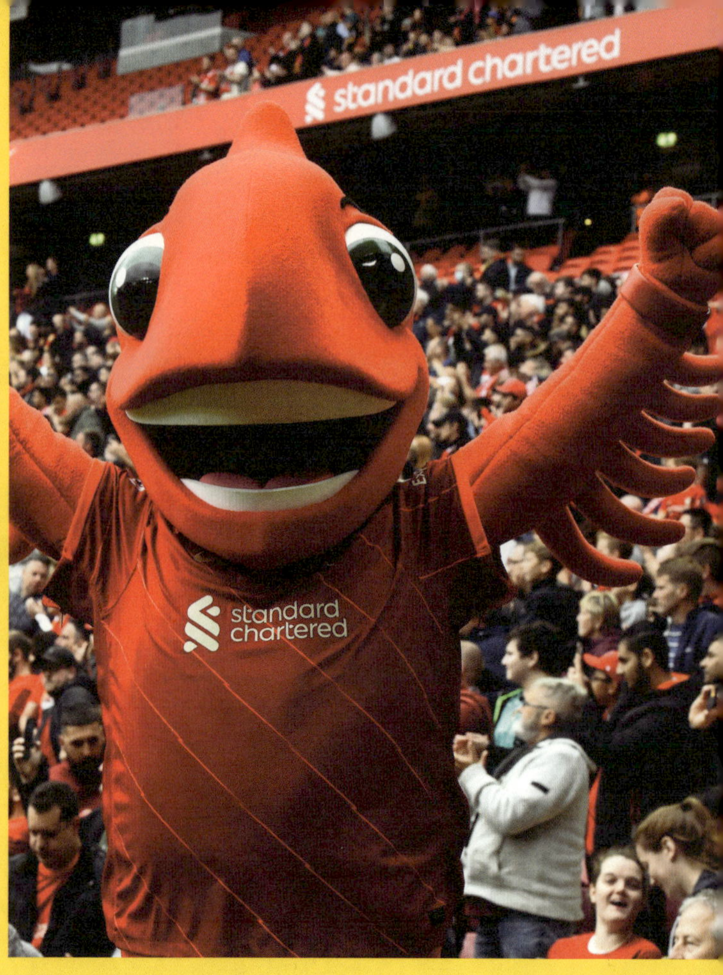
standard chartered
standard chartered

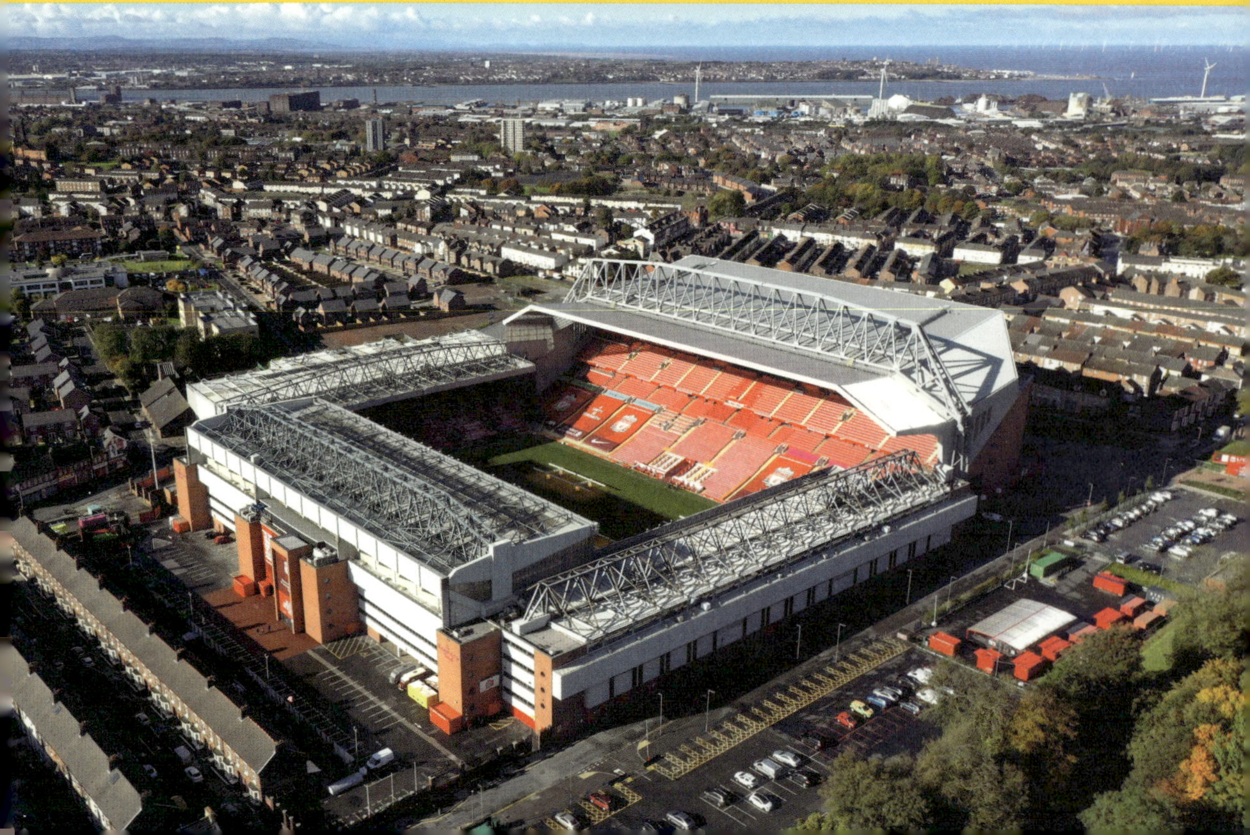

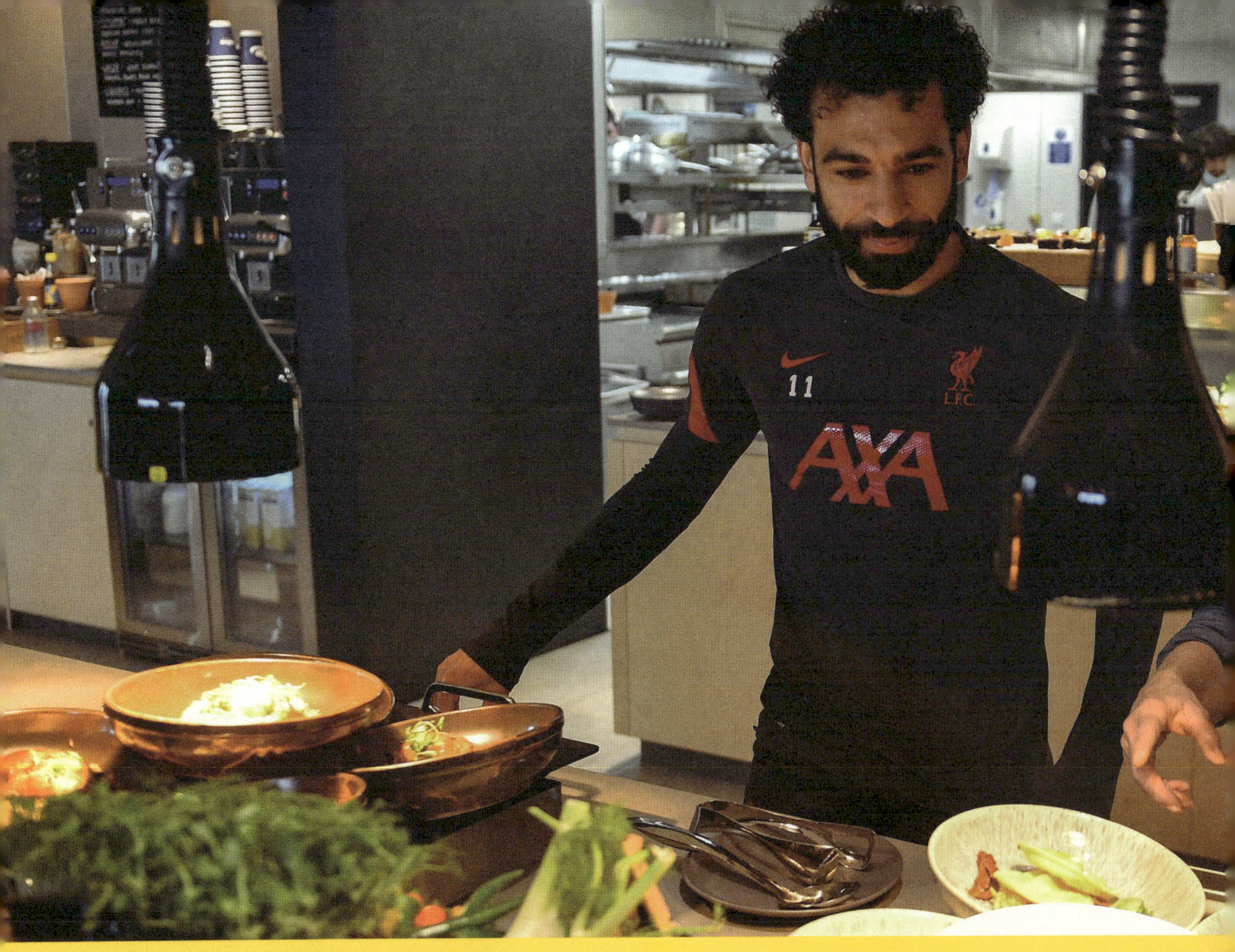

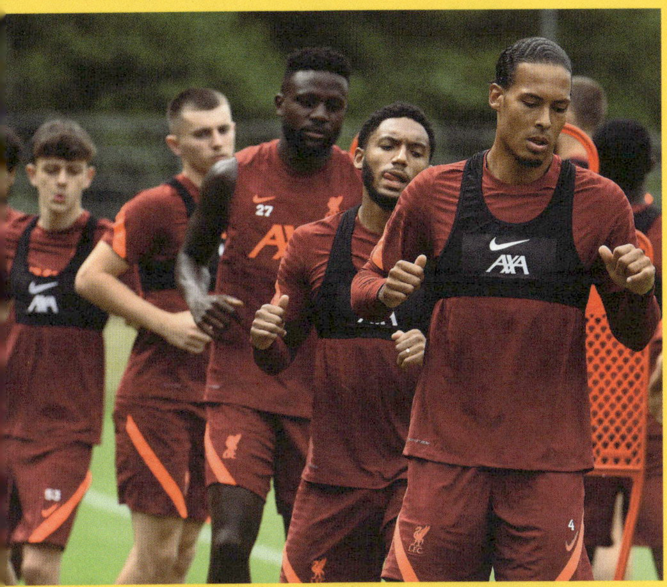

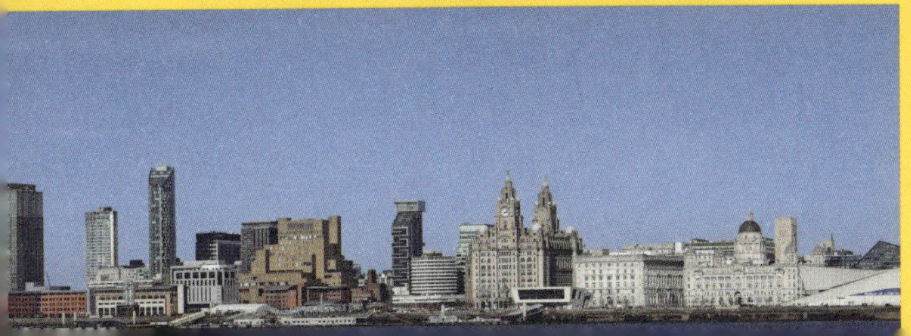

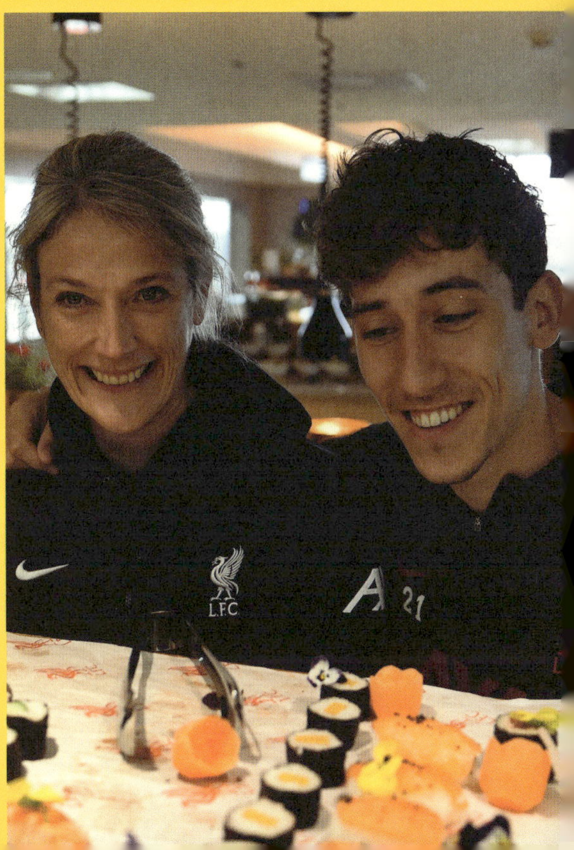

JÜRGEN KLOPP

»MONA HAT DEN PROFIFUSSBALL VERÄNDERT, UND ICH FREUE MICH SEHR ÜBER IHR BUCHPROJEKT.«

Ich wurde einmal nach meiner besten Personalentscheidung gefragt, und meine Antwort lautete: Mona Nemmer!

Natürlich habe ich das damals mit einem gewissen Augenzwinkern gesagt, doch ich kann wirklich niemand besseren nennen.

Als ich noch in Deutschland arbeitete, kannte ich Mona nicht persönlich, hatte aber schon von ihr gehört. Die Ernährung von Profisportlern gewann immer mehr an Bedeutung, und für den Liverpool Football Club wollte ich einfach das Allerbeste.

Ich erkundigte mich bei Spielern, Trainern und Managern aus der ganzen Welt, dabei tauchte immer wieder der Name Mona auf.

Ihr Ruf und ihre Referenzen waren beeindruckend, doch mit ihr zusammenzuarbeiten oder sie in Aktion zu erleben, war noch viel beeindruckender.

Mona ist eine Persönlichkeit, die in der Lage ist, den Profifußball zu verändern. Ihre Lernbegeisterung ist umwerfend. Ihr Hunger nach Wissen und neuen Ideen ist unersättlich. Ganz ehrlich, ich habe noch nie jemanden getroffen, der Innovationen so beharrlich angeht.

Aber jeder Coach, jede Führungskraft wird bestätigen, dass es nicht nur darauf ankommt, etwas zu wissen … was wirklich zählt, ist die Fähigkeit, dieses Wissen weiterzugeben, und darin ist Mona unübertroffen. Ihre Fähigkeit, positiv auf Spieler und Mitarbeiter einzuwirken, macht sie zu einem der wertvollsten Teammitglieder beim LFC. Ihr Buchprojekt begeistert mich, denn so können auch unsere Unterstützer auf der ganzen Welt von ihrer bemerkenswerten Arbeit profitieren. Und unsere Fans bekommen die Chance, ebenso wie unsere Spieler, von Mona zu lernen.

»You'll Never Walk Alone«

Jürgen

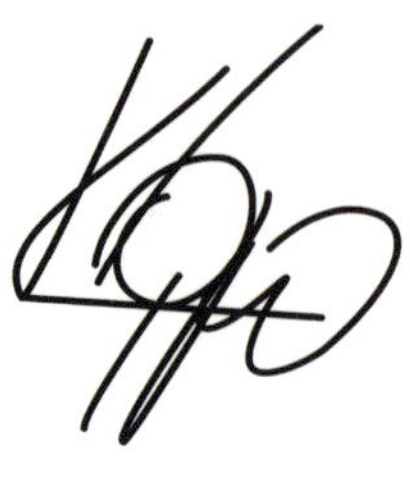

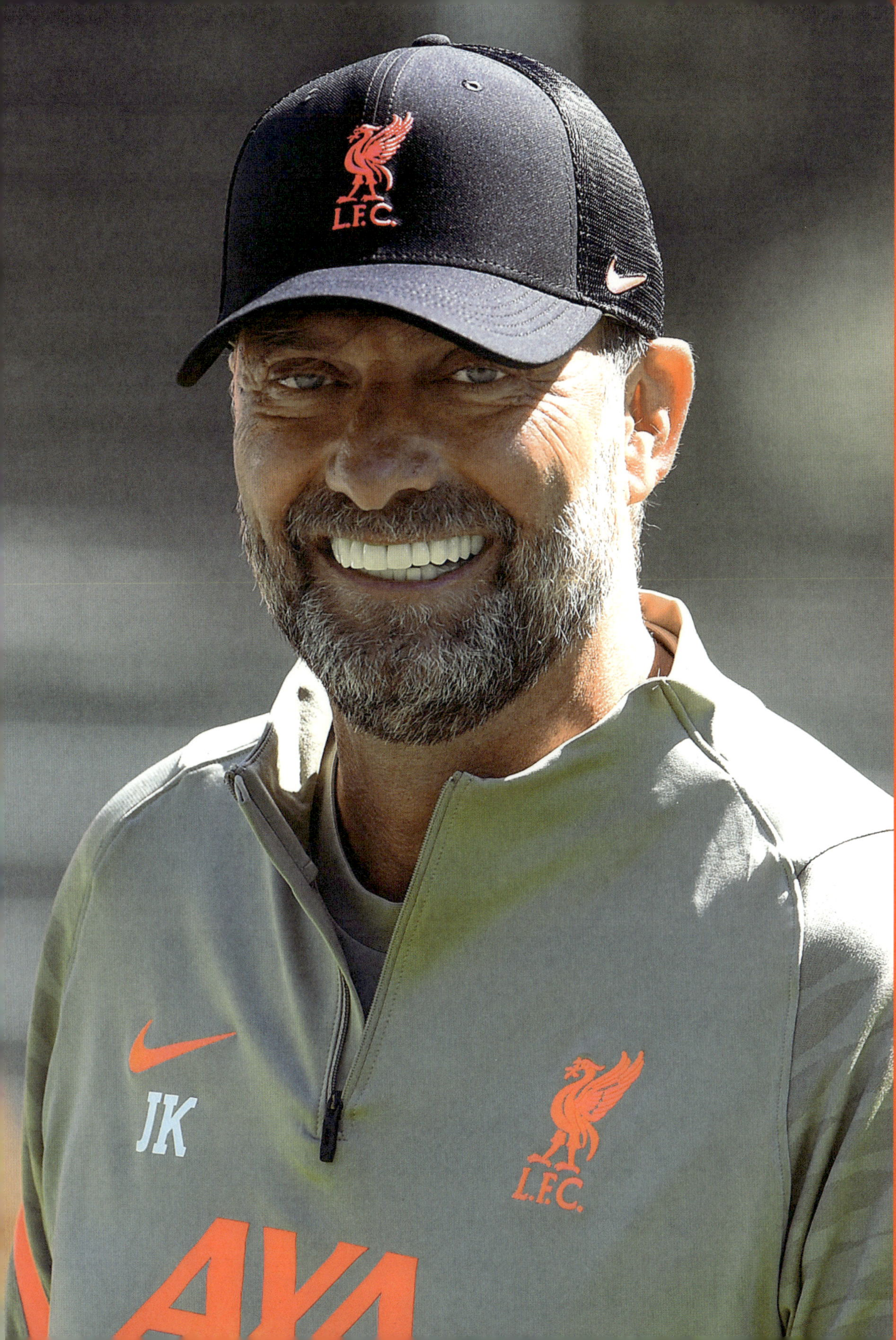
L.F.C.
JK
L.F.C.

»ES KOMMT NICHT NUR DARAUF AN, ETWAS ZU WISSEN … WAS WIRKLICH ZÄHLT, IST DIE FÄHIGKEIT, DIESES WISSEN WEITERZUGEBEN, UND DARIN IST SIE UNÜBERTROFFEN. IHRE FÄHIGKEIT, POSITIV AUF SPIELER UND MITARBEITER EINZUWIRKEN, MACHT SIE ZU EINEM DER WERTVOLLSTEN TEAMMITGLIEDER BEIM LFC.«

JÜRGEN KLOPP

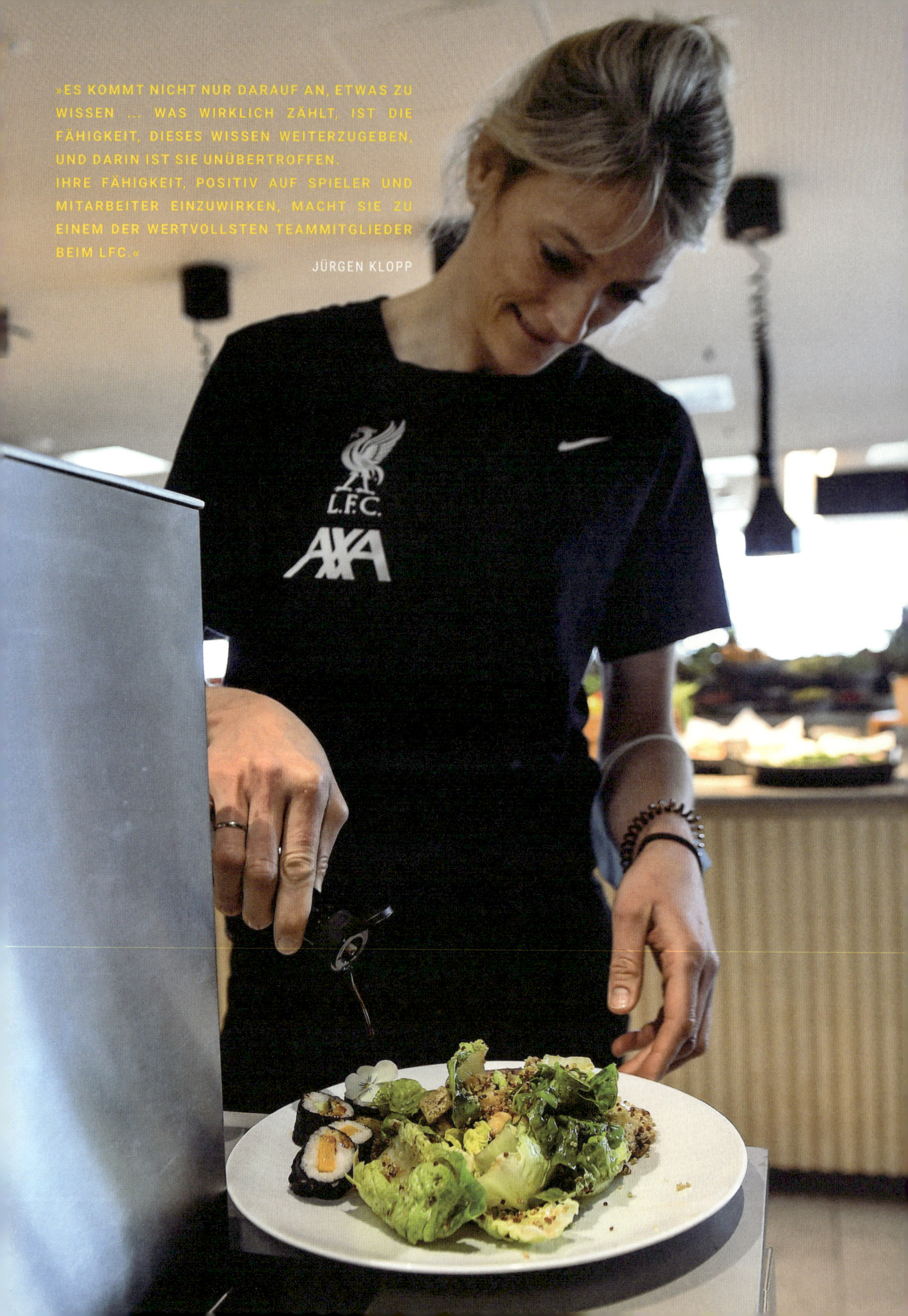

INHALT

WER IST MONA NEMMER?

»FUSSBALLER MÜSSEN VOR UND NACH DEM SPIEL OPTIMAL FÜR SICH SORGEN, ENTSCHEIDEND DABEI IST, WAS SIE IHREM KÖRPER ZUFÜHREN. ES GEHT BEI DER ERNÄHRUNG NICHT NUR UM NAHRUNGSAUFNAHME, SONDERN AUCH DARUM, WIE DAS ESSEN ZUBEREITET UND PRÄSENTIERT WIRD, UND WIE ES GESUNDHEIT UND WOHLBEFINDEN BEEINFLUSST.«

Hallo Leserinnen und Leser! Ich träume davon, der nächsten Generation von Fans, Fußballern und allen anderen zu vermitteln, woher gute Lebensmittel kommen, warum eine gesunde und ausgewogene Ernährung unser Wohlbefinden und unsere sportliche Leistung verbessert, und wie einfach und erschwinglich es sein kann, selbst Produkte anzubauen und zu kochen. Dieses Buch ist für Interessierte aller Altersgruppen gedacht, insbesondere für Kinder – um der künftigen Generation zu helfen, einen einfachen Zugang zu einer guten Ernährung zu finden.

Ich habe für die deutsche Nationalmannschaft und den FC Bayern München gearbeitet, und seit Sommer 2016 bin ich Ernährungschefin des LFC. Mein Job beim LFC besteht darin, dafür zu sorgen, dass die Spieler zur richtigen Zeit das Richtige essen. Ich empfinde es als wahres Glück, einen Job zu haben, der einem so viel Zufriedenheit und Freude bereitet, und bei dem ich mit so vielen freundlichen, talentierten und engagierten und professionellen Menschen zusammenarbeiten darf. Ich hoffe, dass ich mit diesem Buch ein klein wenig von meinem Glück zurückgeben kann.

Ich liebe gutes Essen! Aber abgesehen von den wunderbaren Aromen und Geschmacksvarianten, fasziniert mich auch die Ernährungswissenschaft – und die Frage, wie sich die Theorie auf unseren hektischen Lebensstil und unser tägliches Essen praktisch anwenden lässt. Dies ist noch ein recht junges Fachgebiet, daher lernen wir ständig dazu.

Fürs Fußballspielen benötigt man unter anderem viel Ausdauer und Kraft. Beides erreicht man, wenn man beim Training seinen individuellen »Bedarf deckt« und sich vor und nach einem Spiel optimal versorgt. Entscheidend dabei ist, was dem Körper zugeführt wird. Das richtige Verhältnis zwischen Kohlenhydraten (für Energie), Eiweiß (für Kraft) und Vitaminen und Mineralstoffen

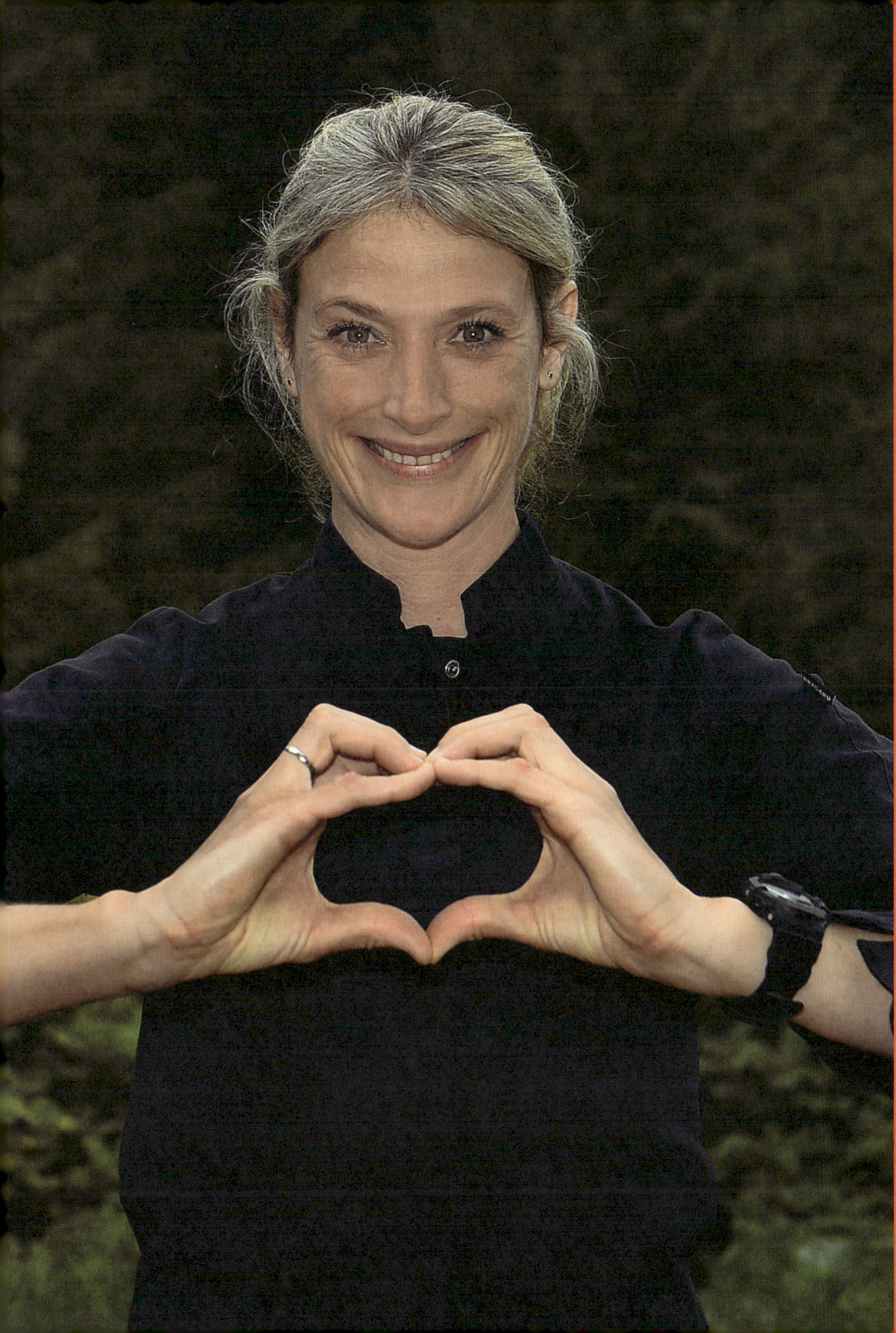

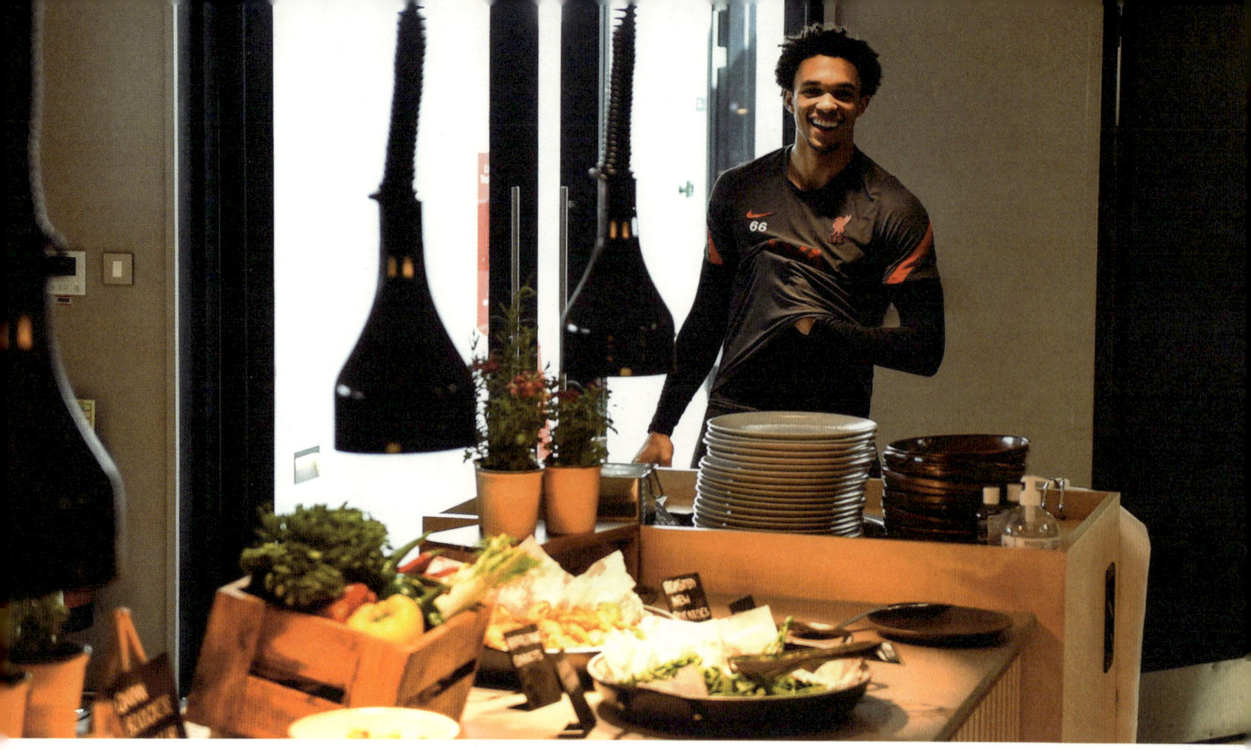

(für die Gesundheit) muss gefunden werden. Nicht zu vergessen ist natürlich die regelmäßige Flüssigkeitszufuhr!

Der Liverpool FC ist zwar ein geschichtsträchtiger Verein, doch die Spieler, Manager und Mitarbeiter sind sehr aufgeschlossen. Dass die Ernährung dort einen so hohen Stellenwert besitzt und so viel Respekt genießt, macht meine Arbeit umso leichter.

Dies ist in erster Linie Jürgen Klopp zu verdanken, dem es gelingt, beim LFC eine familiäre Atmosphäre zu schaffen. Gleichzeitig gibt er uns die Möglichkeit und lässt uns die Freiheit, hart und verantwortungsbewusst zu arbeiten, um das höchstmögliche Niveau zu erreichen. Er ist eine beeindruckende Führungspersönlichkeit, die uns sowohl bestärkt, unterstützt als auch antreibt.

Ich erinnere mich an ein Gespräch mit Jürgen auf einer Vorsaison-Sommertour in Amerika, kurz nachdem ich bei ihm angefangen hatte. Ich schlug dabei vor, mich dem Team nicht vorzustellen, sondern das Buffet für sich selbst sprechen zu lassen. Auf diese Weise befassten sich die Spieler mehr mit der Auswahl ihrer Speisen und interessierten sich auch mehr für das Angebotene. Dieser erste Eindruck war wichtig und für mich ein sehr schönes Erlebnis. Bei einem Restaurantbesuch geht es einem ja ganz ähnlich. Man weiß sofort, ob man gerne wiederkommt, je nachdem, was man (manchmal auf den Tellern anderer Gäste!) sieht, und ob man sich wohlfühlt. Deshalb ist Ernährung mehr als nur Nahrungsaufnahme. Denn auch die Zubereitung und Präsentation des Essens beeinflussen Gesundheit und Wohlbefinden. Und je farbenfroher die Gerichte sind, desto höher fällt in der Regel der Anteil an äußerst nützlichen Mikronährstoffen aus.

In der farbenfrohen Kantine des AXA Training Centre in Kirkby sollen sich die Spieler wie auf einem »Marktplatz« fühlen, wo sie sich ihre Salate und Säfte auswählen können. Dort nimmt man nicht nur die Mahlzeiten ein – dieser gemütliche Ort stellt auch das Herzstück des AXA Training Centre dar, an dem man sich gerne aufhält und chillt oder über Fußball, Familie, Freunde und alles Mögliche redet. Dieses gute Gefühl kann auch in einem Esszimmer erzeugt werden, wo die Familie zusammenkommt, um ihr Essen mit Muße und Spaß zu genießen. Je bunter die Farben, umso leichter fällt die Entscheidung.

Die Präsentation des Essens trägt wesentlich zur guten Stimmung bei. Sie hilft den Spielern, ihre Teller optimal zusammenzustellen, sie erfahren dabei, was ihr Körper benötigt, wie gesunde Ernährung sie beim Training und an Spieltagen in Hochform bringt, und wie sie danach bestmöglich regenerieren können.

Wir nennen das »Produktwissen«. Selbst wer mit dem Thema Ernährung nicht so vertraut ist, dem ist es möglich, mithilfe von ein paar Grundkenntnissen und anhand der Art der Zubereitung, selbst zu entscheiden, was auf seinen Teller kommt. Ratschläge wie »Das darfst du essen, weil es gesund ist, und das darfst du nicht essen, weil es ungesund ist« sind nicht zielführend.

Ein positiver Lernprozess wird angestoßen, welche Lebensmittel im Supermarkt in den Einkaufswagen gehören oder welche Lebensmittel den Weg auf den Teller finden sollten.

Frittierte Kartoffeln z. B. schmecken zwar gut, haben aber einen großen Teil ihres Nährwerts verloren. Und wer eine hellere Schokolade bevorzugt, nimmt in Kauf, dass sie mehr Zucker und Milch enthält. Aber Kartoffeln lassen sich auch backen oder dämpfen, und man kann sich auch mit einer dunkleren Schokolade verwöhnen. Jede und jeder sollte sich dieses Produktwissen zunutze machen!

Die Idee zu diesem Buch entstand schon vor der Pandemie. Aber in den Tagen von Covid-19 gab es – und gibt es noch immer – eine Fettleibigkeit-Epidemie bei Kindern.

Es ist wichtiger denn je, sich gesund zu ernähren und regelmäßig Sport zu treiben – nicht nur, um fit und in Form zu bleiben, sondern auch, um das Immunsystem zu stärken. Gesunde Ernährung ist die Voraussetzung für körperliche und geistige Gesundheit.

Mit dem Kauf saisonaler und regionaler Produkte, wann immer möglich, unterstützen wir auch unsere heimische Wirtschaft. Davon profitieren regionale Erzeuger und Unternehmen, und wir reduzieren dadurch unsere Plastikverpackungen sowie unseren Co_2-Fußabdruck. Mit diesen kleinen Veränderungen können wir eine nachhaltige Wirkung erzeugen.

Der Fußball-Weltverband FIFA begrüßt es, dass junge aufstrebende Fußballer sich »die häuslichen Fähigkeiten und das Ernährungswissen aneignen, mit dem sie ihr volles Potenzial als Spieler ausschöpfen können«.

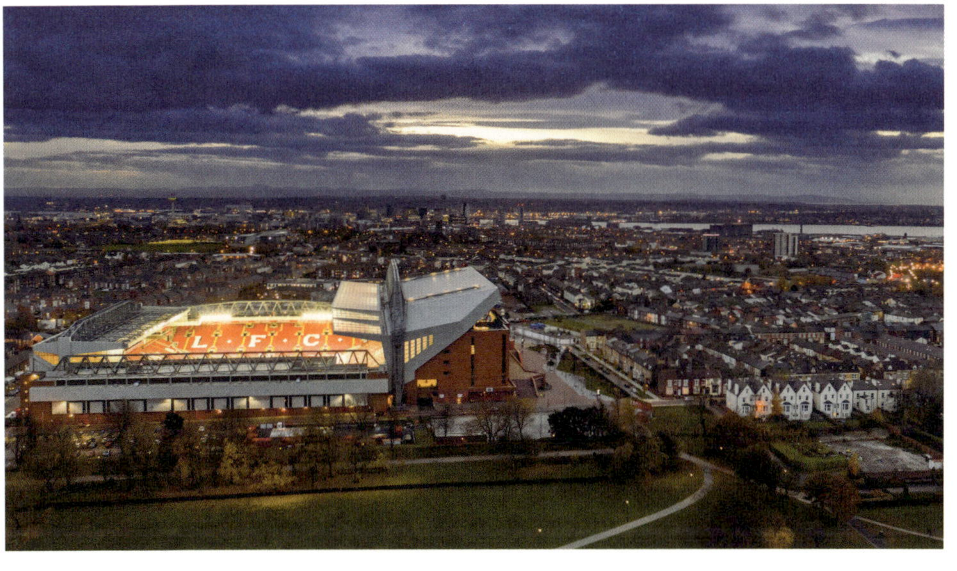

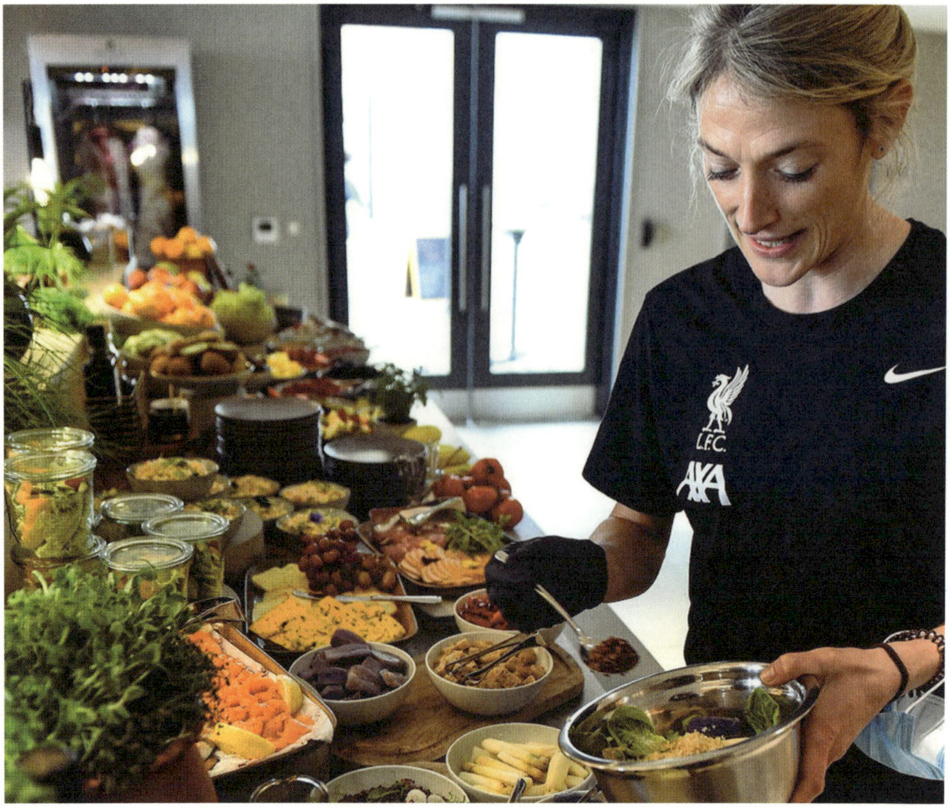

Ich hoffe, ihr könnt anhand dieses Buchs die verschiedenen Arten von Lebensmitteln kennenlernen, wie sie unserem Körper guttun und auch, was einige Liverpool FC-Stars über ihre Ernährung erfahren haben. Findet heraus, wie man Gerichte zubereitet und Lebensmittel haltbar macht, und warum man das ganze Jahr über davon profitiert, wenn man sein eigenes Obst und Gemüse anbaut. Und natürlich dürfen ein paar einfache und kostengünstige Rezepte mit einem Anfield-Touch nicht fehlen!

Informiert euch. Lasst euch anregen. Vor allem: Habt Spaß!

Mona

»ICH HOFFE, IHR KÖNNT ANHAND DIESES BUCHS DIE VERSCHIEDENEN ARTEN VON LEBENSMITTELN KENNENLERNEN, WIE SIE UNSEREM KÖRPER GUTTUN UND AUCH, WAS EINIGE LIVERPOOL FC-STARS ÜBER IHRE ERNÄHRUNG ERFAHREN HABEN. VERSUCHT, ZWISCHEN VERSCHIEDENEN GESCHMACKSRICHTUNGEN UND AROMEN ZU UNTERSCHEIDEN; FINDET HERAUS, WIE MAN LEBENSMITTEL ZUBEREITET UND HALTBAR MACHT, UND WARUM MAN DAS GANZE JAHR ÜBER DAVON PROFITIERT, WENN MAN SEIN EIGENES OBST UND GEMÜSE ANBAUT.«

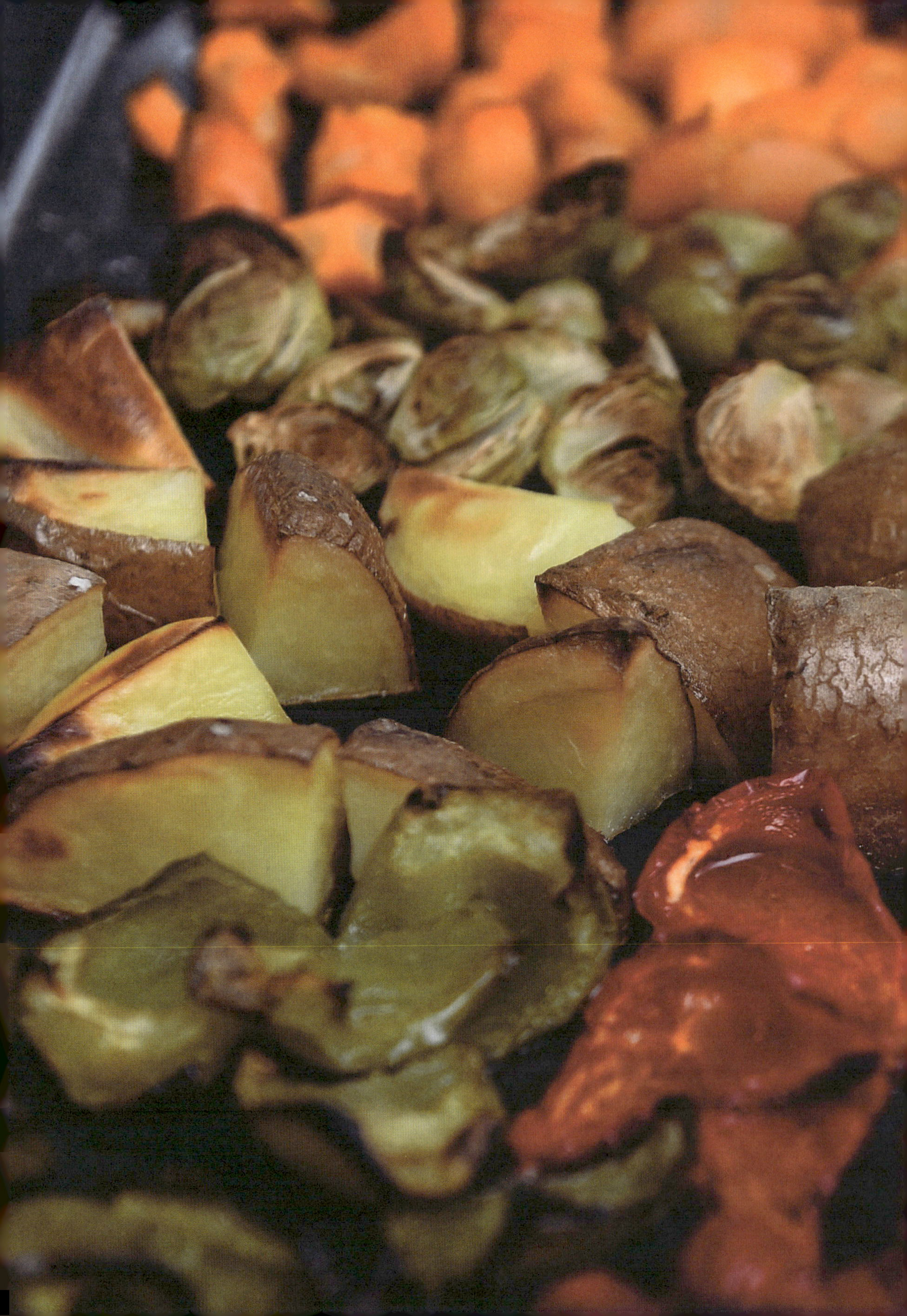

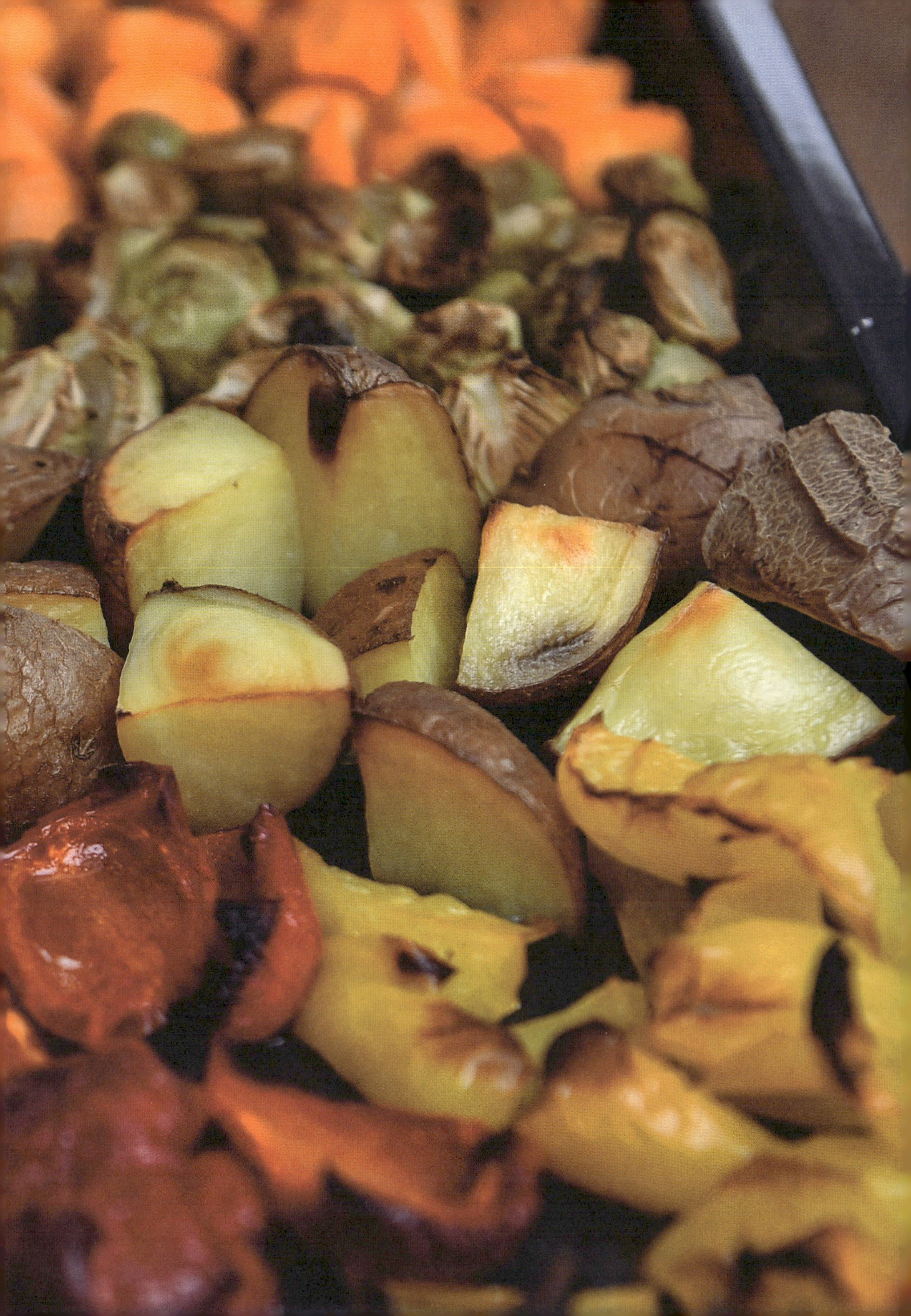

Fette
Gesättigte und ungesättigte
Speichern Energie und schützen die Organe

Proteine
Tierische und pflanzliche Eiweiße
Aufbau und Reparatur von Muskeln

Kohlenhydrate
Einfache und komplexe
Liefern Kraftstoff und Energie

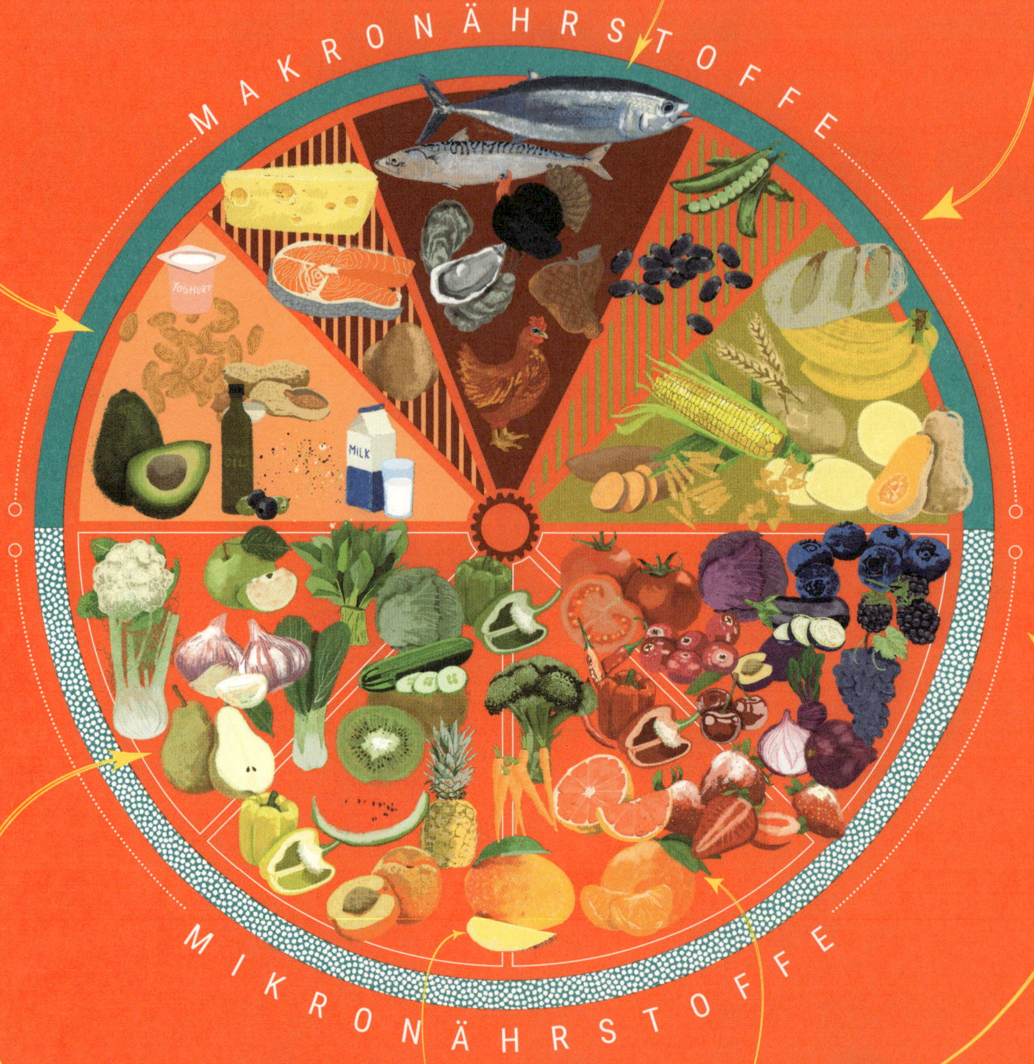

Vitamine
Fett- und wasserlösliche, z. B. A, B, C, D, E, K

Mineralstoffe
Z. B. Mg, K, Ca, Fe, Se, Na, I, P, Cu, Mn

Ballaststoffe
Lösliche und unlösliche

Antioxdantien
Z. B. Polyphenole und Carotinoide

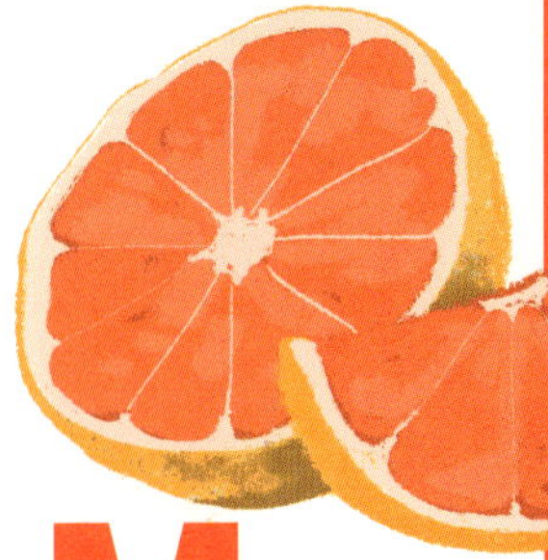

ERNÄHRUNGSKOMPASS

WEGE ZUM ERFOLG

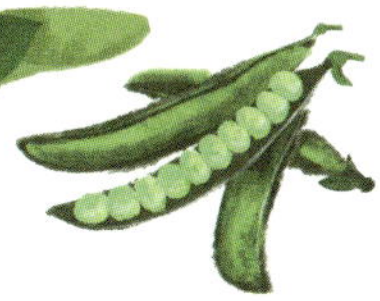

MAKRONÄHRSTOFFE UND MIKRONÄHRSTOFFE – VOM GROSSEN BIS ZUM KLEINEN – UND WARUM TRINKEN SO WICHTIG IST

Der Blick auf den »Ernährungskompass« auf der linken Seite vermittelt ganz einfach, welche Nährstoffe es gibt, wie sie zur täglichen Gesundheit und dem allgemeinen Wohlbefinden beitragen und in welchen Lebensmitteln sie zu finden sind.

Der Ernährungskompass weist mehrere »Himmelsrichtungen« auf, von denen jede auf ihre Art dafür sorgt, die körperliche und geistige Fitness zu optimieren. Dabei sollte man sich nicht nur an einer Richtung orientieren, sondern man muss wie Fußballer und andere Sportler die Kompassnadel ausbalancieren, um ein wirklich gesundes und aktives Leben zu führen.

Was fällt bei dem Kompass noch auf? Richtig, die unterschiedlichen Farben. Als Faustregel gilt hier: je mehr natürliche Farben auf dem Teller, desto besser für den Körper.

Von Obst und Gemüse über Fleisch und Fisch bis hin zu Milchprodukten, Nüssen, Samen, Nudeln, Reis und Brot ... alle enthalten mindestens einen, wenn nicht gar einen ganzen Cocktail, an Makro- und Mikronährstoffen. In diesem Kapitel wird erklärt, wie wertvoll sie für den Körper sind und wo sie überall vorkommen. Ihr werdet begeistert sein, wie einfach sich ein solides Grundwissen darüber aneignen lässt und welche spürbaren Veränderungen ihr bei eurer sportlichen Leistung erleben werdet.

Wie Liverpools Manager Jürgen Klopp sagt: »Wir alle sind auf der Suche nach dem extra Pluspunkt. Wie können wir besser sein als der Gegner, gegen den wir antreten werden? Folgen wir den Anweisungen unserer Experten, laden wir uns mit der bestmöglichen Energie auf. Die richtige Ernährung kann dabei der entscheidende Punkt sein. Aber wie generell im Spitzensport, kommt es darauf an, zum richtigen Zeitpunkt das Richtige zu tun und den besten Ratschlägen zu folgen.«

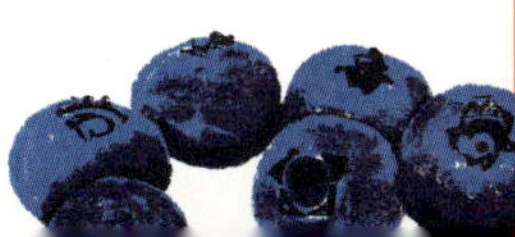

DIE WICHTIGSTEN INFOS ÜBER DIE NÄHRSTOFFE IN UNSERER NAHRUNG

MAKRONÄHRSTOFFE

Diese Nährstoffe benötigen wir in großen Mengen. Sie sind die drei Hauptenergiequellen des Körpers und essenziell für unsere Gesundheit und Fitness.

KOHLENHYDRATE

Kommen einfach oder komplex vor. Liefern Kraftstoff und Energie.

PROTEINE

Sind tierischer oder pflanzlicher Herkunft. Dienen dem Aufbau und der Reparatur der Muskeln.

FETTE

Kommen gesättigt oder ungesättigt vor. Speichern Energie und schützen die Organe.

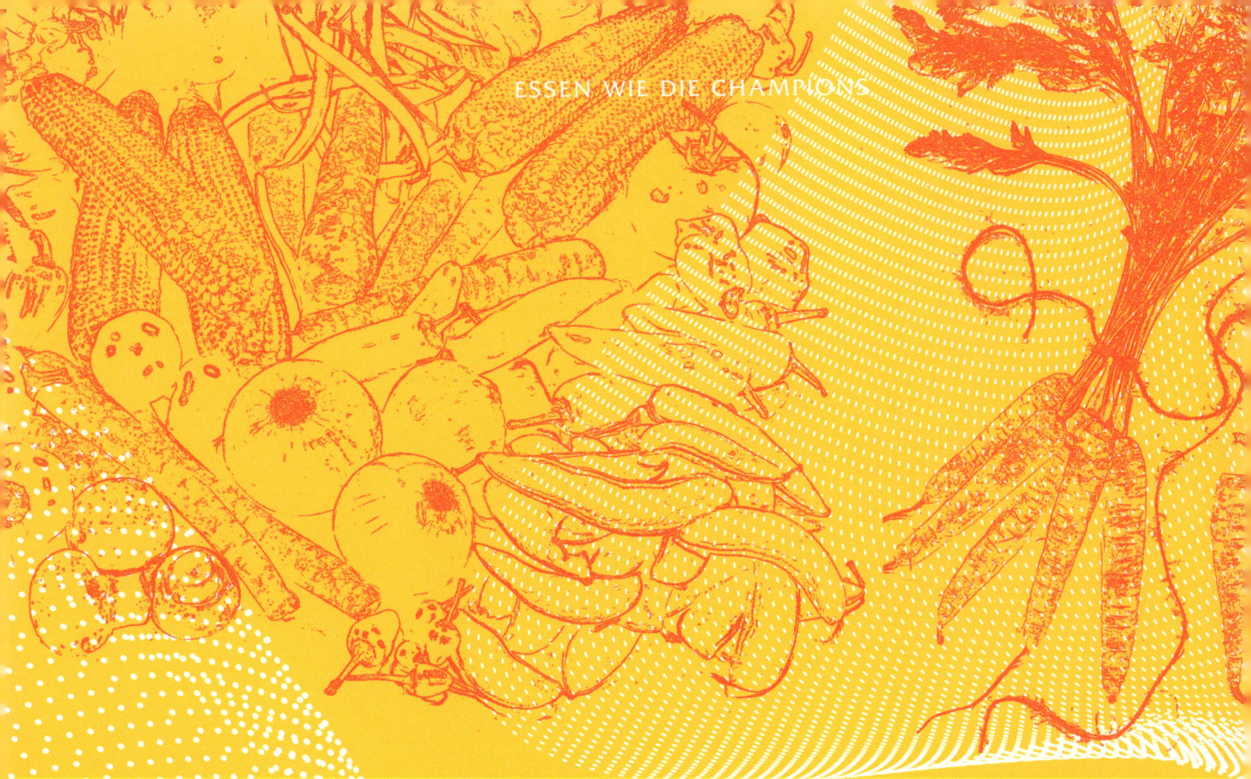

MIKRONÄHRSTOFFE

Diese Nährstoffe benötigen wir nur in kleinen Mengen. Als sogenannte Spurenelemente helfen sie dem Körper, sich zu regenerieren und das Immunsystem zu stärken.

VITAMINE

Können fettlöslich oder wasserlöslich sein. Zum Beispiel die Vitamine A, B, C, D, E, K.

MINERALIEN

Zink, Magnesium, Kalium, Kalzium, Eisen usw.

ANTIOXIDANTIEN

Zum Beispiel Polyphenole und Karotinoide.

BALLASTSTOFFE

Können löslich oder unlöslich sein.

DIE KOHLENHYDRATE

SIE LIEFERN DEN TREIBSTOFF, MIT DEM WIR AUF TRAB KOMMEN!

Ein Fußballer der Premier League läuft während eines 90-Minuten-Spiels im Durchschnitt etwa 12 km. Als Liverpool in der Saison 2019/20 den Titel gewann, legte Mittelfeldspieler James Milner beim 2:0-Heimsieg gegen Sheffield United sagenhafte 13,11 km zurück.

Sein Teamkollege Roberto Firmino kam in der Premier League unter die Top Five, was die zurückgelegten Kilometer in der gesamten Saison angeht. Er lief 301,88 km, also mehr als 7 Marathonläufe!

Weder Milly noch Bobby oder ein anderer Spitzenfußballer könnte so viel laufen ohne Kohlenhydrate – eine der Hauptenergiequellen und essenziell für eine ausgewogene Ernährung.

WAS SIE SIND …

Kohlenhydrate liefern dem Körper Energie, indem ihr »Treibstoff« in unseren Muskeln und Organen gespeichert wird. Man unterscheidet zwischen einfachen und komplexen Kohlenhydraten. Die einfachen bzw. »weißen« Kohlenhydrate werden vom Körper schnell aufgenommen, liefern also schnell Energie, geben sie aber auch rasch wieder ab. Sie weisen einen hohen glykämischen Index (GI) auf, der bestimmt, wie schnell ein Lebensmittel den Blutzuckerspiegel ansteigen lässt. Komplexe Kohlenhydrate mit niedrigem GI dagegen werden länger gespeichert und geben die Energie langsamer und gleichmäßiger ab.

Wir können uns das so vorstellen: Einfache Kohlenhydrate sind wie ein Stück Papier, das im Feuer hell und schnell herunterbrennt, komplexe Kohlenhydrate dagegen wie Holzscheite, die länger brennen und mit der Zeit mehr Wärme und Energie liefern.

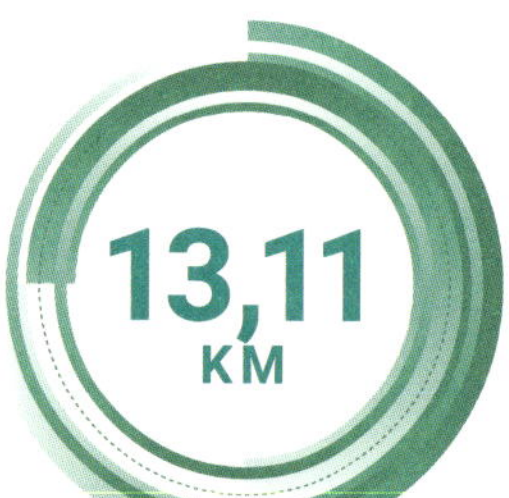

MILLY'S STRECKE

James Milner legte beim 2:0-Heimsieg gegen Sheffield United in der Premier League sagenhafte 13,11 km zurück.

WAS SIE MACHEN …

In den Worten des Fußballers: Kohlenhydrate sind der Treibstoff zum Spielen. Sie werden in den Muskeln und der Leber als Glykogen gespeichert, das dann beim Sport verbraucht wird, sodass die Muskeln effektiv arbeiten können.

Die Menge, die wir pro Tag benötigen, hängt von unserer Größe, unserem Gewicht und natürlich dem Grad unserer Aktivität ab. Auch die ethnische Zuge-

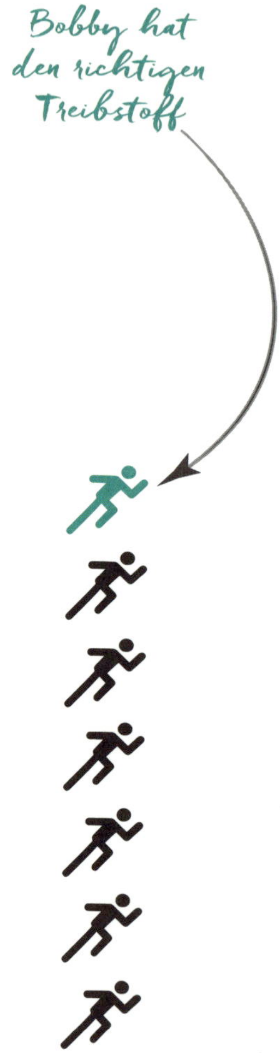

In einer PL Saison lief Bobby Firmino 301,88 km – also mehr als 7 Marathonläufe.

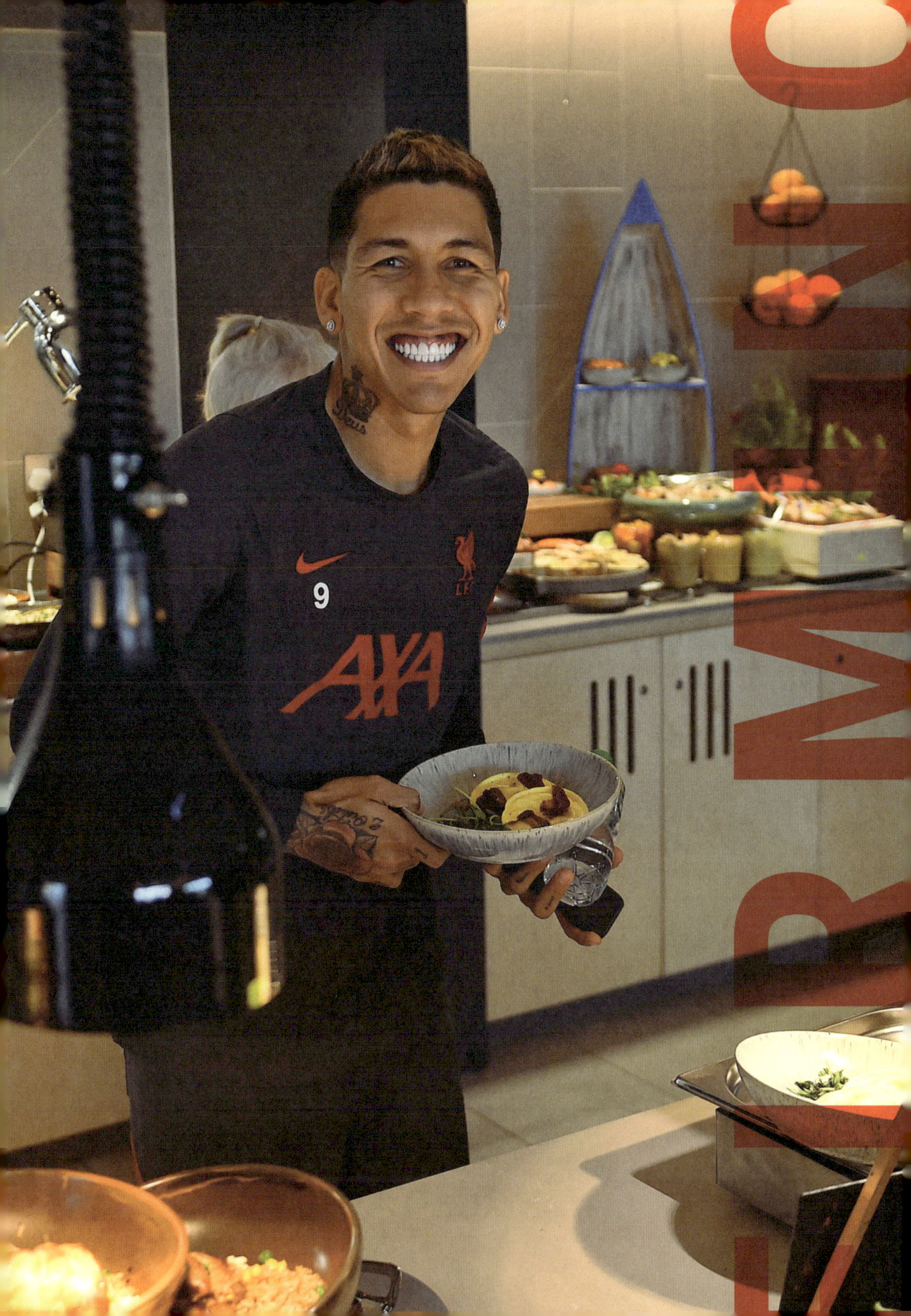
AXA

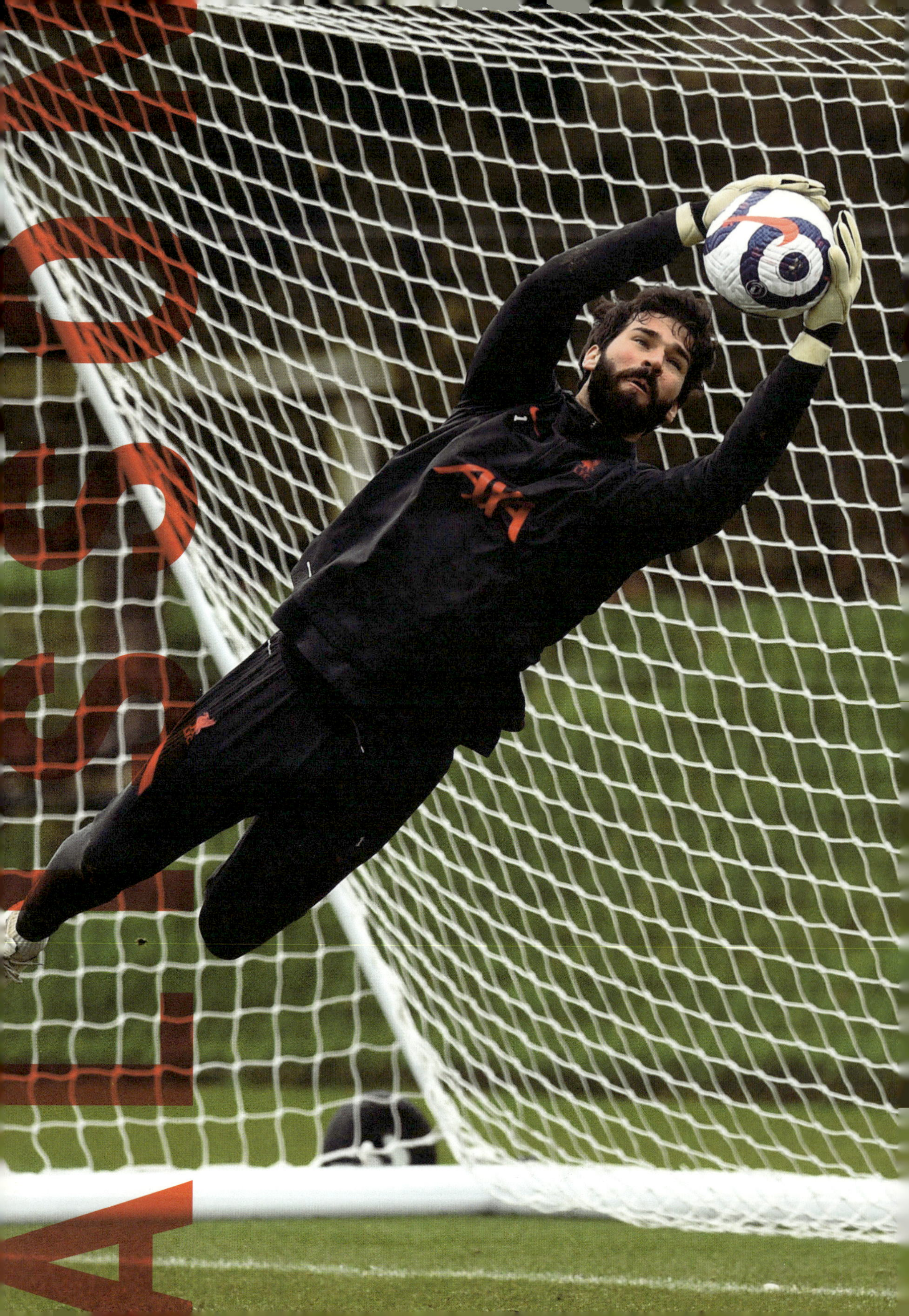
ALISSON

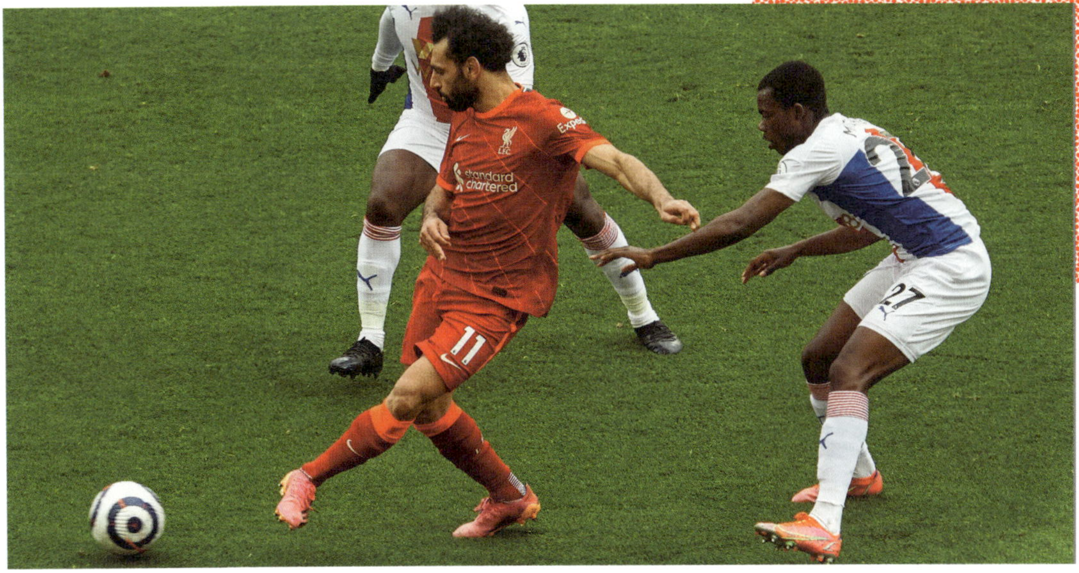

Mo Salah hat die Energie, um konstant auf höchstem Niveau zu spielen

hörigkeit kann eine Rolle spielen. In der Regel gilt: Wir brauchen mehr einfache Kohlenhydrate, sobald wir uns viel bewegen, und weniger, wenn wir uns ausruhen.

In komplexen Kohlenhydraten wiederum stecken viele Ballaststoffe, die die Verdauung und das Wohlbefinden fördern, an Spieltagen jedoch den Magen belasten können. Nimmt man zu wenige Kohlenhydrate zu sich, kann das bei sportlicher Betätigung zu Energiemangel und Konzentrationsschwäche führen. Eine Frage der richtigen Planung also!

Generell gilt, dass wir in einer Phase intensiver körperlicher Betätigung mehr Kohlenhydrate auf dem Teller haben sollten, zum Beispiel in Form von Reis, dazu kleinere, ähnlich große Mengen etwa von Hühnchen und Gemüse. Je weniger intensiv unsere Aktivität ist, desto weniger Reis auf dem Teller, dafür aber mehr Huhn und Gemüse.

WO SIE VORKOMMEN...

Kohlenhydrate stecken hauptsächlich in sogenannten stärkehaltigen Lebensmitteln wie Kartoffeln, Brot, Reis, Nudeln und Müsli (obwohl Kohlenhydrate auch Ballaststoffe enthalten). Sie sollten etwas mehr als ein Drittel unserer Nahrung ausmachen.

Kohlenhydrate sind auch in Couscous, Quinoa, Hafer, Mais und anderen Getreidesorten wie Roggen und Gerste enthalten, ebenso in Gemüse wie Butternusskürbis, Bohnen oder Erbsen, in Trockenobst, Obstkonserven und Bananen.

Kartoffeln weisen einen hohen glykämischen Index auf und sind eine gute Ballaststoffquelle (worüber wir später noch sprechen werden). Die besten kohlenhydrathaltigen Brotsorten sind Vollkornbrot, Schwarzbrot, Körner- und Saatenbrot.

Reis liefert uns nicht nur Energie durch Kohlenhydrate, sondern ist auch fettarm und preiswert. Wir können zwischen vielen Reissorten wählen: Arborio, Basmati, Langkorn, Naturreis, Kurzkorn und Wildreis.

Nudeln enthalten besonders viele Kohlenhydrate. Sie werden größtenteils aus Hartweizen und Wasser hergestellt, es gibt sie in vielen Sorten und sogar unterschiedlichen Farben.

PROTEINE GEBEN UNS POWER

KRAFT AUFBAUEN – ES GEHT ABER NICHT NUR UM MUSKELN!

Zu den beliebtesten Rezepten auf der Speisekarte des Liverpool FC gehören der »9:30«, eine milchfreie Joghurt-, Müsli- und Früchtemischung, und das »Buttermilchhähnchen«. Beide Speisen liefern eine Menge Proteine.

Kohlenhydrate sind gut für die Energiereserven, Proteine für die Kraft. Aber das ist nicht der einzige Vorteil. Mit der richtigen Eiweißmenge können die Spieler im berühmten LFC-Rot sowohl ihre Muskeln aufbauen als auch reparieren. Dies wiederum kann sich positiv auf die Schlafqualität und das Immunsystem auswirken.

Aber aufgepasst: Eiweiß allein trägt nicht zum Muskelaufbau bei. Dafür ist auch die richtige Bewegung nötig sowie eine Ernährung, die außer Proteinen auch Energie in einem ausgewogenen Verhältnis zwischen Kohlenhydraten und Fetten liefert.

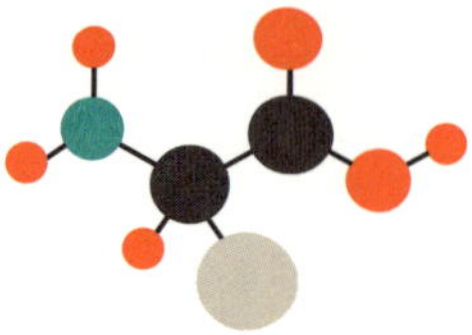

AMINOSÄUREN SIND UNENTBEHRLICH

Als Bausteine der Proteine sind sie für die Zell-, Muskel- und Gewebebildung zuständig.

WAS SIE SIND …

Das Wort »Protein« leitet sich vom griechischen Wort *proteios* ab, das so viel wie »erster Platz« oder »vorrangig« bedeutet und somit den Stellenwert in unserer Ernährung anzeigt.

Eiweiße bzw. Proteine setzen sich aus verschiedenen Aminosäuren zusammen. Sie verbinden sich auf unterschiedliche Weise zu »Ketten« und sind unerlässlich für Aufbau und Reparatur von Muskelgewebe.

Etwa die Hälfte aller Aminosäuren, die sogenannten essenziellen Aminosäuren, können wir über die Nahrung aufnehmen. Einzelne Proteinquellen enthalten unterschiedlich große Mengen an Aminosäuren. Sogenannte Proteinpakete können beispielsweise sein: ein typisches Lendensteak, ein Stück gegrillter Lachs oder eine Tasse gekochte Linsen.

In der Regel enthalten Proteine aus tierischen Quellen eine größere Bioverfügbarkeit als solche aus pflanzlichen Gruppen. Sowohl Eiweiße als auch Kohlenhydrate bilden die Grundlage für unsere Mahlzeiten.

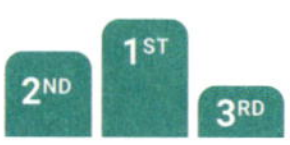

WER KAM AUF DAS WORT PROTEIN?

Der niederländische Wissenschaftler Gerardus Johannes Mulder benutzte das Wort »Protein« bereits in den 1830er-Jahren. Er übernahm es von dem altgriechischen Wort mit der Bedeutung »den ersten Platz einnehmen«.

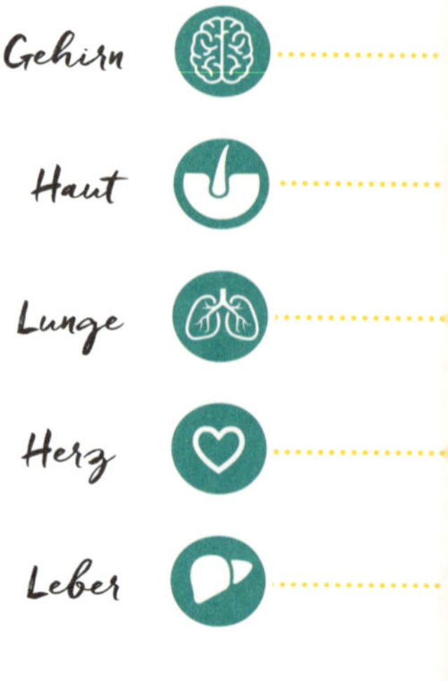

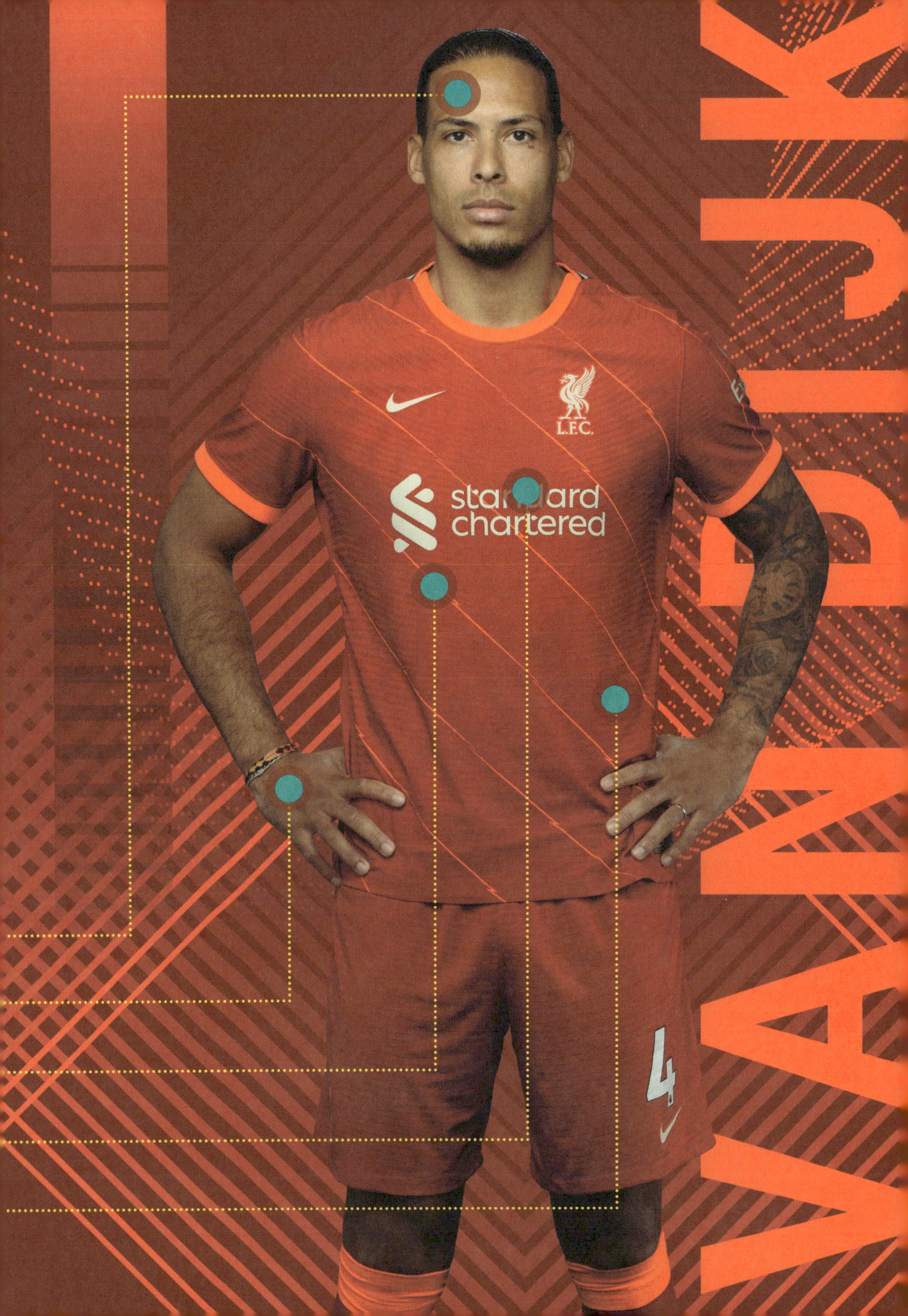
VAN DIJK
standard chartered
L.F.C.
4

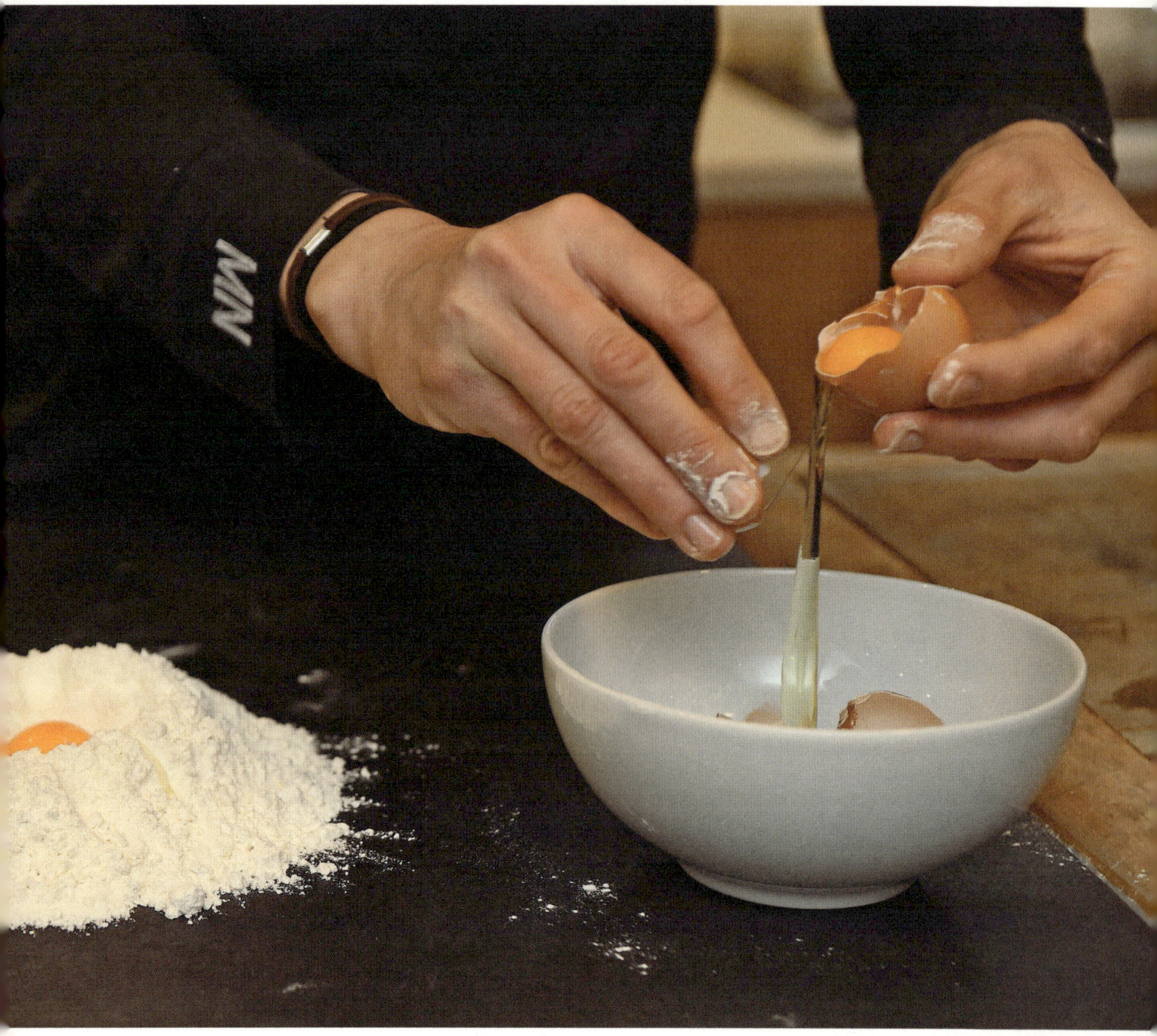

Eier und Milchprodukte sind tierische Proteinlieferanten

WAS SIE MACHEN …

Eiweiß ist eine zellbildende Substanz. Nehmen wir Proteine zu uns, kann neues Muskelgewebe aufgebaut und altes oder beschädigtes Gewebe repariert werden. Denn die Aminosäuren aus den Proteinen bilden die Bausteine für unseren Körper.

Eine ähnliche Funktion besitzen sie auch für Hormone und Enzyme, die verschiedene Prozesse im Körper steuern, wie etwa die Regulierung unseres Stoffwechsels, d. h. die Umwandlung der von uns aufgenommenen Nahrung in Energie.

Proteine sind also superwichtig für den Erhalt der Muskelmasse und für die Fußballer zur Regeneration nach Training oder Spiel.

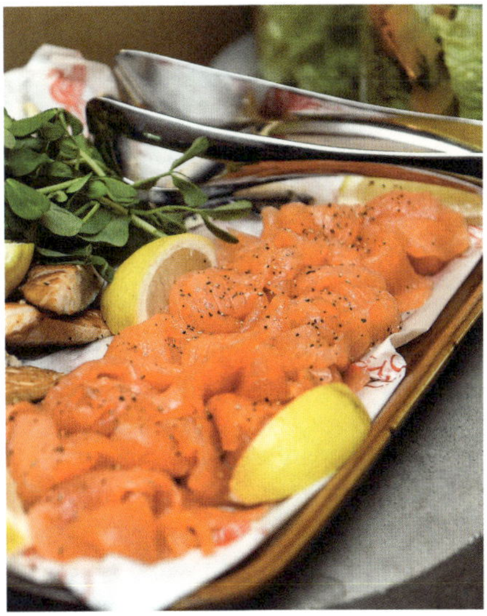

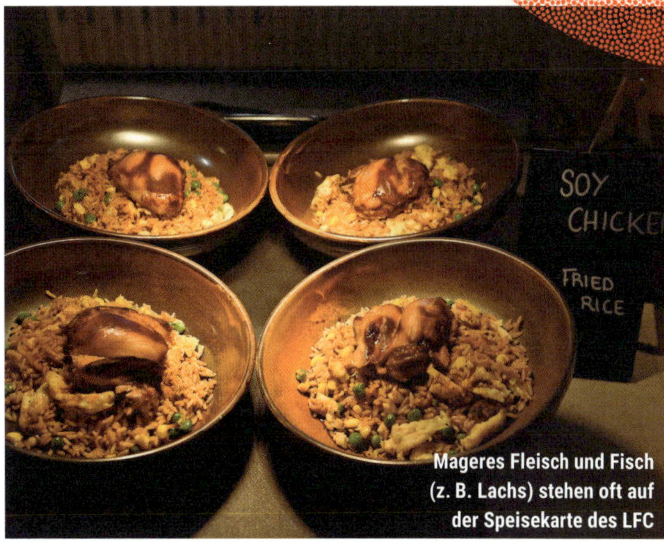

Mageres Fleisch und Fisch (z. B. Lachs) stehen oft auf der Speisekarte des LFC

Je länger die »Kette« der Aminosäuren der Proteine ist, desto länger dauert ihre Verdauung. Laut Studien ist neben der Art des Proteins der Zeitpunkt der Aufnahme entscheidend.

WO SIE VORKOMMEN ...

Für die Olympioniken der Antike war Fleisch die Hauptproteinquelle, heute jedoch gibt es eine riesige Auswahl an eiweißhaltigen Lebensmitteln – sowohl auf tierischer als auch auf pflanzlicher Basis.

Proteine tierischer Herkunft liefern die essenziellen Aminosäuren, die nur über die Nahrung aufgenommen werden können. Sie finden sich etwa in magerem Geflügelfleisch, in Eiern und in Milchprodukten wie griechischem Joghurt, in Milch und Käse sowie in Fisch wie Lachs, Bückling, Makrele und auch Thunfisch.

Pflanzliche Eiweißlieferanten, etwa Hülsenfrüchte (Bohnen, Linsen und Erbsen), Sojamilch und Tofu (auch Bohnenquark genannt), enthalten nicht immer alle essenziellen Aminosäuren, die der Körper benötigt, dafür aber viele andere Nährstoffe, wie zum Beispiel Ballaststoffe.

Tierische Quellen liefern in der Regel mehr Protein als pflanzliche. So steckt in 100 g Hühnerbrust mehr Eiweiß als in 100 g Kichererbsen. Pflanzliche Produkte sind oft leichter zu verdauen, enthalten weniger Cholesterin und sind viel umweltfreundlicher.

Auch Fußballer, die sich vegetarisch oder vegan ernähren und dabei ihre Ernährung sorgfältig planen, können sich in ausreichender Menge mit Eiweiß versorgen.

Wie immer geht es darum, das richtige Gleichgewicht zu finden, und je größer die Vielfalt der Quellen, desto besser.

»Verarbeitete« Lebensmittel oder »Junk-Food« wie Nuggets, Burger, Würstchen, Speck und verarbeiteten Schinken sollte man aber nur in kleinen Mengen konsumieren, bestenfalls sogar vermeiden.

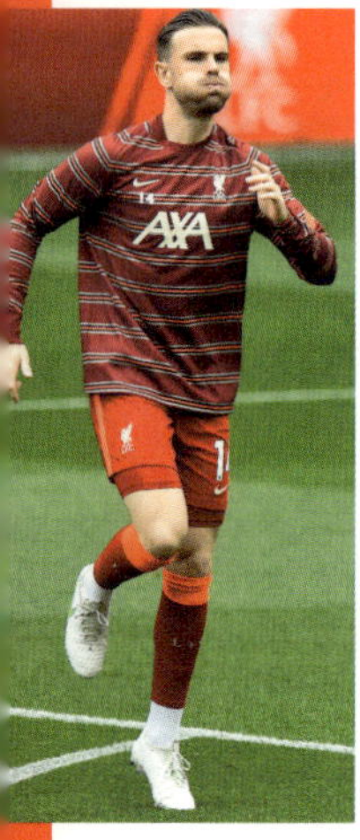

JEDER BENÖTIGT FETT

ES KOMMT AUF DAS RICHTIGE FETT IN DER RICHTIGEN MENGE AN!

»Fett« und »Fußball«. Diese zwei Wörter bringt man nicht unbedingt miteinander in Verbindung. Aber je mehr wir über Fette wissen, desto mehr wird klar: Für unsere Fitness, Gesundheit und unser Wohlbefinden sind sie genauso wichtig wie alle anderen Nährstoffe dieses Kapitels – aber in der richtigen Menge und aus den richtigen Quellen.

Fette haben oft einen schlechten Ruf, in einigen Fällen sogar zu Recht, doch es wäre falsch, sie pauschal als »verboten« einzustufen. Einige Fettarten sind sogar lebenswichtig.

Es stimmt, dass in unserem Land zu viele »fette Lebensmittel« konsumiert werden, und dass einige Fette unseren Cholesterinspiegel erhöhen (siehe unten) und damit das Risiko von Herzkreislaufkrankheiten und Schlaganfällen begünstigen. Fette liefern mehr Energie – mehr als Kohlenhydrate und Eiweiß –, und das kann zu einem Zuviel an Kalorien führen. Kohlenhydrate und Proteine enthalten jeweils vier Kalorien pro Gramm, während Fett neun Kalorien pro Gramm aufweist. »Fettsäuren« gehören als wesentlicher Bestandteil zu einer gesunden, ausgewogenen Ernährung und können vom Körper nicht selbst hergestellt werden, sind jedoch für eine Vielzahl von Funktionen, einschließlich der Energiespeicherung, verantwortlich.

WAS SIE SIND …

Die meisten Fette und Öle enthalten sowohl gesättigte als auch ungesättigte Fettsäuren in unterschiedlichen Anteilen.

Gesättigte Fette stammen meist aus tierischen Quellen, dazu gehören Fleisch und Milchprodukte. Aber auch einige pflanzliche Lebensmittel enthalten gesättigte Fette. Diese Fette sind bei Zimmertemperatur oft fest, wie das Fett eines Steaks oder von verarbeitetem Fleisch, etwa Salami. Wir nehmen im Allgemeinen zu viel dieser (nicht so guten) Fette zu uns.

Dies kann zu einem Anstieg des Cholesterins führen, einer fettähnlichen Substanz, die in der Leber hergestellt und ins Blut transportiert wird. Das Wort »Cholesterin« assoziieren wir meist mit »schlecht«, denn eine hohe Menge des Cholesterins »niedriger Dichte«, das Low Density Cholesterin (LDL), kann sich negativ auf die Gesundheit auswirken. Im Gegensatz dazu vermag die High-Density-Version des Cholesterins (HDL), überschüssiges Cholesterin aus den Körperzellen in die Leber zu transportieren, wo es entsorgt wird. Das ist zugegebenermaßen ein wenig verwirrend!

Jetzt zu den guten Fetten! Ungesättigte Fettsäuren finden sich vor allem in Pflanzen- und Fischölen. Davon nehmen wir in der Regel zu wenig zu uns. Es gibt zwei Arten von ungesättigten Fetten: die einfach ungesättigten Fette, die das Herz schützen und zur Aufrechterhaltung

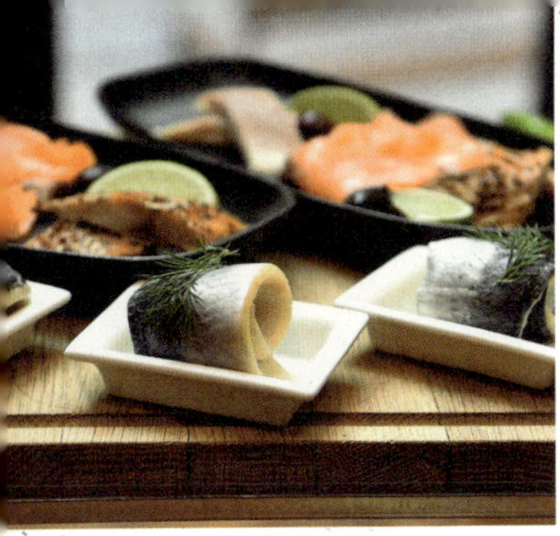

des guten Cholesterinspiegels (HDL) beitragen, und die mehrfach ungesättigten Fette, die helfen, den Cholesterinspiegel niedriger Dichte (LDL) im Blut zu senken.

Die mehrfach ungesättigten Fette wiederum lassen sich in Omega-3- und Omega-6-Fettsäuren unterteilen, die jeweils essenziell sind, von unserem Körper jedoch nicht selbst hergestellt werden.

WAS SIE MACHEN …

Hättet ihr gedacht, dass es »fettlösliche« Vitamine gibt, die nur mithilfe von Fetten aufgenommen werden können? Dazu gehören die Vitamine A, D, E und K. Mona kann sich die Initialen der Vitamine leichter merken, wenn sie an den Namen einer deutschen Supermarktmarke denkt!

Fette haben vielfache Aufgaben: Sie unterstützen das Zellwachstum, werden zur Hormonproduktion benötigt, fördern die Immunabwehr und schützen vor Entzündungen.

Wie bei den Proteinen finden sich bei den Fettsäuren verschieden lange »Ketten«. Je länger sie sind, desto besser sind sie für unser Herz-Kreislauf-System (das das Zirkulieren des Blutes ermöglicht und Nährstoffe, Sauerstoff und Hormone zu und von den Körperzellen transportiert). Sie fungieren ähnlich wie ein Dampfzug, der reibungslos auf Schienen läuft und unseren Körper in der richtigen Spur hält!

WO SIE VORKOMMEN …

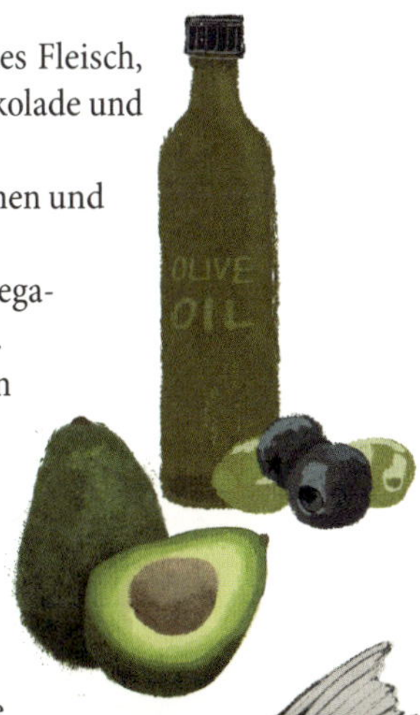

Zu den Lebensmitteln mit einem hohen Anteil an gesättigten Fetten gehören fettes Fleisch, Wurstwaren und Pies sowie »Leckereien« wie Kuchen und Gebäck, Eiscreme, Schokolade und Kekse.

Die gesünderen einfachen, ungesättigten Fette stecken in Avocados, Olivenöl, Samen und Nüssen.

Zum Beispiel enthalten Leinsamen einen großartigen Mix aus Omega-3- und Omega-6-Fettsäuren. Gebt einen kleinen Löffel Leinöl in euer Frühstück oder auf den Salat. Oder weicht die Leinsamen über Nacht ein, dann fermentieren sie so, dass das darin enthaltene Eiweiß besser verdaulich ist.

Mehrfach ungesättigte Fette finden sich reichlich in der mediterranen Küche, zum Beispiel in fettem Fisch, Obst und Gemüse sowie in einigen Oliven- und Pflanzenölen.

Zu den fetten Fischen (mit hohem Omega-3-Gehalt) zählen Bücklinge, Heringe, Forellen, Sardinen, Lachs und Makrelen. Empfehlenswert ist, in der Küche zwei Ölsorten zu verwenden: eine zum Braten für höhere Temperaturen und eine andere für kalte Speisen, Salatdressings und sogar Säfte.

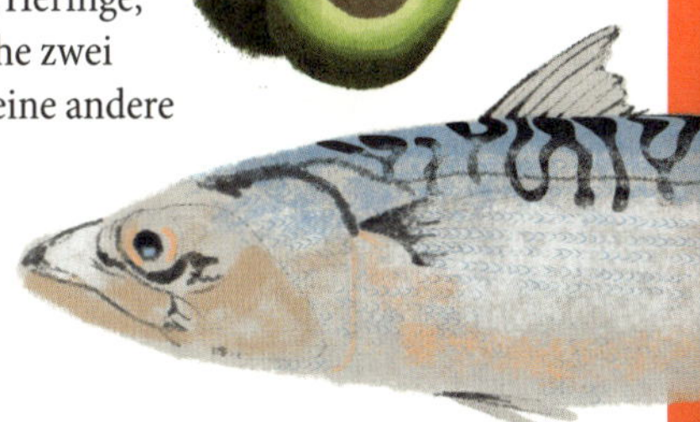

DER ZWÖLFTE MANN

KLEINE BUNTE HELDEN, DIE DAFÜR SORGEN, DASS DER KÖRPER WIE EIN UHRWERK LÄUFT!

Bei unserem bisherigen Gesamtüberblick haben wir die Makronährstoffe kennengelernt. Jetzt ist es an der Zeit, die winzigen Elemente zu betrachten, die für Funktion und Leistung unseres Körpers entscheidend sind.

Wie schon der Name sagt, benötigen wir auch Mikronährstoffe, die sogenannten Spurenelemente. Aber nur weil sie so winzig sind, heißt das nicht, dass sie für unsere Gesundheit und unser Wohlbefinden nicht lebensnotwendig sind. Sie unterstützen verschiedene Körperfunktionen bei der Regeneration und stärken das Immunsystem.

Tagtäglich und stündlich setzt unser Körper Mikronährstoffe ein, um uns mit Energie zu versorgen, wichtige Enzyme und Hormone zu produzieren und Mangelerscheinungen vorzubeugen.

Diese kleinen zahlreichen Vitamine und Mineralstoffe sind nicht ganz so bekannt wie die drei wichtigsten Makronährstoffe, aber sie sind in unterschiedlichen Kombinationen in fast allen Lebensmitteln zu finden und weisen eine ganz besondere Beziehung zu Farben auf. Es gilt: Je mehr Farbe auf dem Teller landet – durch Obst und Gemüse –, desto besser.

Keiner von uns, ob Sportler oder nicht, kann auf sie verzichten. Im FIFA-Leitfaden *Ernährung und Fußball* heißt es, »spezielle Sportlernahrung wie Riegel und Flüssigmahlzeiten kann eine konzentrierte Protein- und Kohlenhydrataufnahme erleichtern«. Weiter heißt es dort, dass es keinen Ersatz für die Nährstoffpalette in »normalen Nahrungsmitteln« gibt, die »den gleichen Dienst leisten«, und vielleicht sogar besser sind. Die LFC-Philosophie lautet »Food First«.

AUSWECHSELSPIELER

Stellen wir uns unseren Körper mal als Cheftrainer Jürgen Klopp vor und die Mikronährstoffe als Auswechselspieler, die darauf warten, bei einem großen Match eingesetzt zu werden. Er würde ihnen sagen, sie sollten sich voll reinhängen, aber auch …

- **Geht raus (d. h. rein) und haltet den Stoffwechsel am Laufen!**
- **Zerlegt die Kohlenhydrate, Proteine und Fette in Zucker, Aminosäuren und Fettsäuren!**
- **Schützt das Gehirn und produziert Verdauungsenzyme!**
- **Und bringt die Zellen in Schwung!**

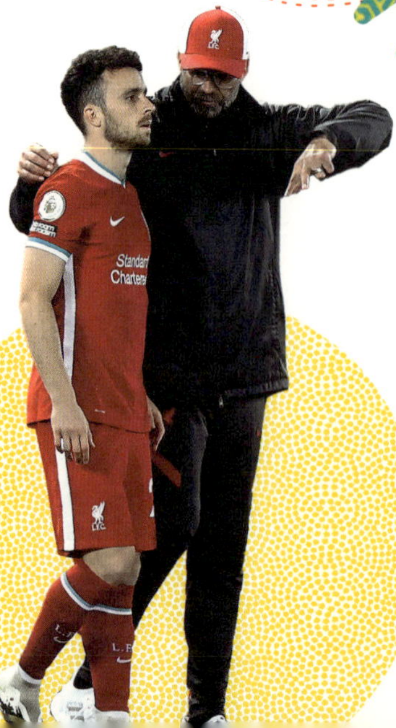

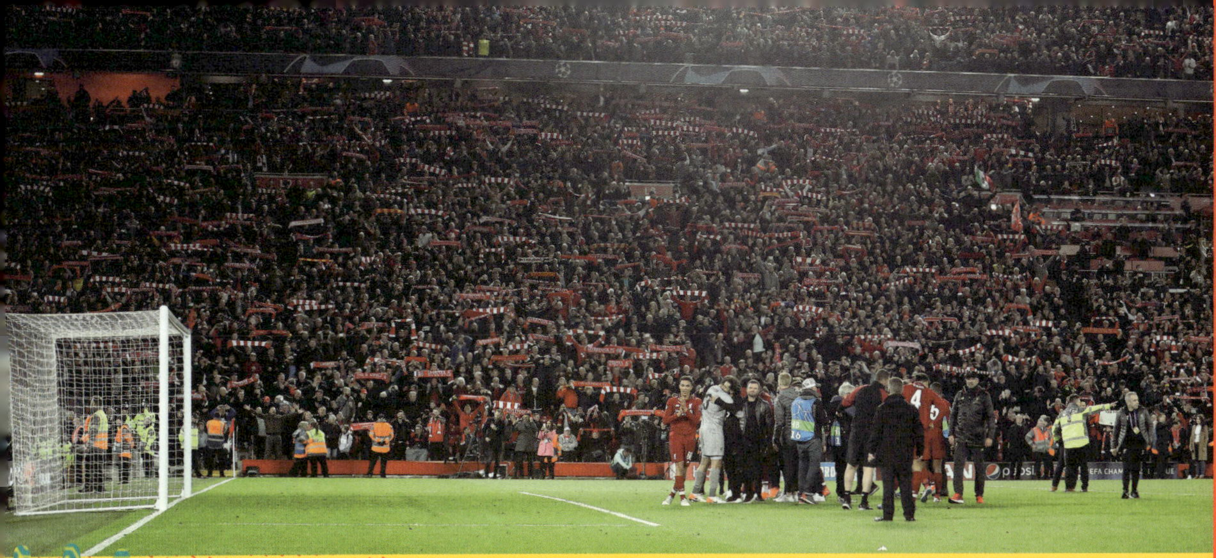

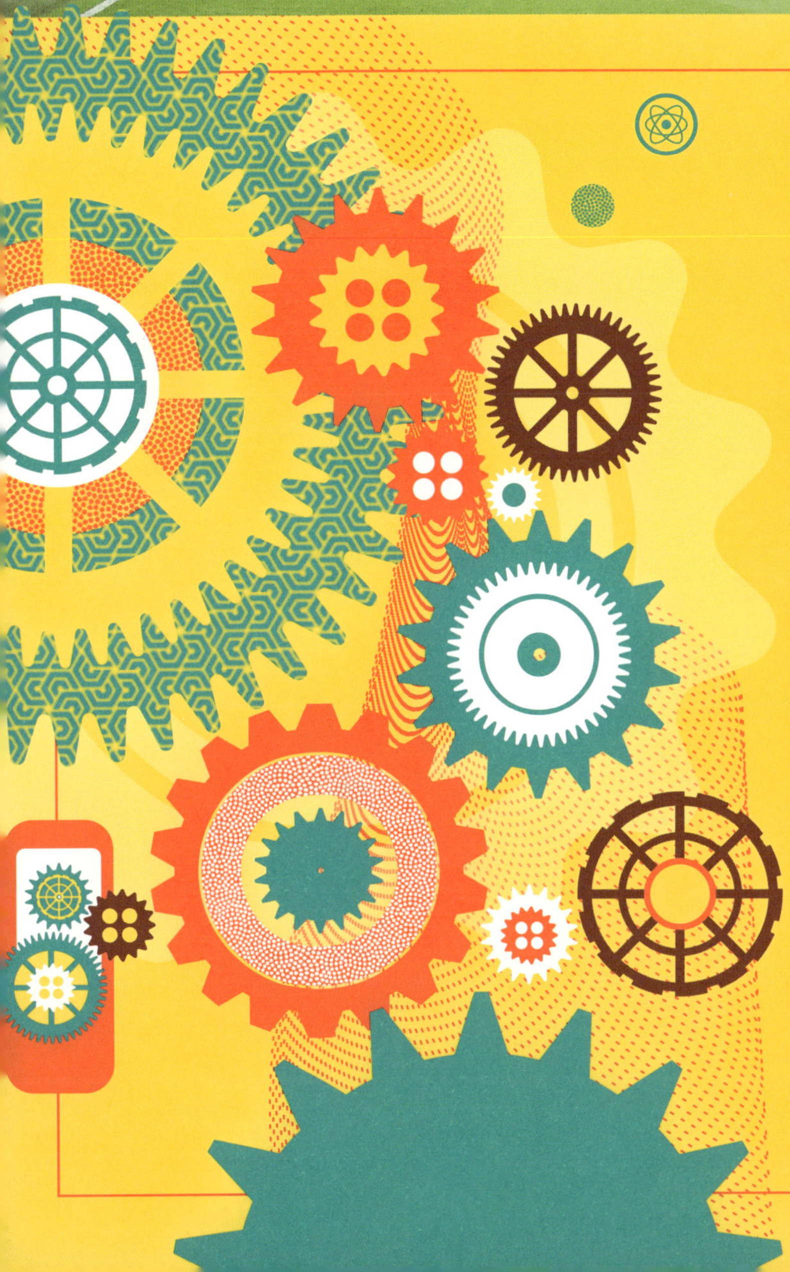

PERFEKTES TIMING

Bleiben wir beim Bild mit den Auswechselspielern: Wenn ein Spieler sein Bestes geben will, ohne zu wissen, was die anderen zehn aus seiner Mannschaft auf dem Spielfeld tun, bringt das nichts.

»UNITY IS STRENGTH« steht auf einem der berühmten Spruchbänder auf der Fan-Tribüne *The Kop* in Anfield, und nirgends stimmt das mehr als bei den Mikronährstoffen.

Vitamine und Mineralstoffe greifen in unserem Körper ineinander wie ein Uhrwerk.

Ein Mineralstoff wie Eisen hat zum Beispiel eine sehr wichtige Funktion für unseren Blutfluss und das Energieniveau, aber wir brauchen Vitamin C, um das Eisen richtig zu verwerten, beide sind also wichtige Komponenten des »Uhrwerks«.

Auch auf die Menge kommt es an. Der Körper braucht sowohl Magnesium als auch Selen, von Ersterem jedoch mehr, von Letzterem weniger. In unserem Uhrwerk entspricht also das eine einem größeren, das andere einem kleineren Zahnrad …

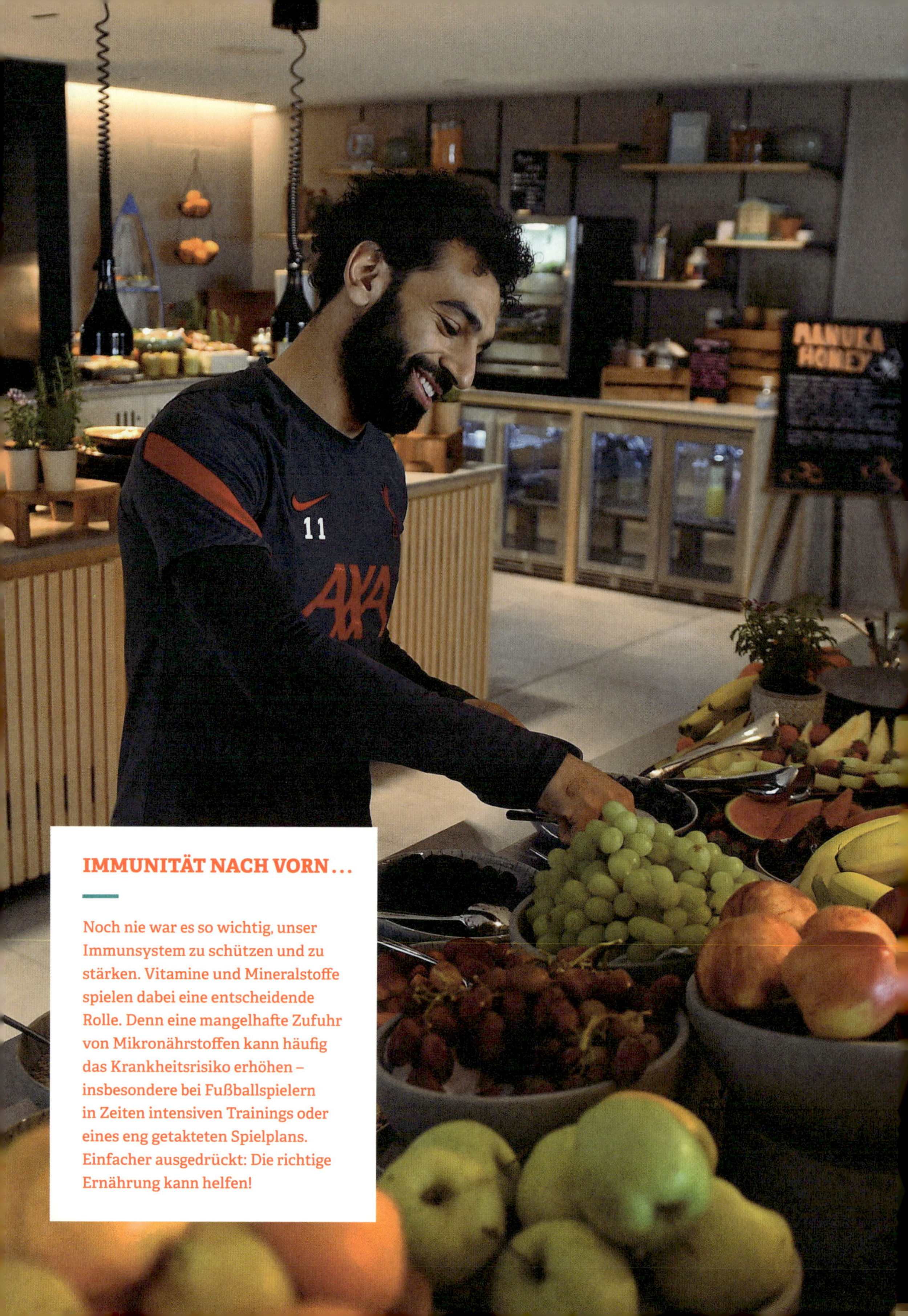

IMMUNITÄT NACH VORN …

Noch nie war es so wichtig, unser Immunsystem zu schützen und zu stärken. Vitamine und Mineralstoffe spielen dabei eine entscheidende Rolle. Denn eine mangelhafte Zufuhr von Mikronährstoffen kann häufig das Krankheitsrisiko erhöhen – insbesondere bei Fußballspielern in Zeiten intensiven Trainings oder eines eng getakteten Spielplans. Einfacher ausgedrückt: Die richtige Ernährung kann helfen!

TÄGLICH EINEN REGENBOGEN ESSEN!

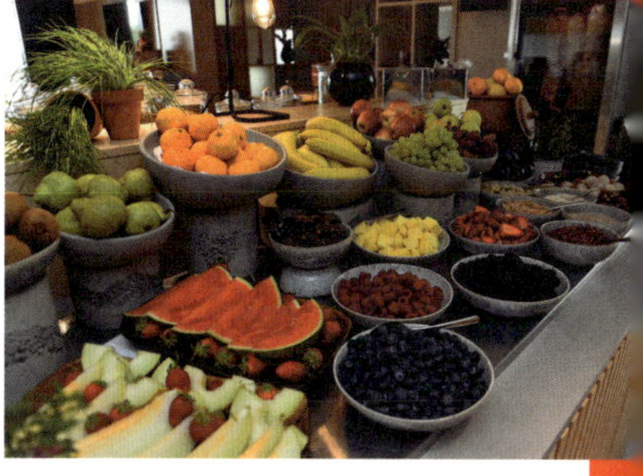

Bei der Ernährung geht es nicht nur um regelmäßige Mahlzeiten, sondern auch um möglichst viele Farben auf dem Teller. Zwar enthalten Kohlenhydrate, Proteine und Fette ebenfalls Mikronährstoffe, doch Obst und Gemüse liefern besonders viele!

Aufgrund zahlreicher sekundärer Pflanzenstoffe sind Obst und Gemüse so farbig. Eine wichtige Gruppe bilden die sogenannten Carotinoide, zu denen zum Beispiel das rot-orange Pigment Betacarotin gehört, das in Karotten enthalten ist.

Das Pigment Lycopin ist für die rote Farbe von Tomaten und Wassermelonen verantwortlich, während Allicin, ein öliger, heller Pflanzenstoff, dem Knoblauch seinen einzigartigen Geruch verleiht.

Je vielfältiger jede Mahlzeit aus buntem Obst und Gemüse zusammengesetzt ist, desto besser werden wir mit der notwendigen Bandbreite an Vitaminen und Mineralien versorgt. Sieht unser Teller schön bunt aus, kommt es auch unserem Körper zugute!

Grünes Blattgemüse wie Grünkohl und Spinat punkten mit einem hohen Gehalt an Magnesium. Rote Äpfel oder dunkle Weintrauben enthalten viele Antioxidantien (mehr dazu später). Helleres Gemüse wie Zwiebeln oder Grünkohl sind reich an Vitamin C.

Nüsse haben viel Fett und Proteine zu bieten sowie eine Menge Mikronährstoffe, ebenso Samen und Trockenfrüchte.

Mikronährstoffe können in ihrer farbenfrohen Vielfalt allen Arten von Speisen hinzugefügt werden: Neben weißen oder blassgelben Kartoffeln liegt zum Beispiel ein rotes Rindersteak oder rosa Lachs auf unserem Teller, doch erst das Gemüse mit seinen Mikronährstoffen macht die Mahlzeit schön bunt.

Und der cremefarbene Milchreis zum Nachtisch könnte mit roten Beeren oder Kirschen oder Apfelmus aufgepeppt werden.

Obst und Gemüse werden am besten je nach Jahreszeit gewählt.

VITAMINE UND MINERALSTOFFE – KLEINER ÜBERBLICK

Ohne Vitamine und Mineralstoffe kann unser Körper sich nicht entwickeln und funktionieren. Diese organischen Substanzen werden meist nur mit einem oder zwei Buchstaben gekennzeichnet. Hier ein paar Beispiele.

FUNKTION UND VORKOMMEN	FUNKTION UND VORKOMMEN
VITAMIN A Unterstützt das Immunsystem – die natürliche Abwehr des Körpers gegen Krankheiten und Infektionen. Lebertran, Süßkartoffeln, Karotten, Augenbohnen, Spinat, Brokkoli, rote Paprika.	**ZINK** Fördert die Wundheilung, stärkt die DNA und das Immunsystem. Rotes Fleisch, Austern, Geflügel, Meeresfrüchte, Bohnen, Nüsse, Vollkornprodukte.
VITAMIN K Fördert als Vitamingruppe die Wundheilung und hält auch die Knochen gesund. Grünes Blattgemüse, Brokkoli, Spinat, Getreidekörner.	**EISEN** Unterstützt den Sauerstofftransport im Körper, wichtig für Atmung und Energie. Mageres Fleisch, rotes Fleisch, Leber, Meeresfrüchte, Geflügel, Spinat, Bohnen.
B-VITAMINE Erforderlich für den Energiestoffwechsel und die Nervenfunktion. Vollkornprodukte, Getreide, Fleisch, grünes Blattgemüse.	**MAGNESIUM** Wichtig für die Blutzuckerkontrolle und Blutdruckregulierung. Mandeln, Spinat, Cashews, Erdnüsse, schwarze Bohnen, dunkle Schokolade.
VITAMIN C Wichtig für das Wachstum und die Reparatur von Gewebe. Kann Erkältungssymptome lindern. Erdbeeren, Orangen, Paprika, Grapefruits, Kiwis, Zitronen.	**KALZIUM** Unterstützt die Muskelkontraktion, die Nervensignalisierung, das Knochenwachstum und die Knochendichte. Joghurt, Käse, Milch, angereicherter Orangensaft, Sojamilch, Tofu.
VITAMIN D Fördert die Kalziumaufnahme, unterstützt das Knochenwachstum. Lachs, Thunfisch, Milch, Joghurt.	**SELEN** Wirkt als Antioxidans, schützt den Körper vor Schäden aufgrund von Infektionen. Meeresfrüchte, Rindfleisch, Geflügel, Vollkornbrot, Eier, Milch.
VITAMIN E Schützt vor Zellschäden durch freie Radikale, wenn Fett abgebaut wird. Sonnenblumenkerne, Mandeln, Erdnussbutter.	**KALIUM** Regelt den Flüssigkeitshaushalt des Körpers, stabilisiert den Herzschlag. Bananen, Rosenkohl, Bohnen und Hülsenfrüchte, Nüsse und Samen.

JE GRÖSSER DIE VIELFALT AN BUNTEM OBST UND GEMÜSE IST, DESTO MEHR VITAMINE UND MINERAL-STOFFE KÖNNEN DIE LEISTUNGSFÄHIGKEIT STEIGERN

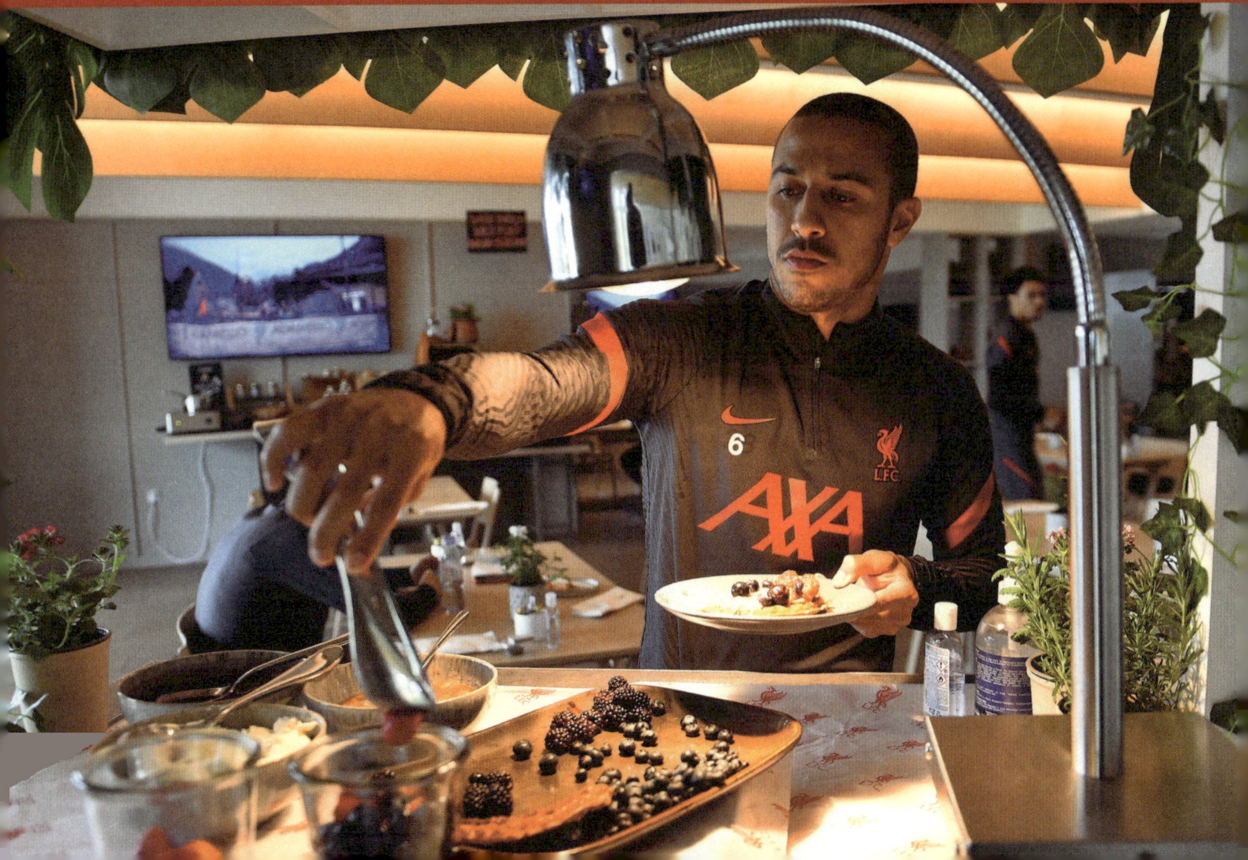

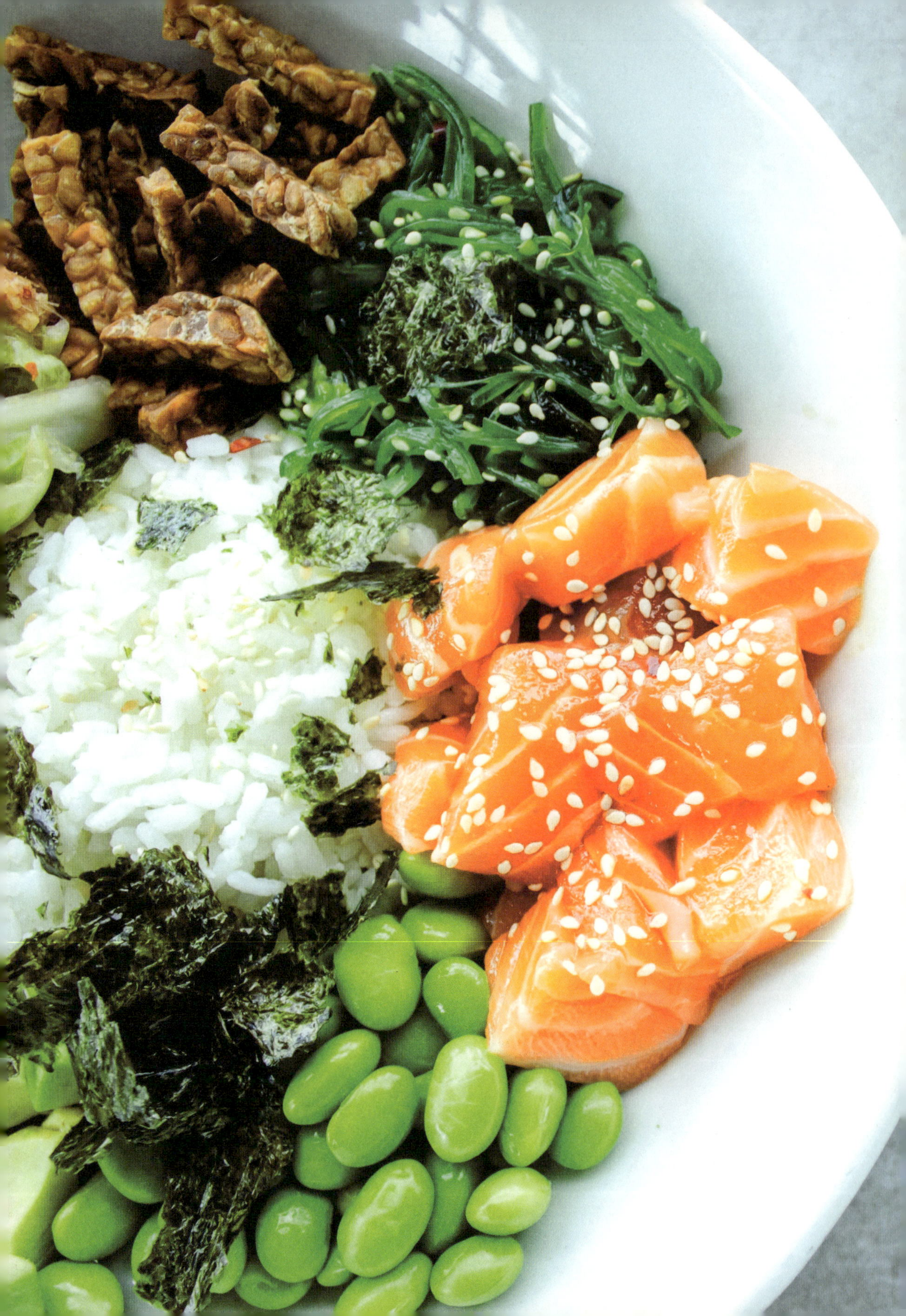

ANTIOXIDANTIEN – KURZ ERKLÄRT

Mit »Antioxidantien« werden chemische Verbindungen bezeichnet, die unser Immunsystem stärken, indem sie Schäden an den Körperzellen verhindern oder reduzieren, die durch instabile Moleküle, die sogenannten freien Radikalen, verursacht werden.

Diese freien Radikale entstehen durch Oxidation, einer chemischen Reaktion, die stattfindet, wenn der Körper Nahrung abbaut oder beispielsweise Tabakrauch oder Strahlung ausgesetzt ist. Deshalb nennt man sie auch Antioxidantien.

Laut FIFA können Antioxidantien auch das Körpergewebe bei hartem Training vor Stressreaktionen bewahren, indem sie Muskelkater reduzieren und Entzündungen entgegenwirken.

Zu den natürlichen Antioxidantien gehören die Vitamine C und E, das Spurenelement Selen und die Pigmente Beta-Carotin, Lycopin und Lutein.

Sie finden sich vor allem in Obst und Gemüse, etwa in Brokkoli, Spinat, Karotten, Kartoffeln, Artischocken, Spargeln, Avocados, Roten Beten, Radieschen, Süßkartoffeln und Kürbis – auch hier ist eine reiche Farbpalette empfehlenswert.

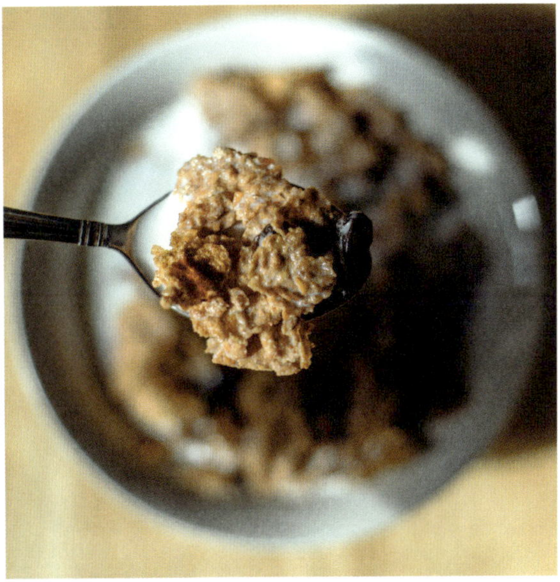

BALLASTSTOFFE NICHT VERGESSEN!

Unter Ballaststoffen verstehen wir eine Reihe von wasserlöslichen und nicht wasserlöslichen Substanzen, die in den Zellwänden von Gemüse, Obst, Hülsenfrüchten und Getreidekörnern vorkommen.

Sie sorgen nicht nur für ein Sättigungsgefühl, sondern helfen auch beim Transport anderer Nahrungsmittel und von Abfallprodukten durch den Darm und unterstützen eine unbeschwerliche Verdauung.

Kartoffeln – mit oder ohne Schale gegessen – liefern viele Ballaststoffe, ebenso Vollkornbrot und Vollwertmüsli, Naturreis und Vollkornnudeln.

Manche Ballaststoffe in Hafer und Hülsenfrüchten können sogar den Cholesterinspiegel im Blut senken.

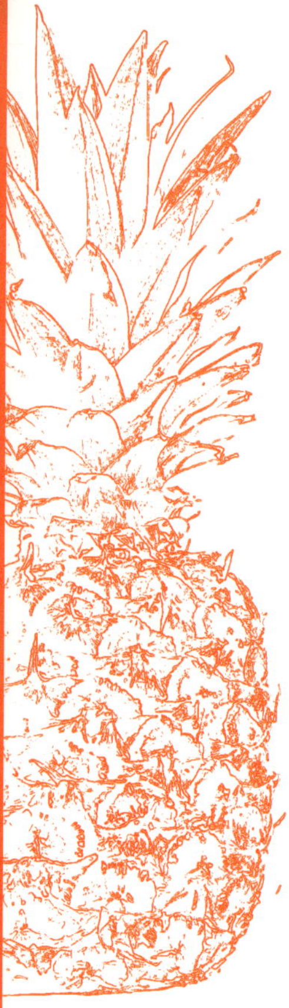

PERFORMANCE

IMMER VOLLE PULLE

TRINKEN IST SPITZE

Neben Kohlenhydraten, Proteinen, Fetten, Mineralien und Vitaminen gilt es noch einen sechsten Faktor zu berücksichtigen: die Flüssigkeitszufuhr.

Oft wird übersehen und unterschätzt, wie wichtig Flüssigkeit für das Funktionieren unseres Körpers ist – ohne sie würden wir nicht überleben. Und wenn Sportler nicht genug trinken, können sie weder Höchstleistung bringen noch sich nach dem Sport vollständig regenerieren.

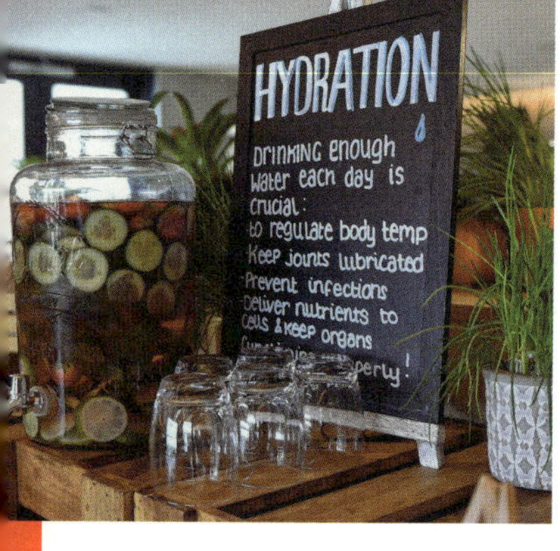
HYDRATION
DrinKING enough water each day is crucial:
to regulate body temp
Keep joints lubricated
Prevent infections
Deliver nutrients to cells & keep organs

Dehydrierung, also Flüssigkeitsmangel, kann bei jedem Menschen auftreten, besonders häufig nach sportlicher Betätigung, auf Reisen oder bei Stress. Auch wer nicht Fußball spielt, sollte sich angewöhnen, regelmäßig zu trinken, z. B. normales Wasser, oder einfach mit Früchten oder frischer Minze aromatisiert.

Bekanntlich schwitzt man bei heißem Wetter besonders stark. Aber auch wenn man sich bei kaltem Wetter im Freien bewegt, darf die Flüssigkeitszufuhr nicht vernachlässigt werden!

Deshalb ist es bei jedem Wetter und vor allem beim Training so wichtig, stets den Flüssigkeitsverlust auszugleichen, also den ganzen Tag über zu trinken. Nehmt also vor dem Training und an Spieltagen ausreichend Flüssigkeit zu euch und nutzt beim Training je nach Wetter und Intensität der Übungen die Pausen zum Trinken. Während eines Spiels könnt ihr beim Aufwärmen und in der Halbzeitpause trinken.

Eine optimale Flüssigkeits- (und Treibstoff-) Aufnahme kann während eines Spiels Verletzungen und Krämpfe verhindern. Diese treten auf, wenn ihr nicht ausreichend hydriert seid und über den Schweiß zu viel Natrium verliert.

Gut mit Flüssigkeit versorgt, könnt ihr weiter und schneller laufen und seid bis zur 90. Minute und länger körperlich und geistig in Form. Denkt daran, wie viele Spiele in diesen letzten Minuten gewonnen oder verloren werden.

Wasser als Quelle der Flüssigkeitszufuhr ist zu jeder Tageszeit eine gute Wahl, denn erstens hat Wasser keine Kalorien und ist reich an Mineralstoffen, zweitens wird es für die Aufnahme von Vitaminen benötigt. Obst und Gemüse, vor allem Gurken, Melonen, Zucchini und Kürbis, sind sehr wasserhaltig. Hier greifen wieder alle Rädchen ineinander.

Nicht nur für Fußballer ist es super wichtig, ausreichend Flüssigkeit zu sich zu nehmen.

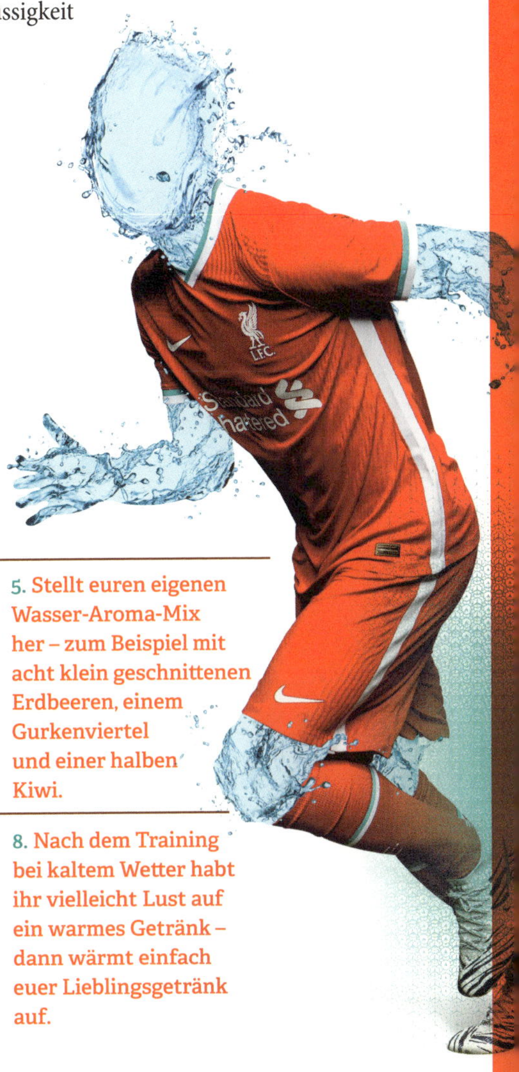

8 TIPPS ZUM TRINKEN

1. Schafft euch eine wiederverwendbare Trinkflasche für Wasser oder ein sonstiges Getränk an und nehmt sie immer überallhin mit.	2. Wenn ihr unterwegs seid, denkt an W wie Wasser – gerade im Auto oder in öffentlichen Verkehrsmitteln neigt man zum Dehydrieren.	
3. Trinkt Wasser am besten über den Tag verteilt und nicht nur einmal eine ganze Flasche in einem Zug.	4. Versucht, etwa 2 Liter Flüssigkeit pro Tag zu trinken – neben Wasser bieten sich ungesüßte Tees oder stark verdünnte Saftschorlen an.	5. Stellt euren eigenen Wasser-Aroma-Mix her – zum Beispiel mit acht klein geschnittenen Erdbeeren, einem Gurkenviertel und einer halben Kiwi.
6. Probiert auch mal Milchalternativen aus wie Mandel-, Soja-, Reis- und Hafermilch.	7. Beschränkt euch auf einen Smoothie oder ein kleines Glas echten Fruchtsaft pro Tag, damit ihr Vitamine und Mineralien bekommt, aber nicht zu viel zahnschädigenden Zucker.	8. Nach dem Training bei kaltem Wetter habt ihr vielleicht Lust auf ein warmes Getränk – dann wärmt einfach euer Lieblingsgetränk auf.

VORWÄRTS, IHR ROTEN … und GRÜNEN … und GELBEN!

KÖNNTEN MIKRONÄHRSTOFFE EIN GROSSES MATCH SPIELEN, ERGÄBE DAS ZWEI SENSATIONELLE STARTAUFSTELLUNGEN – MIT GROSSER UNTERSTÜTZUNG VON DER BANK!

ANANAS
Kaum zu übertreffen: Ihre extravagante und imposante Präsenz, ihre süß schmeckende Kombination aus Vitamin C und Mangan und ihre brillanten Bromelain-Reserven.

AVOCADO
Bei ihr versammelt sich das Who's Who der guten Dinge: Vitamine C, E, K und B6, Magnesium, Kalium, Betacarotin, Omega-3-Fettsäuren …

WASSERMELONE
Im wahrsten Sinne des Wortes der Wasserträger des Teams: Sie ist enorm erfrischend, voller Nährstoffe und Antioxidantien und praktisch ohne Kalorien.

BLAUBEERE
Das kleine Wunder mit dem großen Fanclub: Sie ist schmackhaft und vielseitig, kalorienarm, aber voller Ballaststoffe, Vitamin C und Vitamin K.

APFEL
Eine immerwährende Freude, egal, in welcher Farbe: Er enthält Ballaststoffe, Eiweiß, Kalium, Eisen. Ist er grün, hat er noch mehr Vitamin A zu bieten.

ORANGE
Extrem beliebt, wen wundert's: Hinter ihrem köstlichen Geschmack steckt eine zuverlässige Quelle von Vitamin C, Ballaststoffen, Thiamin, Folsäure und Antioxidantien.

ERDBEERE
Hübsch anzusehen und exzellent für unseren Körper: Sie ist eine echte Torvorlage, was Vitamine, Ballaststoffe und Antioxidantien betrifft.

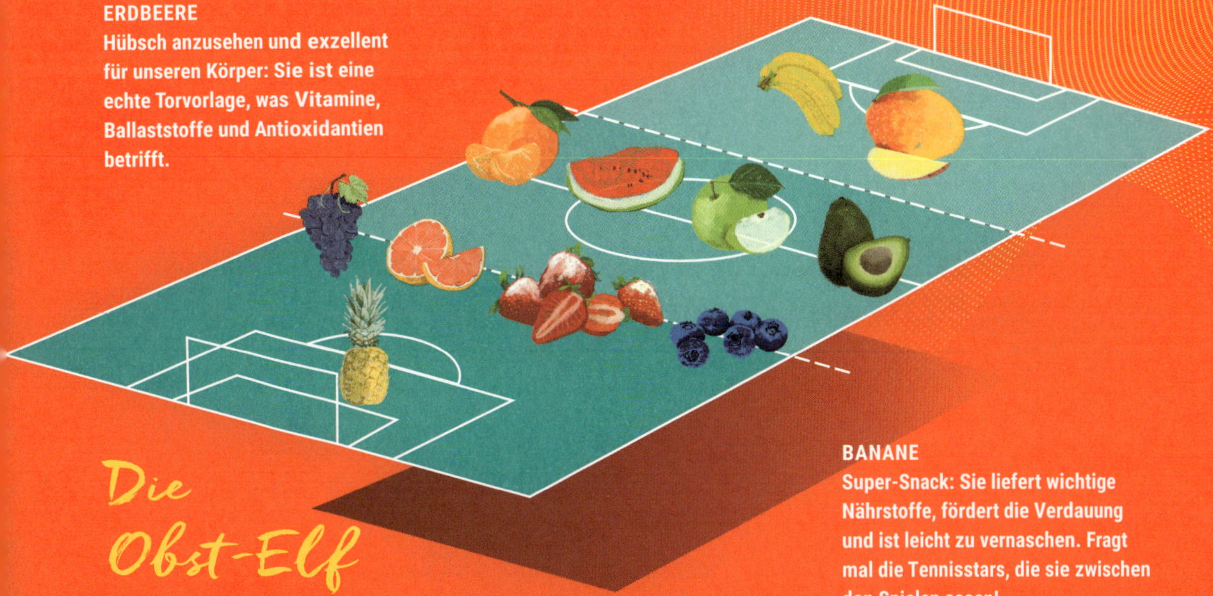

Die Obst-Elf

BANANE
Super-Snack: Sie liefert wichtige Nährstoffe, fördert die Verdauung und ist leicht zu vernaschen. Fragt mal die Tennisstars, die sie zwischen den Spielen essen!

GRAPEFRUIT
Subtropischer Star: Sie schmeckt vielleicht bitter, aber Forschungen zeigen, dass ihre Folsäure das Gehirn in Topform hält. Also nicht das Gesicht verziehen!

TRAUBEN
Köstlicher lila Tummelplatz: In Trauben sind eine Menge gesundheitsfördernder Flavonoide und entzündungshemmender Phytonährstoffe versammelt.

MANGO
Außen ungenießbar, innen top: Die rundliche nährstoffreiche Tropenfrucht ist kalorienarm und dennoch reich an Ballaststoffen.

AUF DER BANK:

Aprikose, Pfirsich, Kirsche, Granatapfel, Himbeere, Cranberry, Zitrone, Papaya (und und und …)

KNOBLAUCH
Allicin! Allicin! Ein vielseitiger kleiner Performer: Nicht jedermanns Geschmack, aber er vermag die Arterien zu reinigen und den Blutdruck zu senken.

ROTE BETE
Großartige Unterstützerin: Steigert die sportliche Leistung, indem sie jede Menge Folat (Vitamin B9) sowie Ballaststoffe, Mangan, Eisen und Kalium liefert.

GRÜNKOHL
Dieser Bursche hat es in sich: Hier sind die Vitamine A, K, C und B6 sowie die Mineralien wie Mangan, Kalzium, Kupfer, Kalium und Magnesium versammelt.

GELBE PAPRIKA
Die jüngere Schwester der roten: Sie strotzt nur so vor Vitamin C und hat auch Niacin, das die Haut gesund und schön macht, im Angebot.

SPARGEL
Unermüdlicher Lieferant: Neben antioxidativen Nährstoffen einschließlich Vitamin C und E stellt er die Mineralien Zink, Mangan und Selen zur Verfügung.

ERBSEN
Klein, aber fein: Die vitaminreichen Mini-Kraftpakete enthalten wenig Fett, aber jede Menge Ballaststoffe.

BLUMENKOHL
Kalorienarmer und vitaminreicher Alleskönner: Wer hätte gedacht, dass er fast alle Vitamine und Mineralien enthält, die wir brauchen?

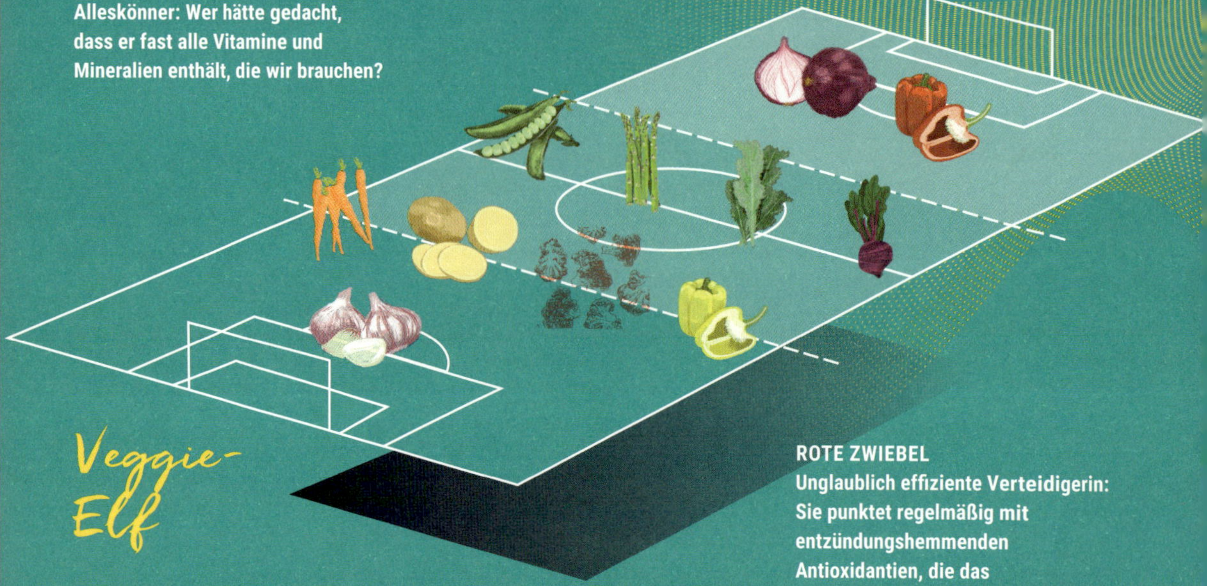

Veggie-Elf

ROTE ZWIEBEL
Unglaublich effiziente Verteidigerin: Sie punktet regelmäßig mit entzündungshemmenden Antioxidantien, die das Immunsystem stärken.

KARTOFFEL
Hautlose Spielerin: Hat sie sich aber in Schale geworfen, liefert sie eine Menge Top-Vitamine, Mineralien und Antioxidantien.

KAROTTE
Schon immer mit dabei: Beliebt und bekannt ist sie für ihre knackigen Herausforderungen und ihren Vorrat an Betacarotin, Kalium und Antioxidantien.

ROTE PAPRIKA
Dynamisch und auffallend süß: Wenn es um Ballaststoffe, Eisen, Folsäure und Vitamin C geht, kann sie kräftig (aufs Tor) ballern.

UND AUF DER BANK:

Spinat, Brokkoli, Kohl, Kopfsalat, Radieschen, Süßkartoffeln, Kürbis (und und und …)

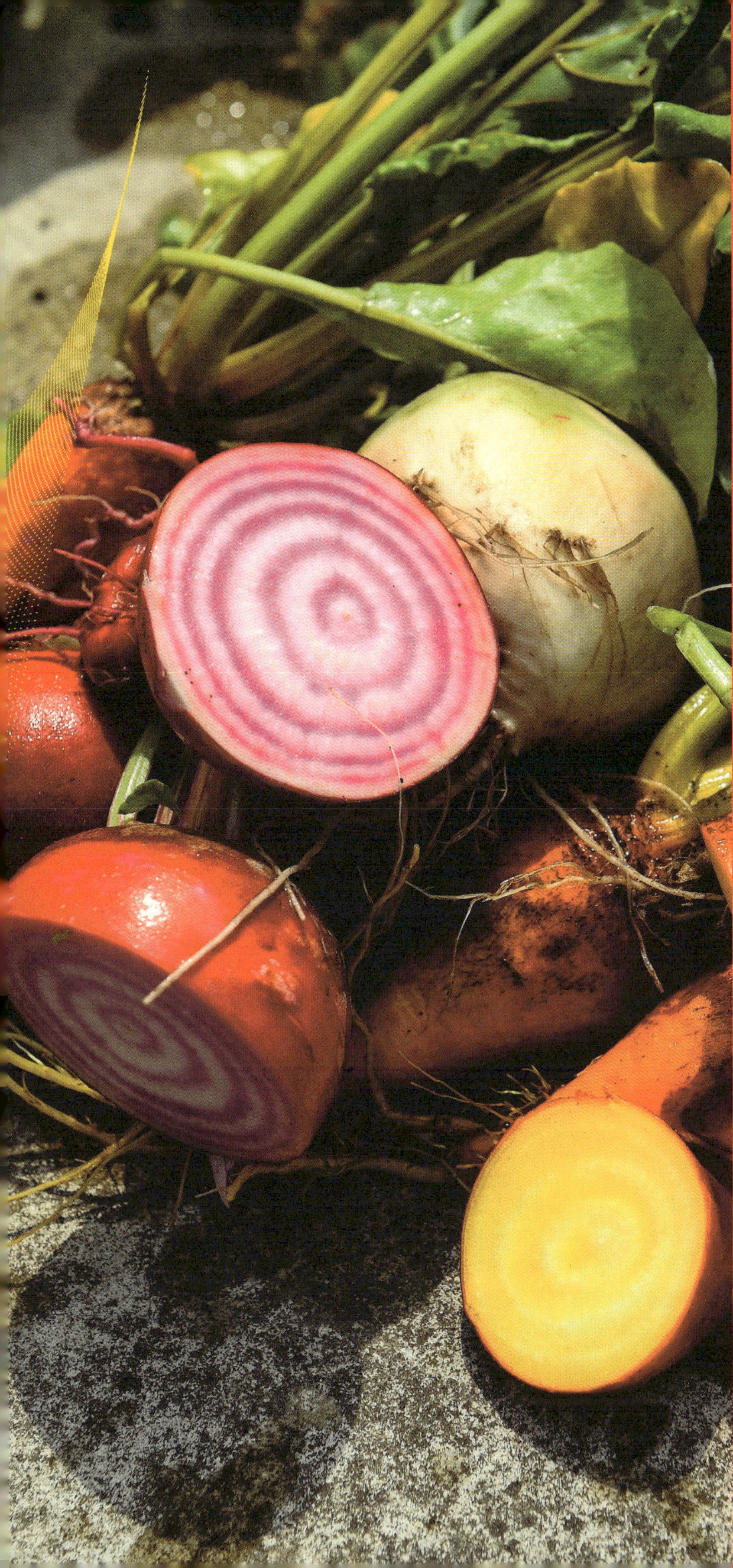

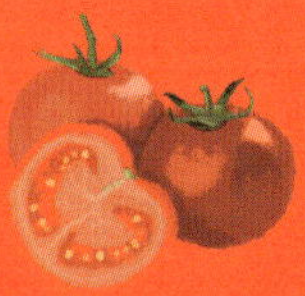

SEITEN-WECHSLER

Seit jeher umstritten: Gehört die rote Tomate zu Obst oder Gemüse? Normalerweise führt sie die Mannschaftsliste an und liefert zuverlässig Kalium und Vitamin C. Bei diesem Spiel aber musste sie aussetzen.

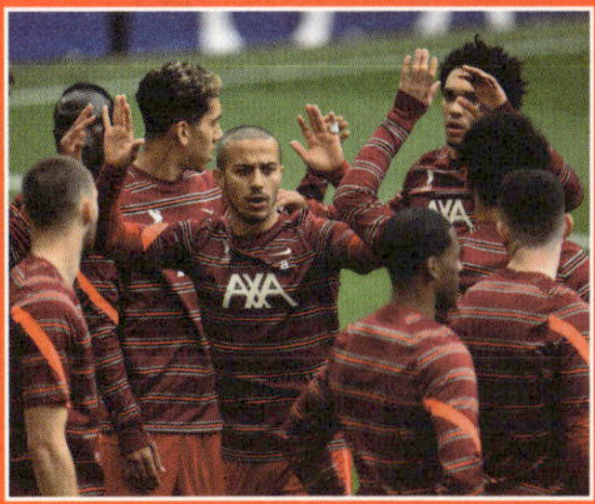

ENDSTAND... GEMEINSAM SIND WIR STÄRKER!

Auszeichnung gebührt allen nach dieser bunten Begegnung zwischen dem fantastischen Obstteam und den vielseitigen Gemüsekontrahenten.
Beide Seiten haben alles gegeben und lieferten zuverlässig wichtige Vitamine und Mineralien.
Und die vielen Mikronährstoffe lassen problemlos Muskelkater und Ermüdung verschwinden und sorgen für schnelle und gründliche Erholung.

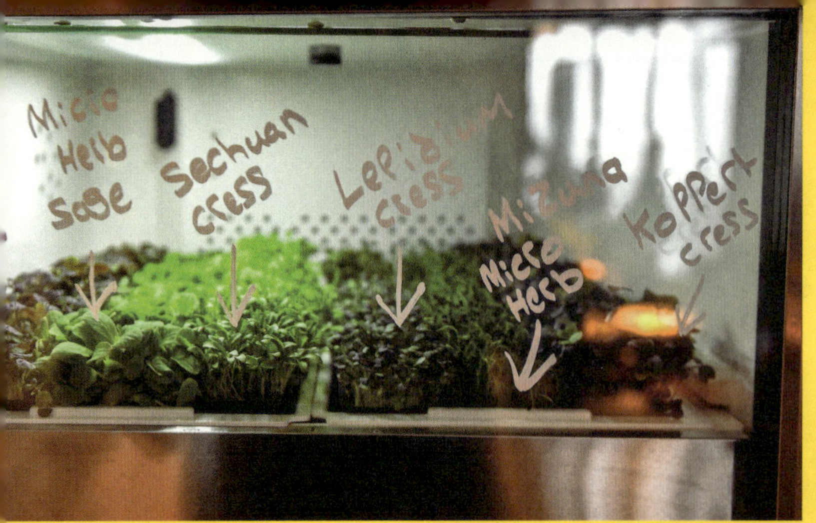
Micro Herb Sage
Sechuan cress
Lepidium cress
Mizuna Micro Herb
Koppert cress
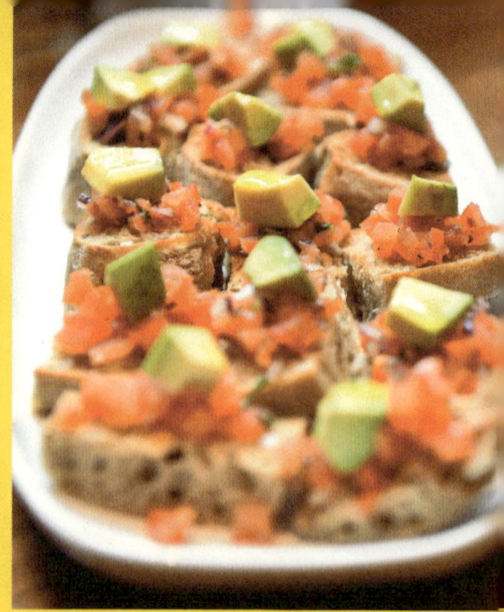
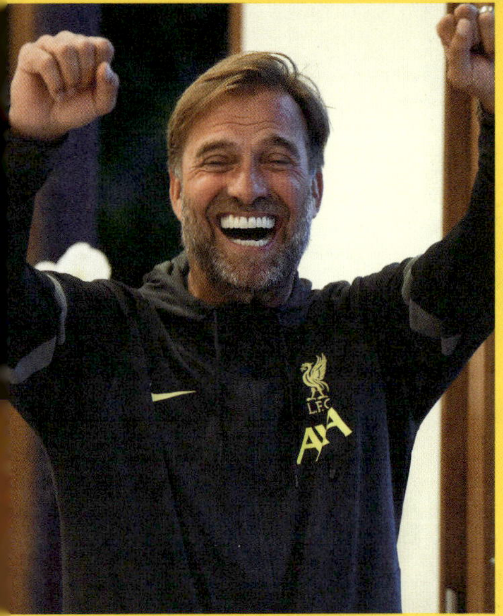
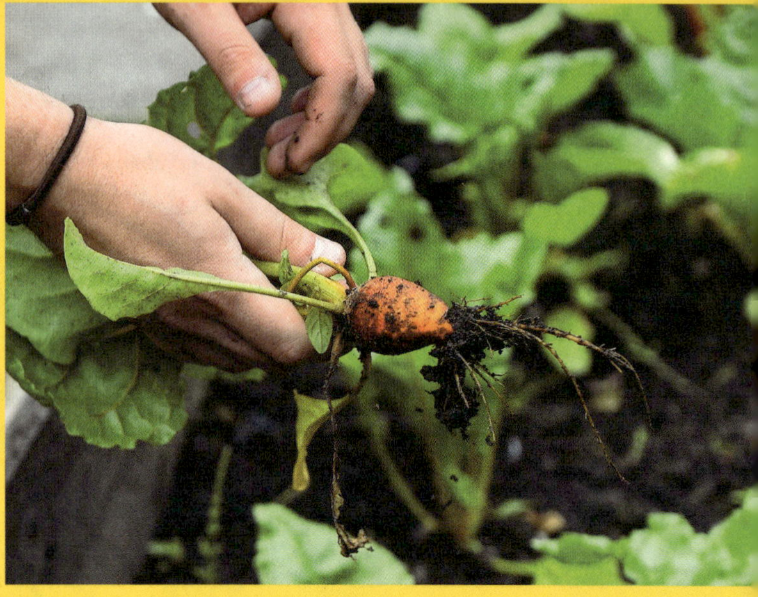
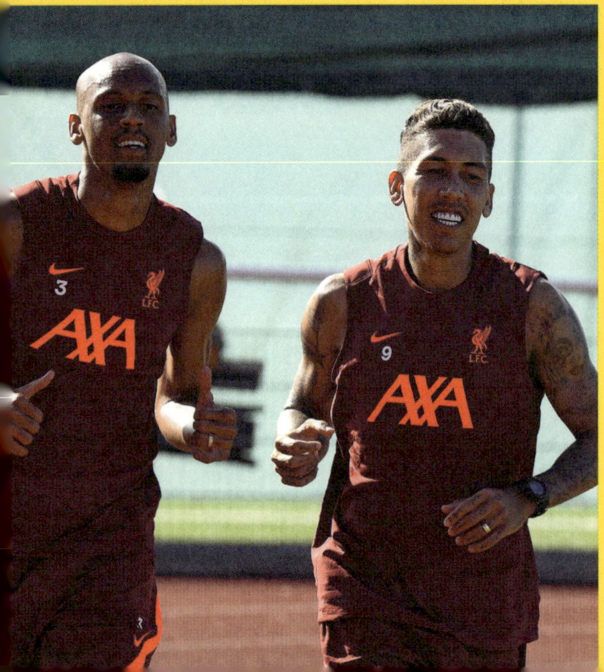
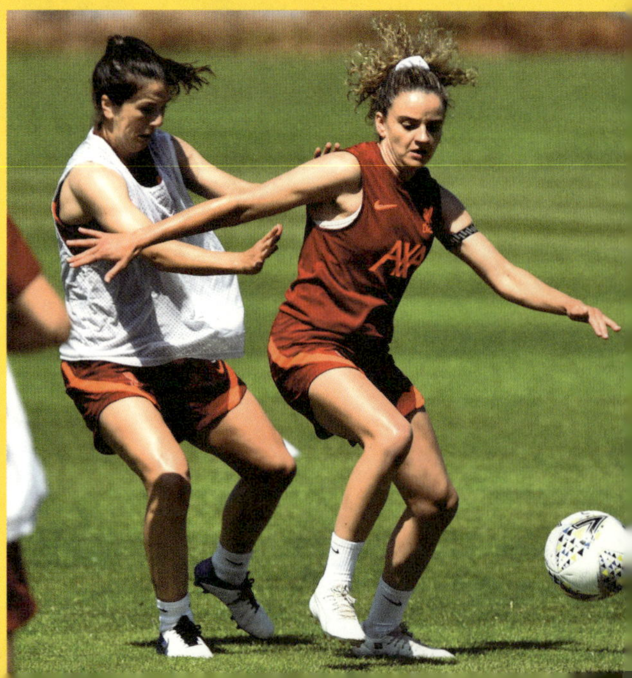

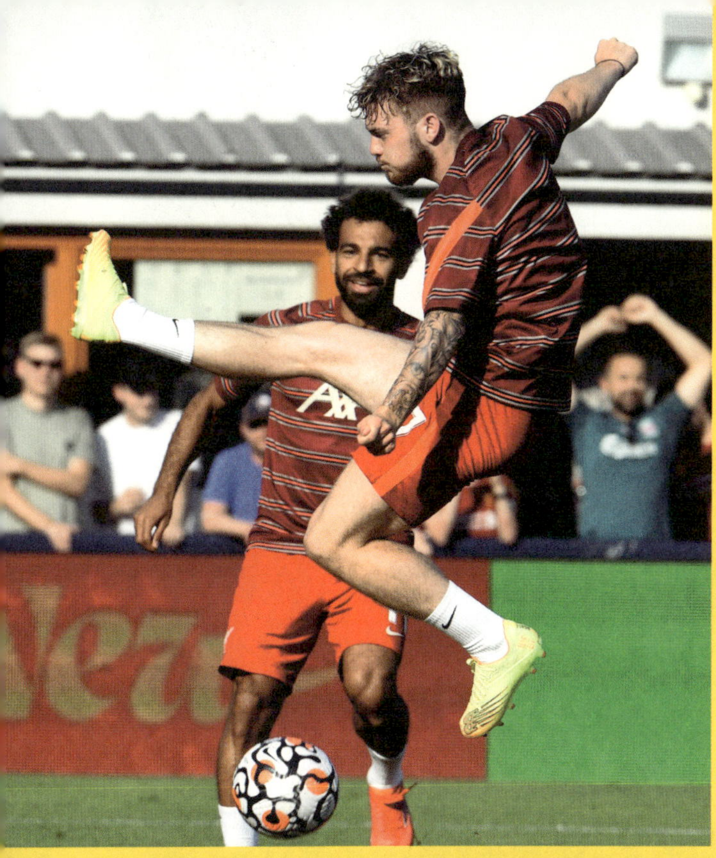

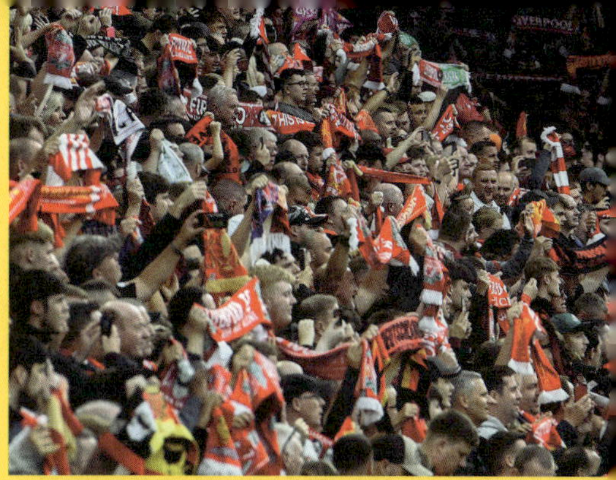

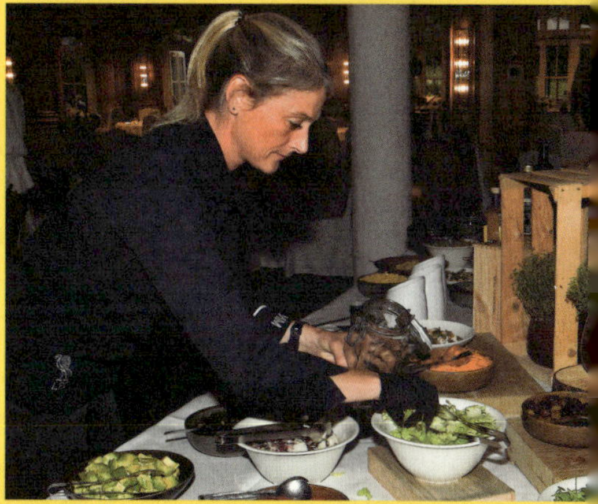

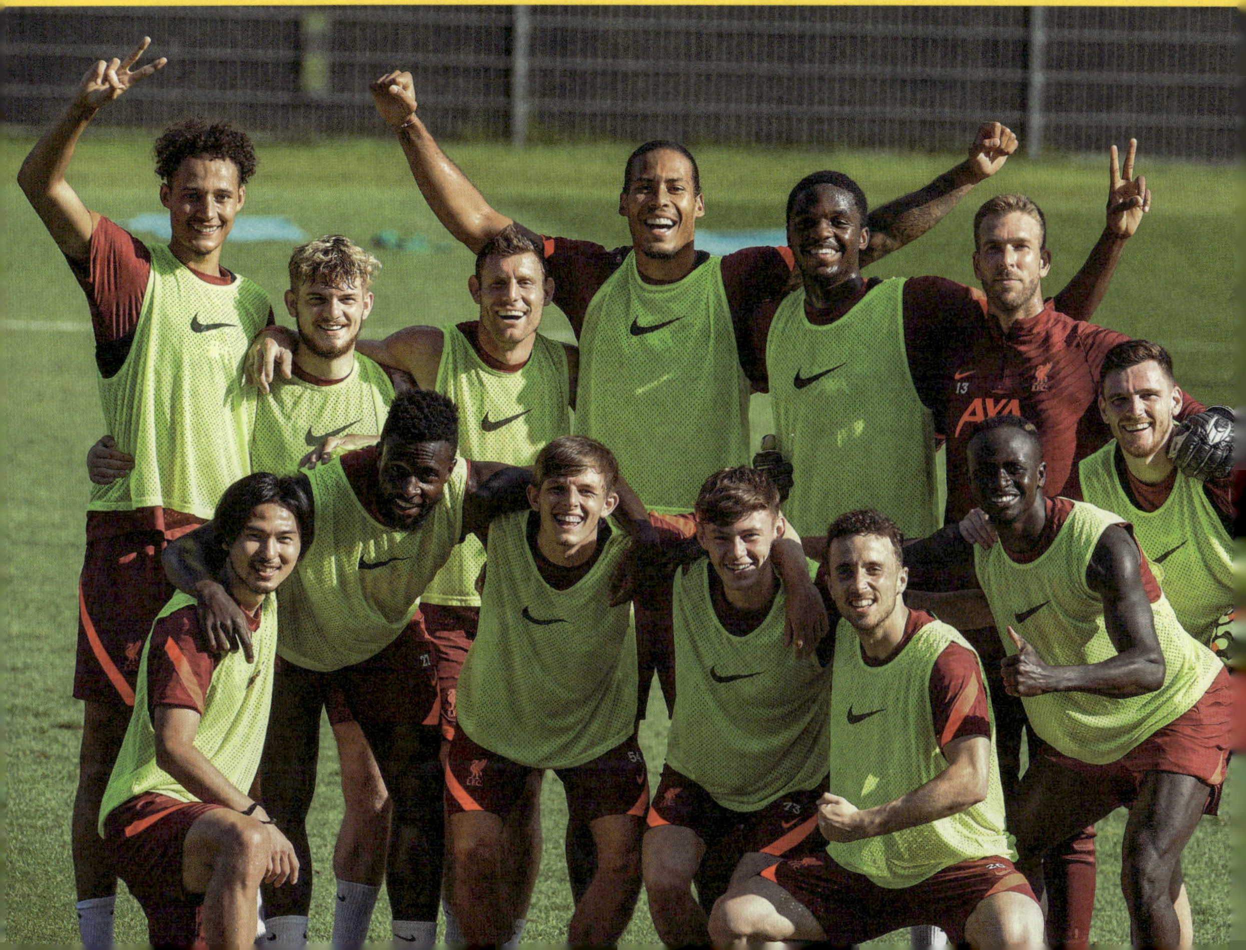
AXA

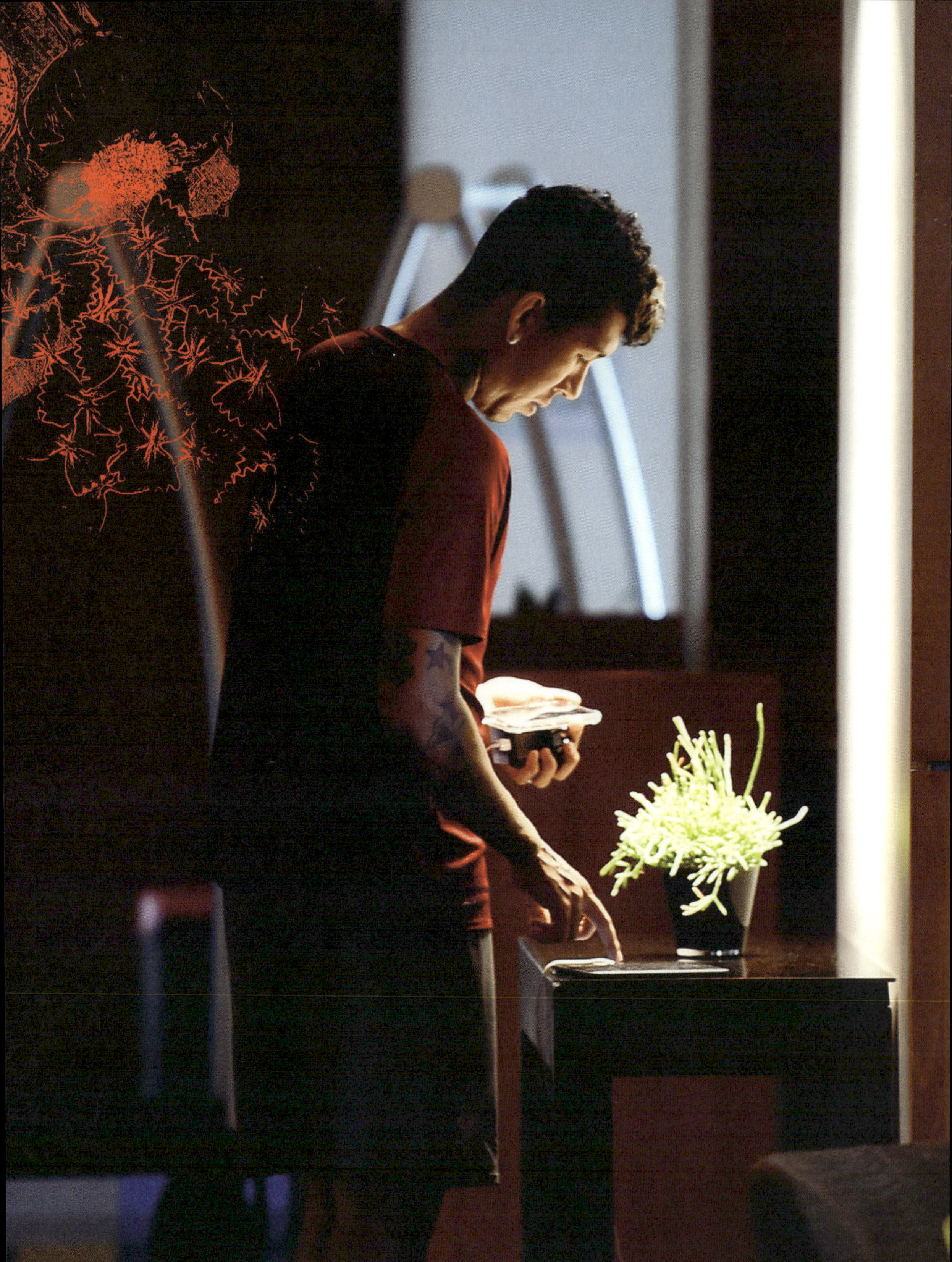

DU BIST, WAS DU ISST

DIE RICHTIGE WAHL DER LEBENSMITTEL IST EIN GUTER ANFANG. UM UNSERE EIGENE »NAHRUNGSMITTEL-DREHSCHEIBE« ZU ENTWERFEN, BRAUCHEN WIR ABER OPTIMALE PORTIONEN UND PERFEKTES TIMING.

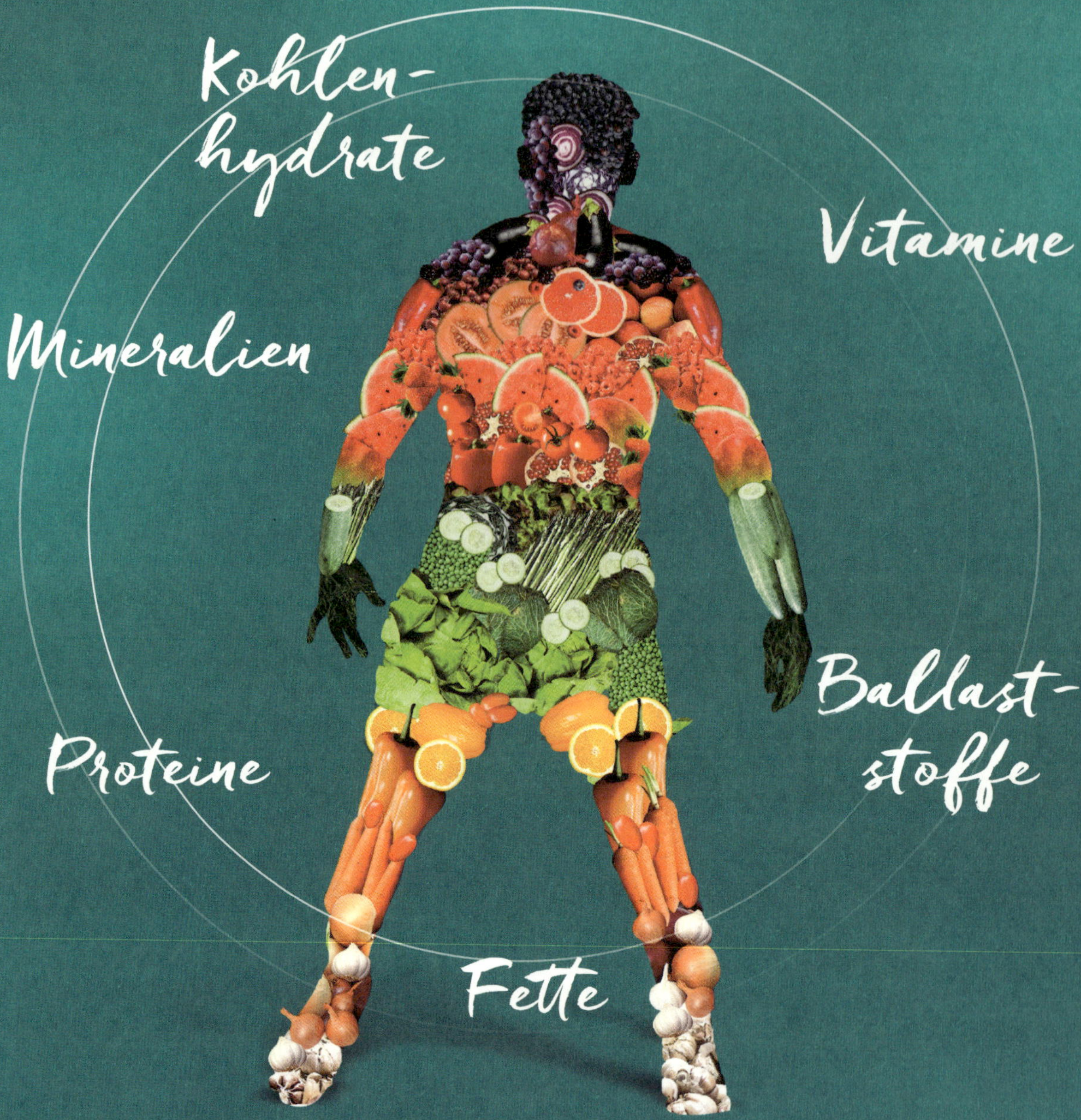
Kohlen-
hydrate
Vitamine
Mineralien
Ballast-
stoffe
Proteine
Fette

»TREIBSTOFF« FÜR DIE PERFORMANCE

Wir haben erfahren, wie die verschiedenen Nährstoffarten – in Kombination mit körperlicher Aktivität – dem Körper zugutekommen und wo sie vorkommen. Wir kennen ihre positiven Eigenschaften, aber welche Mengen an Kohlenhydraten, Proteinen, Fetten, Ballaststoffen, Mineralien und Vitaminen brauchen wir tatsächlich?

Entscheidend ist die sinnvolle Kontrolle darüber, was auf den Teller kommt. Wie viel wir von den jeweiligen Nährstoffen benötigen und mit welchen Lebensmitteln sie am besten kombiniert werden, das hängt von unseren Tages- und Wochenplänen und unserem Fitness- und Sportprogramm ab.

Viele maßgebende Faktoren bestimmen, was ein Fußballer wann essen sollte: Dazu gehören Alter und ethnische Zugehörigkeit, Größe und Gewicht, Stoffwechsel und Körperfettzusammensetzung, Allergien und Unverträglichkeiten, Position auf dem Spielfeld, Häufigkeit des Spieleinsatzes, Hauptspielzeiten, Persönlichkeit, sogar das jeweilige Wetter am Spielort, und und und.

Torhüter legen im Spiel weniger Kilometer zurück als zum Beispiel Außenverteidiger. Es ist also eine einfache Rechnung, dass durchtrainierte Spieler wie Trent Alexander-Arnold oder Andy Robertson vor dem Spieltag genügend Kohlenhydrate zu sich nehmen müssen, um die Kalorien, die sie während des Spiels verbrennen, auszugleichen – andernfalls können sie ihr optimales Leistungsniveau nicht erreichen.

Laut FIFA-Bericht *Ernährung und Fußball* (2005) befinden sich Spieler der Spitzenklasse zu mehr als 70 Prozent eines Fußballspiels »in einer Belastungsphase von niedriger Intensität« und führen pro Spiel ungefähr 150 – 250 »kurz dauernde intensive Aktionen« aus. Insgesamt legen sie etwa 10 bis 13 km auf dem Feld zurück, davon »mehr als 600 Meter gesprintet und etwa 2,4 km in hohem Tempo«.

Während eines Spiels liegt die Herzfrequenz bei etwa 85 Prozent der maximalen Herzfrequenz und der Sauerstoffbedarf beträgt 70 Prozent der maximalen Aufnahmekapazität. Diese enorme körperliche Anstrengung erfordert ausreichende Energieversorgung. Monas Job beim LFC besteht unter anderem darin, mit jedem Spieler den für ihn passenden Ernährungsplan aufzustellen. Außerdem berät sie sich regelmäßig mit dem Trainer-, Fitness- und Ärzteteam des Vereins, um sich von jedem einzelnen Spieler ein eigenes Bild zu machen. Und natürlich arbeitet sie auch eng mit den Vereinsköchen zusammen, damit die Spieler die besten biologischen und vorzugsweise regionalen Lebensmittel bekommen.

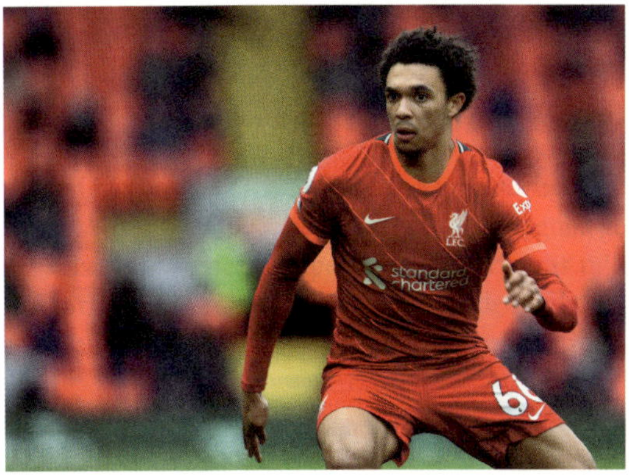

85%

DER MAXIMALEN HERZFREQUENZ

So hoch kann die Herzfrequenz bei Spitzenspielern sein, die während eines Fußballspiels bis zu 250 »kurz anhaltende intensive Aktionen« durchführen und außerdem 10 bis 13 km auf dem Spielfeld zurücklegen.

KOHLENHYDRATE PROTEINE FETTE OBST & GEMÜSE

Was auf den TELLER KOMMT

Wie wir gesehen haben, spielen Makronährstoffe (die drei wichtigsten Energiequellen) und Mikronährstoffe (Vitamine und Mineralien) eine essenzielle Rolle für das Funktionieren des Körpers. Sie versorgen ihn mit Brennstoff, bauen Muskeln auf, reparieren beschädigtes Gewebe und halten allgemein fit und gesund.

Am Ende des Buchs findet ihr ein paar leckere Rezepte, die sich schnell und einfach zubereiten lassen. Die Symbole oben auf dieser Seite verraten, wie es um das Verhältnis zwischen Kohlenhydraten und Eiweiß auf dem Teller bestellt ist.

Zur Erinnerung: Kohlenhydrate sind der Hauptbrennstoff für die Fußballer. Sie müssen also ihre »Tanks« auffüllen und dafür sorgen, dass sie vor dem Training oder Spiel viel davon zu sich nehmen, sonst werden sie womöglich noch vor Ende des Spiels ausgewechselt. Das heißt aber nicht, dass sie bei jeder Mahlzeit oder an Ruhetagen große Mengen Kohlenhydrate verzehren sollten.

Richtiges Auftanken bedeutet, Kohlenhydrate und Proteine ins richtige Verhältnis zu setzen. Laut FIFA »ist der Bedarf an Proteinen und Fett ebenso wie an anderen Nährstoffen in den zwei bis vier Tagen vor einem Wettkampf typischerweise nicht höher als für ein normales Training mittlerer Intensität.«

Ihr braucht vor größeren Belastungen also nicht unbedingt mehr Eiweiß. Aber regelmäßig über den Tag verteilte Mahlzeiten sorgen für einen »Proteinschub«, der das Muskelwachstum fördert und die Regeneration nach dem Sport optimiert.

Zu den guten Kohlenhydratquellen zählen Vollkornbrot und -getreide, Naturreis, Vollkornnudeln, Kartoffeln (mit Schale) und Trockenobst.

Zu den guten Proteinquellen gehören mageres Fleisch von Huhn und Truthahn, Fisch, aber auch Lachs, Makrele oder Thunfisch, auch Milchprodukte wie Milch und Käse sowie Eier.

Allerdings gibt es auch pflanzliche Proteinquellen. Wie zum Beispiel Hülsenfrüchte, Gemüse oder Tofu, die neben Eiweiß auch weitere Nährstoffe, z. B. Ballaststoffe, enthalten. Grundsätzlich gilt, je größer die Vielfalt, desto besser.

Fettfische sind eine fantastische Proteinquelle und außerdem reich an Omega-3-Fettsäuren. Sie wirken blutdrucksenkend und schützen das Herz. Verschiedenen Studien zufolge verbessern sie die Reaktionszeit des Fußballers und führen so zu schnelleren Entscheidungen auf dem Spielfeld.

Obst und Gemüse werden von Spielern aller Altersgruppen manchmal übersehen, dabei sind sie für Regeneration, Gesundheit und Entwicklung sooo wichtig. Beim Zusammenstellen eurer Mahlzeit solltet ihr als Erstes zu Salaten und rohem oder gekochtem Gemüse greifen – und pro Tag mindestens drei Portionen Gemüse und zwei Portionen Obst essen.

Achtung: Ein paar Karotten- oder Selleriestangen für die Lunchbox zu zerkleinern und noch einen Apfel oder eine Banane dazuzulegen, geht superschnell und ist ganz einfach. Smoothies werden zum nahrhaften Snack, wenn sie grüne Blätter wie Spinat oder Grünkohl und ein oder zwei Stücke Obst enthalten.

Ein paar unserer Lieblingsgerichte liefern »verstecktes Gemüse«. Zum Beispiel die Soße für Spaghetti Bolognese – sie schmeckt am besten, wenn sie mit Zwiebeln, Sellerie, Paprika, Tomaten und Knoblauch zubereitet wird, die fein gehackt und in der Pfanne erst einmal glasig angedünstet werden. Ganz ähnlich wird auch die »Lolo-Soße« des LFC zubereitet, eine vegane Bolognese-Soße, die so lecker schmeckt und in der viel gesundes Gemüse steckt!

Vitamin C in großen Mengen ist in Obst als auch in Gemüse enthalten: in Zitrusfrüchten, Beeren, Paprika, Sprossen und Brokkoli. Vitamin C ist wasserlöslich – das heißt, es zirkuliert im Blut, wird aber nicht gespeichert. Außerdem ist es ein starkes Antioxidans, das die natürlichen Abwehrkräfte des Körpers stärkt. In Kombination mit dem Mineralstoff Zink reduziert Vitamin C nachweislich schwerere Erkältungssymptome (ermöglicht also potenziell die Fortsetzung des Trainings), repariert Knochen, Haut und Knorpel (trägt zur Heilung von Wunden und Verletzungen bei).

Andere Mikronährstoffe wie B-Vitamine, Magnesium, Eisen, Kupfer und Ballaststoffe sind in Vollkornprodukten enthalten. Sie sorgen für ein längeres Sättigungsgefühl und reduzieren die Aufnahme von schlechtem Cholesterin. »Vollkorn« deshalb, weil sie noch die nährstoffreiche Kleie und den Keim enthalten, die bei weiterverarbeitetem Getreide entfernt wurden.

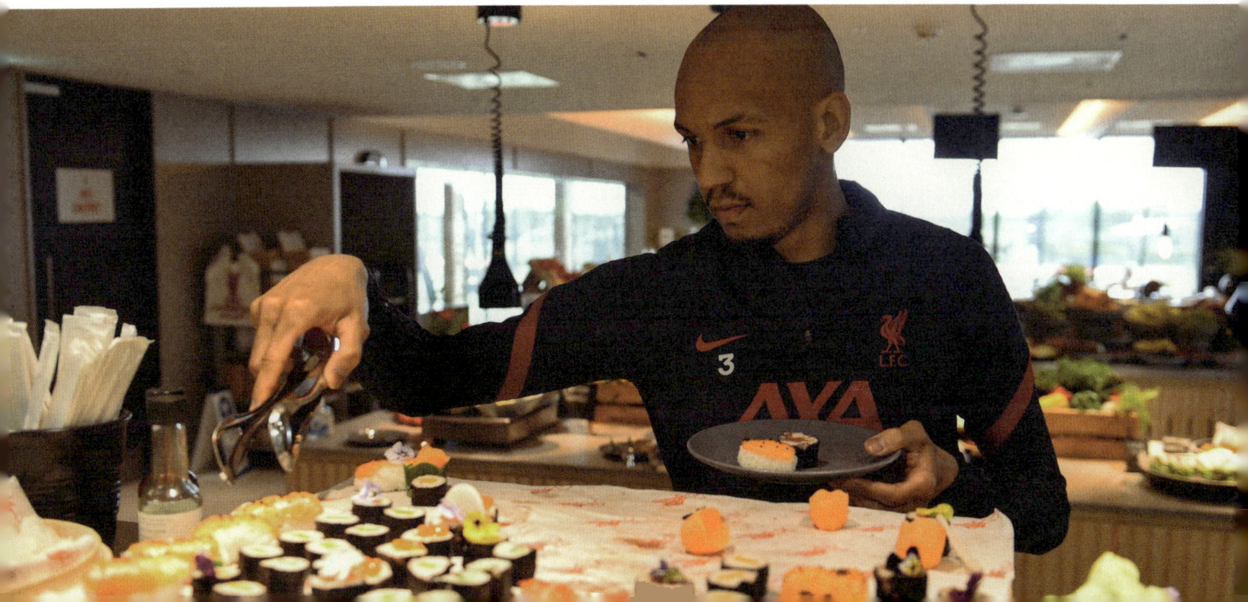

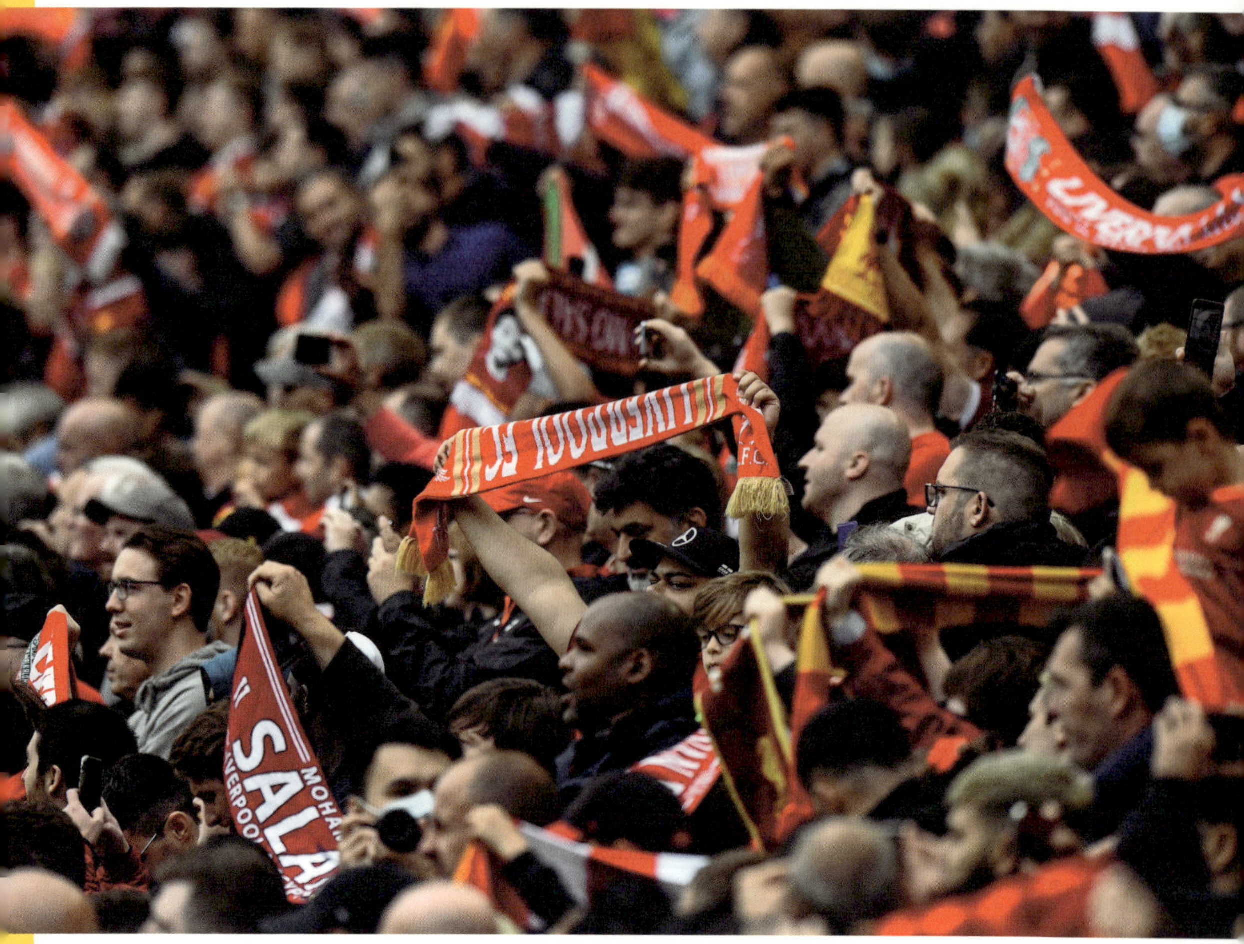

FARBE BEKENNEN

ERINNERT IHR EUCH DARAN, WIE WICHTIG ES IST, TÄGLICH EINEN REGENBOGEN ZU ESSEN? DIE FARBENVIELFALT VON OBST UND GEMÜSE AUF EUREM TELLER IST EBENSO ENTSCHEIDEND WIE DIE RICHTIGE MENGE – DABEI UNTERSTÜTZEN ALLE FARBEN EURE GESUNDHEIT.

LAUTER RUHMESBLÄTTER!

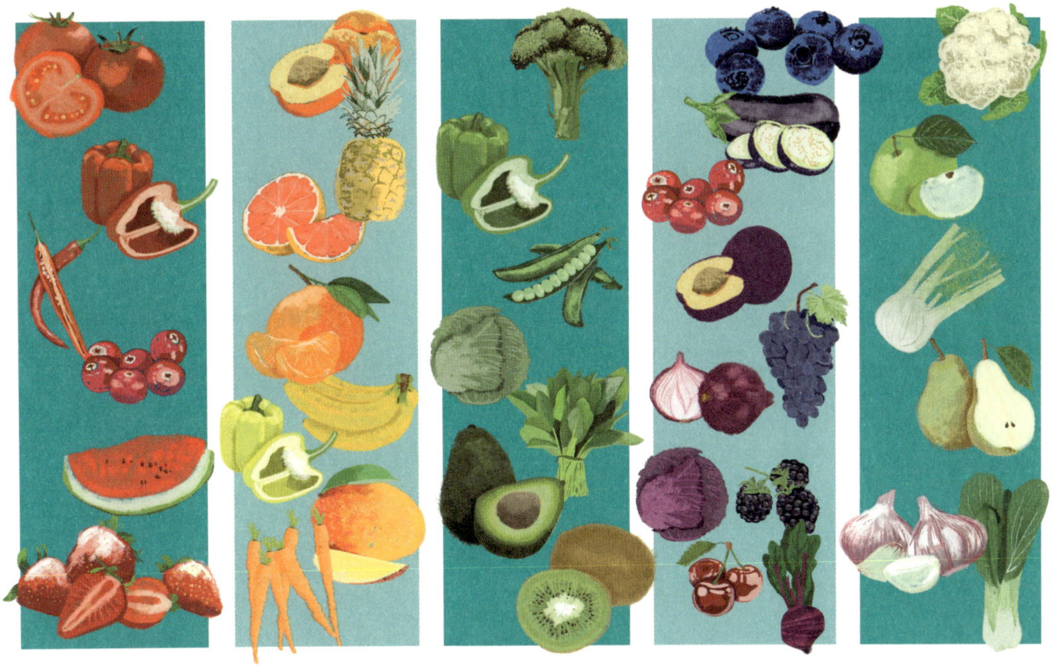

Roter Pflanzenfarbstoff – Lycopin

Soll krebshemmende Eigenschaften haben, das Risiko von Herz-Kreislauf-Erkrankungen und neurodegenerativen Erkrankungen wie Alzheimer verringern.

Orange/Gelbe Pflanzenfarbstoffe – Carotinoide (Beta-Carotin)

Reich an Vitamin C, wichtig für die Stärkung des Immunsystems und die Verringerung von Muskelkater. Beta-Carotin verbessert die Sehkraft.

Grüne Pflanzenfarbstoffe – Lutein und Chlorophyll

Grünes Gemüse enthält neben Chlorophyll viel Lutein und Vitamin K. Diese Nährstoffe unterstützen die Knochengesundheit und schützen die Augen.

Blaue/Violette Pflanzenfarbstoffe – Anthocyane

Blaue und violette Obst- und Gemüsesorten wirken besonders antioxidativ und unterstützen die Blutgefäße. Ihnen werden Anti-Aging-Eigenschaften zugesprochen.

Aromastoff in (hellem) Gemüse – Allicin

Helle Obst- und Gemüsesorten sehen vielleicht nicht so attraktiv aus, liefern aber ebenfalls wertvolle Vitamine und Mineralstoffe. Beim Schneiden von Zwiebeln und Knoblauch entsteht beispielsweise Allicin, ein Pflanzenstoff, der entzündungshemmend und antibakteriell wirken kann.

EIN PLAN FÜR PORTIONSGRÖSSEN

In den meisten Rezepten werden die Zutatenmengen in Teelöffeln, Esslöffeln, Tassen, halben Tassen oder in Litern, Gramm/Kilogramm angegeben.

Über Portionsgrößen machen sich die wenigsten Menschen Gedanken. Waagen und Messbecher benötigt man in der Regel für Kochanleitungen. Für die Abmessung der Portionen auf eurem Teller gibt es eine – im wahrsten Sinne des Wortes – handliche und sehr einfache Methode.

Jede und jeder kennt eine »Prise« Salz, aber auch weitere Portionsgrößen lassen sich schnell und einfach angeben. Die Handgrafiken am rechten Seitenrand zeigen, was die jungen Spieler in der Akademie des Liverpool Football Club lernen.

Es gibt fünf grundlegende Maßeinheiten: zwei Hände zur Schale geformt; eine Handvoll; eine Faustvoll; Finger und Daumen (in der Größe einer 1-Euro-Münze); und ein Daumen.

PORTIONSGRÖSSEN

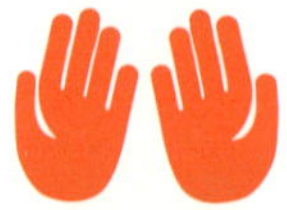

Zwei Hände zur Schale geformt

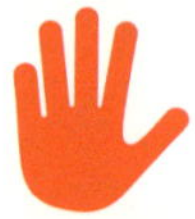

Eine Handvoll

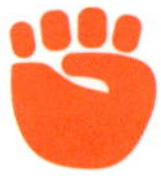

Eine Faustvoll

Finger und Daumen (in der Größe einer 1-Euro-Münze)

Ein Daumen

DIE MEALWATCH-METHODE

Für junge Fußballer ist es nicht einfach, ihre energie- und nährstoffreichen Mahlzeiten über den Tag hinweg richtig zu verteilen. Mit dem Begriff »Mealwatch« wollen Mona und ihre Kolleg:innen bei der Organisation und Kontrolle der täglichen Nahrungsaufnahme eine Hilfestellung geben für Frühstück, Mittagessen und Abendessen sowie für gelegentliche Snacks.

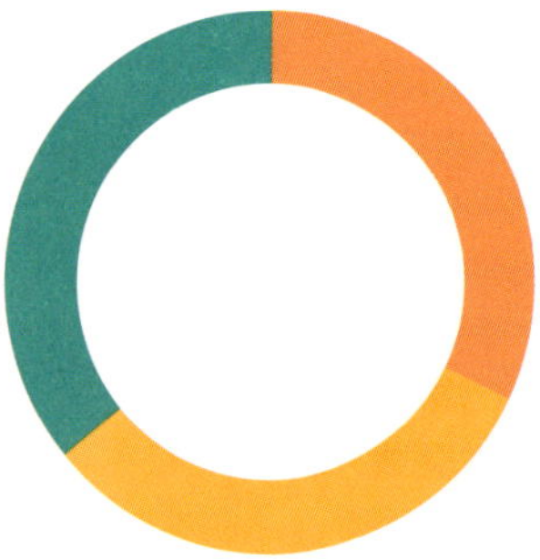

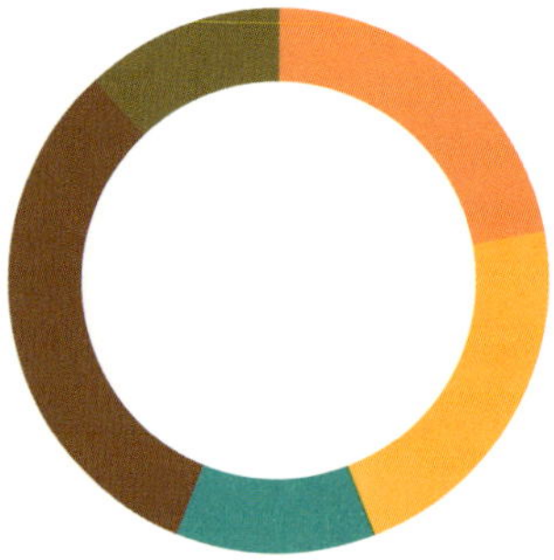

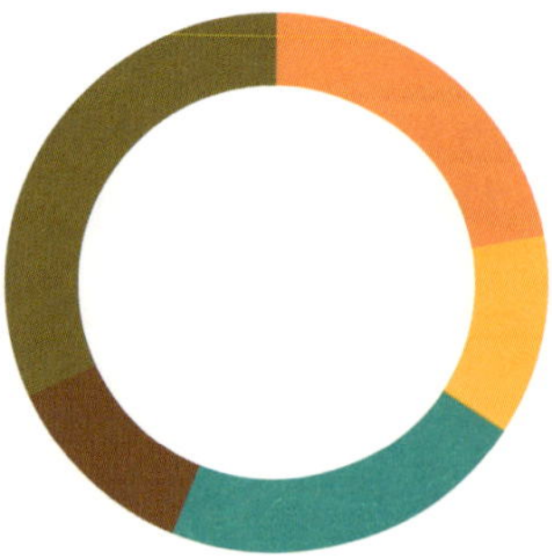

Statt »Mealwatch« kann man auch von »Einteilung« sprechen, beides bedeutet, die Essgewohnheiten an die Anforderungen von Training und Spiel anzupassen.

Bei einem Verein wie Liverpool folgen die Spiele oft schnell aufeinander: Liga- und Pokalspiele, UEFA und so weiter. Wenn die 1. Mannschaft Samstag, Mittwoch, Samstag spielt, gibt es in diesem Zeitraum kaum »Erholungstage«. Sonntag ist ein Erholungstag, aber dann ist Spieltag minus 2 (Montag), Spieltag minus 1 (Dienstag), Spieltag (Mittwoch), Spieltag plus 1 (Donnerstag) und entsprechend so weiter.

Ein Spieler, der ständig in der Startelf steht und für das nächste Spiel fit sein muss, hat einen viel höheren Bedarf an Kohlenhydraten als ein verletzter Spieler, der eine kalorienärmere Ernährung braucht.

Der Bedarf wird über die Portionsgrößen erreicht, die sich auf dem Teller abbilden lassen. Wird zum Beispiel die Menge der Kohlenhydrate reduziert, gibt es mehr Platz für etwas anderes, zum Beispiel für eine weitere Handvoll gedünstetes Gemüse. Die Portionsgrößen können dem Energiebedarf des einzelnen Spielers entsprechend regelmäßig angepasst werden.

Je mehr körperliche Aktivität, desto größer ist der Bedarf an Kohlenhydraten – Reis könnte z. B. die Hälfte des Tellers ausmachen, der Rest verteilt sich auf Huhn (Proteine) und Gemüse (Vitamine und Mineralstoffe). Es ähnelt in etwa der 4-3-3-Aufstellung auf dem Fußballfeld!

Ein moderates Maß an körperlicher Aktivität bedeutet auf dem Teller eine gleichmäßigere Dreiteilung der Portionen von Reis, Huhn und Gemüse. Bei sehr geringer Aktivität kann der Teller je zur Hälfte mit Huhn und Gemüse gefüllt sein, da weniger Reis (also weniger Kohlenhydrate als Brennstoff) benötigt wird.

ABWIEGEN

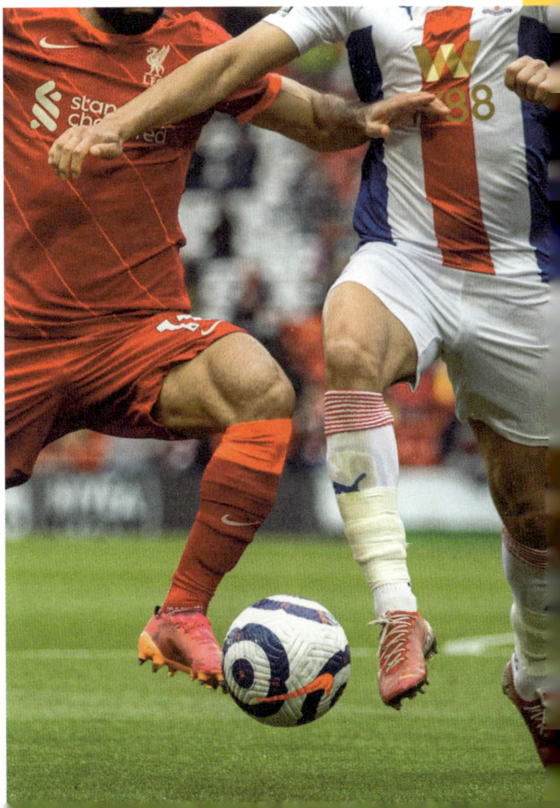

Für die Durchschnittsbevölkerung beträgt die empfohlene Proteinmenge 0,8 Gramm Eiweiß pro Kilogramm Körpergewicht pro Tag.

Eine 70 kg schwere Person benötigt also täglich 56 g Eiweiß – was ungefähr 200 g Hühnerbrust entspricht.

Einer UEFA-Studie zufolge müssen Spitzenfußballer aufgrund ihrer erhöhten körperlichen Aktivität mehr Proteine zu sich nehmen – aufgrund der hohen körperlichen Beanspruchung muss Muskelgewebe repariert, erhalten und manchmal auch neu aufgebaut werden.

Die typische tägliche Proteinaufnahme für einen nicht-veganen 70-kg-Spieler ist zum Beispiel (zusätzlich zu Obst, Gemüse, Kohlenhydraten und Fetten):

- *drei Eier zum Frühstück*
- *ein Becher griechischer Joghurt als Snack*
- *eine Hühnerbrust zum Mittagessen*
- *eine Handvoll Nüsse nach dem Training*
- *eine Portion Lachs zum Abendessen*

ANPASSUNG UND EINTEILUNG VON KOHLENHYDRATEN

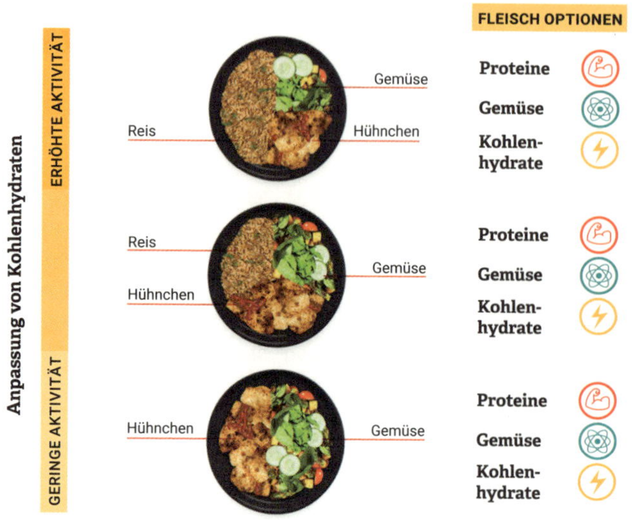

Beispiel für eine angepasste vegane Option und Einteilung nach drei Aktivitätsintensitäten.

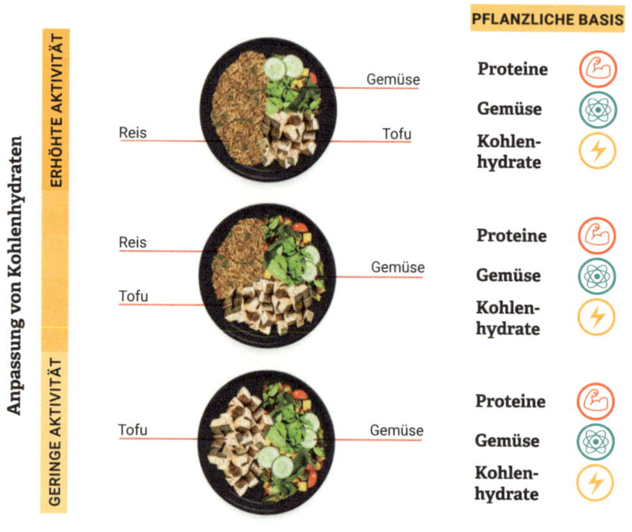

Links sehen wir ein Beispiel für einen in drei Aktivitätsintensitäten »eingeteilten« Teller, der auch durch eine vegane Option mit Tofu anstelle von Huhn individuell angepasst werden kann.

Junge Leserinnen und Leser und angehende Fußballerinnen und Fußballer sollte man darauf hinweisen, dass es sich bei diesen Portionsgrößen nur um ungefähre Angaben handelt. Genaue Zahlen und Prozentsätze sind schön und gut, aber jeder Mensch ist anders und eine Größe passt eben nicht allen!

Man muss auch kein Fußballer sein, um seinen Teller anzupassen. Ganz gleich, ob man mit dem Fahrrad zum Lebensmittelladen oder auf den Markt gefahren ist, um frisches Obst und Gemüse zu kaufen, oder ob man es sich auf dem Sofa mit Netflix, einem Takeaway und einem Softdrink gemütlich gemacht hat, man kann sich ausrechnen, was als Nächstes auf den Teller kommt, um die Balance wiederherzustellen.

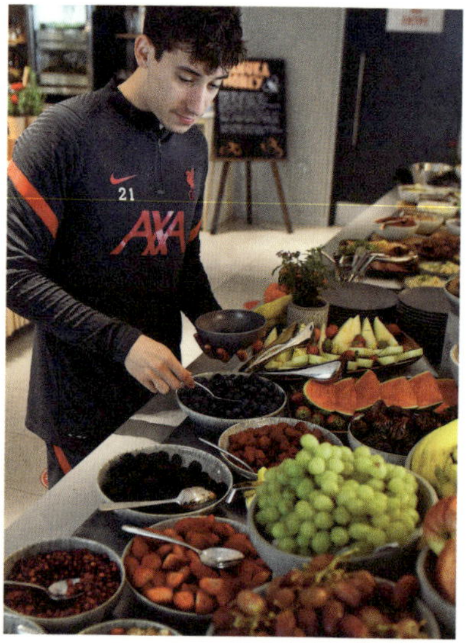

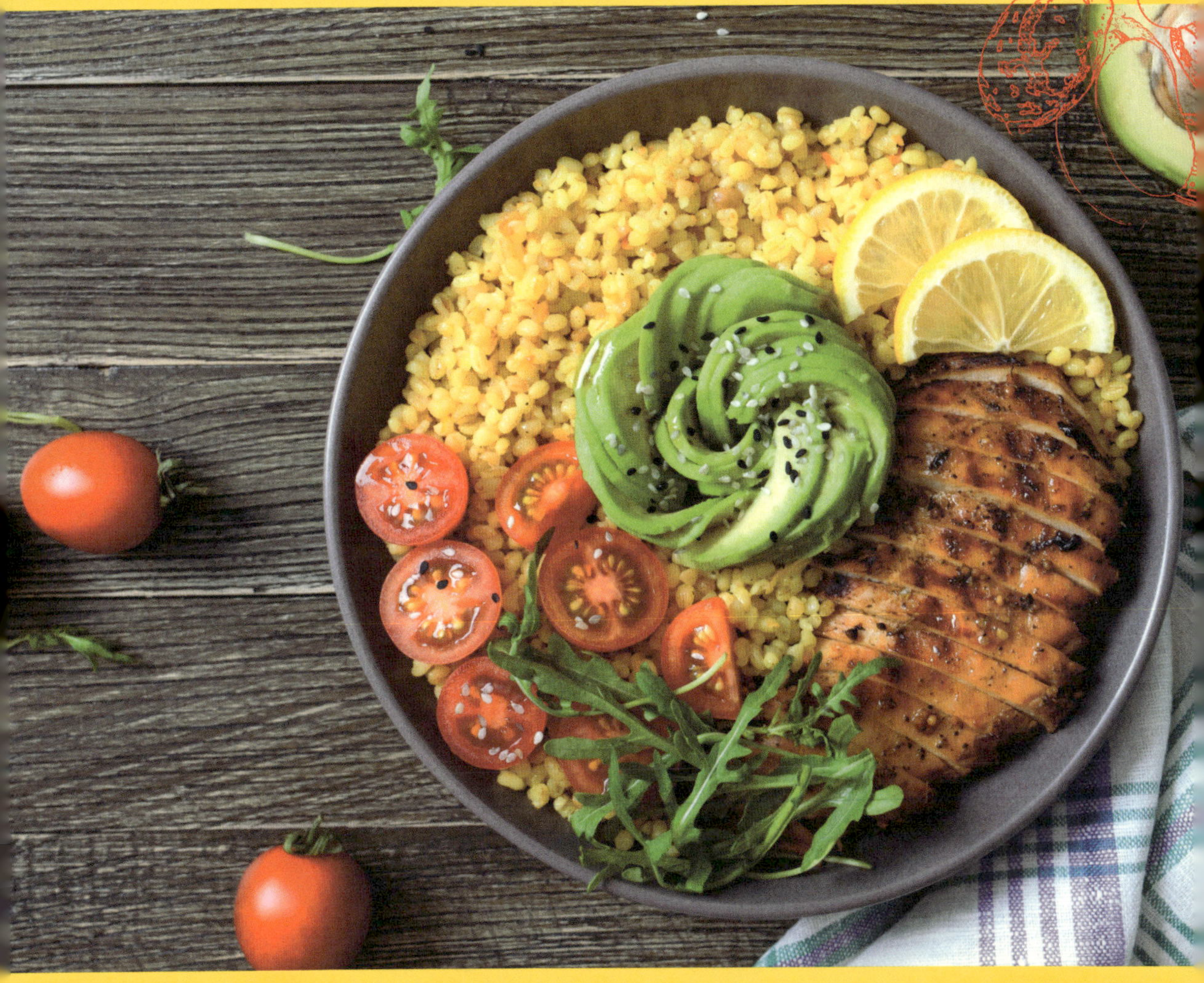

HOLT EUCH DIE LFC-BUDDHA-BOWL!

Buddha-Bowls eignen sich hervorragend für die Mealwatch-Methode, weil sie ganz individuell auf den Bedarf und die Geschmackvorlieben angepasst werden können: eine super gesunde Methode, um ein ausgewogenes Verhältnis zwischen Gemüse, Kohlenhydraten, Eiweiß und gesunden Fetten zu erhalten. Wir haben sie auf die Bedürfnisse der einzelnen Spieler des LFC zugeschnitten.

Es gibt verschiedene Theorien darüber, wie dieses Gericht zu seinem Namen kam: entweder wegen der großen, bauchigen Buddha-Form der vollen Schale oder weil die Mahlzeit in ihrer Ausgewogenheit den Grundgedanken des Buddhismus widerspiegelt.

Eine Buddha-Bowl lässt sich einfach zusammenstellen: Ein Drittel der Schale wird mit gekochtem Fleisch oder Fisch, Tofu oder Hülsenfrüchten gefüllt, dazu kommt eine große Handvoll gebratenes oder gedünstetes Gemüse (oder beides), etwas Naturreis oder weißer Reis (oder Quinoa), ein wenig Dressing (Olivenöl, Zitrone, frische Kräuter oder Balsamico-Essig) und kleine Extras wie Samen oder geröstete Nüsse.

Die Mahlzeit wird besonders abwechslungsreich, wenn man gekochte und rohe Zutaten miteinander kombiniert!

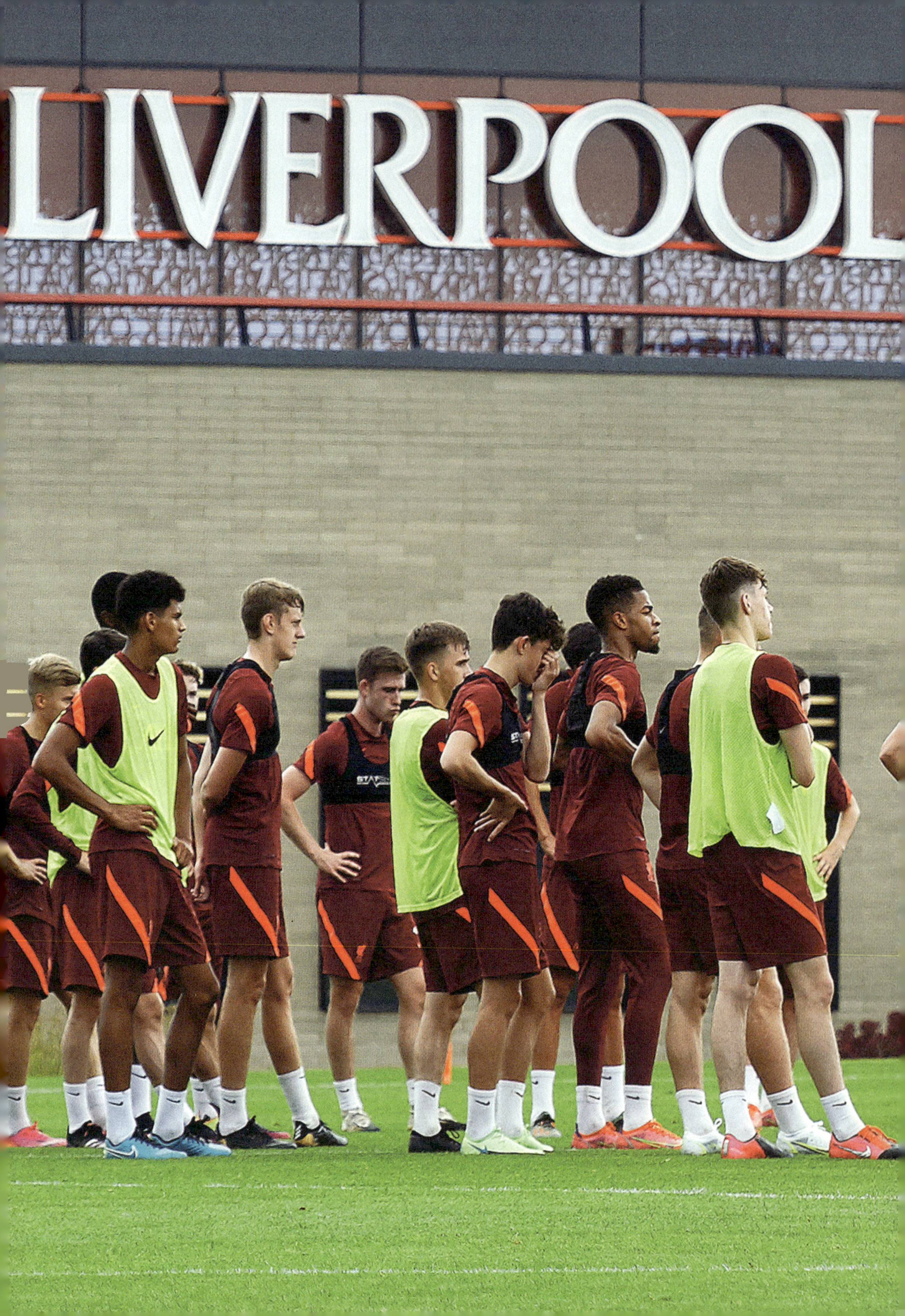
LIVERPOOL

TÄGLICHE ERNÄHRUNG GANZ EINFACH

MONAS Mealwatch

»Im Laufe der Jahre haben wir eine Art Fünfjahres-Lehrplan entwickelt. Nehmen wir zum Beispiel einen Spieler in der U12-Mannschaft des LFC, der vielleicht eines Tages in der U18-Mannschaft spielen könnte. Wie kann man den jungen Mann/die junge Frau unterstützen, damit er/sie sich nicht nur körperlich gut entwickelt, sondern sich auch gute Essgewohnheiten zulegt? Und wie arbeitet man am besten mit den Eltern zusammen und beziehen die Schulen vor Ort mit ein?

Wir versenden jeden Monat einen für alle Altersgruppen gedachten Newsletter mit verschiedenen Themen und Infografiken. Ich bin ein großer Fan davon, Dinge auf eine ganz praktische, wirklichkeitsnahe Weise zu erklären, damit die Menschen sofort verstehen, wie sie sich im Alltag ernähren sollen.

Die Idee zur Mealwatch ist mit der Zeit aufgrund meiner Beratungsgespräche mit den Spielern entstanden. Essen hat auch mit Logistik zu tun, Spieler leben und arbeiten ebenso wie andere Menschen, müssen ihre Tage planen, müssen rund um Trainingseinheiten, Kick-Offs, Besprechungen und andere Verpflichtungen Routinen schaffen.

Profispieler sind sehr gut organisiert, da ihre Zeitpläne äußerst strukturiert sind. Das ist bei Jugendlichen anders. Spezielle Diäten, eine kohlenhydratarme Ernährungsweise oder etwas Ähnliches sind bei ihnen nicht angesagt, dennoch können sie gut aufgestellt und organisiert sein.

Angenommen, jemand ist von acht bis vier Uhr in der Schule, sitzt dann 90 Minuten lang in einem Fahrzeug, trainiert dann 90 Minuten, sitzt wieder 90 Minuten lang in einem Fahrzeug … Auch wer nicht auf professionellem Niveau trainiert, hat vielleicht noch andere Freizeitaktivitäten, Tanzen vielleicht oder eine Theatergruppe, und fühlt sich abends oft ein wenig »ausgelaugt«. Vielleicht weil er oder sie nicht genug getrunken oder nur eine warme Mittagsmahlzeit in der Schule hatte.

Als Ernährungsteam haben wir im Laufe der Jahre die Erfahrung gemacht, dass wir etwas für die Zeitplanung der jüngeren Spieler tun müssen. Hier hat sich die Mealwatch gut bewährt, denn damit lässt sich leicht vermitteln, wie wichtig es ist, zu frühstücken und um 10:30 Uhr zum Beispiel eine Zwischenmahlzeit einzunehmen, um frisch und konzentriert dem Unterricht zu folgen. Dann gibt es Mittagessen, wieder Unterricht und vor dem Fußballtraining vielleicht einen Snack.

Also: Frühstück, Mittag- und Abendessen und möglicherweise zwei Snacks zwischendurch. Im Idealfall funktioniert die Mealwatch wie eine Art Parkscheibe, bei der ein Pfeil auf die einzelnen

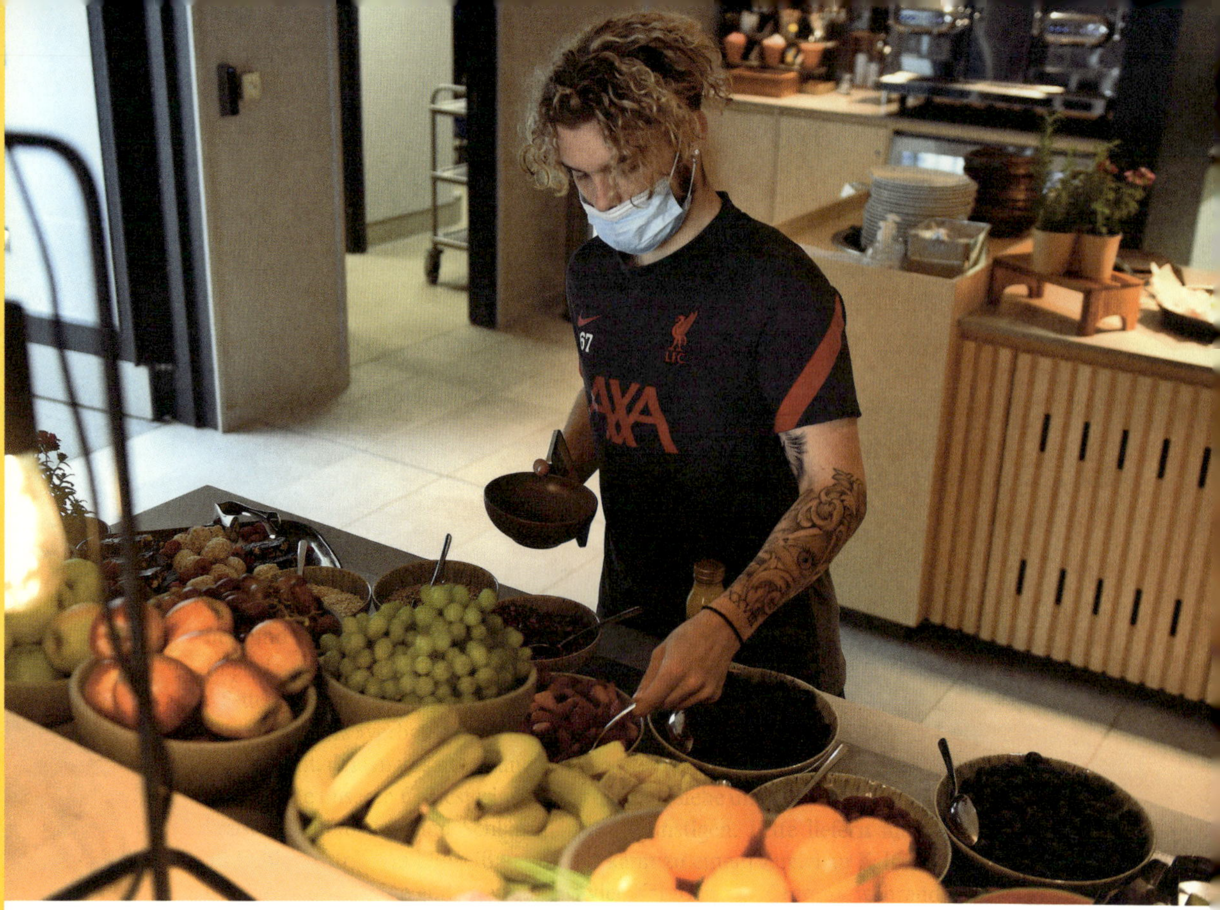

Tageszeiten und die jeweiligen Aktivitäten gestellt wird. Wer um vier Uhr trainieren will, dem sagt die Mealwatch, dass mindestens 90 Minuten vorher ein Snack fällig ist. Früher berichteten uns Eltern, dass ihre Kinder energielos, müde und abgespannt seien. Wir überprüften dann, ob sie gefrühstückt hatten, bevor sie das Haus verließen, oder ob ihre Lunchbox einen Snack enthielt und so weiter. Jetzt können Eltern und Kinder mithilfe der Mealwatch genau kontrollieren, was gebraucht wird.

Es geht um die richtige Wahl der Lebensmittel, aber auch darum, fit, wach und konzentriert zu sein – wie ein Jordan Henderson!

Ihr wollt in der Schule oder im Verein Fußball spielen, wollt keine Verletzungen davontragen und gesund und stark bleiben. Ihr möchtet optimal vorbereitet sein und Spitzenleistungen erbringen – sei es auf dem Fußballplatz oder bei einer Prüfung in der Schule. Wer die Prüfung besteht, hat drei Punkte gewonnen!

Ich möchte aber niemandem grundsätzlich die Lieferpizza verbieten. Es kommt immer darauf an, wie oft man sich so etwas gönnt. Und wenn, dann sollte man sich nicht schuldig fühlen, sondern sie genießen und sie als etwas ansehen, wofür man hart gearbeitet hat. Hauptsache, man vergisst nicht, dass es sich um einen besonderen Anlass handelt und nicht zur normalen Ernährungsroutine gehört.

Danach kann man sich wieder am normalen Ernährungsplan orientieren.«

ESSEN UND BAUCHGEFÜHL

Die weltweite Pandemie hat gezeigt, wie wichtig ein gesundes Immunsystem ist – und das beginnt im Bauch.

Im Darm tummeln sich mehr als 100 Billionen Mikroorganismen! Zwischen 500 und 1000 verschiedene Arten von ihnen sorgen dafür, aus der Nahrung Energie zu gewinnen, das Verhältnis zwischen guten und schlechten Bakterien auszugleichen und Enzyme und Vitamine zu produzieren.

Je gesünder der Darm, desto besser ist vieler Studien zufolge auch die Schlafqualität. Darm und Gehirn sind durch das Nervensystem miteinander verbunden – es stimmt also, dass Gefühle wie Furcht, Angst und sogar Glück auf den Magen schlagen können.

Probiotika als unverdaulicher Nahrungsbestandteil stimulieren das Wachstum nützlicher Mikroorganismen im Darm. Sie finden sich zum Beispiel in probiotischen Getränken, in Joghurt oder in Sauerteigbrot. Der Begriff geht auf das lateinische Wort »pro« zurück, was »für« bedeutet, sowie auf das altgriechische Wort »bios«, das »Leben« heißt.

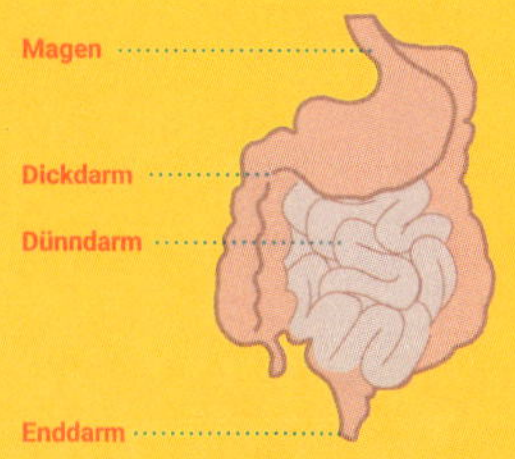

MITEINANDER VERBUNDEN

Die Grafik oben zeigt das Verdauungssystem, das aus dem Magen, dem Dickdarm und dem Dünndarm besteht.

ESSEN, SCHLAFEN, SPIELEN

Schlaf spielt eine äußerst wichtige Rolle im Leben eines Fußballers. Zu wenig guter Schlaf beeinträchtigt die Leistung auf dem Fußballplatz und das allgemeine Wohlbefinden.

Studien haben gezeigt, dass durch Schlafmangel oder Schlafunterbrechungen die Stresshormone zunehmen und sich das Erkältungsrisiko erhöht. Dagegen helfen weder koffeinreiche/ zuckerhaltige Getränke, die wach halten, noch fettreiche Ernährung. Aber eine passende und gut geplante Nahrungsaufnahme verbessert den Schlaf und hilft bei Ruhe- und Erholungsphasen.

Ausreichend Schlaf und eine gute Ernährung tragen zur Stärkung unseres Immunsystems bei. Besonders in den Wintermonaten gibt es weniger Krankheitsausfälle an Spiel-oder Trainingstagen, wenn man folgendes beachtet:

- Hygieneregeln einhalten und sich regelmäßig die Hände mit heißem Wasser und Seife waschen.
- Den ganzen Tag über viel trinken – Flüssigkeit, Flüssigkeit, Flüssigkeit! Wasserflaschen nicht mit anderen teilen, die eigene Trinkflasche immer sauber halten.
- Kranke Menschen meiden – während harter Trainingsphasen sind wir anfälliger für Husten, Schnupfen und Infekte.
- Keine Mahlzeiten auslassen, und wenn möglich auf Junk-Food verzichten.
- »Crash-Diäten« vermeiden – zu wenig Kalorien belasten das Immunsystem.

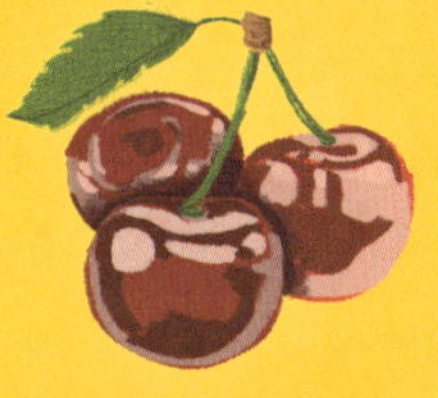

RUHIG UND SICHER SCHLAFEN

Laut Studien verbessert Kirschsaft die Schlafdauer und -qualität. Kirschen enthalten Melatonin, das als »Schlafhormon« gilt.

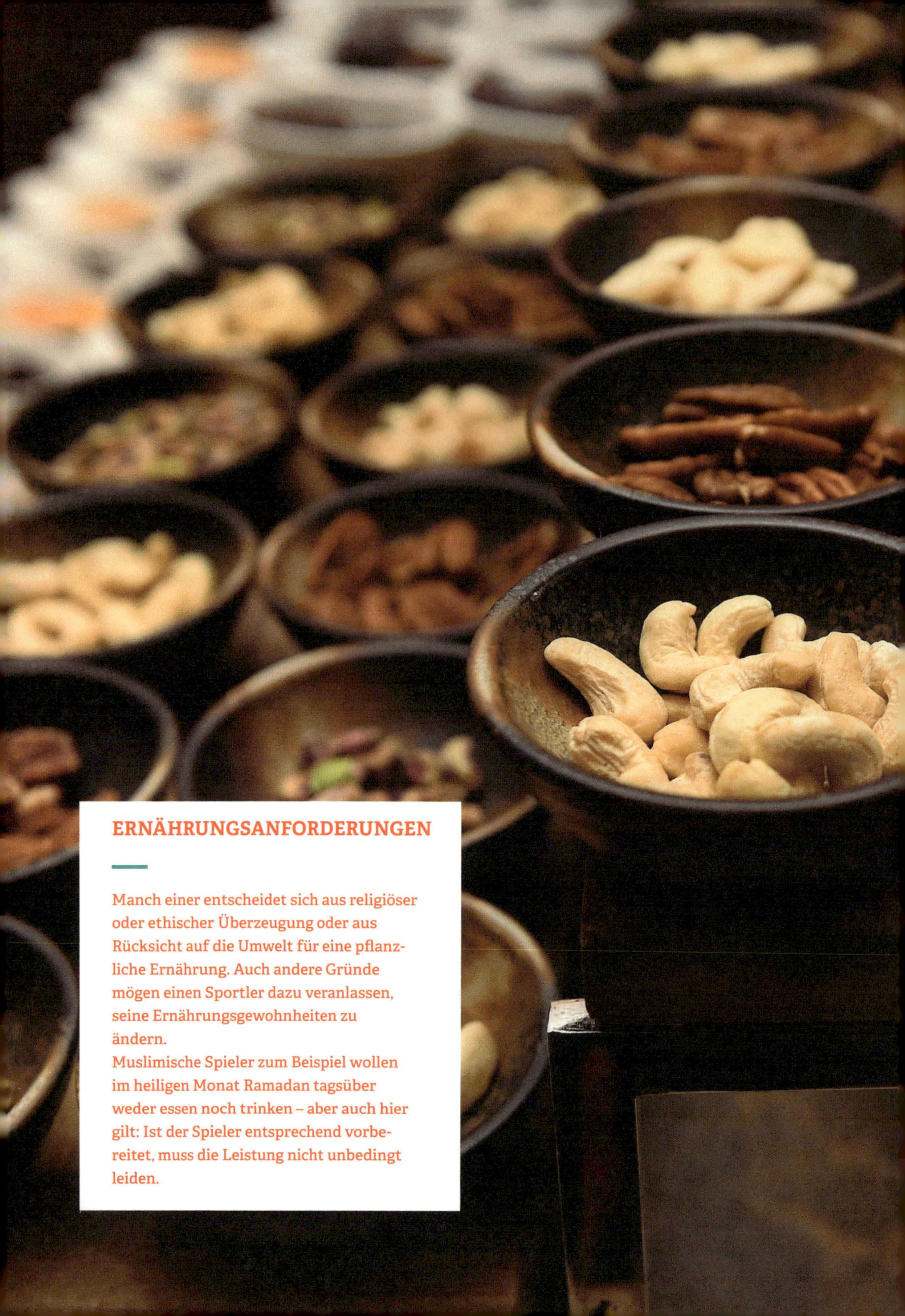

ERNÄHRUNGSANFORDERUNGEN

Manch einer entscheidet sich aus religiöser oder ethischer Überzeugung oder aus Rücksicht auf die Umwelt für eine pflanzliche Ernährung. Auch andere Gründe mögen einen Sportler dazu veranlassen, seine Ernährungsgewohnheiten zu ändern.

Muslimische Spieler zum Beispiel wollen im heiligen Monat Ramadan tagsüber weder essen noch trinken – aber auch hier gilt: Ist der Spieler entsprechend vorbereitet, muss die Leistung nicht unbedingt leiden.

ALTERNATIVES EIWEISS

PFLANZENBASIERTE *Ernährung*

Kann ein Nicht-Fleisch-Esser wirklich Spitzenfußballer werden? Die Antwort: Ja – mit ein wenig zusätzlicher Planung und Aufwand.

Auch wer kein hundertprozentiger Vegetarier werden möchte, profitiert von pflanzlichen Proteinquellen, wie zum Beispiel Linsen, Bohnen, Kichererbsen, Samen, Nüssen und Fleischersatzprodukten wie Tofu und Seitan. Sie alle tragen zur Gesundheit und zum Wohlbefinden bei.

Die FIFA empfiehlt: »Wer als Spieler kein rotes Fleisch isst, sollte darauf achten, dass die Ernährung ausreichend Eisen aus pflanzlichen Quellen enthält. Und dazu sollte man am besten weitere Lebensmittel kombinieren, die die Eisenaufnahme fördern, wie etwa angereicherte Frühstücksflocken und ein Glas Orangensaft. Außerdem können Milchprodukte eine ausreichende Kalziumzufuhr gewährleisten.«

Aber auch wer sich nur pflanzenbasiert ernähren möchte, findet einen Weg.

Vegetarier: essen weder Fleisch noch Fisch und manchmal auch keine anderen tierischen Produkte.
Veganer: essen Obst und Gemüse, Hülsenfrüchte (Bohnen, Erbsen, Linsen), Körner, Nüsse und Samen; jedoch weder Fleisch noch Fisch noch Geflügel, keine Milchprodukte und keine Eier.
Pflanzenbasierte Ernährung: umfasst alle Lebensmittel aus Pflanzen, einschließlich Gemüse, Vollkornprodukte, Hülsenfrüchte, Nüsse, Samen und Früchte, mit nur wenigen oder keinen tierischen Produkten.
Pescetarier: essen Fisch und/oder Meeresfrüchte.

AUF NUMMER SICHER GEHEN

LEBENSMITTEL-ALLERGIEN und UNVERTRÄG-LICHKEITEN

LEBENSMITTELALLERGIE UND LEBENSMITTELUNVERTRÄGLICHKEIT SIND NICHT DAS GLEICHE, OBWOHL BEIDE VON HARMLOSEN LEBENSMITTELN VERURSACHT WERDEN. EINE ALLERGIE KANN JEDOCH LEBENSBEDROHLICH SEIN, DA SIE DIE FOLGE EINER ÜBERREAKTION DES IMMUNSYSTEMS IST

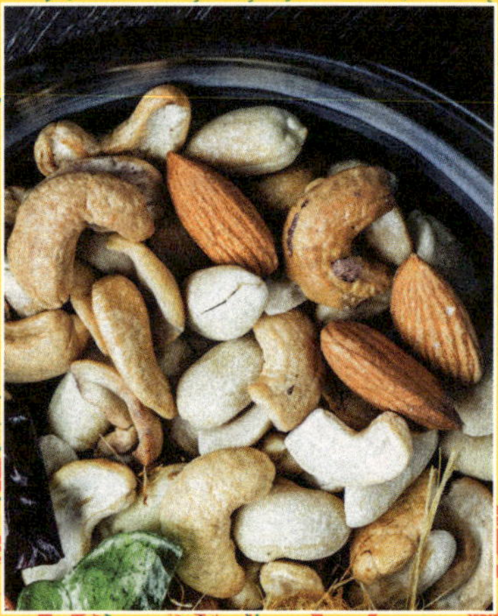

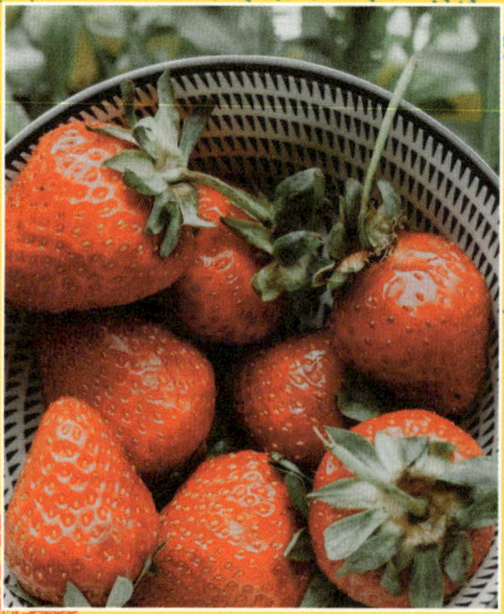

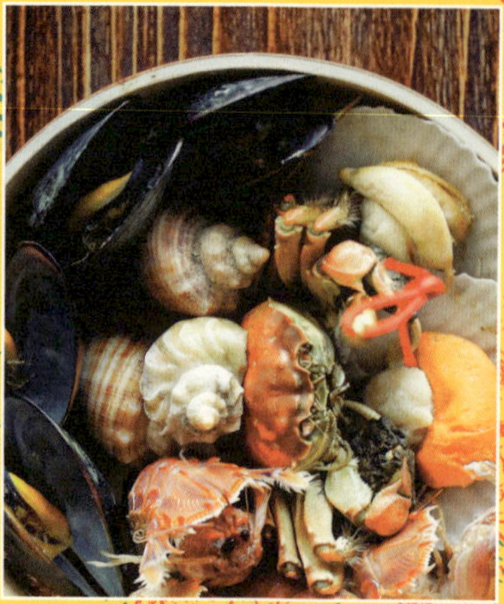

DIE LEBENSMITTELALLERGIE ...

- Ist eine Überreaktion des Immunsystems – eine körpereigene Abwehr gegen Infektionen. Der Körper reagiert auf Proteine in Lebensmitteln fälschlicherweise wie auf eine Bedrohung.
- Dies kann typische allergische Reaktionen wie Hautausschlag, Keuchen und Juckreiz hervorrufen, und zwar bereits nach einem geringen Verzehr des Lebensmittels.
- Oft reagiert das Immunsystem auf ganz bestimmte Lebensmittel – Fisch und Nüsse bei Erwachsenen, Milch und Eier oder auch Nüsse bei Kindern.
- Die Überreaktion kann schwerwiegend sein.
- Zu den Symptomen können juckende Augen, trockener Mund, rote Haut, Kurzatmigkeit, Bauchschmerzen, Übelkeit, Erbrechen und Durchfall gehören sowie eine Anaphylaxie (ähnlich wie bei einem Bienenstich – Ohnmachts- und Angstgefühle, Atemnot, schneller Herzschlag).

DIE LEBENSMITTELUNVERTRÄGLICHKEIT ...

- Sie tangiert nicht das Immunsystem – es gibt keine allergische Reaktion, und sie ist nie lebensbedrohlich.
- Verursacht Symptome, die oft erst Stunden nach dem Verzehr des Lebensmittels auftreten.
- Führt nur dann zu Symptomen, wenn eine größere Menge des Lebensmittels verzehrt wird – im Gegensatz zu einer Allergie, bei der schon geringe Spuren des Lebensmittels eine Reaktion hervorrufen können.
- Ursache können viele verschiedene Lebensmittel sein. Manche Menschen vertragen den in Milchprodukten (Milch, Joghurt, Käse) enthaltenen Zucker nicht. Sie sind »laktoseintolerant«. Andere reagieren auf Weizen mit Blähungen, Durchfall, Erbrechen und Bauchschmerzen nach dem Verzehr bestimmter Brotsorten.

Die Informationen auf den Etiketten von Fertiglebensmitteln ermöglichen es dem Verbraucher, zwischen verschiedenen Lebensmitteln, Marken oder Geschmacksrichtungen zu wählen.

Die für die Herstellung verwendeten Zutaten sind nach Gewicht aufgeführt, beginnend mit der größten und endend mit der kleinsten Menge. Im Produkt enthaltene Lebensmittelzusatzstoffe und Wasser müssen ebenfalls angegeben werden.

Gemäß EU-Vorschriften müssen folgende 14 Zutaten auf dem Etikett eines Fertiglebensmittels angegeben werden: Sellerie, Weichtiere, glutenhaltiges Getreide (Weizen, Gerste, Roggen, Hafer), Krustentiere (Hummer, Krabben), Senf, Nüsse (Mandeln, Haselnüsse, Walnüsse, Cashewkerne, Pistazien, Macadamia-Nüsse usw.), Eier, Erdnüsse, Fisch, Sesamsamen, Lupinen (eine Hülsenfrucht), Sojabohnen, Kuhmilch, Getränkekonservierungsmittel (wie Schwefeldioxid und Sulfite in Mengen über 10 mg pro kg).

Diese Angaben weisen den Verbraucher auf die Inhaltsstoffe hin. Menschen mit Allergien oder Unverträglichkeiten, die bestimmte Lebensmittel meiden müssen, erhalten so wichtige Hinweise.

Hersteller verwenden oft die Formulierung »kann enthalten«, um darauf hinzuweisen, dass das Produkt geringe Mengen an Allergenen wie Milch, Eier, Nüsse usw. enthalten kann, die unbeabsichtigt in den Herstellungsprozess gelangt sind. Hierzu gibt es keine gesetzliche Verpflichtung, aber viele Hersteller kennzeichnen ihre Produkte auf diese Weise, um die Kunden auch vor dem kleinsten Risiko zu warnen.

ESSEN NACH JAHRESZEITEN

ESSEN NACH Jahreszeiten

DER LEBENSMITTEL-ANBAU IM FRÜHLING, SOMMER, HERBST UND WINTER. DAZU EIN EINFACHER LEITFADEN ZU DEN VERSCHIEDENEN OBST- UND GEMÜSESORTEN

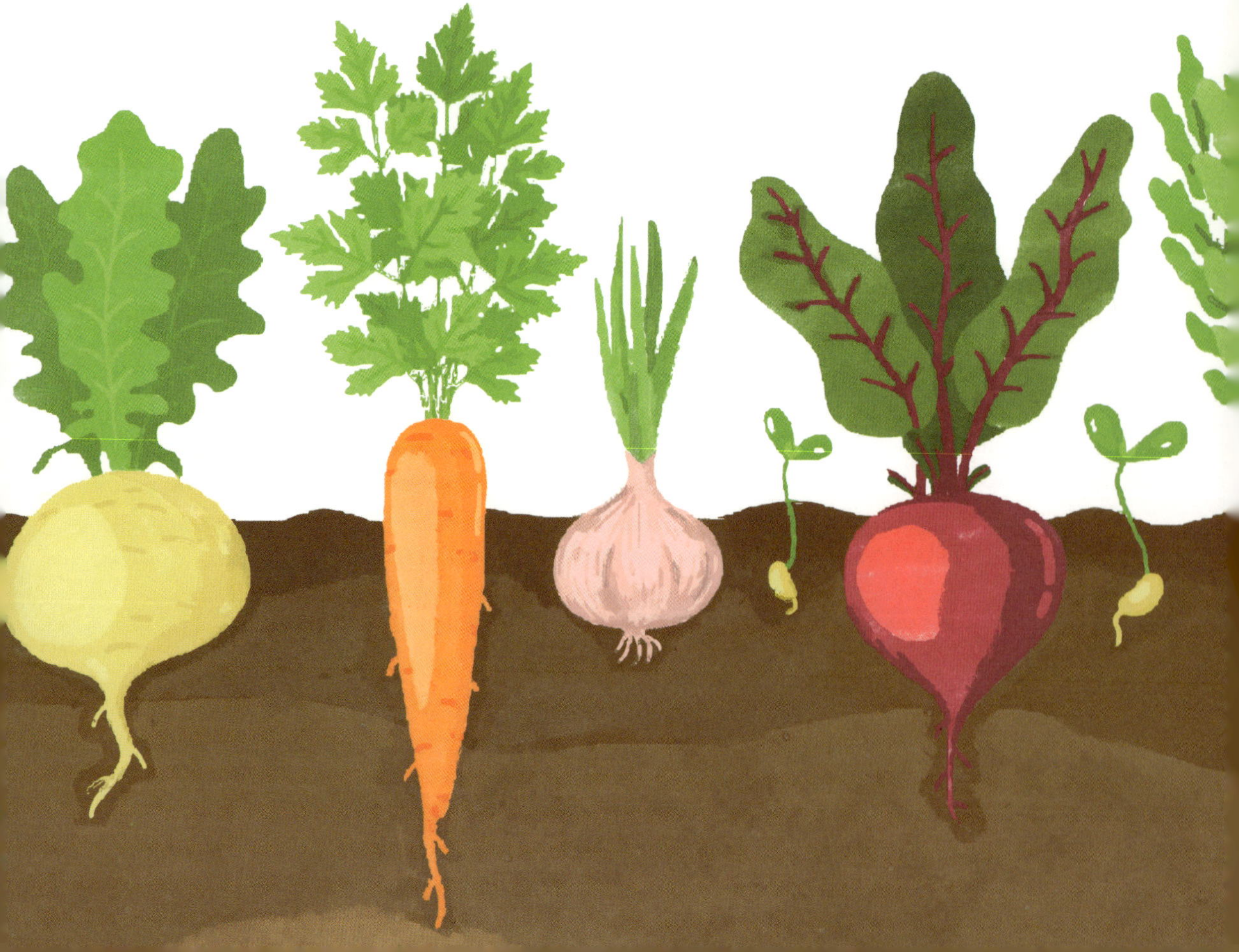

Heutzutage weiß man ziemlich genau, was passiert, wenn ein Samen in den Boden gesetzt wird. Er keimt und wächst aus der Erde. Vieles davon kann man ernten, lagern, zubereiten, essen und es erhält gesund – fast ein kleines Wunder, wenn man es recht bedenkt. Immerhin hat sich das Wissen über Landwirtschaft und Ackerbau seit Tausenden von Jahren angesammelt.

In diesem Kapitel geht es um die wichtigsten essbaren Pflanzenarten, die als Gemüse und Obst, als Getreide, Reis, Nüsse und Samen bezeichnet werden.

Grob gesprochen kann man unter Obst jene Früchte verstehen, die sich aus der Blüte einer Pflanze entwickeln und Samen enthalten, während Wurzeln, Stängel und Blätter einer Pflanze als Gemüse angesehen werden.

Hier erfahrt ihr ein wenig mehr darüber, wie sie aussehen, woher sie kommen und wie sie wachsen und geerntet werden.

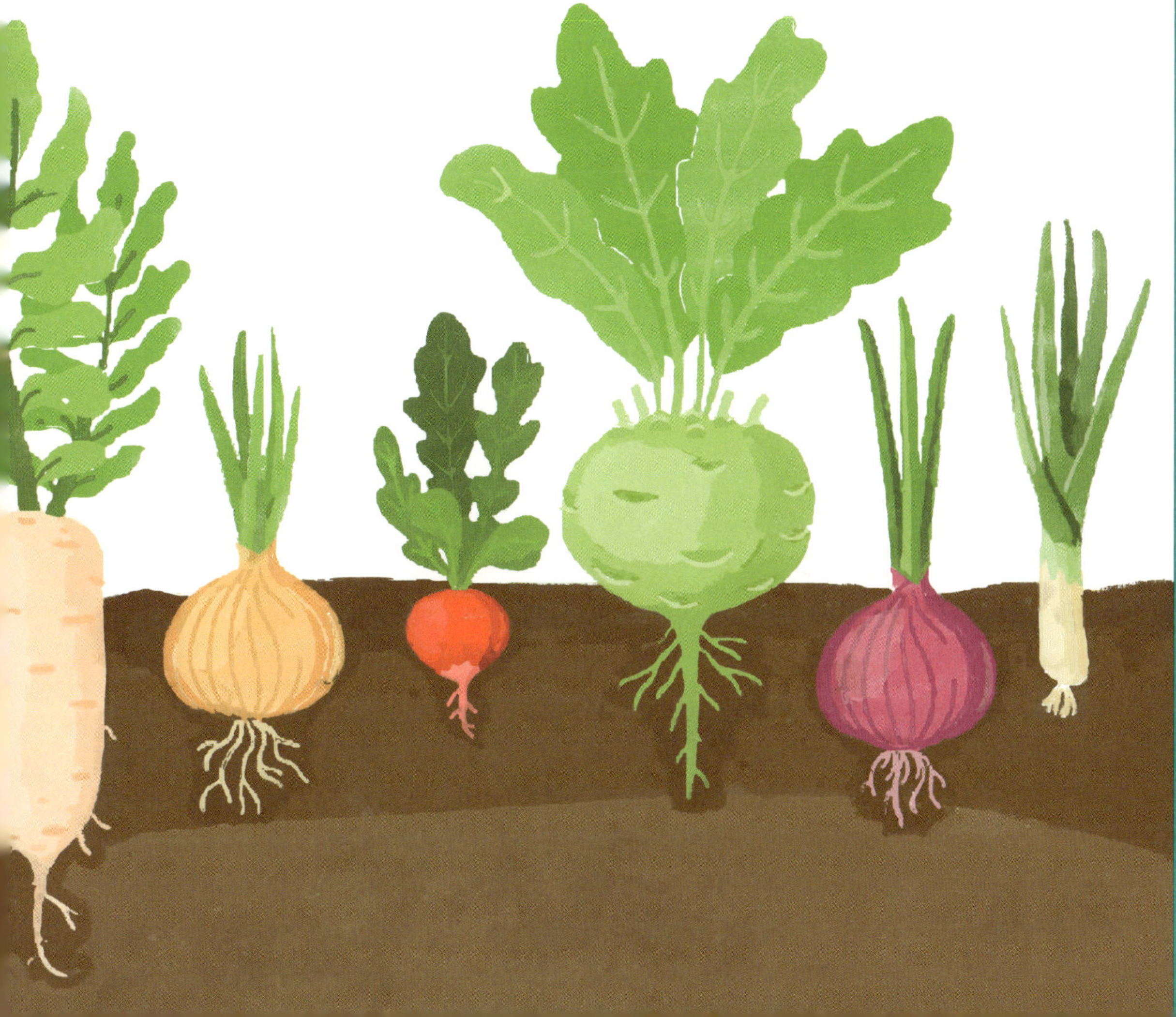

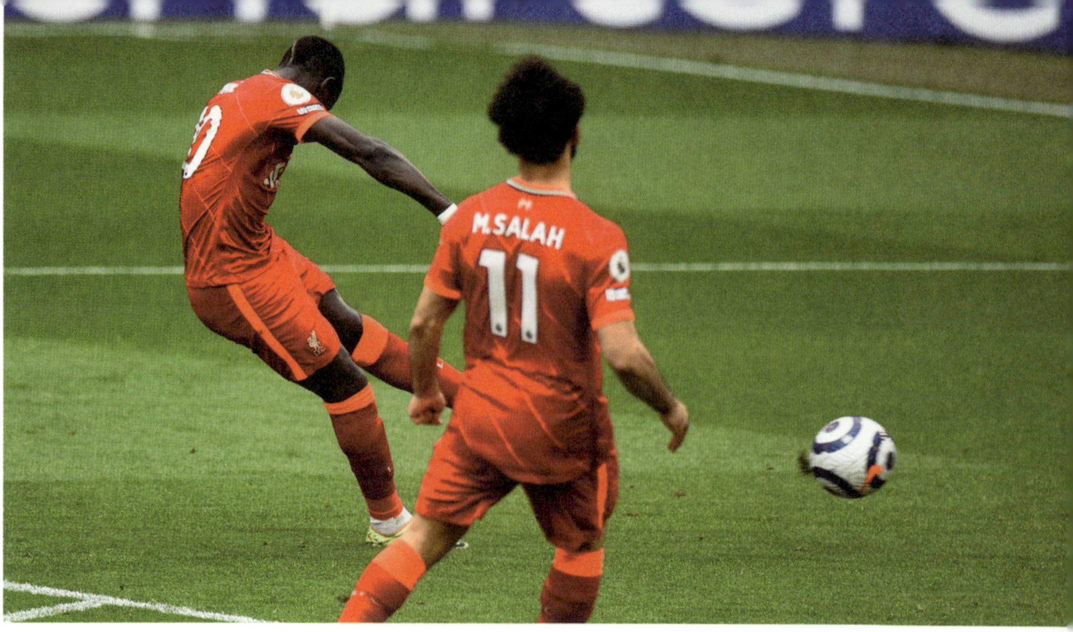

TOR- UND ERNTE-ERFOLGE

Für Fußballer und Fans ist der Herbst besonders aufregend, weil eine neue Saison mit der Jagd nach Pokalen ansteht. Für die Landwirtschaft aber bringt der Herbst ein uraltes Ereignis: die Ernte.

In Großbritannien wie auch in vielen anderen Ländern wird zur Zeit des »Erntemondes« ein »Erntedankfest« gefeiert (ähnlich wie Thanksgiving in Amerika). Erntemond bezeichnet den Vollmond, der der Herbst-Tagundnachtgleiche am nächsten ist, wenn also die Sonne genau über dem Äquator steht und die Tag- und Nachtzeit gleich lang sind – im Jahr 2022 zum Beispiel am Freitag, den 23. September.

Früher entschied nicht selten eine erfolgreiche Ernte über Wohlstand oder Armut oder sogar über Leben und Tod. Ein reiches Angebot an frischen, nährstoffreichen, regionalen Lebensmitteln konnte einer ganzen Gemeinschaft durch die harten Wintermonate helfen, bevor im nächsten Jahr wieder neue Feldfrüchte gepflanzt und Samen gesät wurden.

Die Erntezeit wurde Teil eines Volksbrauchs, der mit Musik, Malerei und Poesie gefeiert wurde (und immer noch wird) – die »Zeit der Nebel und der reifen Fruchtbarkeit«, wie der romantische Dichter John Keats sie in einer seiner berühmten Oden beschrieb.

Daher kommt auch das Sprichwort: »Man erntet, was man sät« – man bekommt also das heraus, was man hineingesteckt hat: ein passendes Sprichwort auch für den Fußball.

In den vergangenen zweihundert Jahren zogen viele Menschen vom Land in die Stadt. Dadurch ging die Beziehung zur Natur und zu den Jahreszeiten immer mehr verloren.

Heute leben mehr als 83 Prozent der Menschen in einem städtischen Umfeld. Anfield etwa war zu Beginn des 19. Jahrhunderts ein grüner Vorort von Liverpool. Unter der mächtigen Haupttribüne von heute befanden sich vermutlich Äcker, die im Besitz von zwei Brüdern waren. Diese »Felder an der Anfield Road« wurden im Jahr 1885 an John Houlding, den Gründer des LFC, verkauft. Wer weiß, welche Nutzpflanzen dort angebaut worden waren …

Noch immer glauben wir mit der Natur verbunden zu sein. Laut einer Umfrage unter 2000 Erwachsenen in Großbritannien gaben immerhin 86 Prozent an, sie schätzten saisonale Produkte, und 78 Prozent gaben an, saisonale Produkte zu kaufen – aber nur fünf Prozent wussten, in welcher Jahreszeit Brombeeren reifen und nur vier Prozent, wann die beste Zeit für Pflaumen ist. Auch in Deutschland sind die Umfragewerte ähnlich: Ein Angebot von saisonal geerntetem Obst und Gemüse ist hier sogar 94 Prozent der Befragten wichtig.

In Supermärkten und auch kleineren Läden gibt es fast alles immer zu kaufen – das hat uns sehr verwöhnt. Aber es ist noch nicht allzu lange her, dass Lebensmittel nur nach Saison und Reifegrad geerntet werden konnten. Bei unseren Urgroßeltern standen an Weihnachten mit Sicherheit keine Erdbeeren auf dem Tisch!

Was die Ernährung, die Leistungsfähigkeit sowie die Kosten betrifft, lohnt es sich da überhaupt, saisonal einzukaufen? Sind regionale Produkte auf dem Markt, sind sie meist preiswerter, weil das Angebot dann gleich oder größer ist als die Nachfrage, und sie manchen Menschen auch besser schmecken.

Tomaten können wir das ganze Jahr über kaufen, obwohl sie zwischen Juni und Oktober am besten schmecken. Werden Lebensmittel gelagert, transportiert und in Supermarktregalen verstaut, verlieren sie schnell Frische und Geschmack. Wie oft finden wir beim Einkaufen nur noch lasches, kümmerliches Obst oder Gemüse vor!

Sind sie jedoch frisch, sollte man sich keinesfalls von «krumm gewachsenen« Exemplaren abschrecken lassen. Abgesehen von ihrem vielleicht nicht so schönen Aussehen, gibt es an ihnen nichts auszusetzen. Einige Supermärkte haben sogar begonnen, »unvollkommenes« Obst und Gemüse verbilligt abzugeben.

Tiefkühlprodukte können eine gute Alternative sein, da sie Geschmack und Frische bewahren. Die Verwendung von gefrorenen Beeren und Smoothie-Mischungen ist eine gute und preiswerte Alternative zu frischen Zutaten.

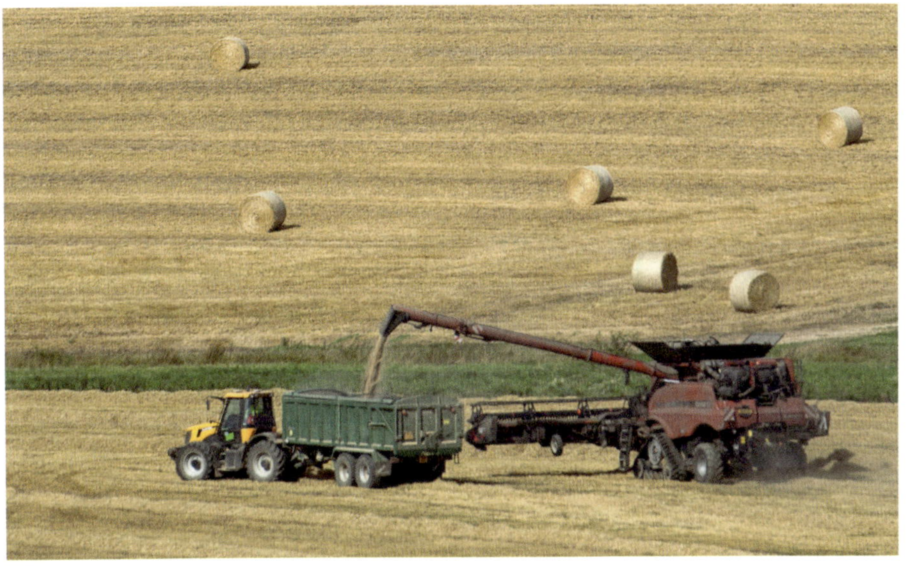

FUSSBALLSAISON UND LEBENSMITTEL

EIN LEITFADEN FÜR SAISONALE LEBENSMITTEL UND EINE AUSWAHL AN OBST, GEMÜSE, FLEISCH, GEFLÜGEL UND FISCH, WOVON EINIGES DAS GANZE JAHR ÜBER ERHÄLTLICH IST!

HERBST	SEPTEMBER OKTOBER NOVEMBER	Karotten, Brombeeren, Preiselbeeren, Äpfel, Kürbisse, Blumenkohl
WINTER	DEZEMBER JANUAR FEBRUAR	Rosenkohl, Kartoffeln, Blumenkohl, Grünkohl, Birnen, Karotten
FRÜHLING	MÄRZ APRIL MAI	Gurken, Spinat, Aprikosen, Rhabarber, Blumenkohl
SOMMER	JUNI JULI AUGUST	Dicke Bohnen, Zuckerschoten, Gurken, Erdbeeren, Rote Johannisbeeren, Schwarze Johannisbeeren

Zuckermais Schinken Seezunge
Sellerie Zwiebeln Knoblauch Schweinefleisch
Pflaumen Kopfsalat Wild Flunder
Kürbisse Kartoffeln Paprika Austern
Rotkohl Pilze Huhn Moorhuhn Rochen

Pastinaken Kohlrübe Truthahn
Granatapfel Ente Meerbarbe
Lauch Rüben Äpfel Gans Muscheln
Huhn
Artischocken Kohl Rebhuhn

Brunnenkresse Karotten Krabben Seebarsch
Rote Bete
Rindfleisch Lamm Schellfisch
Frühlingszwiebeln Hummer Makrele
Spargel Stachelbeeren Huhn Lachs Garnelen Forelle

Stangenbohnen Zucchini Schinken Krabben
Frühkartoffeln Brunnenkresse Lachs
Radieschen Lamm Rindfleisch
Karotten Huhn
Aprikosen Rote Bete
Tomaten Makrele

GEMÜSE-KALENDER

Blumenkohl	WINTER FRÜHLING SOMMER
Brunnenkresse	FRÜHLING SOMMER
Dicke Bohnen	SOMMER
Erbsen	SOMMER
Fenchel	SOMMER
Frühkartoffeln	SOMMER
Frühkohl	FRÜHLING
Frühlingszwiebeln	FRÜHLING
Gemüsezwiebeln	SOMMER
Grüne Bohnen	SOMMER
Grünkohl	WINTER FRÜHLING
Gurke	FRÜHLING SOMMER
Kartoffeln	HERBST WINTER
Knoblauch	SOMMER
Knollensellerie	WINTER FRÜHLING
Kohl	WINTER
Kohlrübe	WINTER
Kopfsalat, Pflücksalat	FRÜHLING SOMMER HERBST
Kürbis	HERBST
Lauch	WINTER
Lorbeerblätter	WINTER
Karotten	WINTER FRÜHLING SOMMER
Paprika	HERBST
Pastinaken	WINTER
Pilze	HERBST
Radieschen	SOMMER
Rosenkohl	WINTER
Rote Bete	SOMMER
Rotkohl	WINTER
Rüben	WINTER
Rucola	HERBST
Salbei	SOMMER
Sauerampfer	FRÜHLING
Spargel	FRÜHLING
Spinat	FRÜHLING
Sprossenbrokkoli mit violetten Röschen	FRÜHLING
Stangenbohnen	SOMMER
Stangensellerie	SOMMER HERBST
Tomaten	SOMMER
Wirsing	FRÜHLING
Zucchini	SOMMER
Zuckermais	HERBST
Zwiebeln	HERBST

WAS GIBT ES WANN?

Heutzutage sind viele Lebensmittel das ganze Jahr über zu erhalten, aber die meisten schmecken in der jeweiligen Saison am besten. Es macht großen Spaß, frisches Obst und Gemüse zu kaufen oder selbst zu ernten und viele neue, köstliche Rezepte auszuprobieren.

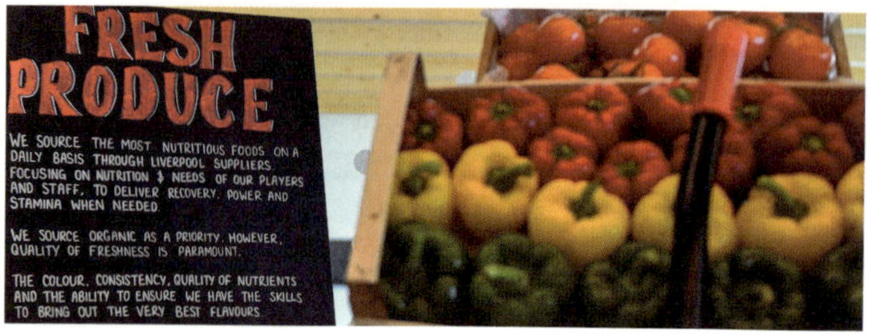
FRESH PRODUCE
WE SOURCE THE MOST NUTRITIOUS FOODS ON A DAILY BASIS THROUGH LIVERPOOL SUPPLIERS FOCUSING ON NUTRITION & NEEDS OF OUR PLAYERS AND STAFF. TO DELIVER RECOVERY, POWER AND STAMINA WHEN NEEDED
WE SOURCE ORGANIC AS A PRIORITY, HOWEVER, QUALITY OF FRESHNESS IS PARAMOUNT.
THE COLOUR, CONSISTENCY, QUALITY OF NUTRIENTS AND THE ABILITY TO ENSURE WE HAVE THE SKILLS TO BRING OUT THE VERY BEST FLAVOURS

HERBST

In den Monaten September, Oktober und November, wenn die Nächte länger und die Tage kälter werden, stehen oft deftige Eintöpfe und wärmende Suppen auf dem Speiseplan. Und in diesen Monaten kochen viele Menschen auch selbst Marmelade ein, zum Beispiel aus Brombeeren und Pflaumen.

Der Herbst ist die Hauptzeit für Äpfel, Zuckermais und verschiedene Gemüsekürbisse (natürlich auch für Halloweenkürbisse). Auch Waldpilze haben jetzt Saison – es gibt 15 000 Arten, die in Großbritanniens Wäldern und Wiesen wachsen, aber bitte Vorsicht, einige sind sehr giftig!

Herbst und Winter ist auch die Zeit für »Wild«. Wildbret (z. B. Hirsch), Wildgeflügel (z. B. Moorhuhn und Rebhuhn), aber auch Meeresfrüchte und Fisch (z. B. Austern, Seezunge, Flunder und Rochen).

WINTER

An Weihnachten und im neuen Jahr dreht sich alles um Wurzelgemüse. Rüben, Pastinaken und Kohlrüben passen perfekt zu Braten – und Weihnachten ohne Rosenkohl ist für die meisten Menschen hier unvorstellbar.

Jetzt sind Birnen besonders beliebt, und Lauch ist eine schöne Zutat für deftige Eintöpfe und Suppen.

FRÜHLING

Während sich die Fußballsaison dem Ende zuneigt, erwacht die Natur, und es gibt wunderbares Obst und Gemüse: Aprikosen, Nektarinen, Stachelbeeren, Spinat, Gurken, Frühlingszwiebeln und Brunnenkresse.

April ist der Rhabarbermonat! Diese Pflanze zählt zu den Gemüsen, schmeckt wie eine Frucht (die Stängel) und kann über zehn Jahre hinweg im Frühling geerntet werden.

Ebenso der Spargel, dessen Haupterntezeit im Mai beginnt. Während in England der grüne Spargel beliebt ist, ist der weiße Spargel in Deutschland über alle Grenzen bekannt. In Monas Heimat sind vor allem die Holledau und der Gäuboden berühmt für tollen Spargel.

Lamm ist zu dieser Jahreszeit besonders beliebt, aber auch Rindersteaks und Burger und (natürlich) Huhn. Aber vor allem gibt es in dieser Zeit eine reiche Ausbeute aus dem Meer, zum Beispiel Krabben, Hummer, Seebarsch, Schellfisch, Makrele, Garnelen, Forelle und Lachs.

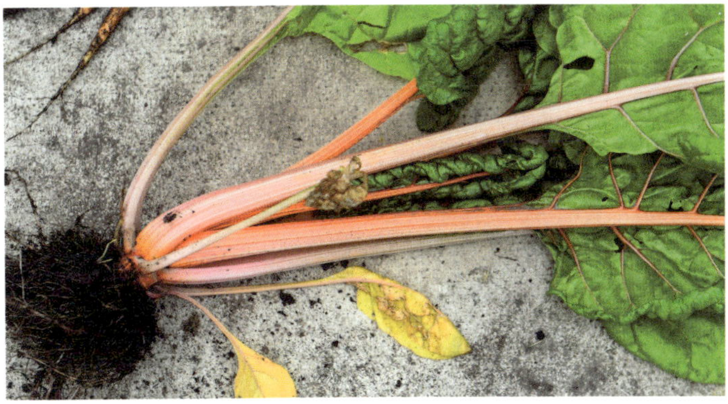

SOMMER

Auf der Website des National Trust gilt der Juni als der »Höhepunkt in britischen Gärten – die erste Aussaat des Frühjahrs kann endlich geerntet werden und die Beerensträucher triefen nur so vor Kostbarkeiten.« Unter anderem: Erdbeeren, Aprikosen, schwarze und rote Johannisbeeren.

Im Gemüsegarten gibt es jetzt Gurken, Zucchini, Karotten, Brunnenkresse, Radieschen, Rote Bete, dicke Bohnen, Stangenbohnen, Erbsen und Zuckerschoten sowie Tomaten und die leckeren Frühkartoffeln.

Perfekt für einen erfrischenden Saisonsalat, der gern zu Schinken, Rind, Lamm, Huhn, Krabben, Lachs oder Sardinen gereicht wird.

OBST-KALENDER

Äpfel	HERBST WINTER
Birnen	WINTER
Blaubeeren	SOMMER
Brombeeren	HERBST
Erdbeeren	SOMMER
Himbeeren	SOMMER
Holunderbeeren	SOMMER HERBST
Johannisbeeren	SOMMER
Loganbeeren	SOMMER
Pflaumen	SOMMER HERBST
Preiselbeeren	HERBST
Quitten	WINTER
Renekloden	SOMMER
Rhabarber	FRÜHLING
Schlehen	HERBST
Stachelbeeren	FRÜHLING SOMMER
Taybeeren	SOMMER
Zwetschgen	HERBST

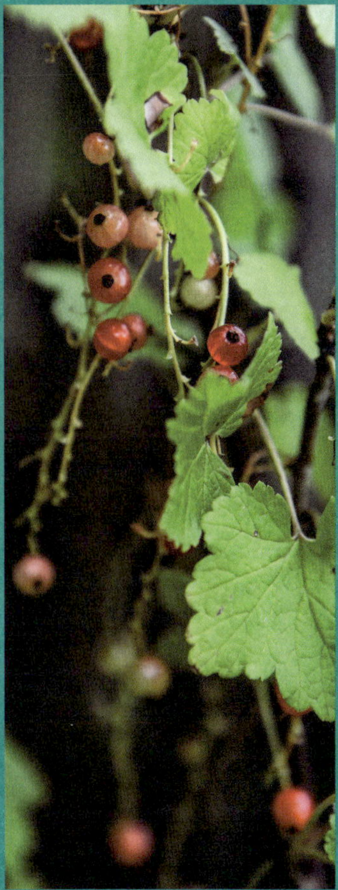

HER MIT DEM GEMÜSE

Es gibt jede Menge Bücher über die verschiedenen Gemüse-Sorten, -Familien und -Klassen – das kann verwirrend sein. Hier beschränken wir uns ganz einfach auf die Kategorien: Blatt, Blüte, Wurzel, Stängel, Zwiebel und Frucht.

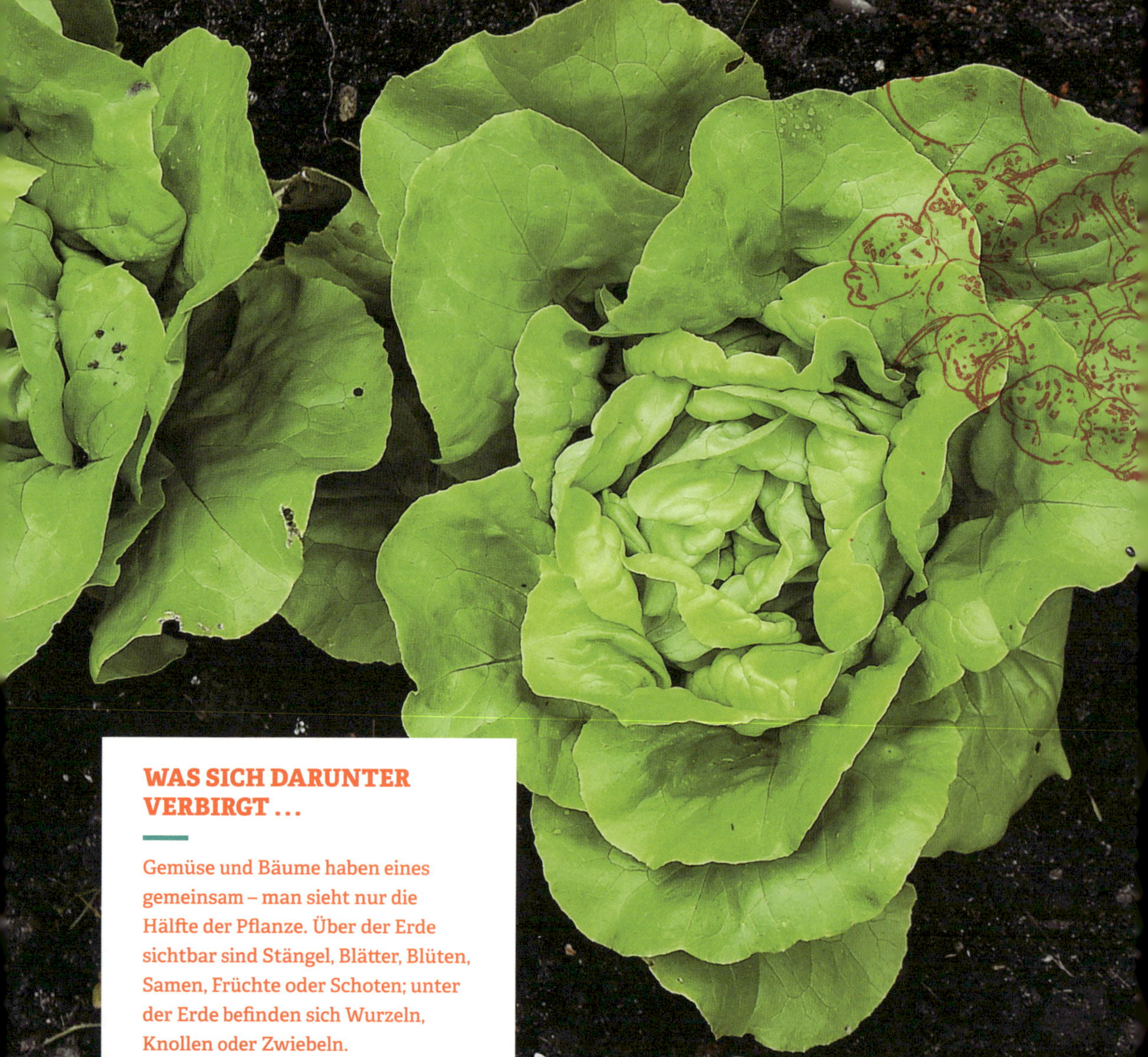

WAS SICH DARUNTER VERBIRGT …

Gemüse und Bäume haben eines gemeinsam – man sieht nur die Hälfte der Pflanze. Über der Erde sichtbar sind Stängel, Blätter, Blüten, Samen, Früchte oder Schoten; unter der Erde befinden sich Wurzeln, Knollen oder Zwiebeln.

Blatt

Grünes nahrhaftes und schmackhaftes Blattgemüse findet man in Hülle und Fülle, es wächst über der Erde und hat meist flache Wurzeln.

Wie z. B. Blattsalate, die es in vielen Formen und Größen gibt, vom Eisbergsalat mit seinen eher hellgrünen Blättern, bis hin zum dunkleren Romanasalat. Andere Blattgemüse sind Spinat, Mangold, Brunnenkresse und Senfblätter. Einige Arten gehören zu den Kreuzblütlern (siehe nächste Seite), darunter Kohl, Grünkohl, Rucola, Kohlrabi.

Sie alle sind kalorienarm, aber reich an Mineralien, Vitaminen und Ballaststoffen. Sie können roh verzehrt, gedünstet oder angebraten, mit Olivenöl oder Balsamico-Essig beträufelt und mit Chiliflocken, Sesamsamen oder Zitrone gewürzt werden.

IM BLICK: SPINAT

Der einst berühmte Matrose Popeye, einer der ersten Comicfilm-Superhelden, (vor Spider-Man, Wonder Woman, Captain America und Co.) verdankte seine Superkräfte dem üppigen Spinatessen.

Noch heute finden sich in mehreren amerikanischen Städten und Gemeinden seine Statuen – und was wird dort wohl angebaut?

Spinat verleiht vielleicht nicht die Kraft, unseren Erzfeind auf den Mond zu schleudern (wie es Popeye mit Bluto machte), aber Spinat ist mit Sicherheit ein echtes Superfood, das nur so vor Vitaminen strotzt und vielseitig einsetzbar ist – von Salaten über Suppen bis hin zu Currys.

Von Frühling bis Herbst wird Spinat angebaut. Da er beim Kochen zusammenfällt, sollte man möglichst viel in die Pfanne geben. Sein bittersüßer Geschmack passt perfekt zu Rührei und Tomate auf einer Scheibe Sauerteigbrot, ideal für ein köstliches, gesundes Frühstück oder für den Brunch.

Starkoch Hugh Fearnley-Whittingstall sagt, Spinat verdiene »standing ovations«, weil man mit ihm immer eine schnelle Mahlzeit zaubern könne. Sein intensives Grün mache ihn besonders attraktiv. Am besten schmecke er mit Butter und Sahne, aber auch mit Kohlenhydraten wie Kartoffeln und Nudeln, die seine leicht metallische Nuance abschwächen.

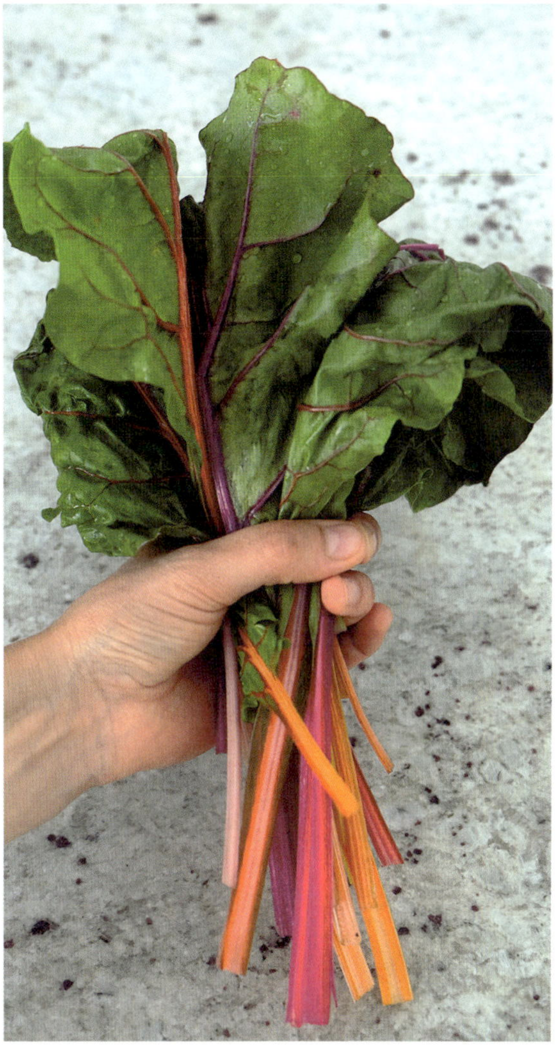

Blüte

Gemüse, das Blütenblätter in Form eines Kreuzes zeigt, wird in der Fachsprache *Cruciferae* genannt, zuweilen auch *Brassicaceae*, was auf Lateinisch »Kohl« bedeutet.

Zu den Kreuzblütlern zählen einige der weltweit am häufigsten angebauten Gemüsesorten wie Brokkoli, Blumenkohl, Rosenkohl, Bok Choy, Grünkohl, Mangold, Weißkohl und Radieschen. Da sie krebshemmende und zellschützende Eigenschaften besitzen sollen, haben sie das Interesse der Wissenschaft auf sich gezogen. In jedem Fall sollten sie zu einer gesunden und ausgewogenen Ernährung gehören.

IM BLICK: GRÜNKOHL

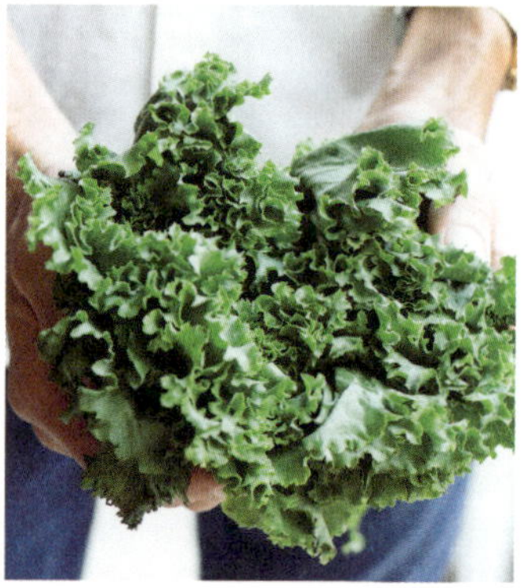

Besäße Gemüse ein soziales Netzwerk, läge Grünkohl voll im Trend: preiswert, vollgepackt mit guten Nährstoffen und eine vielseitige Zutat für alle Arten von Gerichten, ist Grünkohl das coolste Gemüse – kaum zu glauben, dass er früher als Viehfutter angebaut wurde!

Ähnlich wie Kohl übersteht Grünkohl auch harte Winter. Sowohl Blätter als auch Strünke (zerkleinert, weil sie sonst zu dick und zäh sind) können verwendet werden. Die krause Grünkohlvariante eignet sich für die Zubereitung von Pasta- oder Pesto-Saucen, kombiniert mit Chiliflocken, Knoblauch, Parmesankäse, Sardellenfilets, Salz, schwarzem Pfeffer, Olivenöl und Zitronensaft. Auch eignet sich Grünkohl hervorragend für Eintöpfe. Mit seinem immensen Arsenal an Vitaminen und Mineralien kann er für die Stärkung des Immunsystems, die Knochengesundheit, die Vorbeugung von Herzkrankheiten, für die Augengesundheit und den Schutz vor Krebs sorgen.

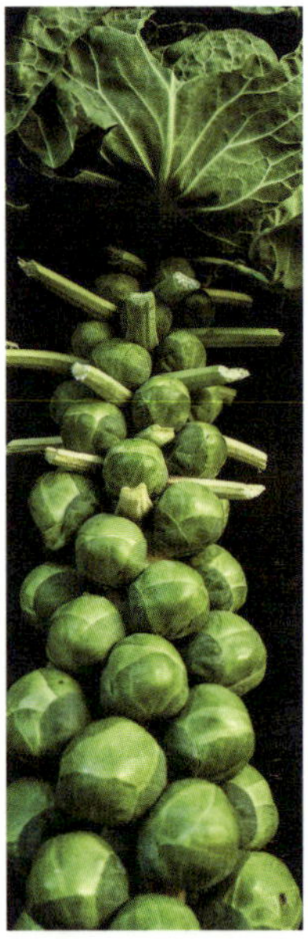

IM BLICK: ROSENKOHL

Aus dem Supermarkt kennt man oft nur die hübschen, sauberen Rosenkohlknospen-Beutel, sodass man vergisst, wie spektakulär die Röschen an ihren langen, dicken Strünken aussehen. In manchen Regionen werden sie auch »Brüsseler Kohl« genannt, nach der Hauptstadt ihres Herkunftslandes Belgien.

In Großbritannien werden rund 80 000 Tonnen Rosenkohl pro Jahr produziert – das entspricht einer Anbaufläche von 3200 Fußballfeldern. Gerade zu Weihnachten ist die Nachfrage so groß, dass die Bauern rund um die Uhr mit Ernten und Packen beschäftigt sind. Rosenkohl ist reich an Ballaststoffen, kalorienarm und voller Vitamine und Mineralstoffe.

Wegen der flachen Wurzeln knicken die Strünke leicht um, weshalb sie auf Feldern und in Gärten oft mit Holzstäben abgestützt werden. Die Strünke werden als Ganzes geerntet, damit sie länger frisch bleiben, danach werden die Röschen von unten nach oben gepflückt, wobei die kleinsten, dichtblättrigen Röschen zuerst abgeknipst werden. Ritzt man nach dem Putzen ein kleines Kreuzsymbol in den Stängelansatz, garen die Röschen gleichmäßiger. Rosenkohl kann man gut dünsten, wird er allerdings zu lange gedünstet, sinken seine Beliebtheitswerte. Angebraten bekommt Rosenkohl einen knackigen und nussigen Geschmack.

Stängel

Oft bekommt man gar nicht mit, welche Teile eines Gemüses man eigentlich isst. Manchmal sind Triebe und Stängel essbar, dann wieder die Blätter, Blüten, Wurzeln oder Samen. Zu den essbaren Stängeln gehören Stangensellerie, Fenchel, Spargel und Rhabarber.

Die Stängel sind in der Regel der wichtigste Teil einer Pflanze. Oft weisen sie eine sehr charakteristische Textur und einen ausgeprägten Geschmack auf. Stangensellerie kann man roh verzehren, anderes Stangengemüse muss gekocht werden.

Stangengemüse enthält viele Vitamine, Mineralien und Antioxidantien und findet in vielen leckeren Gerichten Verwendung.

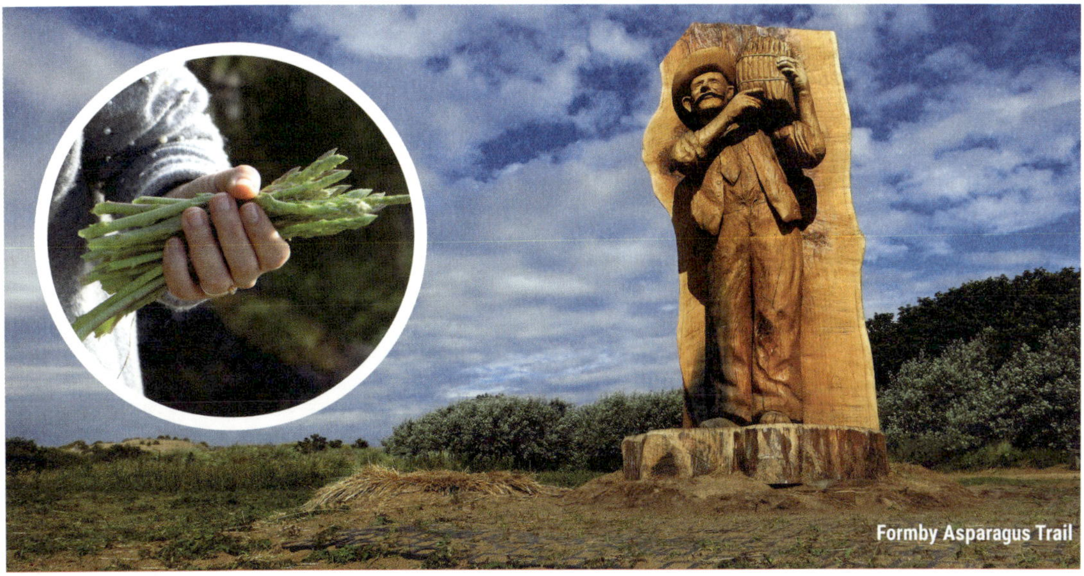

Formby Asparagus Trail

IM BLICK: SPARGEL

Die zarten jungen Triebe der Spargelpflanze werden zwischen April und Juni geerntet bzw. gestochen. Spargelstangen sind eine äußerst beliebte frühsommerliche Delikatesse. Beim weißen Spargel sind die Stangen bis zur Ernte mit Erde bedeckt, damit sie sich im Sonnenlicht nicht violett und dann grün verfärben wie etwa der grüne Spargel.

In Großbritannien gibt es hervorragende Spargelbauer, und nicht weit von Anfield liegt der Formby Asparagus Trail, wo der Spargel auf Sanddünen angebaut und in die ganze Welt transportiert wird. Eine Attraktion sind dort die riesigen Holzskulpturen mit Spargelmotiven am Wegrand.

Spargel liefert viel Vitamin K und wird am besten frisch gegessen, kann aber auch einige Tage im Kühlschrank in ein feuchtes Tuch gewickelt aufbewahrt werden. Bei weißem Spargel entfernt man die holzigen Enden, dann werden die Stangen gedünstet oder gegrillt. Einfach köstlich sowohl als Hauptmahlzeit als auch als Beilage zu anderen Gerichten oder mit pochierten Eiern!

In Deutschland, dem Heimatland von Mona und LFC Cheftrainer Jürgen Klopp, wird weißer Spargel gerne mit paniertem Schnitzel, neuen Kartoffeln und Sauce Hollandaise (aus Eiern, Butter und Zitronensaft) gegessen – ein Klassiker der deutschen Küche, vielleicht nicht so gesund, aber köstlich.

Stängel

IM BLICK: RHABARBER

Mmm, Rhabarber … Schon dieses Wort kann die Geschmacksnerven wecken und an die süßsäuerlichen, rosa-grünen Stängel denken lassen, die man als Kompott, im Kuchen, gedünstet oder als »Crumble« mit Pudding, Eis oder gefrorenem Joghurt genießen kann.

Das ist nicht alles. Fernsehkoch James Martin sagt: »Mit Rhabarber kann man noch viel mehr machen – er passt zu süßen oder herzhaften Gerichten und ist mit Ingwer oder Blutorangen eine absolute Köstlichkeit!«

Dank der Rückbesinnung auf saisonale Ernährung erfreut sich Rhabarber wieder großer Beliebtheit. Botanisch gesehen handelt es sich eher um ein Gemüse als um eine Frucht. Rhabarber ist mehrjährig und winterhart, bevorzugt aber offene, sonnige Standorte und kann auch in großen Kübeln angepflanzt werden.

In Deutschland gibt es eine alte Regel, wonach Rhabarber in den Monaten ohne »r« geerntet werden soll – also Mai, Juni, Juli und August.

Heutzutage beginnt die Erntesaison oft schon im April. Dann werden die Stängel vorsichtig aus dem Boden gezogen, wobei darauf zu achten ist, dass sie nicht brechen. Die *Royal Horticultural Society* empfiehlt, im ersten Jahr nach der Anpflanzung noch gar nichts zu ernten und erst im Frühjahr/Sommer des darauffolgenden Jahres einige wenige Stängel zu pflücken, »damit die Pflanze nicht durch zu viel Ernten geschwächt wird«.

In Rhabarberstangen stecken reichlich Antioxidantien. Je röter sie sind, desto süßer sollen sie schmecken. Aber Achtung, nicht die Blätter essen, die sind nämlich nicht zum Verzehr geeignet.

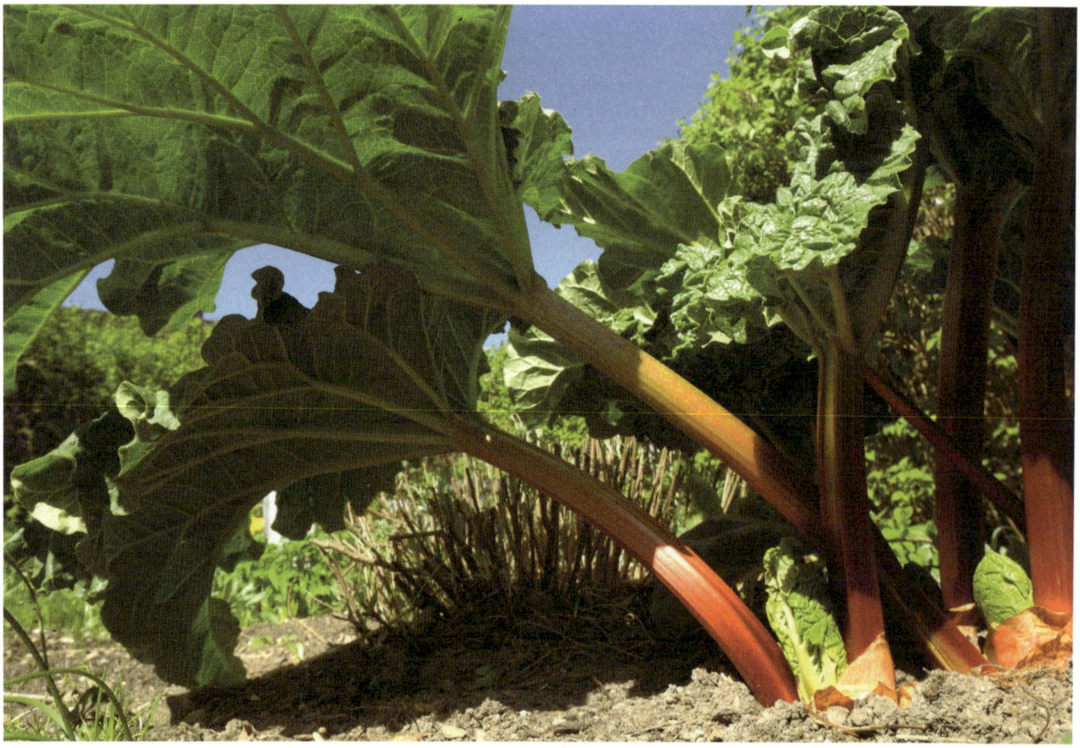

Zwiebeln

Zwiebel- oder Lauchgemüse wächst knapp unter der Erdoberfläche, oberhalb sind nur die krautigen Blätter zu sehen; unter der Erde findet sich die Zwiebel, von der es manchmal auch ganze Büschel gibt. Sie wird meist zum Verfeinern von Speisen verwendet und selten allein oder roh verzehrt.

In Zwiebeln, Schalotten und Knoblauch stecken Nährstoffe, die für ihre heilenden Eigenschaften bekannt sind, so sollen sie erhöhtem Bluthochdruck und sogar Krebs vorbeugen und das Nervensystem unterstützen.

Es macht großen Spaß, die trockenen Schalen einer Zwiebel abzupellen, als würde man ein Bonbon auspacken. Schneidet man die Zwiebel allerdings auf, wird eine chemische Verbindung freigesetzt, der Tränenreizstoff Propanthial-S-oxid.

Von anderen Lauchgewächsen wie Schnittlauch und Lauch werden in der Küche mehr die Blätter verwendet, die vielen Speisen das gewisse Etwas verleihen.

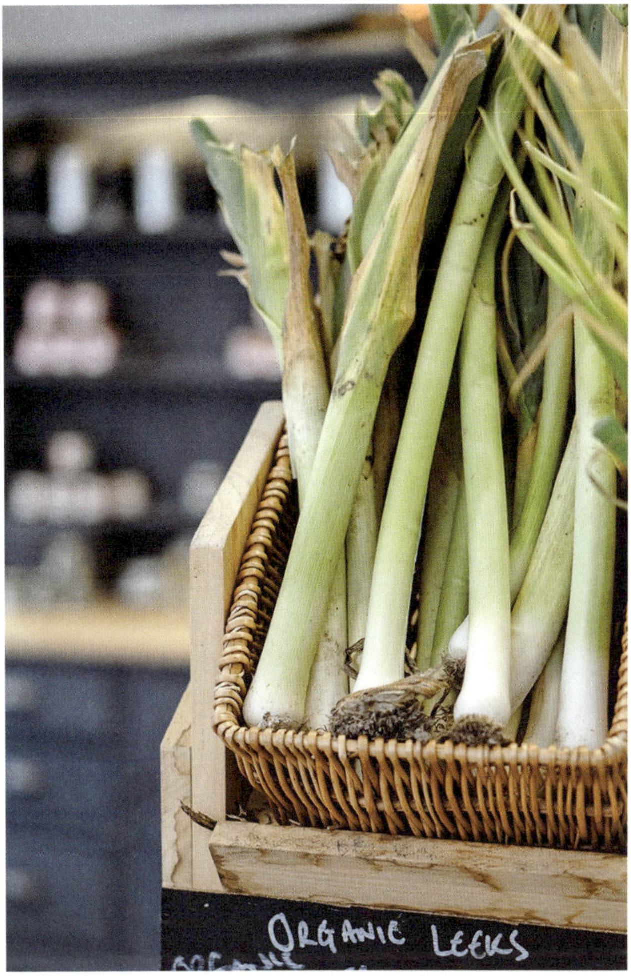

IM BLICK: LAUCH

Lauch – auch Porree genannt – fehlt es vielleicht an Glamour, doch das macht er durch seine Güte mehr als wett.

Lauch ist ein langes und dickes Zwiebelgemüse, das vom Spätsommer bis zum Winter Saison hat. Seine gebündelten lanzenähnlichen Blätter oder »Schäfte« werden für Suppen und Eintöpfe verwendet, gedünstet oder geschmort.

Ursprünglich stammt Lauch aus dem östlichen Mittelmeerraum und wurde vermutlich von den Römern nach Britannien gebracht. Heute gilt er als Nationalsymbol von Wales.

Im ganzen Land finden Wettbewerbe für Lauchanbau statt, und der aktuelle Rekord wird von einem Gärtner in Northumberland gehalten, der in einem Kübel unlängst eine Lauchpflanze mit einem Volumen von 9373 Kubikzentimetern anbaute – das entspricht etwa der Größe der UEFA Champions League-Trophäe!

Woher der Name »Lauch« stammt? Er ist sächsischen Ursprungs, daher auch das ähnlich klingende Wort »leek« im Englischen.

Wurzeln

Zu Wurzelgemüse werden auch die wurzelähnlichen Knollen oder Rüben gezählt, die als Nährstoffspeicher der Pflanze auf Fasern wachsen, die nicht zum eigentlichen Wurzelsystem der Pflanze gehören.

Karotten, Pastinaken (das Wort kommt eigentlich von einem altfranzösischen Wort für Karotte), Rüben, Kohlrüben, Radieschen und Rote Bete gehören dazu. Als Knollen werden Kartoffeln, Artischocken und Yams bezeichnet. Süßkartoffeln, die »knollige Wurzeln« haben, sind ein bisschen von beidem.

IM BLICK: KARTOFFELN

Auf den ersten Blick mag die einfache Knolle nicht viel hermachen. Aber wie es auf der Website des National Trust heißt: »Einen Haufen perfekt geformter Kartoffeln aus dem Boden zu buddeln, gehört zu den schönsten Erlebnissen und bringt Kinder immer wieder zum Staunen.«

Da sich Kartoffeln einfach anbauen lassen und wunderbar schmecken, werden sie immer das beliebteste Gemüse der Briten sein.

Gekocht, gebacken, gebraten oder püriert … wie auch immer man sie zubereitet, man kann nichts falsch machen. Die köstlichen Kartoffelrezepte auf der Website der Fernsehköchin Clodagh McKenna lassen die Vielseitigkeit der Kartoffel aufscheinen.

Kartoffeln liefern zahlreiche Nährstoffe wie Kohlenhydrate und Ballaststoffe sowie Vitamin C, Vitamin B6, Kalium und Mangan.

Ursprünglich in Amerika beheimatet, finden sich heute allein in Großbritannien mehr als fünfhundert Sorten. Sie werden aus speziell gezüchteten »Saatkartoffeln« gewonnen, von denen eine einzige viele Knollen hervorbringt. Wer keinen Acker, Garten oder Schrebergarten besitzt, kann Kartoffeln auch in großen Kübeln mit Kompost bedeckt oder sogar in einem Pflanzsack auf dem Balkon anbauen.

Kartoffeln sind mehrjährig, d. h. ihre Wachstumsperiode dauert drei oder mehr Jahre. Es gibt »Frühkulturen« und »Hauptkulturen«. Frühe Sorten, sogenannte Frühkartoffeln, sind schon im Juni bis August erntereif. Sie haben eine feste, wachsartige Konsistenz und werden am besten frisch verzehrt, da sie nicht lange lagerfähig sind.

Die Hauptkulturen werden später geerntet (Ende August bis Oktober), ergeben eine größere Ernte und größere Knollen, die sich länger lagern lassen.

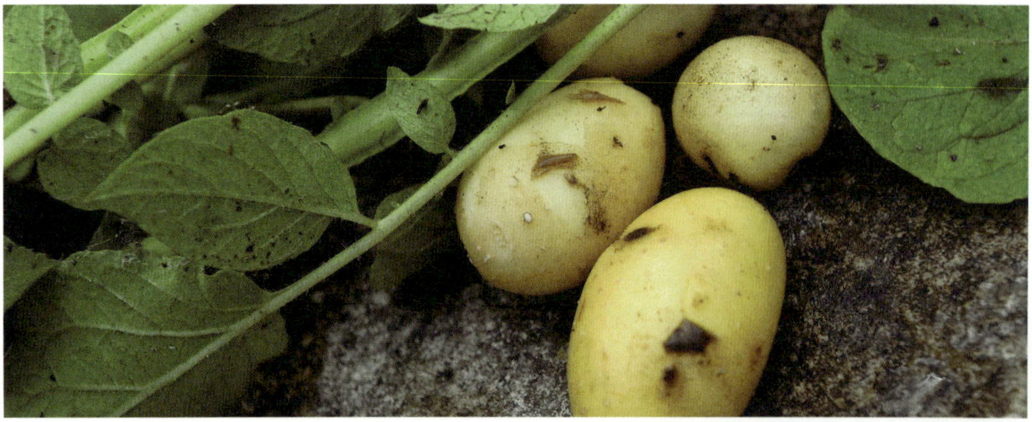

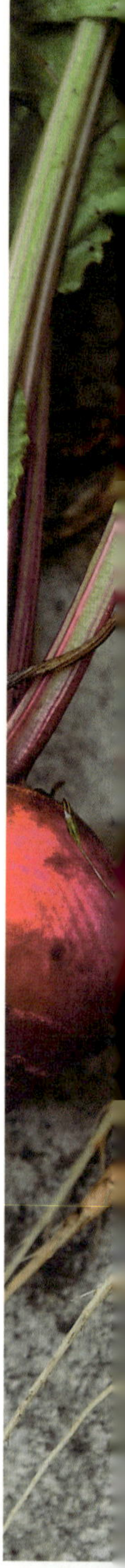

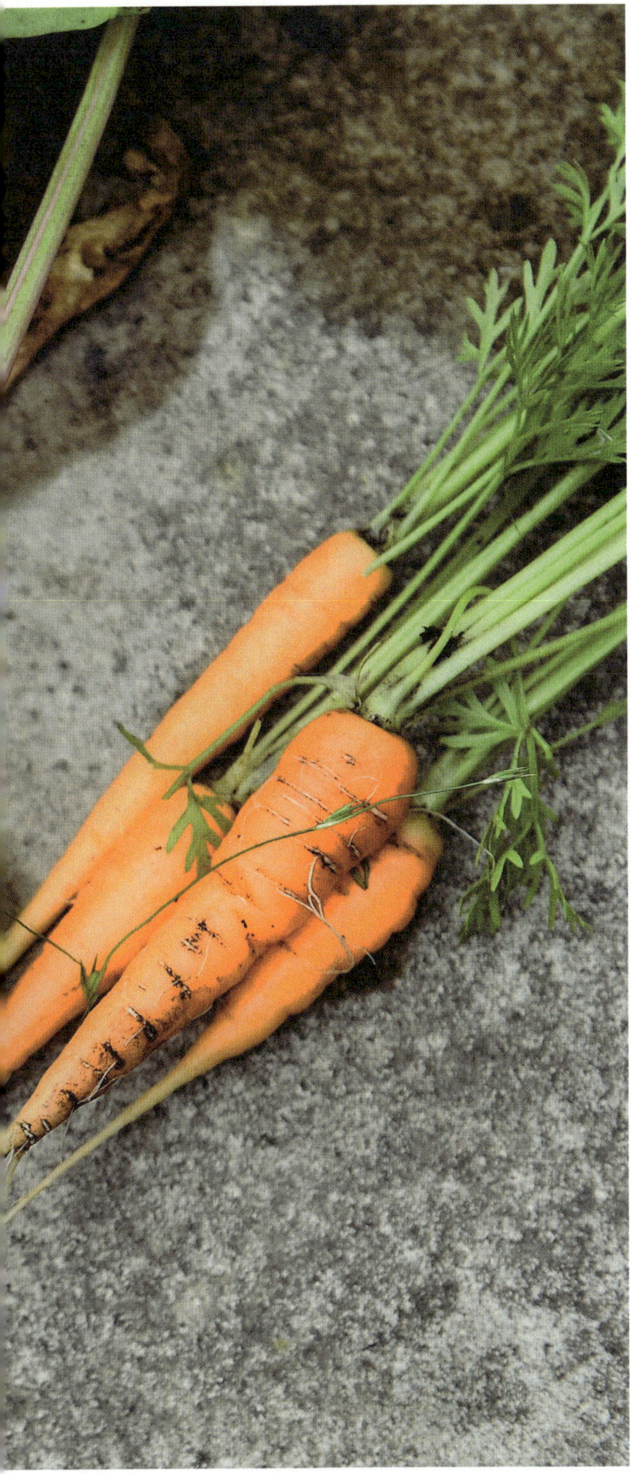

IM BLICK: KAROTTEN

Wer hat schon einmal von der »Bionischen Karotte« gehört? Das war der liebevolle Spitzname von David Fairclough, der eines der berühmtesten Tore in der Geschichte des Liverpool FC geschossen hat – gegen St. Etienne im Viertelfinale des Europapokals der Landesmeister 1977. Der Name galt seiner auffälligen Haarfarbe ebenso wie seiner spektakulären Eingriffe ins Spielgeschehen. Es gibt nicht nur orange Karotten, sondern auch gelbe, weiße und lilafarbene. Sie müssen auch nicht lang und dünn sein (die längste Karotte der Welt aus dem Jahr 2007 maß übrigens 5,80 Meter – das entspricht fast der Länge eines Fußballtores). Manche sind auch klein und rund.

Aber alle lassen sich schnell und einfach anbauen, benötigen wenig Platz, sind das ganze Jahr über erhältlich und vielseitig einsetzbar, für Suppen und Eintöpfe bis hin zu Kuchen und Marmelade.

Als echtes »Superfood liefern sie eine Menge Beta-Carotin, Vitamine und Antioxidantien, die den Cholesterinspiegel senken und gut für die Augen sind.

Die heutigen Gartenkarotten sind die »domestizierte« Form einer wilden Karotte, die im Iran und in Afghanistan heimisch ist. Seit der Zeit von Elizabeth I. wird sie in Großbritannien angebaut, rund zehn Milliarden Exemplare werden jährlich verspeist!

Wie bei den Kartoffeln unterscheidet man zwischen frühen und späten Sorten. Meist werden sie im Frühsommer ausgesät – an einem offenen, sonnigen Ort – und sind zwölf bis sechzehn Wochen später erntereif.

Der britische Gartenautor und TV-Moderator Monty Don empfiehlt, die Karotten bald nach dem Säen auszudünnen, d. h. einige von ihnen vorsichtig an den Blättern aus dem Boden zu ziehen – »damit die zurückbleibenden auch ordentlich groß werden. Wenn sie zu nah beieinander wachsen, bleiben sie klein. Damit sie größer werden, brauchen sie auch ein bisschen mehr Platz.«

Am besten kauft man Karotten aus regionalem Anbau, und zwar lose und nicht abgepackt – das verringert Transportwege und Plastikverbrauch. Und wer will, kann zum Spaß mal den oberen Teil einer Karotte abschneiden, diesen ein paar Tage in eine Untertasse mit flachem Wasser legen und dann den grünen Blättchen beim Sprießen zusehen!

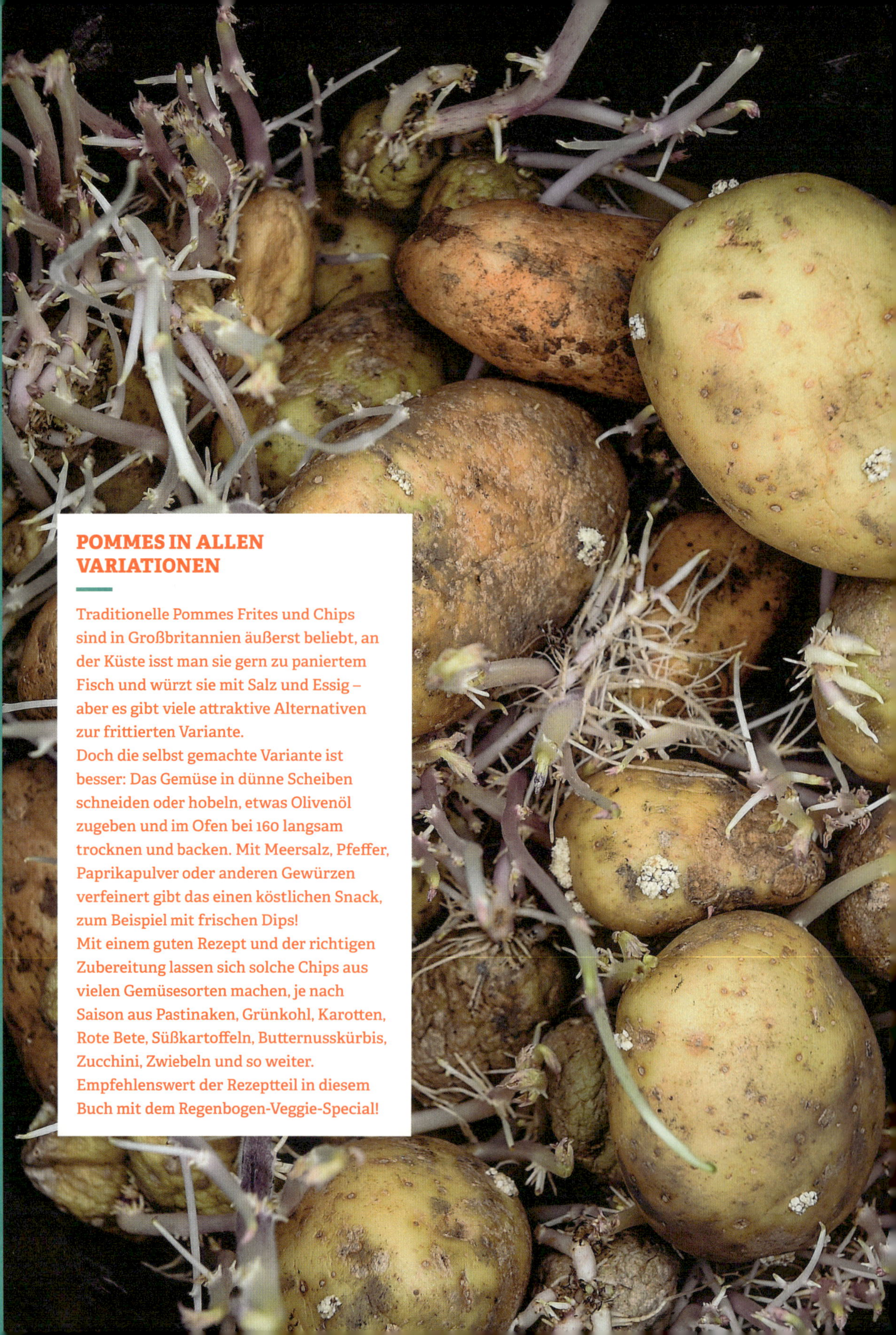

POMMES IN ALLEN VARIATIONEN

Traditionelle Pommes Frites und Chips sind in Großbritannien äußerst beliebt, an der Küste isst man sie gern zu paniertem Fisch und würzt sie mit Salz und Essig – aber es gibt viele attraktive Alternativen zur frittierten Variante.
Doch die selbst gemachte Variante ist besser: Das Gemüse in dünne Scheiben schneiden oder hobeln, etwas Olivenöl zugeben und im Ofen bei 160 langsam trocknen und backen. Mit Meersalz, Pfeffer, Paprikapulver oder anderen Gewürzen verfeinert gibt das einen köstlichen Snack, zum Beispiel mit frischen Dips!
Mit einem guten Rezept und der richtigen Zubereitung lassen sich solche Chips aus vielen Gemüsesorten machen, je nach Saison aus Pastinaken, Grünkohl, Karotten, Rote Bete, Süßkartoffeln, Butternusskürbis, Zucchini, Zwiebeln und so weiter.
Empfehlenswert der Rezeptteil in diesem Buch mit dem Regenbogen-Veggie-Special!

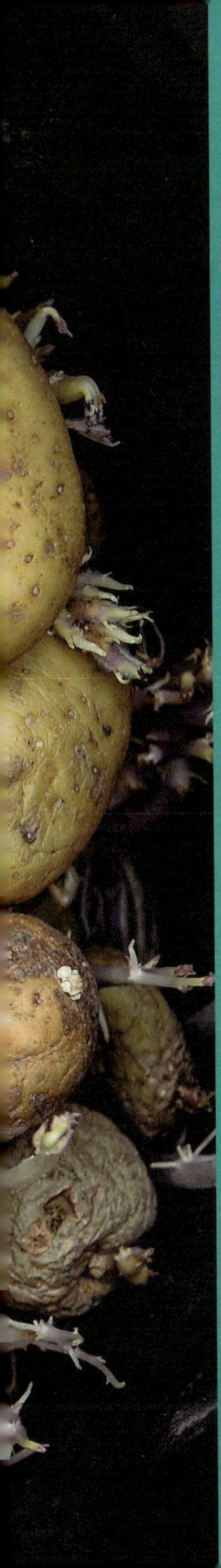

Wurzeln

MONA ÜBER DIE SUPERKNOLLEN

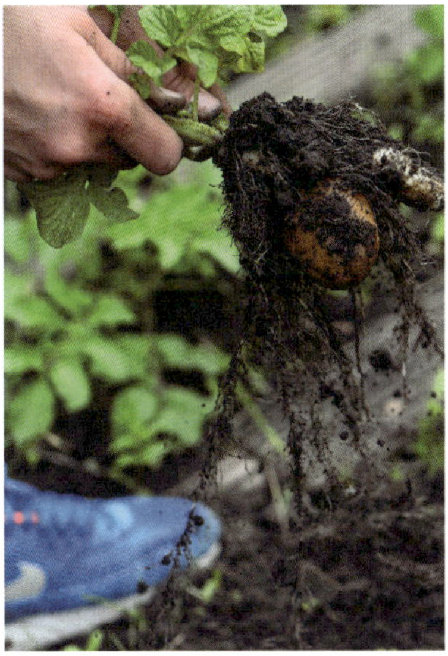

»Die meisten Menschen wissen, dass Kartoffeln in der Erde wachsen, und trotzdem ist es spannend, mehr über sie zu erfahren, vor allem weil man sie heutzutage oft nur noch in Plastiktüten verpackt im Supermarkt antrifft.

Man kann Kartoffeln leicht selbst anbauen, zum Beispiel in einem Kübel auf dem Balkon. Das hat jeder und jede schon mal erlebt: Man kauft einen Beutel Kartoffeln, und dann bleibt eine übrig, die ein bisschen schrumpelig wird und aus der so komische weiße Keimtriebe herauswachsen. Sieht die Kartoffel so aus, legt man sie einfach in die Erde.

Kartoffeln reagieren auf Licht, deshalb häufelt man das Erdreich etwas an, sodass sie mit einem kleinen Hügel bedeckt sind. Aus einer Kartoffel wachsen acht, neun oder zehn Exemplare, mit der Zeit brauchen sie also viel mehr Platz unter der Erde. Wenn die kleinen Kartoffeln Tageslicht abbekommen, werden sie grün und ungenießbar. Die grünen Stellen enthalten Solanin, eine Substanz, die unbekömmlich ist, und die man auf jeden Fall meiden muss!

Neben den regionalen Kartoffelsorten gibt es auch die trendige Süßkartoffel und auch sogenannte Trüffelkartoffeln, die wunderschön violett aussehen.

Hat man die Kartoffeln, egal welcher Sorte, geerntet, sollte man sie auch richtig zubereiten – siehe »Produktwissen«, wie ich es nenne. Schon zu Beginn des Buches habe ich erwähnt, dass gebratene Kartoffeln zwar sehr lecker schmecken, dass sie ihren Nährwert jedoch durch diese Zubereitung einbüßen.

Ich esse neue Kartoffeln am liebsten mit einer Prise Meersalz oder als Kartoffelsalat mit ein paar geschnittenen, frischen Gurken. Diese geben dem Salat eine tolle Konsistenz und ein frisches Aroma. Sehr deutsch, sehr vielseitig, und die Spieler lieben ihn.

Ofen- oder Folienkartoffeln eignen sich sehr gut zum Kochen mit Kindern – mit verschiedenen Kräutern und Dips hat man so eine schnelle Mahlzeit gezaubert. Außerdem sind Kartoffeln nahrhaft, und – ein echter Vorteil – von Natur aus glutenfrei. Da sie alkalisch (basisch) wirken, können sie die heute übliche, meist zu säurehaltige Ernährung ausgleichen.

Das winterliche Sonntagsessen mit Bratkartoffeln lässt sich auch mit weniger Fett zubereiten, einfach eine beschichtete Pfanne verwenden, einen Ölsprüher oder Ölportionierer benutzen – auf diese Weise lässt sich die Fettmenge besser kontrollieren. Noch ein Trick: Bevor die Kartoffeln in die Pfanne oder auf das Blech kommen, kann man sie in einer Schüssel mit Öl marinieren, so benötigt man viel weniger Fett als beim herkömmlichen Braten und Backen.

Aber natürlich ist nichts dagegen einzuwenden, beim Weihnachtsessen die Kartoffeln auf traditionelle Art zuzubereiten!«

Fruchtgemüse

Kann man Gemüse auch als Frucht bezeichnen? Ja, wenn es Samen enthält und sich aus den befruchteten Blüten der Pflanze entwickelt, was botanisch gesehen eine Frucht ist – im Gegensatz zu »normalem« Gemüse, das aus den essbaren Pflanzenteilen wie Blätter, Blüten, Stängel, Wurzeln, Knollen und Zwiebeln besteht.

Fruchtgemüse kennt man in vielen Formen und Größen: Kürbis, Gurke, Aubergine, Zucchini, Melone, Avocado und Tomate zählen dazu. Manche werden im Sommer geerntet (die mit der weicheren, essbaren Schale), andere können über den Winter gelagert werden (dickschalige Sorten). Viele dieser Früchte besitzen ähnlich aussehende tropfenförmige Samen.

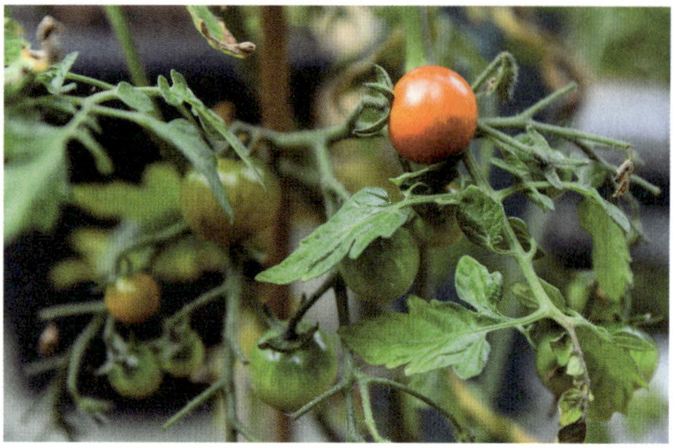

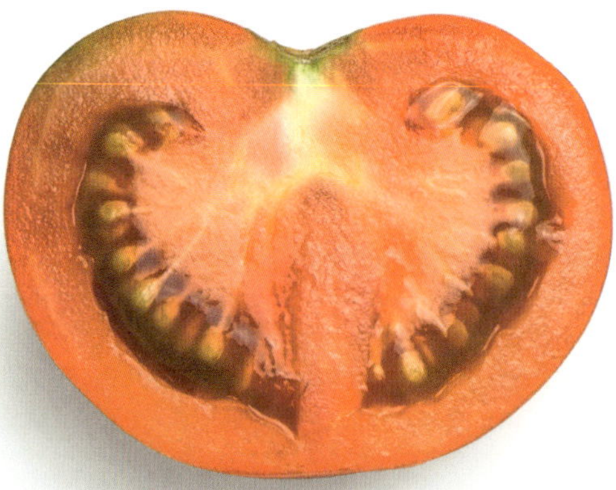

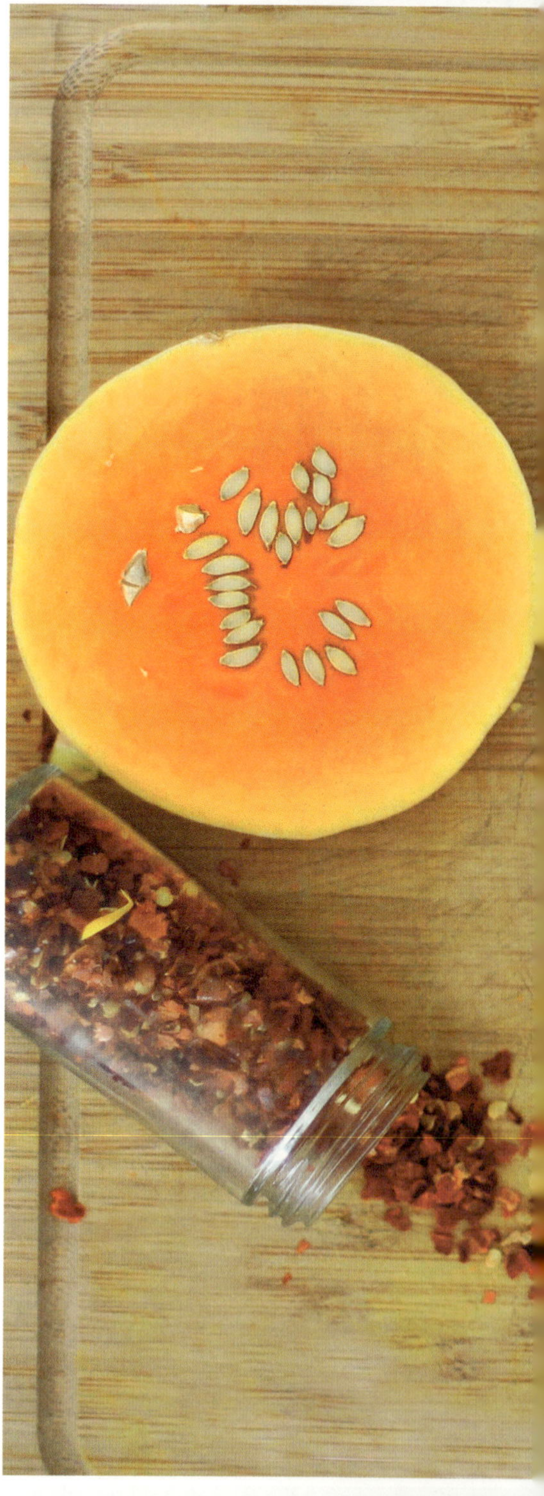

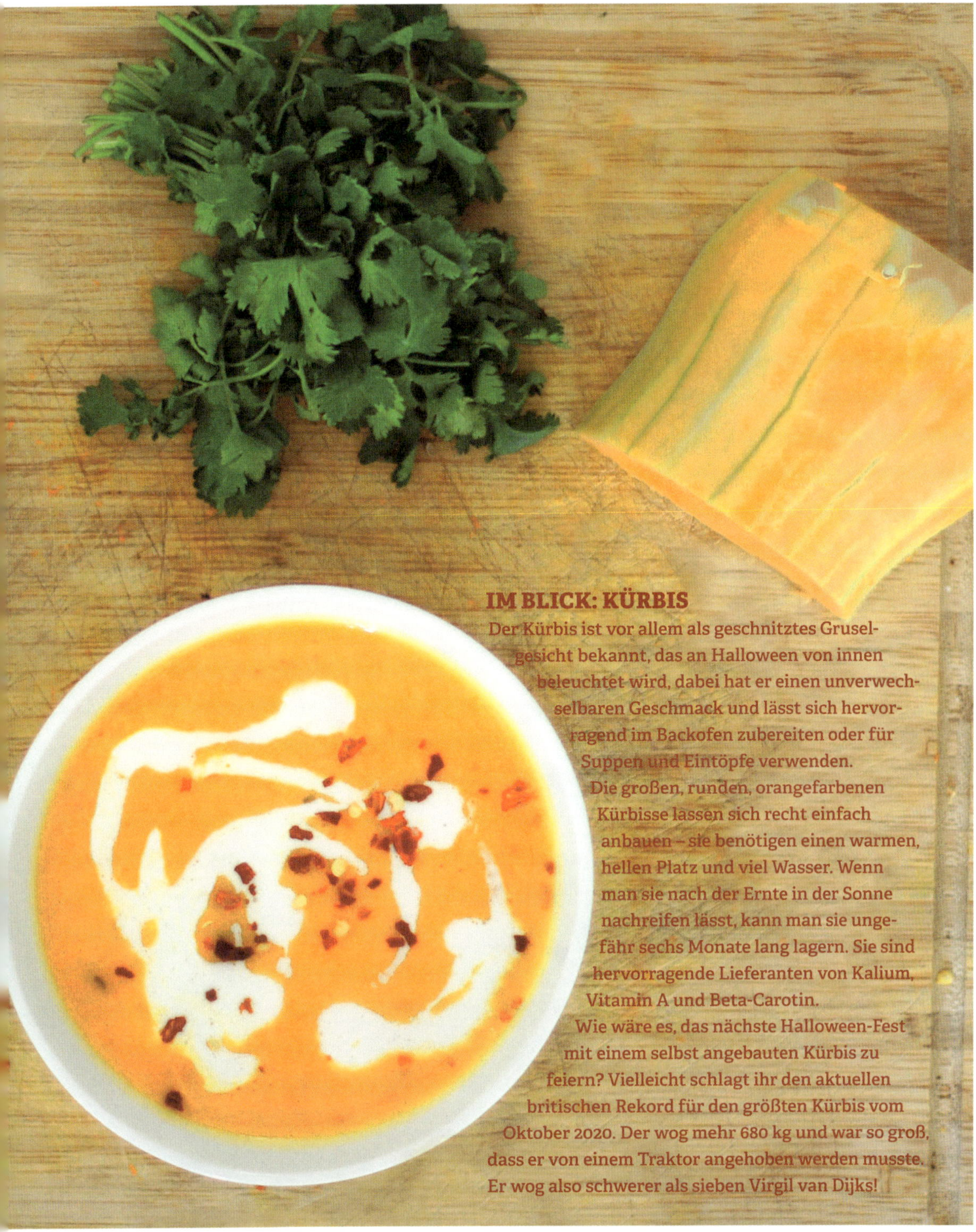

IM BLICK: KÜRBIS

Der Kürbis ist vor allem als geschnitztes Gruselgesicht bekannt, das an Halloween von innen beleuchtet wird, dabei hat er einen unverwechselbaren Geschmack und lässt sich hervorragend im Backofen zubereiten oder für Suppen und Eintöpfe verwenden.

Die großen, runden, orangefarbenen Kürbisse lassen sich recht einfach anbauen – sie benötigen einen warmen, hellen Platz und viel Wasser. Wenn man sie nach der Ernte in der Sonne nachreifen lässt, kann man sie ungefähr sechs Monate lang lagern. Sie sind hervorragende Lieferanten von Kalium, Vitamin A und Beta-Carotin.

Wie wäre es, das nächste Halloween-Fest mit einem selbst angebauten Kürbis zu feiern? Vielleicht schlagt ihr den aktuellen britischen Rekord für den größten Kürbis vom Oktober 2020. Der wog mehr 680 kg und war so groß, dass er von einem Traktor angehoben werden musste. Er wog also schwerer als sieben Virgil van Dijks!

Was sind eigentlich Hülsenfrüchte?

Hülsenfrüchte werden als einjährige Pflanzen zu den Fruchtgemüsen gezählt, sind jedoch genau genommen ein Samengemüse, da man die Samen verzehrt. Diese enthalten besonders viele Ballaststoffe, nützliche Fette und Mineralien. Zu den Hülsenfrüchten zählen Erbsen, Bohnen, Kichererbsen, Erdnüsse und Linsen.

IM BLICK: ERBSEN

Erbsen können in der Küche sehr vielseitig eingesetzt werden! Die hübschen Erbsenpflanzen gedeihen im Haus (auf dem Fenstersims) oder im Freien (Balkon oder Schrebergarten), Hauptsache, sie bekommen ein wenig Sonne ab und ein paar Rankhilfen aus Netzen oder Zweigen. Im Internet finden sich viele Anleitungen für den Eigenanbau von Erbsen.

Erbsen werden im Frühjahr ausgesät und im Sommer geerntet, können eingefroren und das ganze Jahr über genossen werden.

Studien zufolge tragen Erbsen zur Verbesserung des Blutzuckerspiegels und der Herzgesundheit bei. Außerdem sind sie besonders reich an Eiweiß, Ballaststoffen und Mikronährstoffen.

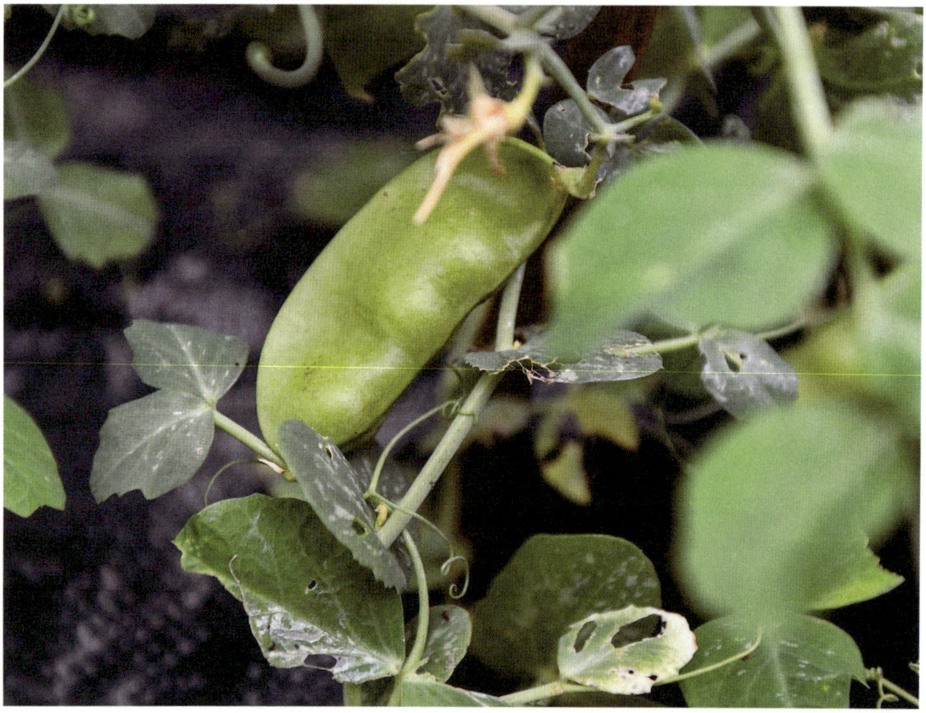

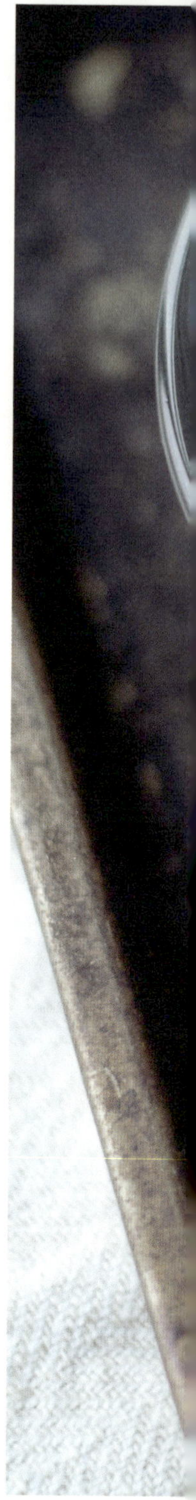

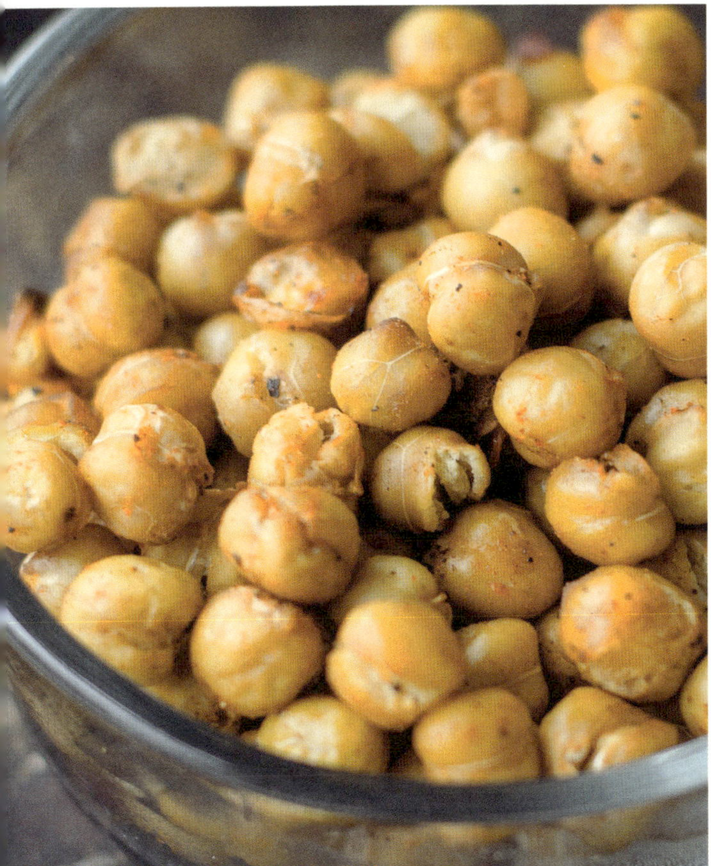

ARTEN VON ERBSEN

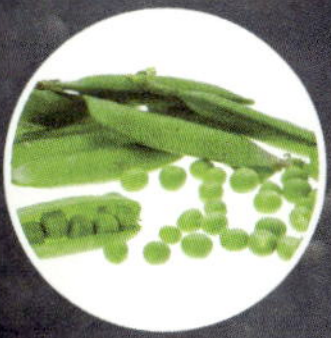

Mark- oder Gartenerbsen
prall und fest, wenn man sie zum Kochen aus der Schote pellt.

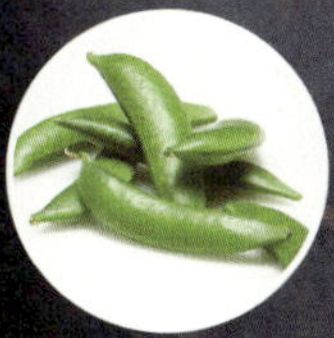

Kaiser- oder Zuckerschoten
flache Schoten, die zusammen mit den sehr kleinen Erbsen gegessen werden.

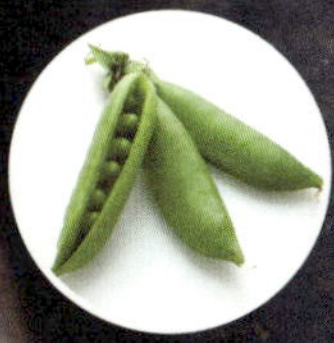

Knackerbsen
essbare Erbsen und Schoten, die ihren Namen dem Laut beim Öffnen verdanken.

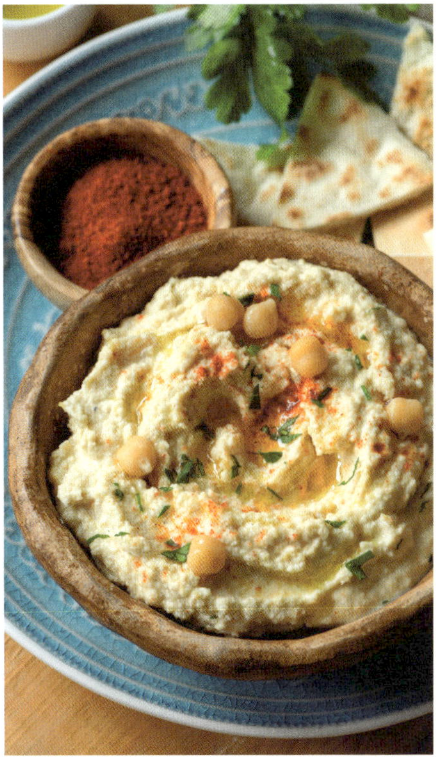

IM BLICK: KICHERERBSEN

Die von Natur aus glutenfreie Kichererbse liefert neben einer Menge Eiweiß zahlreiche Mikronährstoffe. Ursprünglich aus dem Mittleren Osten, dem Mittelmeerraum und Indien stammend, werden Kichererbsen heute auch bei uns angebaut und vielfältig zubereitet, zum Beispiel als Hummus, ein köstlicher Dip aus pürierten Kichererbsen, oder als Panelle – sizilianische frittierte Fladen aus Kichererbsenmehl.

Die vielseitigen und preiswerten Kichererbsen sind in der Regel vorgekocht und in Dosen abgepackt. Will man getrocknete Kichererbsen verwenden, müssen sie vor der Verwendung über Nacht eingeweicht werden. Die haarigen Schoten wachsen an krautigen Büscheln und enthalten ein bis vier Samen. Frisch sehen Kichererbsen eher dunkel, manchmal grün aus. Roh dürfen sie niemals gegessen werden.

OBST STÜRMT VORWÄRTS

Wie beim Gemüse gibt es auch beim Obst unterschiedliche Arten und Sorten: Äpfel und Birnen, Zitrusfrüchte, Steinobst, tropische und exotische Früchte, Beeren und Melonen.

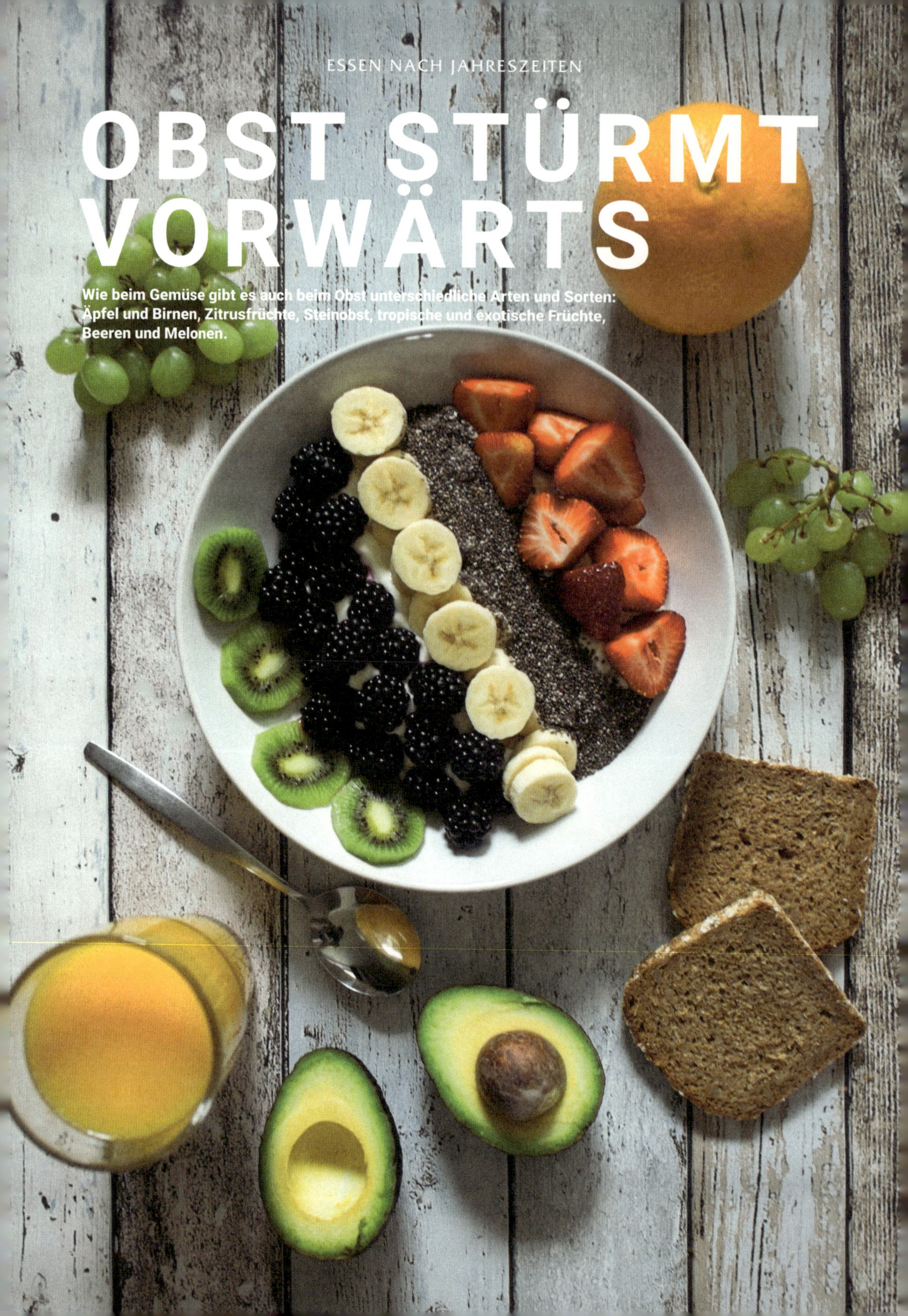

Äpfel und Birnen

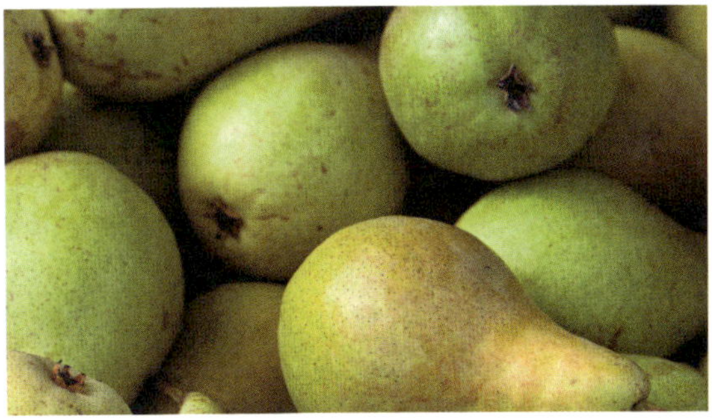

»Dieses Jahr schien es überall schnell Herbst zu werden«, schreibt JK Rowling in *Harry Potter und die Heiligtümer des Todes.* »Der Morgen des ersten September war frisch und golden wie ein Apfel …«

Äpfel verbindet man traditionell mit Herbst und Erntezeit, Birnen dagegen werden in der Regel später im Jahr, sogar bis in den Dezember hinein gepflückt. Beide Früchte haben ein sogenanntes »Kerngehäuse« aus kleinen Samen, das von einer dicken, essbaren Schicht, dem Fruchtfleisch, umgeben ist.

IM BLICK: ÄPFEL

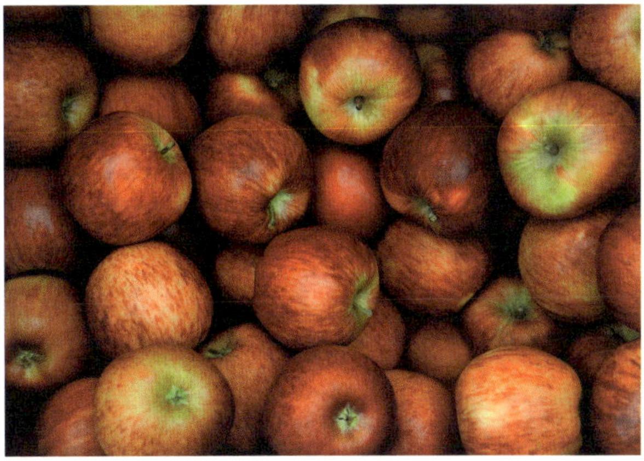

Geld wächst bekanntlich nicht auf Bäumen, Äpfel tun es – und zwar problemlos. Es gibt Tausende von Sorten, die sich grob in zwei Kategorien einteilen lassen: »Tafeläpfel« zum Verzehr und »Kochäpfel«, wie der Name schon sagt, zum Kochen. In Deutschland sind die Sorten Gala, Boskoop, Jonagold, Braeburn oder Elstar sehr beliebt.

Das alte Sprichwort »Ein Apfel am Tag hält den Doktor fern« stimmt so nicht ganz – der Apfel sollte als Teil einer großen Vielfalt an frischem Obst und Gemüse auf dem Speiseplan stehen – aber in puncto Ballaststoffe und Vitamin C ist er fast unschlagbar.

In der Kantine des AXA-Trainingszentrums des Liverpool FC steht immer eine Kiste mit frischen Äpfeln bereit, die auch für Desserts und herzhafte Gerichte verwendet werden.

Manche sind beim Hineinbeißen knackig, andere eher weich, einige schmecken eher süß, andere säuerlich, ein paar sind gestreift, andere rotbackig oder fleckig.

Neben ihrem guten Geschmack haben Äpfel auch etwas an sich, das sie so besonders macht. Jahrhundertelang waren sie »Teil der Landschaft« und stellen heutzutage nicht selten eine Verbindung zur »verlorenen Zeit« der Kindheit her.

Streuobstwiesen, also Flächen, auf denen Apfelbäume angebaut werden, sind übrigens ein wichtiger Lebensraum für Wildtiere wie Spechte, Bienen, Fledermäuse und Nachtfalter. In Großbritannien ist ihre Zahl seit den 1950er-Jahren um etwa 90 Prozent zurückgegangen.

Der National Trust verwaltet heute viele historische Streuobstwiesen und unterstützt die Bewahrung alter Apfelsorten, die so klangvolle Namen haben wie Ashmead's Kernel, Winter Queening, Coer de Boeuf und Flower of Kent.

Jeder, der das Glück hat, einen Apfelbaum im Garten zu haben, kennt seine wunderschöne Blüte im Frühjahr. Die reifen Äpfel können im Herbst geerntet werden. Manche sind vielleicht schon auf den Boden gefallen (sogenannte Falläpfel), die restlichen umfasst man vorsichtig mit der Hand und pflückt sie direkt vom Zweig.

Zitrusfrüchte

»Oranges and lemons, say the bells of St Clement's« (Orangen und Zitronen singen die Glocken von St Clement's) – so beginnt ein bekannter mittelalterlicher Kinderreim, als die Handelsschiffe spanische Orangen auf den Märkten entlang der Londoner Brücken entluden.

Diese Früchte, zu denen auch Limetten und Grapefruit gehören, gehen auf drei »Urfrüchte« zurück: die Mandarine aus China, die Pomelo aus Malaysia und die dickschalige Cedrat – eine große gelbe Zitronatzitrone aus Indien.

Im Italien der Renaissance wurden die Zitrusfrüchte so geschätzt, dass man sie nicht nur in Gärten zur Schau stellte, sondern auch bei Festessen in großen Mengen auf den Tischen präsentierte. Die Reichen ließen sogar Gemälde von ihnen anfertigen. Der britischen Marine dienten Zitrusfrüchte später als wertvolles Mittel gegen Skorbut, eine durch Vitamin-C-Mangel verursachte Krankheit der Seeleute.

Heute werden in den Supermärkten Großbritanniens jährlich 750 Millionen Pfund für Zitrusfrüchte ausgegeben, das entspricht einem Jahresverbrauch von 400 Millionen Kilo – von denen die meisten aus Spanien und Südafrika importiert werden. Man kann Zitrusfrüchte auch selbst in Kübeln ziehen, im Sommer draußen, im Winter drinnen.

Michael Barker, Herausgeber des *Fresh Produce Journal*, sagt: »Der moderne britische Verbraucher bevorzugt heutzutage Lebensmittel, die er unterwegs essen kann, daher der starke Umsatzanstieg bei ›leicht zu schälenden‹ Früchten wie Satsumas und Mandarinen. Wir beobachten auch, dass die Leute immer häufiger Zitrusfrüchte zum Backen kaufen – so eine Art britischer ›Backeffekt‹! Und viele wollen eigenen Saft daraus pressen.«

Im *Food Programm* von BBC Sounds heißt es, Zitrusfrüchte zählten zu den Früchten, »die mit ihrem Duft und ihrem Geschmack die Stimmung heben und den Speisen ›Pepp‹ verleihen … Sie geben Getränken Schwung und Frische, runden einen Eintopf ab, reichern ein hastig gekochtes Essen an, [und] verfeinern jedes Dessert!«

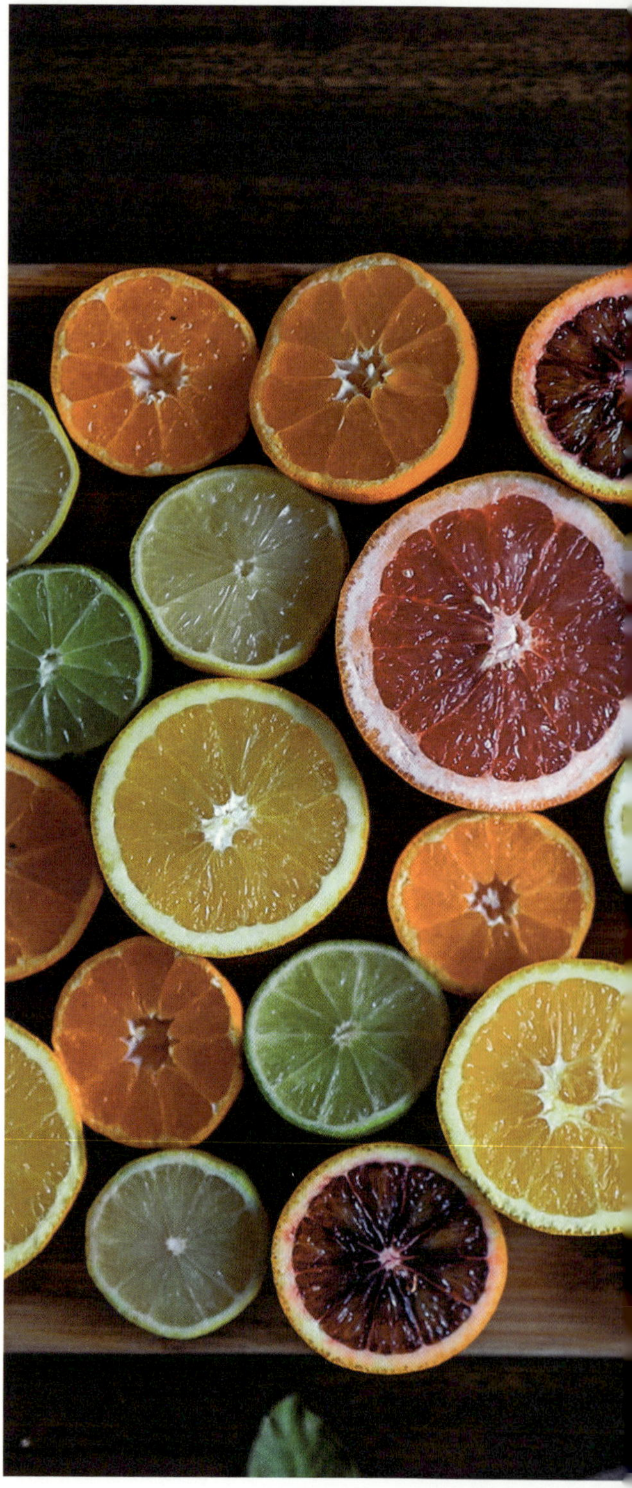

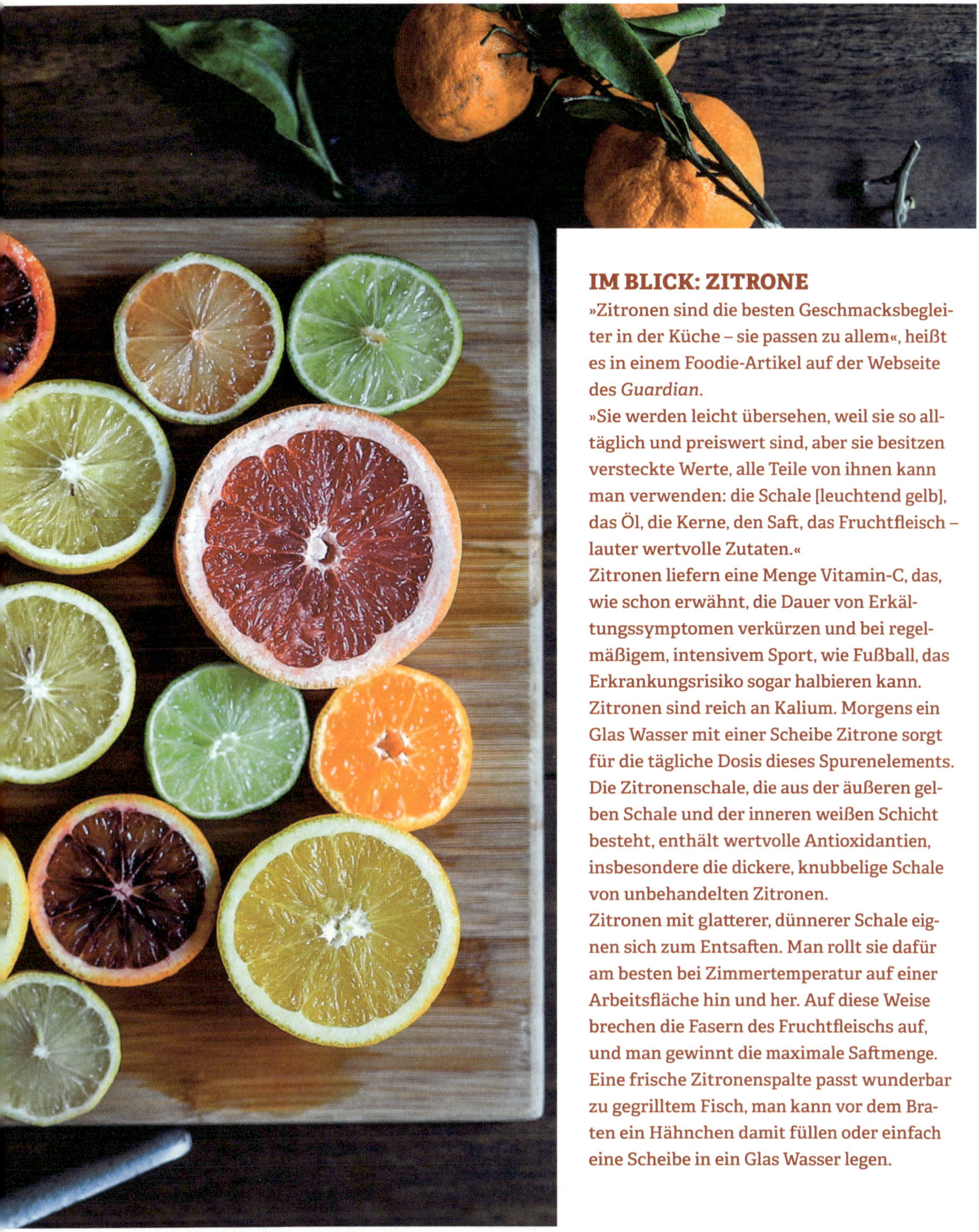

IM BLICK: ZITRONE

»Zitronen sind die besten Geschmacksbegleiter in der Küche – sie passen zu allem«, heißt es in einem Foodie-Artikel auf der Webseite des *Guardian*.

»Sie werden leicht übersehen, weil sie so alltäglich und preiswert sind, aber sie besitzen versteckte Werte, alle Teile von ihnen kann man verwenden: die Schale [leuchtend gelb], das Öl, die Kerne, den Saft, das Fruchtfleisch – lauter wertvolle Zutaten.«

Zitronen liefern eine Menge Vitamin-C, das, wie schon erwähnt, die Dauer von Erkältungssymptomen verkürzen und bei regelmäßigem, intensivem Sport, wie Fußball, das Erkrankungsrisiko sogar halbieren kann.

Zitronen sind reich an Kalium. Morgens ein Glas Wasser mit einer Scheibe Zitrone sorgt für die tägliche Dosis dieses Spurenelements.

Die Zitronenschale, die aus der äußeren gelben Schale und der inneren weißen Schicht besteht, enthält wertvolle Antioxidantien, insbesondere die dickere, knubbelige Schale von unbehandelten Zitronen.

Zitronen mit glatterer, dünnerer Schale eignen sich zum Entsaften. Man rollt sie dafür am besten bei Zimmertemperatur auf einer Arbeitsfläche hin und her. Auf diese Weise brechen die Fasern des Fruchtfleischs auf, und man gewinnt die maximale Saftmenge.

Eine frische Zitronenspalte passt wunderbar zu gegrilltem Fisch, man kann vor dem Braten ein Hähnchen damit füllen oder einfach eine Scheibe in ein Glas Wasser legen.

Tropisch und Exotisch

Der Klimawandel hat in den vergangenen Jahren dazu geführt, dass einige exotische Obstsorten auch in gemäßigteren Klimazonen angebaut werden können, in der Regel müssen die tropischen Favoriten wie Bananen, Mangos und Ananas aber immer noch aus Ländern der Südhalbkugel nach Großbritannien importiert werden.

Bananen, die in Büscheln von fünf bis zwanzig »Fingern« wachsen, werden gepflückt, wenn sie zu zwei Dritteln gereift sind, und wandeln dann während des Transports ihre Stärke langsam in Zucker um.

Reife thailändische Mangos haben eine überwiegend gelbe Schale mit süßem, saftigem Fruchtfleisch, wogegen die Schale brasilianischer Sorten grün und rot ist. Südamerikanische Guaven sind außen grün und gelb und besitzen ein lachsfarbenes Inneres.

Zu den kleineren tropischen Früchten gehören die Kiwi (haarige braune Schale und grünes Fruchtfleisch), Litchi (dünne rosafarbene Schale mit weißem, saftigem Fruchtfleisch) und die Passionsfrucht oder Maracuja (lila Schale und gelbes Fruchtfleisch).

Beim Kauf von Tropenfrüchten sollte man verstärkt darauf achten, dass sie fest sind. Nach dem Aufschneiden am besten abdecken und kühl lagern.

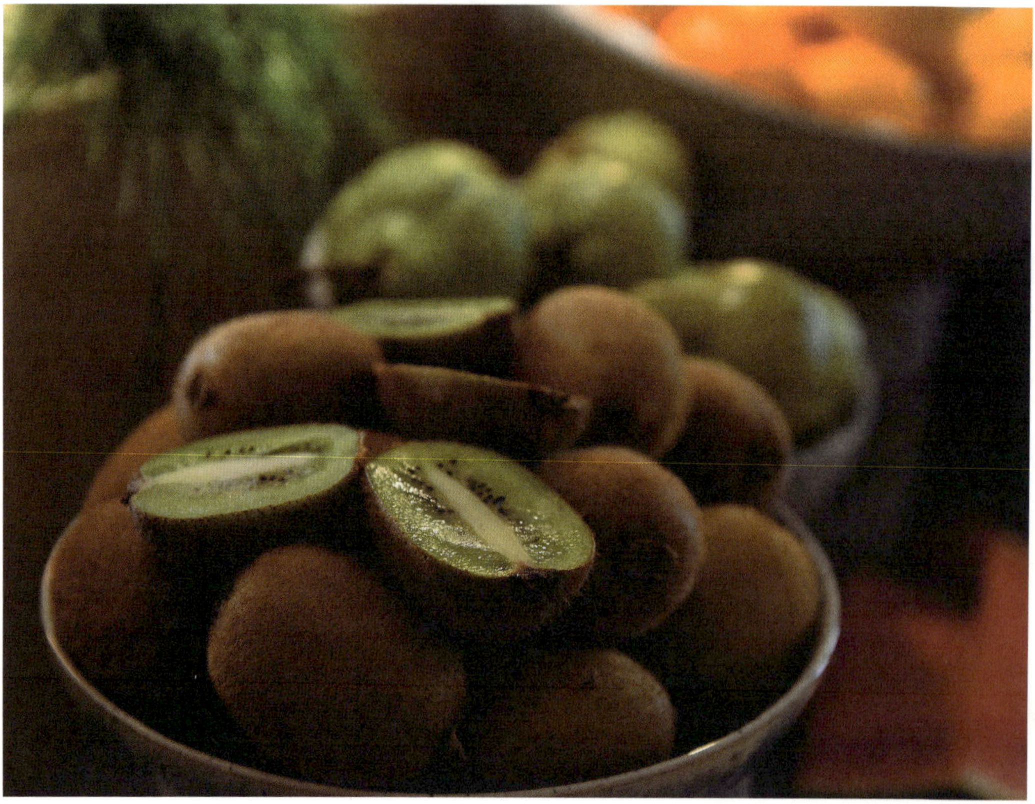

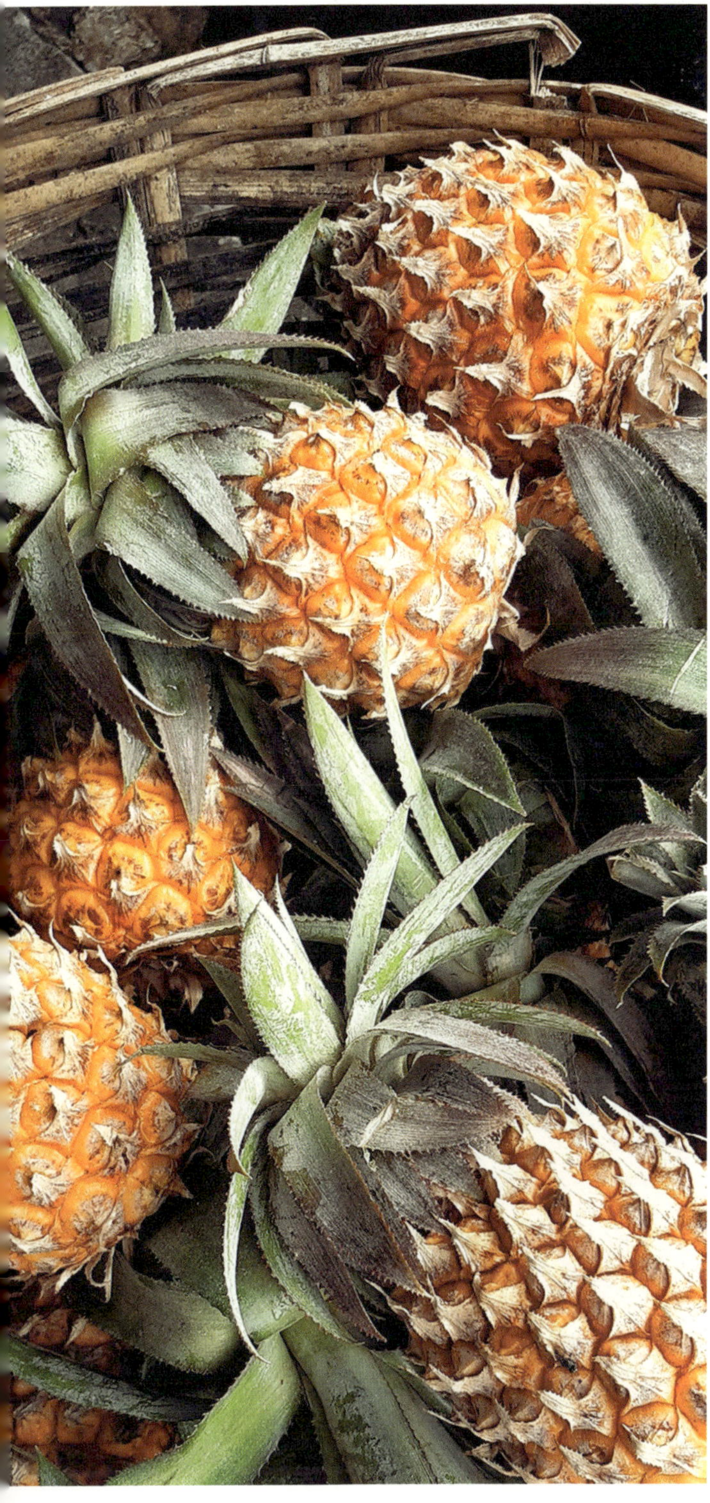

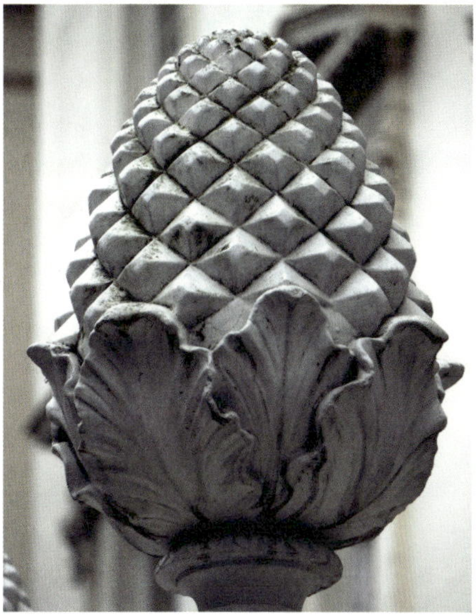

IM BLICK: ANANAS

Ananas kann man heute in fast jedem Supermarkt kaufen, früher galt sie als ein Symbol für Überfluss und Reichtum. Man findet sie eingemeißelt auf großbürgerlichen Häusern und Statuen in den aus der Viktorianischen Zeit stammenden Straßen von Liverpool.

Christoph Kolumbus wird zugeschrieben, die Ananas nach Europa gebracht zu haben, nachdem er im Jahr 1493 die stachelschalige Frucht auf der Insel Guadeloupe entdeckt hatte.

Kaum eine andere Frucht sieht so köstlich und unverwechselbar aus wie die Ananas. Sie ist eine »zusammengesetzte Frucht«, das heißt, sie besteht aus einem zentralen Stiel, aus dem Dutzende von einzelnen Blüten wachsen, die zu einer einzigen Frucht verschmelzen mit einem Schopf aus kurzen Blättern.

Eine Portion Ananas liefert mehr als die Hälfte der empfohlenen Tageszufuhr an Vitamin C.

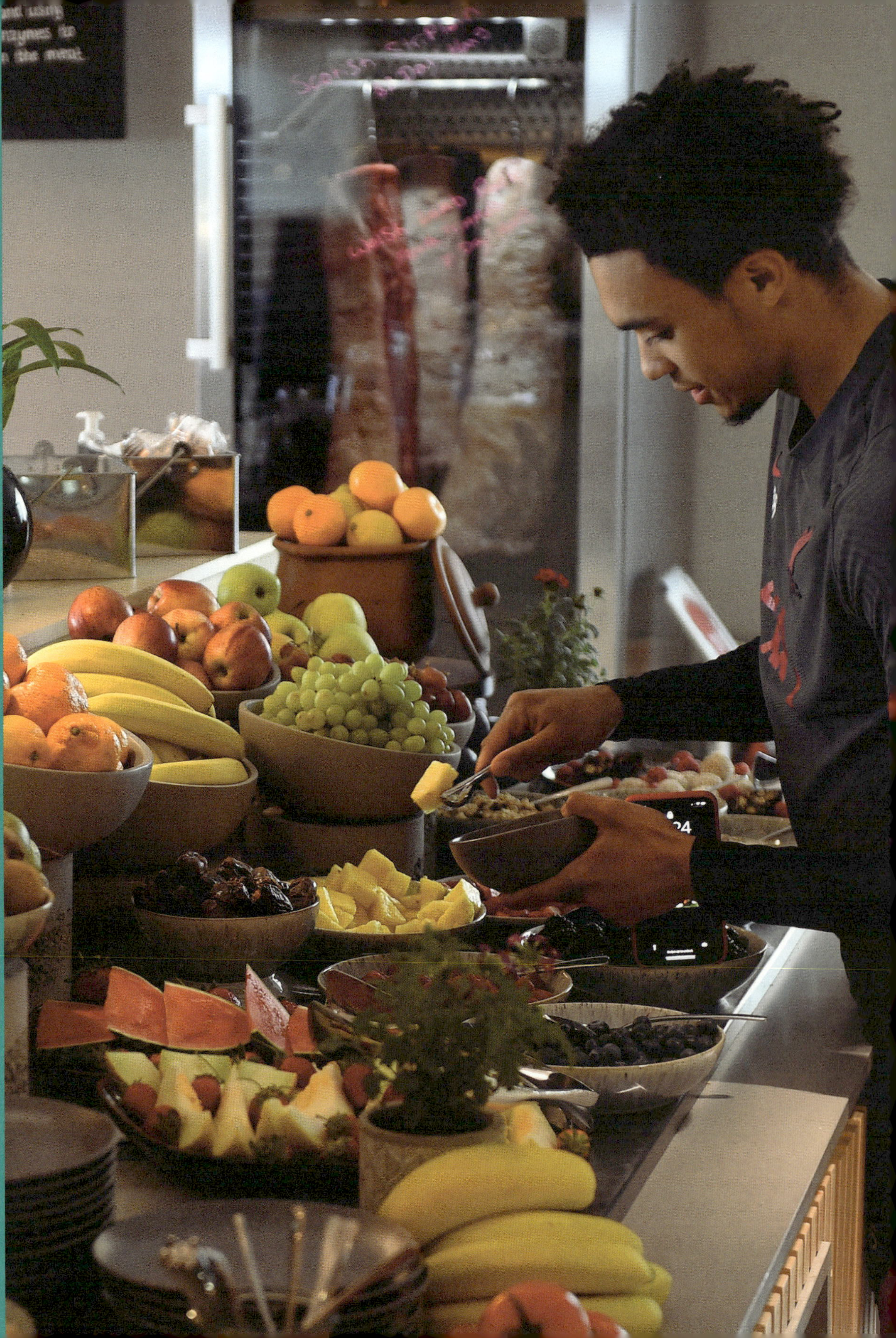

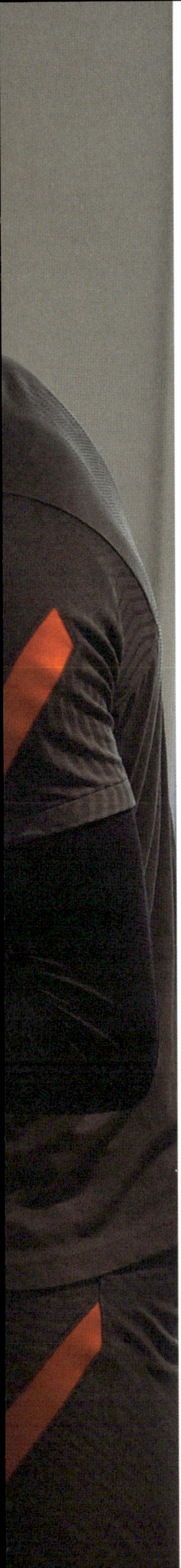

Tropisch und Exotisch

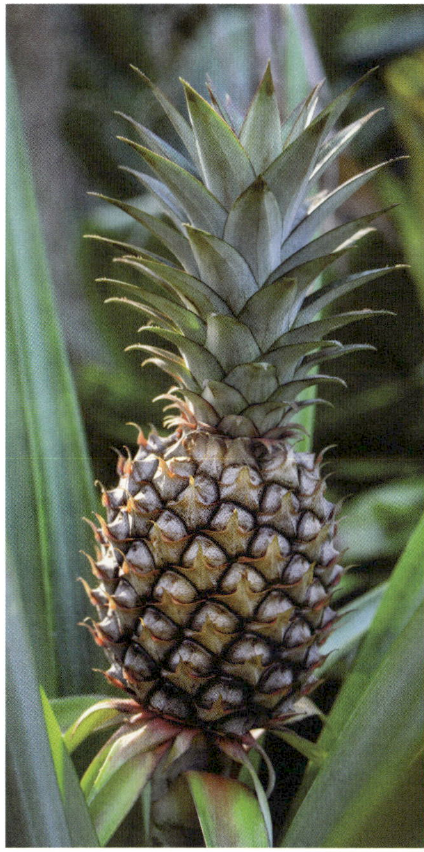

MONA ÜBER DIE »TROPHÄENFRUCHT«

»Im AXA Training Centre in Kirkby steht Ananas oft auf dem Speiseplan, außerdem ist sie häufiger Bestandteil spezieller Shakes. Bei uns kennt man Ananas eher als Snack oder als Zutat für Smoothies, in der asiatischen Küche jedoch wird sie für süß-saure Gerichte verwendet.

In Supermärkten wird Ananas oft als Scheiben oder gestückelt in Dosen oder kleinen Plastikschalen angeboten, aber mir gefällt gerade ihr besonderes Aussehen, wenn sie noch ganz ist.

Man stellt sich vielleicht vor, die Ananas wachse hoch oben an Bäumen wie eine Kokosnuss, tatsächlich wächst sie nahe am Boden. Zum Anbauen einer Ananas braucht man einfach eine Ananas – sie wächst nicht aus dem Samen, sondern aus dem blätterigen Kopf, der direkt in die Erde gesteckt wird.

Sie sieht aus wie eine 40 cm hohe Yucca-Palme, auf der die Ananas wie eine Trophäe sitzt! Für die Ernte benötigt man allerdings Macheten oder scharfe Messer, um die Früchte von den Stämmen zu trennen.

Die Ananas ist saftig, aber oft nicht so saftig wie Äpfel oder Birnen. In Supermärkten gibt es oft Ananassaft aus einem natürlichen, mit Wasser und Zucker zugesetzten Konzentrat – der sogenannte Nektar, der nicht zu 100 Prozent aus frisch gepresstem Saft besteht.

Wunderbarerweise enthält die Ananas das Enzym Bromelain, das besonders gut gegen Schwellungen hilft. Allerdings befindet es sich hauptsächlich im meist holzigen Strunk, den man normalerweise abschneidet.

Die Papaya-Frucht enthält eine ähnliche Substanz namens Papain, beide Enzyme helfen, die nach Verletzungen oder Prellungen entstehende Flüssigkeit aus den Gelenken zu transportieren. Abgesehen vom hohen Vitamin-C-Gehalt bietet die Ananas also weiteren gesundheitlichen Nutzen.«

Beeren

Alles ganz einfach, oder? Was »Beere« heißt, ist doch sicher eine Beere. Nicht ganz.

Nährstoffreiche Exemplare wie Erdbeeren, Blaubeeren, Stachelbeeren und Holunderbeeren sind tatsächlich Beeren. Himbeeren und Brombeeren sind botanisch gesehen jedoch eher Steinfrüchte, denn aus jeder ihrer kleinen saftigen Kügelchen entsteht eine Steinfrucht, winzige Kerne, die oft zwischen den Zähnen stecken bleiben. Trotz der schwierigen Zuordnung macht es Spaß, im Herbst Beeren – besonders Brombeeren – am Wegesrand zu pflücken. Aber Vorsicht sollte man bei wilden unbekannten Beeren walten lassen – sie könnten giftig sein.

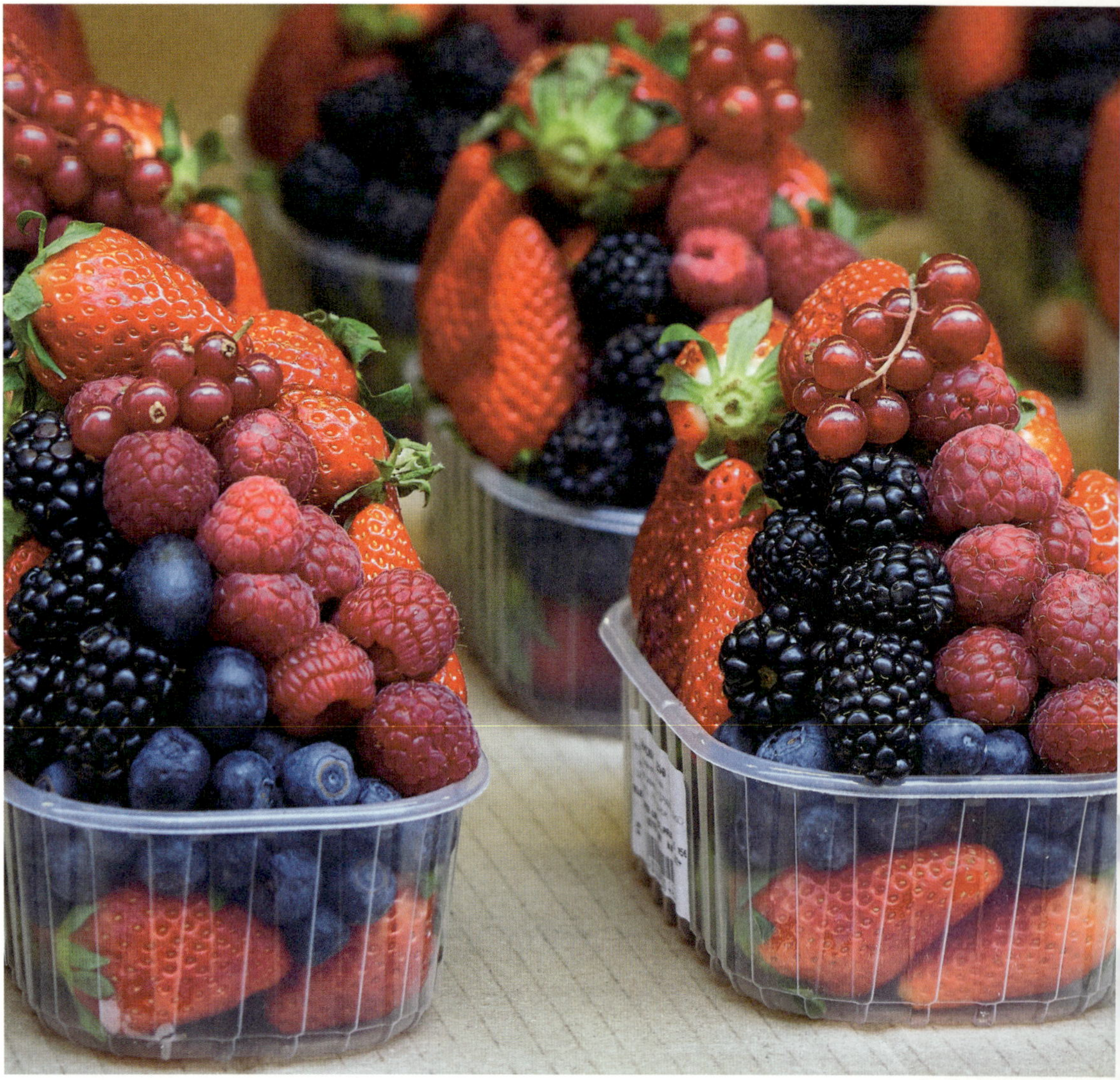

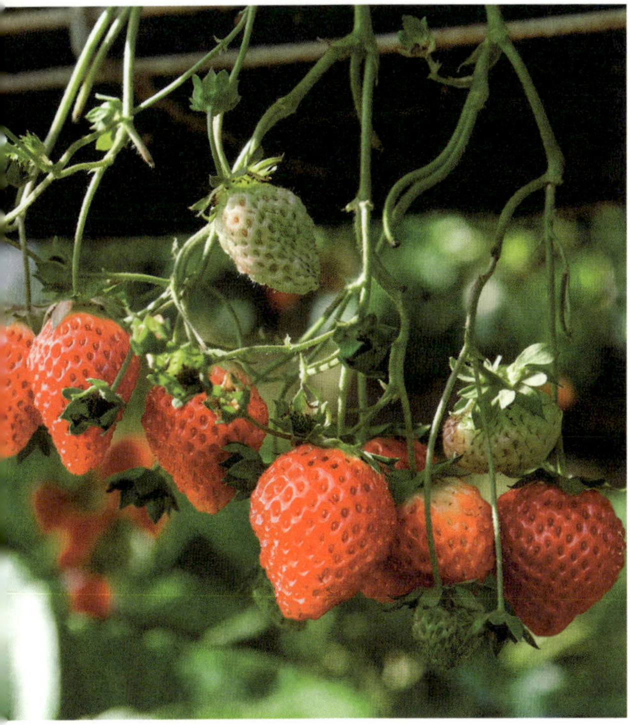

IM BLICK: ERDBEERE

Keine Sommergefühle ohne Erdbeeren mit Schlagsahne! Zum Glück lassen sich Erdbeeren unglaublich einfach anbauen und gedeihen fast überall – in Rabatten, Pflanzkübeln oder Blumenampeln, am besten durch ein kleines Netz vor hungrigen Vögeln und Eichhörnchen geschützt!

Erdbeeren sind eine hervorragende Quelle für Vitamin C, Mangan und Kalium. Sie sind reich an Antioxidantien und sekundären Pflanzenstoffen, die sich positiv auf Herz und Blutzuckerspiegel auswirken. Sieben Erdbeeren entsprechen etwa einer Portion der empfohlenen »Fünf am Tag«.

Wer keine eigenen Erdbeeren anbaut, kann sie auch auf dem Feld pflücken – das ist fast so etwas wie eine britische Institution. Überall auf dem Land weisen Schilder auf diese Möglichkeit hin. Die Royal Horticultural Society rät, die frisch gepflückten, reifen Erdbeeren möglichst rasch zu verzehren, da sie sich nicht lange halten.

IM BLICK: STACHELBEERE

Es ist durchaus nicht abwegig, sich mit einer Frucht zu beschäftigen, die bei uns »aus der Mode« gekommen ist, denn Stachelbeeren haben eine faszinierende Vorgeschichte.

Diese süß-herben kleinen Beeren mit ihrer unverwechselbaren grünen Farbe – fast so grün wie ein Fußballfeld – waren in der ersten Hälfte des letzten Jahrhunderts sehr populär. In den USA wurden sogar Country-Songs über sie geschrieben.

Der Anbau von Stachelbeeren erfordert viel Mühe und Pflege, was in großem Maßstab nicht immer möglich ist, daher tauchen sie im Supermarkt neben den beliebten Heidelbeeren und Himbeeren nur selten auf. Häufiger findet man sie im Bio- oder Hofladen.

Stachelbeeren sind kalorienarm und voller Nähr- und Ballaststoffe (wie die meisten Beeren). Voll ausgereift sind sie weich und süß und eignen sich perfekt für Streuselkuchen, Sorbets, Marmelade und sogar Getränke – sehr erfrischend mit Holunderblütensirup gemischt!

In Großbritannien wird der Eigenanbau von Stachelbeeren noch immer betrieben. Es gibt sogar weltcupähnliche Stachelbeer-Wettbewerbe, vor allem in Nordengland. Erst kürzlich wurde ein neuer Stachelbeerrekord aufgestellt mit einer Beere, die fast 65 Gramm wog (etwa halb so viel wie ein Cricketball).

Ein alter Country-Song, der gut für den Kop passen würde, geht so: «Oh, Stachelbeerkuchen, Stachelbeerkuchen, wie liebe ich dich. So gut, so saftig, seit Ewigkeiten stachlig, oh Stachelbeerkuchen, wie liebe ich dich.«

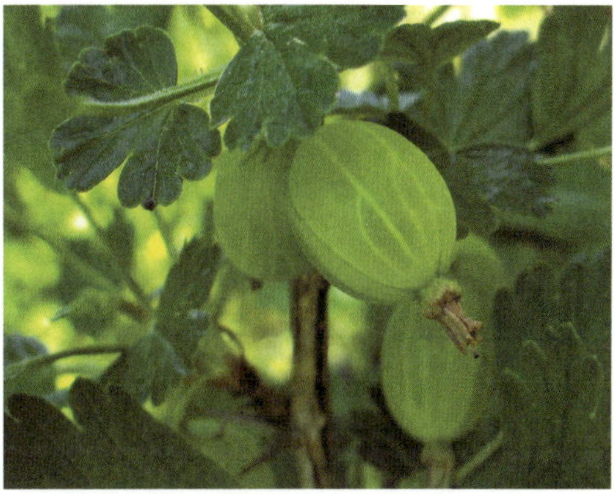

Melonen

Zur Familie der Melonen gehört die hell- und dunkelgrün gestreifte Wassermelone, die orangefarbene Cantaloupe (auch Warzen- oder Zuckermelone genannt) und die Honigmelone.

Ähnlich wie Kürbisse und Gurken besitzen Melonen tropfenförmige Kerne. An einem heißen Sommertag gibt es nichts Erfrischenderes als ein Stück süße, kalte Melone.

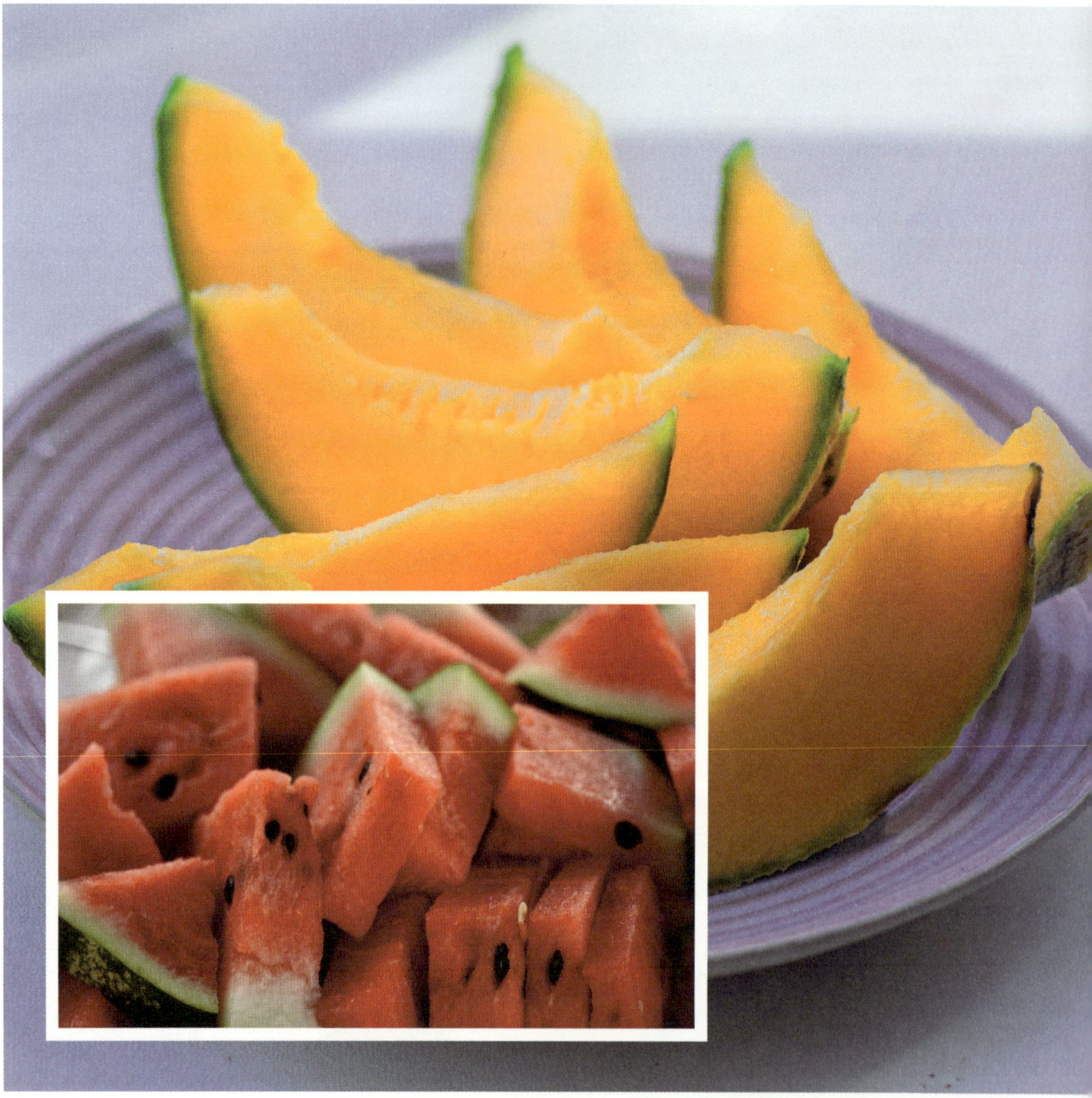

IM BLICK: PAPAYA

Die Papaya – eine melonenartige tropische Frucht, ursprünglich in Mittelamerika beheimatet – liefert mehr Vitamin C als die Melone und hat einen saftigen, pfirsichähnlichen Geschmack. Die in ihr enthaltenen Antioxidantien sollen die Augengesundheit fördern, indem sie vor einer Netzhaut-Degeneration schützen.

Anders als die Ananas wächst diese Frucht an einem manchmal bis zu neun Meter hohen Stamm, an dessen Spitze sich eine palmenähnliche Blätterkrone befindet.

Bei Zimmertemperatur gereift, kann man die Papaya roh verzehren – einfach der Länge nach halbieren und die Kerne mit einem Löffel entfernen – oder für andere Gerichte verwenden. Köstlich, wenn sie mit Chilis zu einer Salsa verarbeitet wird.

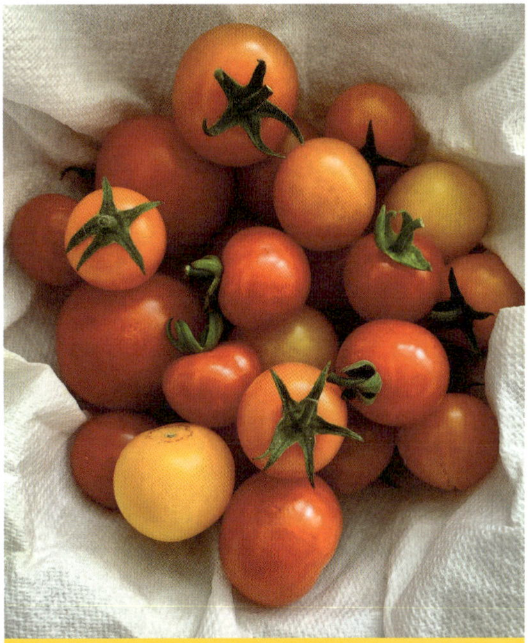

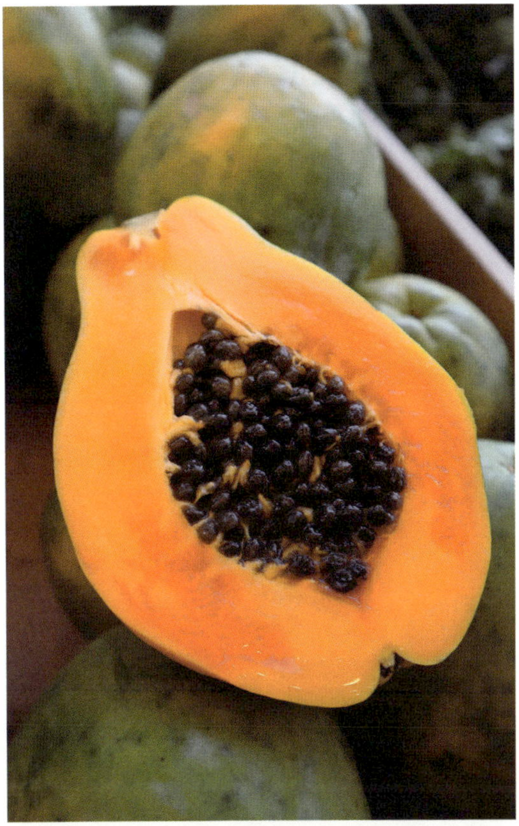

DAS PROBLEM MIT DEN TOMATEN

Tomaten werfen immer wieder die Frage auf: Gehören sie nun zum Obst oder zum Gemüse? Dasselbe gilt für Paprika. Beide enthalten Samen und wachsen wie anderes Obst aus einer befruchteten Blüte und können roh gegessen werden. Aber wegen ihres süßen und gleichzeitig pikanten Aromas werden sie von Ernährungswissenschaftlern den Gemüsen zugeordnet.

In Nordeuropa kennt man die Tomate erst seit dem 19. Jahrhundert. Damals kam sie aus Südeuropa, zum Beispiel aus Spanien, ihr eigentlicher Ursprung aber ist Südamerika.

Heute gibt es Tausende von Sorten und vier Hauptarten: die Kirschtomate (klein und oft besonders süß); die Salattomate (für leichte, sommerliche Gerichte); die Fleischtomate (groß, fleischig und gut zum Grillen); und die Roma-Tomate (ideal zum Trocknen in der Sonne).

Kleinere Tomatensorten kann man mit ein bisschen Zeit und Platz gut selbst anbauen. Und es macht großen Spaß, die Samen im Haus selbst zu ziehen und dann die Tomaten in Töpfen, Blumenampeln oder einem Gewächshaus beim Wachsen zu beobachten.

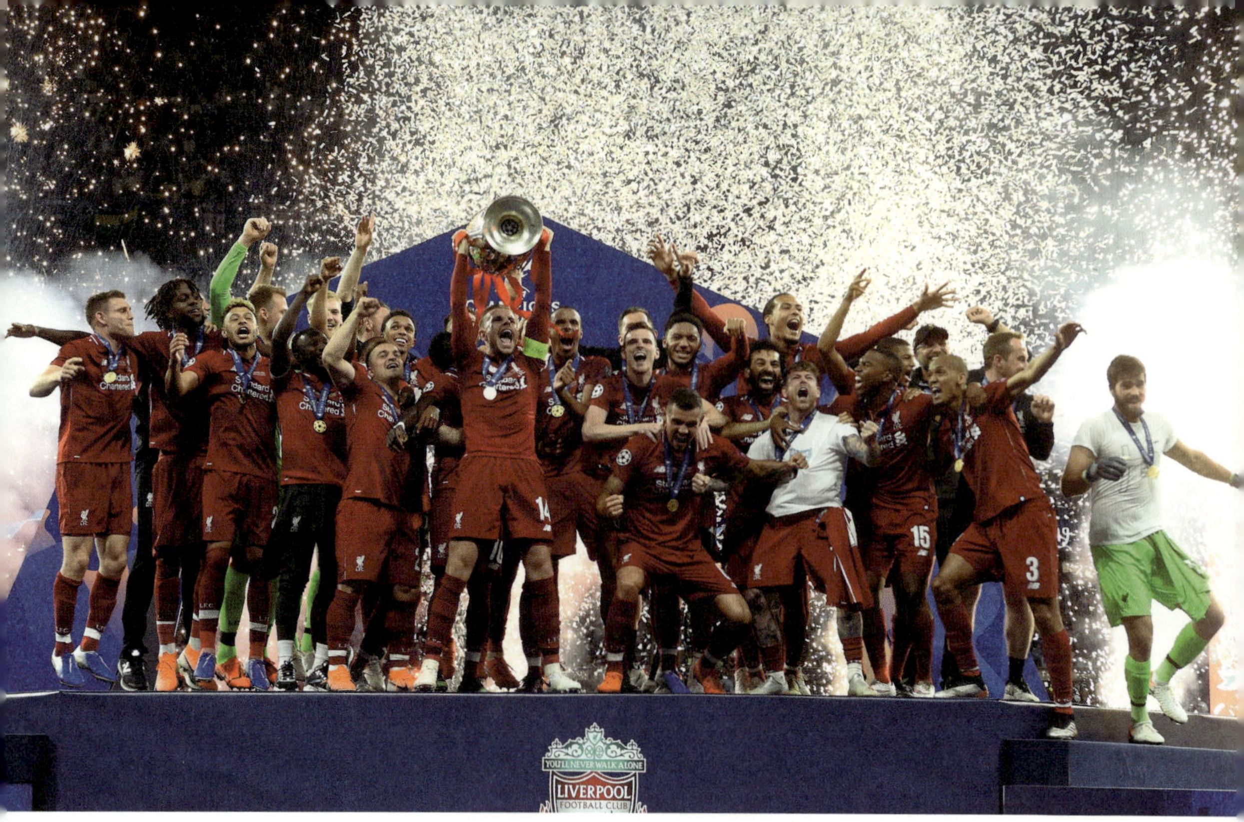

GETREIDE-GEWINNER

Wer hat sich bei einem Spaziergang, einer Radtour oder beim Blick aus dem Zugfenster nicht schon einmal gefragt, was da auf den Feldern wächst, auf die die Sommersonne brennt, oder was sich dort im Wind wiegt?

Meist handelt es sich um Getreidearten wie Weizen, Gerste, Roggen oder Hafer, die wegen ihrer essbaren, nährstoffreichen Samen bzw. Körner angebaut werden.

Weizen, das am häufigsten angebaute Getreide der Welt, wird für die Brot- und Backwarenindustrie zu Mehl gemahlen und für viele weiteren Lebensmittel verwendet.

Es gibt Hartweizen und Weichweizen, daneben die Sorten Emmer und Dinkel. Ist der Weizen erntereif, hat er eine goldbraune Farbe, ähnlich wie Gerste, besitzt aber kürzere borstige Haare, die »Grannen«, die die meist in Dreiergruppen angeordneten Samen schützen.

Die gelblich-weiße Gerste lässt aufgrund ihrer langen, biegsamen Grannen (die die einzelnen Körner

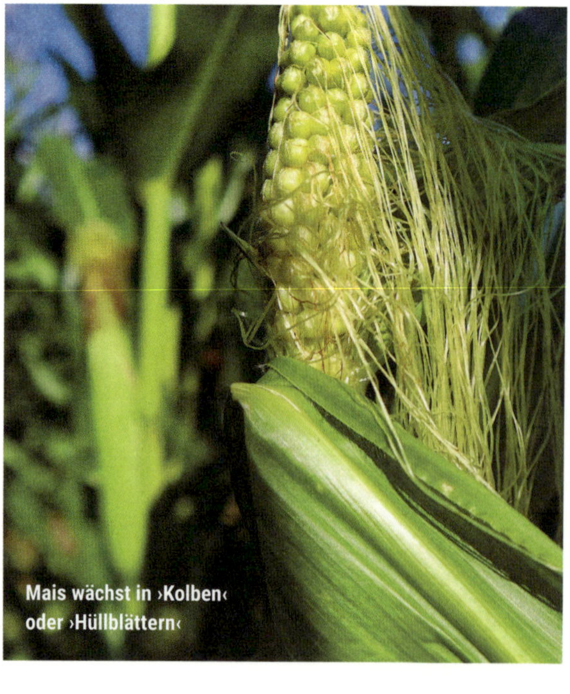

Mais wächst in ›Kolben‹ oder ›Hüllblättern‹

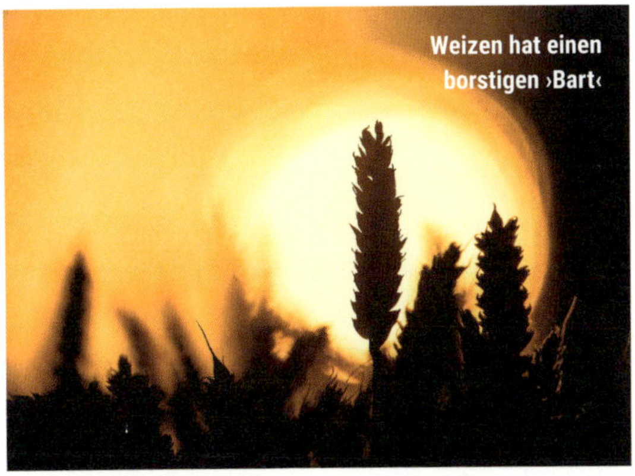
Weizen hat einen borstigen ›Bart‹

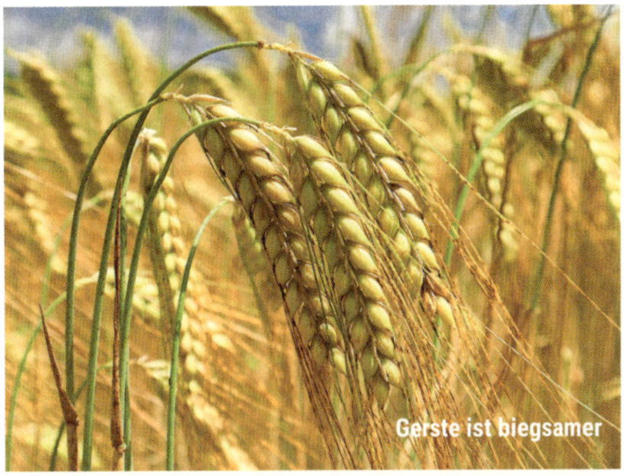
Gerste ist biegsamer

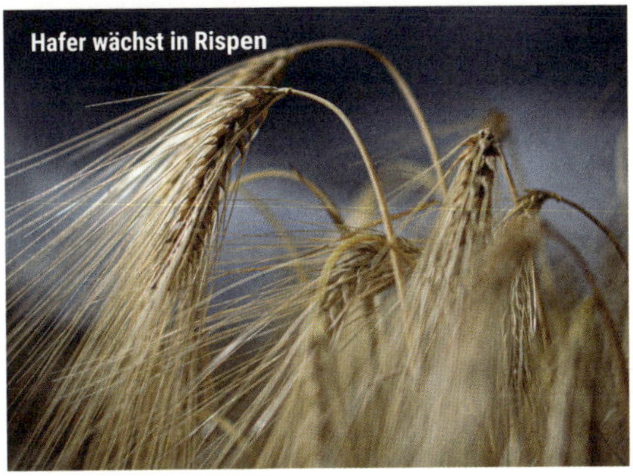
Hafer wächst in Rispen

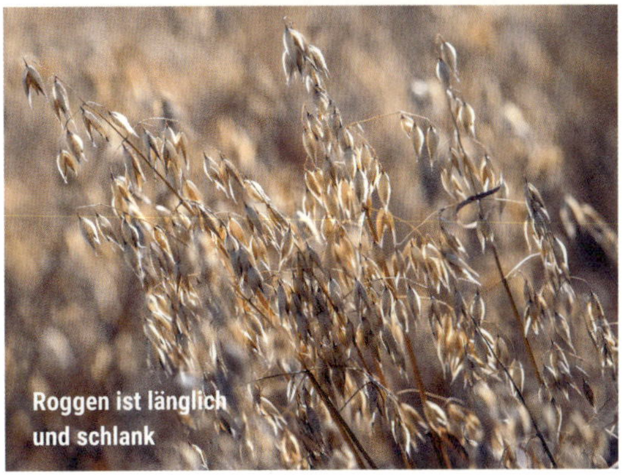
Roggen ist länglich und schlank

schützten) das Gerstefeld leicht verschwommen wirken. Gerste wird für die Herstellung von alkoholischen Getränken wie Bier und Whisky oder auch als Tierfutter verwendet.

Roggen ähnelt dem Aussehen nach der Gerste, ist aber länglicher und schlanker. Die paarigen Samen werden zur Herstellung von Brot, Bier und als Tierfutter verwendet.

Hafer wächst nicht wie die drei oben genannten Getreidearten in Ähren, sondern in sogenannten Rispen. Da Hafer von Natur aus kein Gluten enthält, das Klebereiweiß, das bei manchen Menschen eine Immunreaktion auslöst, eignet er sich für die glutenfreie Ernährung.

Der robuste Hafer wächst auch auf schlechten Böden und ist wegen seines hohen Nährwerts als Frühstücksflocken, Müsli und Müsliriegel beliebt.

Nach der Ernte werden die übrig gebliebenen Weizen-, Gerste- oder Roggenhalme gesammelt, getrocknet, gebündelt und zu Stroh verarbeitet. Dieses wiederum wird als Einstreu in Tierställen oder zur Herstellung von Körben und Hüten oder sogar als Brennstoff bei der Erzeugung von Bioenergie verwendet. Gras wird getrocknet und als Heu gelagert, um es in den Wintermonaten oder in Dürreperioden an die Nutztiere zu verfüttern.

Mais ist ebenfalls eine Getreideart. Sein kolbenförmiger Fruchtstand ist von Hüllblättern umgeben – diese Maiskolben, im Hofladen oder Biomarkt gekauft, halten in der Regel viel länger als die in Plastik verpackten aus dem Supermarkt.

Die amerikanischen Ureinwohner bauten Mais schon seit Jahrhunderten an. Zuckermais wird gegessen, wenn er jung und süß ist, ganz köstlich schmeckt er direkt aus der Pfanne. Futtermais hingegen, der später reift und mehr Stärke enthält, wird oft zu Mehl verarbeitet.

WARUM REIS SO GUT IST

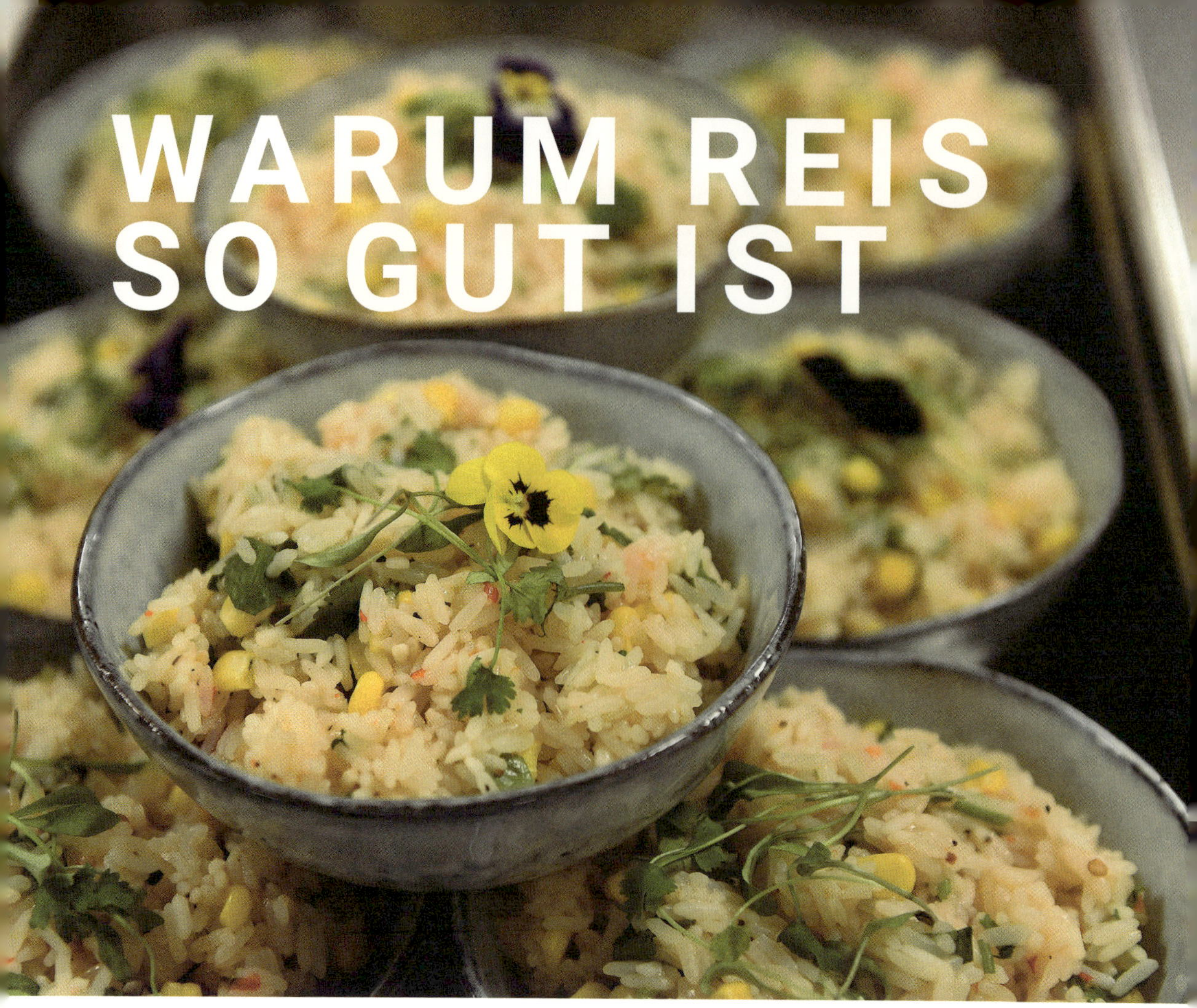

Reiskörner, eigentlich Samen einer Grasart, werden auf überschwemmten »Reisfeldern« angebaut. Reis ist wie Hafer ein von Natur aus glutenfreies Getreide und gehört zu den wichtigsten Kohlenhydratquellen auf unserem Planeten. Es gibt 50 000 Sorten, Tendenz steigend. Reis wird in vielen Ländern der Welt angebaut und exportiert, als Trockengut lässt er sich gut lagern.

Reis wird mit Wasser gekocht, ist also recht einfach in der Zubereitung, dabei niemals langweilig, denn die verschiedenen Sorten eignen sich für zahlreiche Gerichte, für Salate, für Pfannengerichte, als Beilage oder als Hauptspeise.

Kein Wunder also, dass Reis häufig auf der Speisekarte des AXA Training Centre in Kirkby steht, auf der Mona und ihr Team eine Palette an Reissorten, aber auch Reisalternativen wie Amaranth, Quinoa und Buchweizen, anbieten.

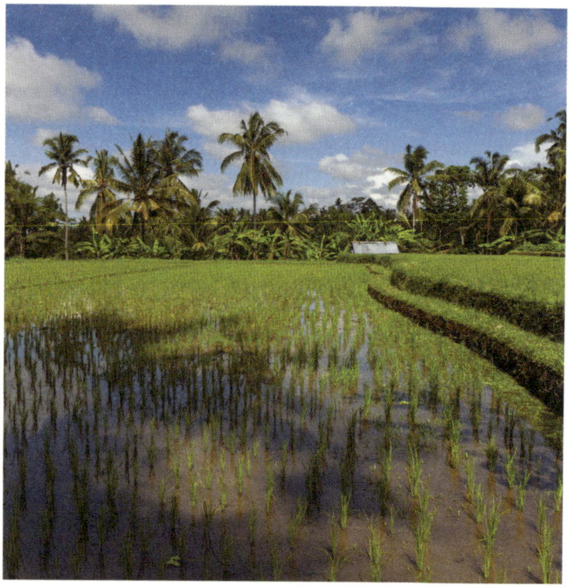

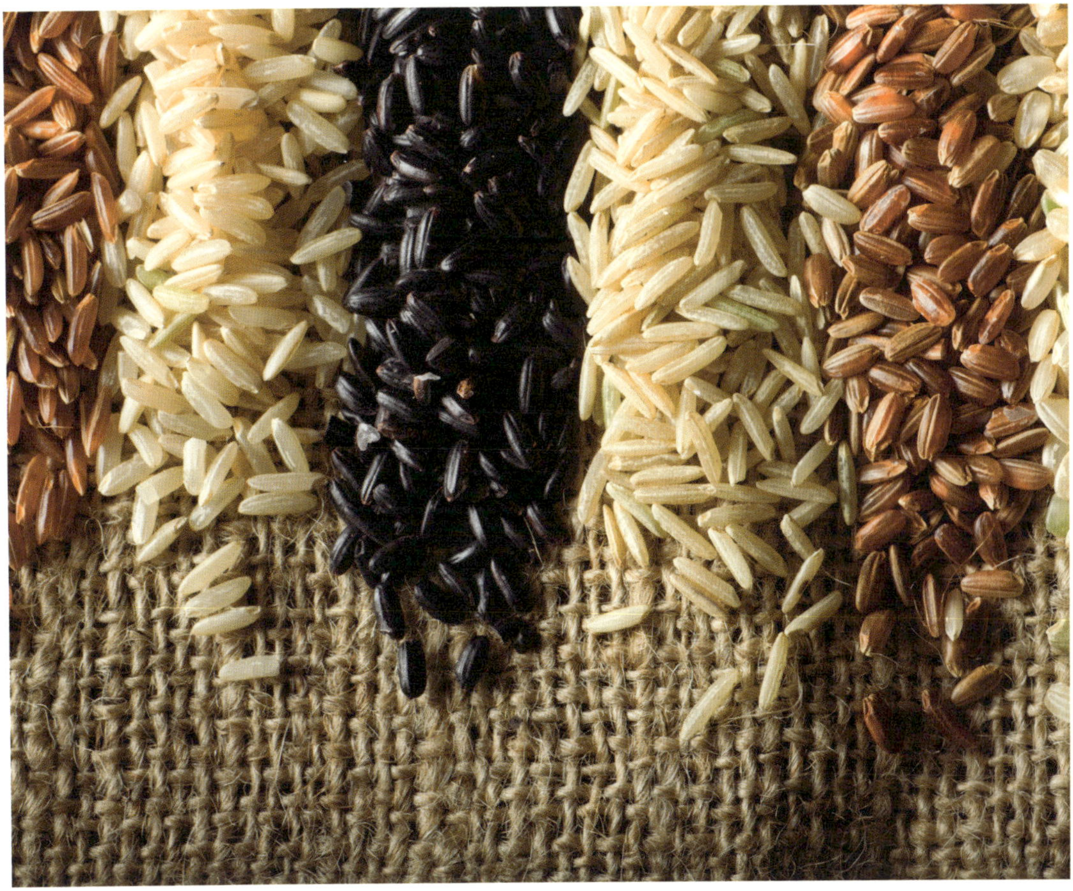

Die Imbissbuden, die an Spieltagen in den Straßen rund um das Stadion von Anfield zu finden sind, bieten meist weißen Reis an. Von Natur aus sind die meisten Reiskörner bei der Ernte braun, da es sich dabei um das ballaststoffreiche, nährstoffreiche Vollkorn handelt. Erst wenn die äußere Schicht entfernt oder »geschält« wird, erhält man weiße Reiskörner.

Reis kann langkörnig, mittelkörnig oder rundkörnig sein. Seine Konsistenz reicht von klebrig bis locker und luftig, und es gibt auch Sorten, die beim Kochen Düfte verströmen.

Arborio-Reis wird vor allem in Norditalien angebaut und für Risotto verwendet, während Bomba- oder Calasparra-Reis für die spanische Region Valencia berühmt ist und traditionell für Paella verwendet wird.

Basmati-Reis, ursprünglich aus dem Himalaya stammend, ist ein eleganter, langkörniger Reis, der in vielen indischen Restaurants angeboten wird. Jasmin ist ein beliebter Duftreis aus Thailand, Sushi-Reis eine Kurzkornspezialität aus Japan.

Es gibt auch schwarzen Reis (sehr nahrhaft, braucht aber länger zum Garen), braunen Reis (eine Vollkornreisart, die besonders sättigend ist), und Wildreis (stammt ursprünglich aus Nordamerika und hat einen intensiv nussigen Geschmack).

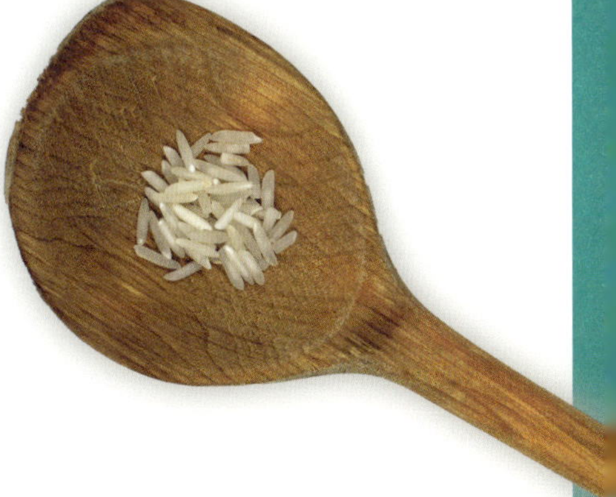

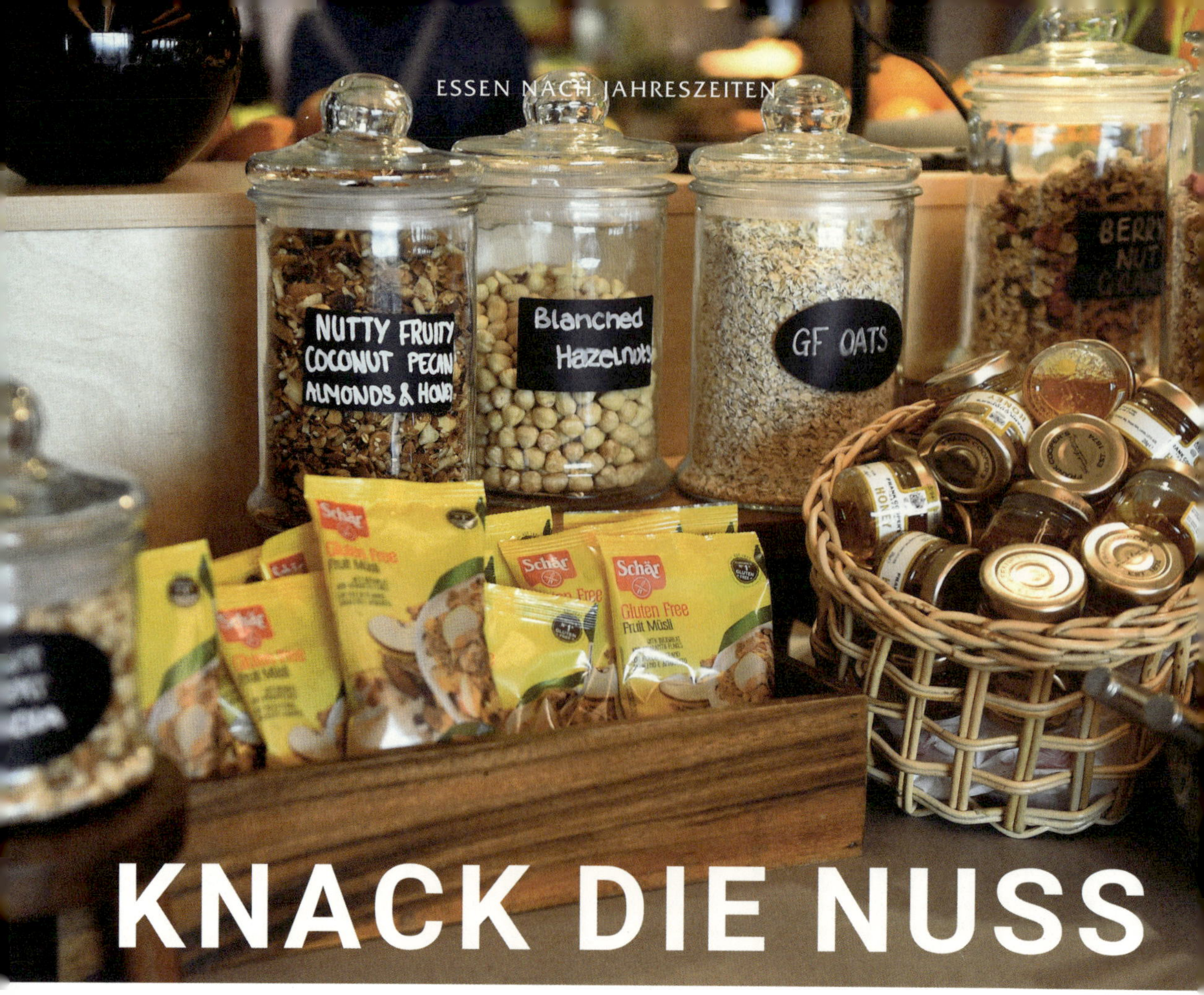

KNACK DIE NUSS

Schalenfrüchte können das »schlechte« Cholesterin senken und damit auch das Risiko für Herzkrankheiten. Als proteinreiche, glutenfreie Zwischenmahlzeit sind sie sehr beliebt und lassen sich gut lagern.

Haselnüsse, Esskastanien und Walnüsse werden häufig angebaut und sind allesamt köstlich. Haselnüsse wachsen in kleinen Büscheln am gleichnamigen Strauch, und im Spätsommer ist es oft ein Wettlauf zwischen Mensch und Tier, wer sie zuerst pflückt!

Achtung: Esskastanien sollten nicht mit Rosskastanien verwechselt werden – Erstere sind mit einem grünen, mit feinen Stacheln besetzten Fell bedeckt, während Letztere eine glatte Außenschicht mit kräftigen Stacheln aufweisen! Esskastanien sind praktisch fettfrei und reich an Ballaststoffen.

Die Walnuss ist ein wahres Naturkunstwerk. Im Inneren der harten, rauen Schale befindet sich der Kern oder das »Fleisch«, das normalerweise aus zwei

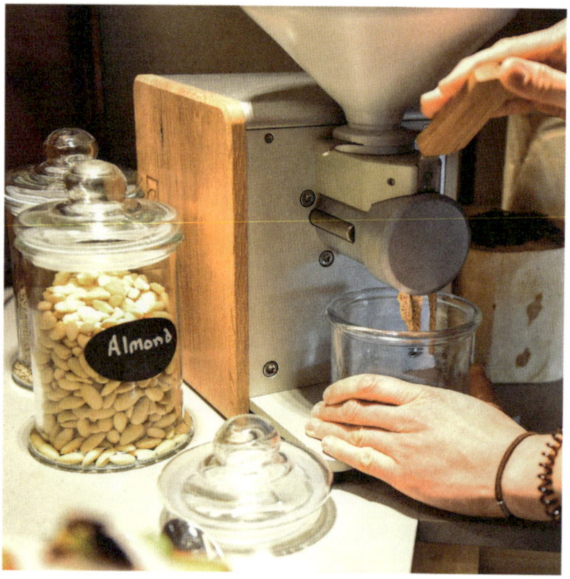

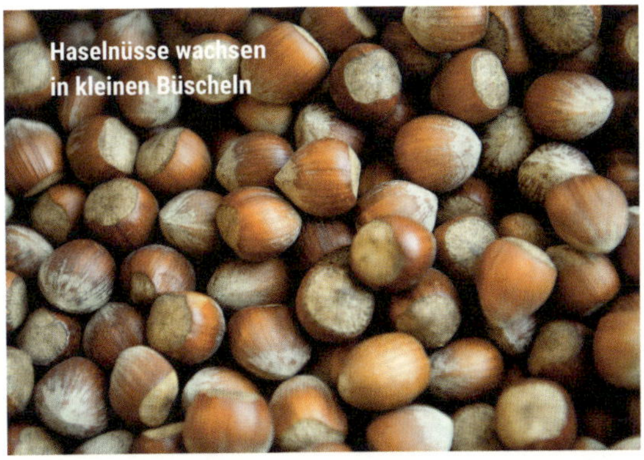

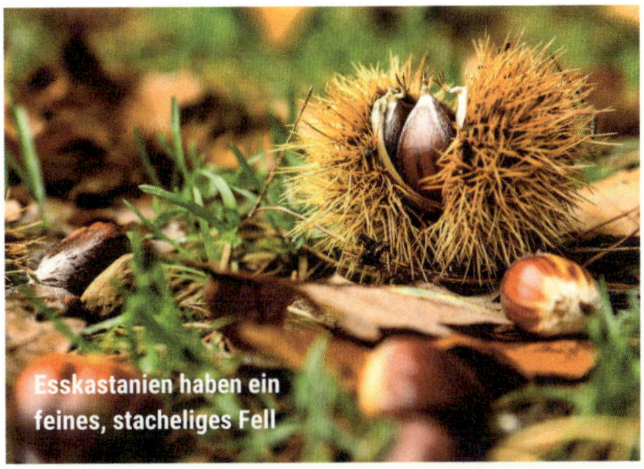

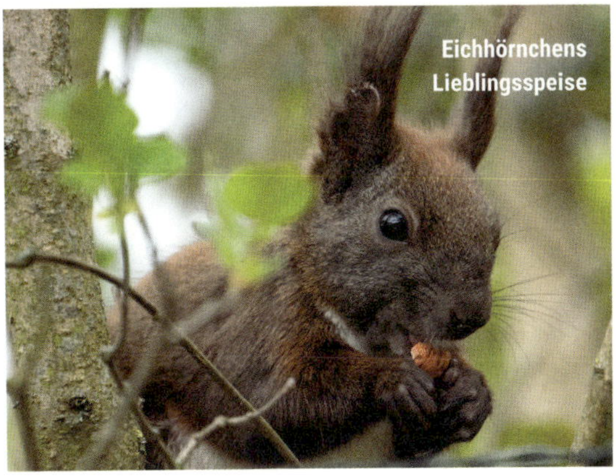

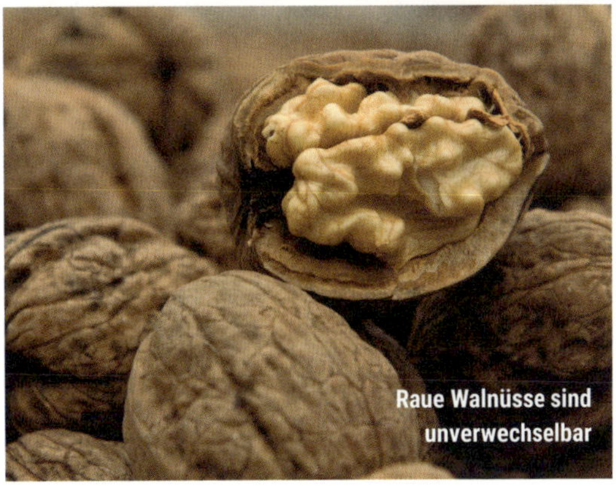

Hälften besteht, die von einer Scheidewand getrennt sind. Abgepackte Walnüsse werden künstlich getrocknet, um sie länger haltbar zu machen.

An der Universität von Kalifornien werden sogar in einer jährlich stattfindenden Konferenz die neuesten Forschungsergebnisse zu Walnüssen diskutiert. Walnusskerne enthalten nachweislich viele Antioxidantien und Omega-3-Fettsäuren, die die Gehirnfunktionen unterstützen, bei zu hohem Blutdruck und Gewichtsproblemen helfen und für einen gesunden Darm und gesundes Altern sorgen.

Beliebte, bei uns nicht heimische Nüsse, sind Mandeln, Pistazien, Cashewnüsse, Paranüsse und Macadamianüsse. Erdnüsse hingegen zählen zu den Hülsenfrüchten.

Nüsse sind nicht nur in puncto auf Mikronährstoffe sehr wertvoll, sie liefern auch sogenannte gute Fette, aus denen zum Beispiel Mandelöl gewonnen wird. Auch beim Verzehr von Nüssen geht es um ein vernünftiges Maß. Auf keinen Fall sollte man zu viele gesalzene Nüsse knabbern – sie schmecken zwar lecker, ihr gesundheitlicher Wert ist jedoch gering.

Sehr beliebt bei den Spielern des AXA Training Centre ist folgender Nuss-Snack:

Auf einem mit Backpapier ausgelegten Backblech werden Walnüsse, Haselnüsse oder Mandeln mit einem Spritzer Ahornsirup etwa 15 Minuten lang bei 180 Grad im Ofen geröstet. Danach wird ein wenig Meersalz über die Nüsse gestreut, dann lässt man sie abkühlen. Sie werden ohne zu viel Zucker karamellartig, und das Meersalz verleiht ihnen den besonderen Pepp! Dieser köstliche Snack schmeckt mit einer Banane, einem anderen Obst oder natürlich pur!

Im Rezeptteil dieses Buchs findet ihr das Rezept für diese süß-pikante Knabbermischung!

SAMEN SIND SPITZE

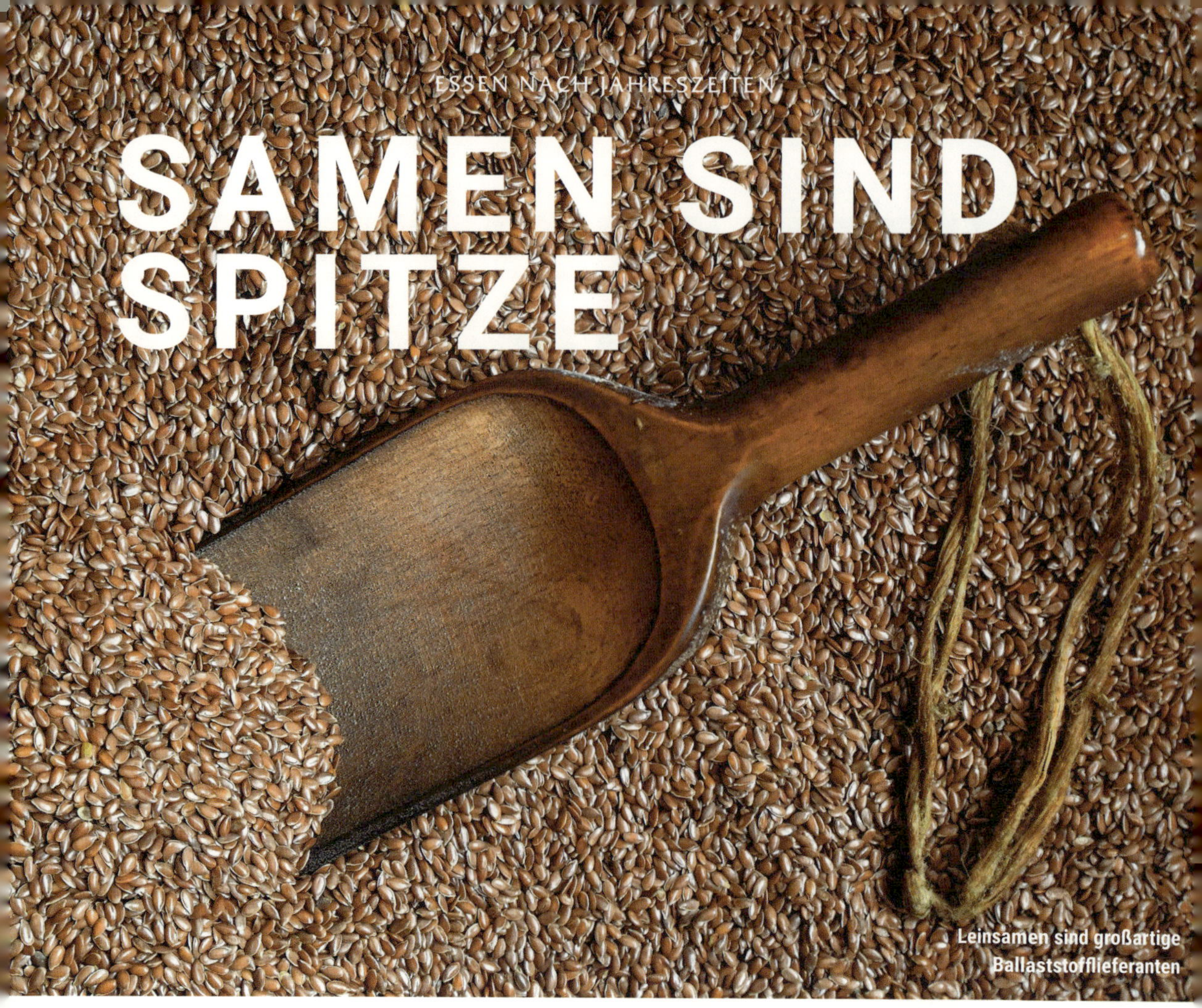

Leinsamen sind großartige Ballaststofflieferanten

Neben Getreidesorten, Hülsenfrüchten oder Nüssen können essbare Samen oder Kerne auch aus anderen pflanzlichen Quellen stammen, wie zum Beispiel Leinsamen, Sesamsamen, Kürbiskerne, Sonnenblumenkerne, Mohnsamen, Vanillesamen oder Granatapfelkerne.

Zu den beliebten Rezepten aus Samen oder Kernen gehören Frühstücksriegel und »Energiebällchen«. Kerne verleihen auch Salaten eine besondere Note und geben Fleisch, Fisch oder Tofu eine knusprige Hülle. Samen und Kerne nehmen nicht viel Platz weg, doch sie könnten ein ganzes Buch füllen.

Vor Kurzem erschien auf der BBC-Food-Website ein Artikel mit dem Titel »Das Ernährungs-Kraftwerk, von dem wir mehr essen sollten«. Darin wurden Kerne als Nahrungsmittelgruppe beschrieben, die das Herz, die Knochen, die Muskeln, das Gehirn und das Immunsystem unterstützt.

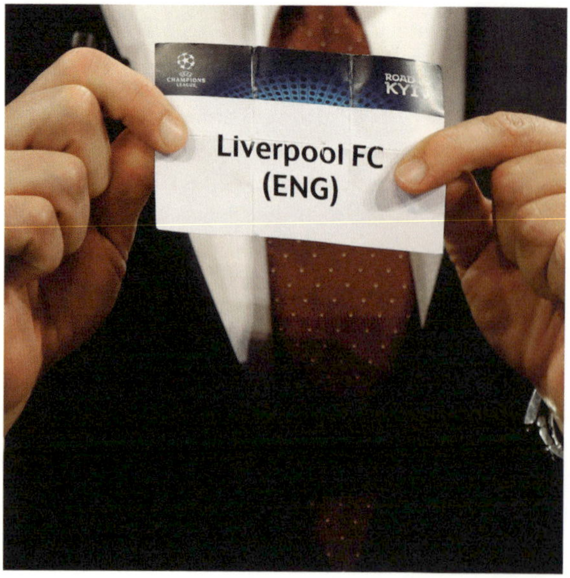

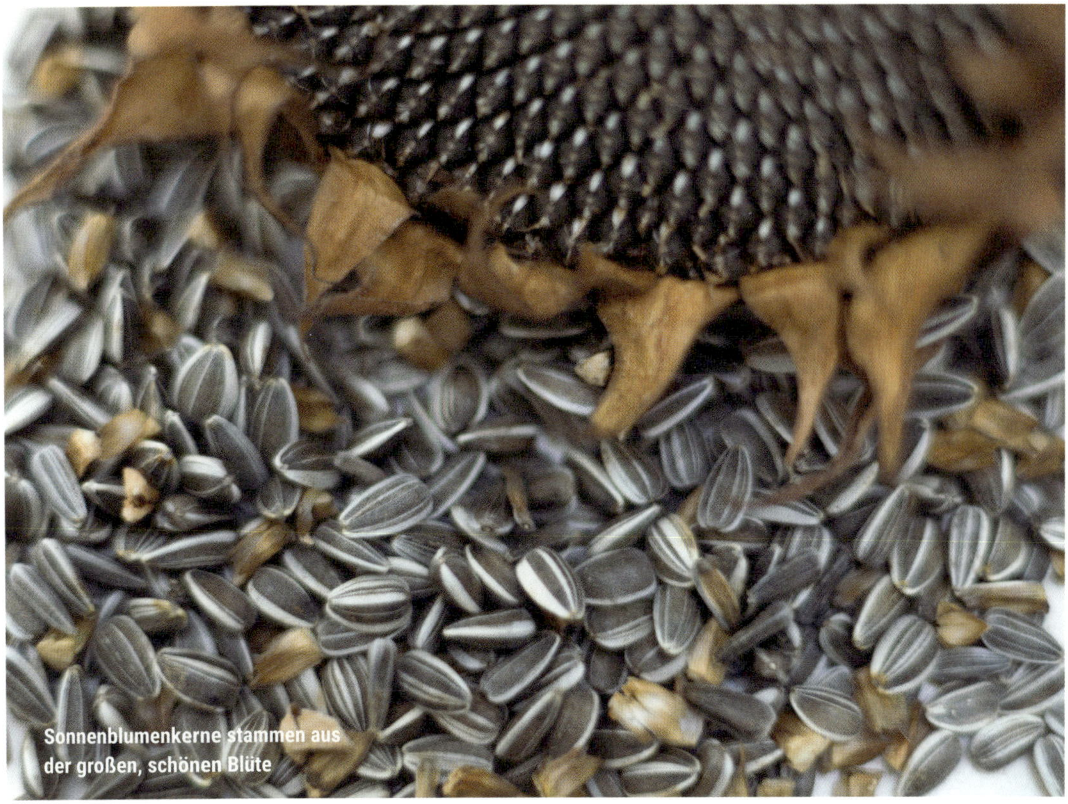

Aus Flachs, einer blühenden Pflanze, die auch wegen ihres Öls und ihrer Fasern angebaut wird, werden die Leinsamen gewonnen. Aus Leinen werden unter anderem Bettlaken und Kleidungsstücke hergestellt.

Die kleinen rötlich-braunen oder gold-gelben Samen kann man ganz oder geschrotet verzehren. Sie liefern so viele Ballaststoffe, dass man sie möglichst sparsam verwendet, sei es zum Frühstück, in Salaten, Eintöpfen oder Desserts. Wegen ihrer scharfen Kanten ist es ratsam, sie vor dem Verzehr in Wasser einzuweichen.

Wenn ihr das nächste Mal euren Halloweenkürbis aushöhlt, bewahrt die flachen, ovalen und grünlichen Kerne auf. Sie werden gereinigt und getrocknet und schmecken geröstet besonders gut. Oder ihr bewahrt sie in einem Glas auf und steckt sie im Mai des folgenden Jahres in die Erde, um eure eigenen Kürbisse anzubauen! Sie gelten als »Virenkiller« aufgrund ihres Gehalts an Eiweiß, Eisen, Phosphor und Zink. Sesamsamen eignen sich hervorragend für Pfannengerichte und für Kekse, enthalten Kupfer, das zur Stärkung der Immunzellen beiträgt, und Folatsäure, die die Zellbildung unterstützt.

Sonnenblumenkerne stammen aus der großen gleichnamigen Pflanze, die wie das Gänseblümchen zu den Korbblütlern gehört. Ungeschälte Sonnenblumenkerne sind dunkel, geschälte sehen hellbeige aus. In ihnen steckt viel Eiweiß, Eisen, Calcium, Kalium und Phosphor. Ob mit oder ohne Schale geröstet, sind sie ein perfekter Proviant. In Spanien und Südamerika heißen sie *Pipas* und werden gern auf den Zuschauertribünen der Fußballstadien geknabbert.

Ganz gleich, welche Samen oder Kerne man lieber hat, es macht Spaß, sie auf der Fensterbank in einem Topf oder im Garten zu ziehen und zu beobachten, wie neues Leben aus ihnen entsteht.

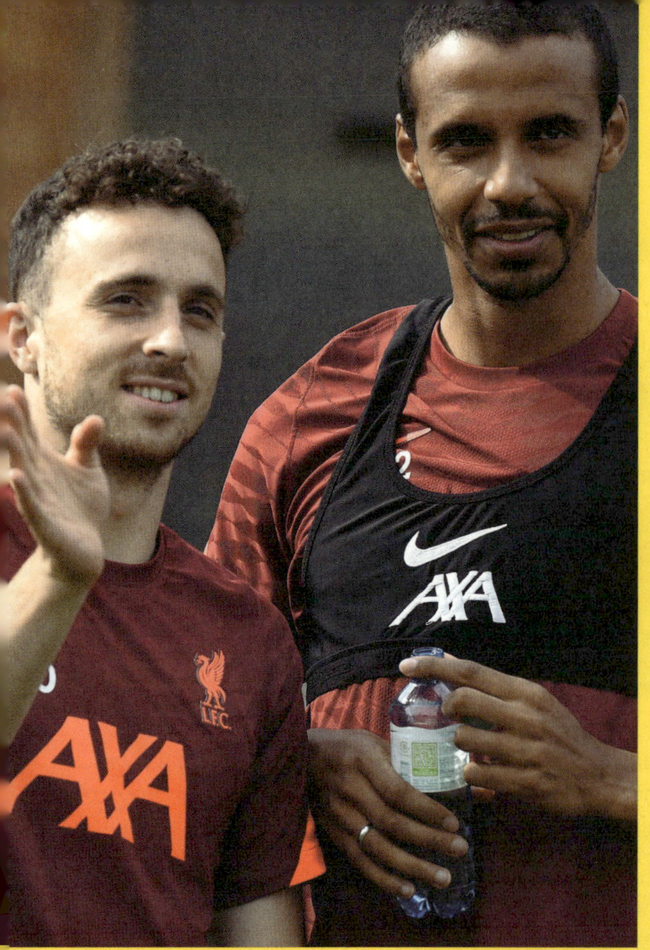
AXA
AXA

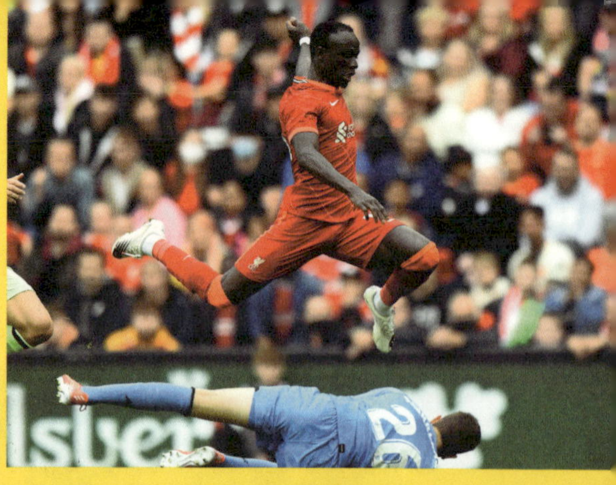

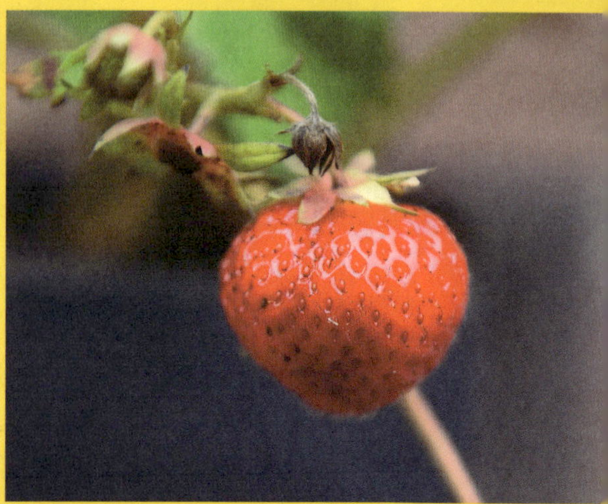

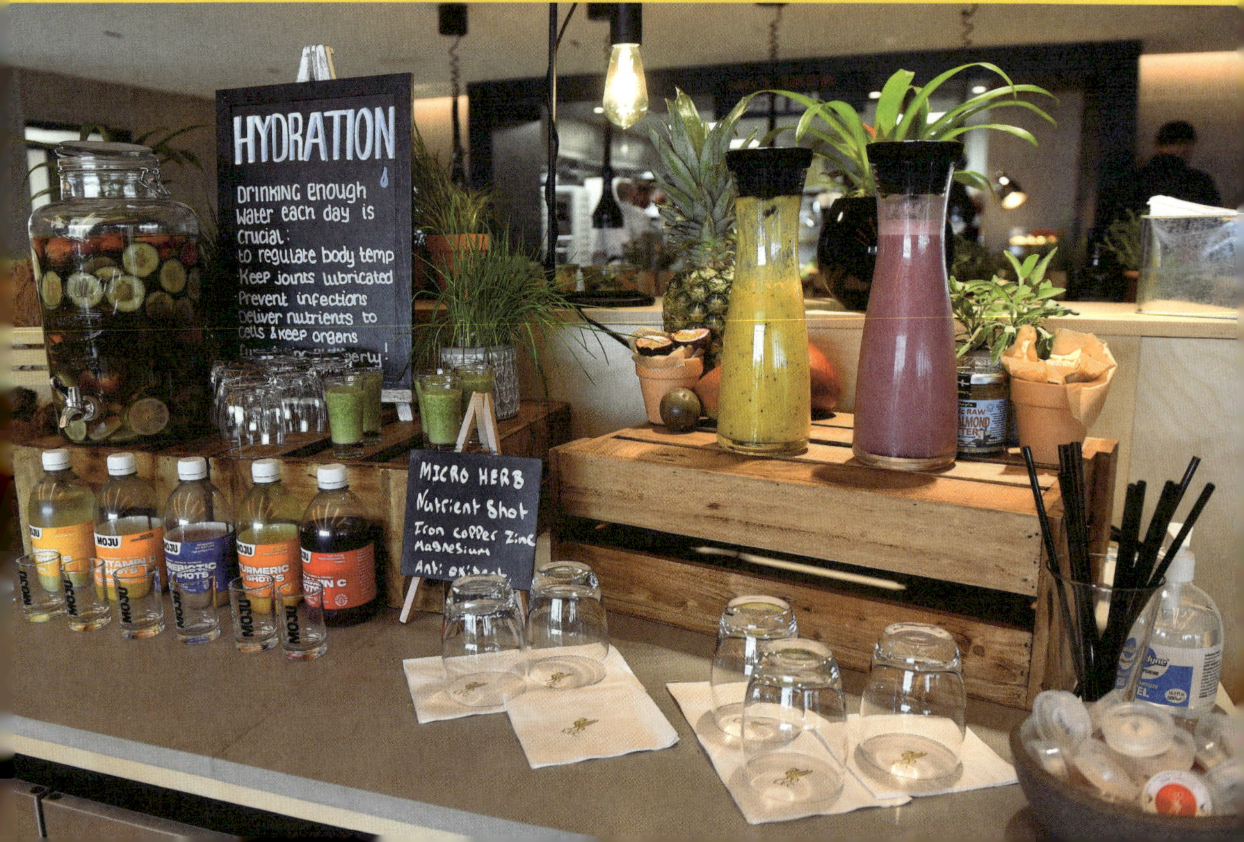
HYDRATION
Drinking enough water each day is crucial:
-to regulate body temp
-Keep joints lubricated
-Prevent infections
-Deliver nutrients to cells & keep organs
MICRO HERB
Nutrient Shot
Iron copper Zinc
Magnesium
MOJU

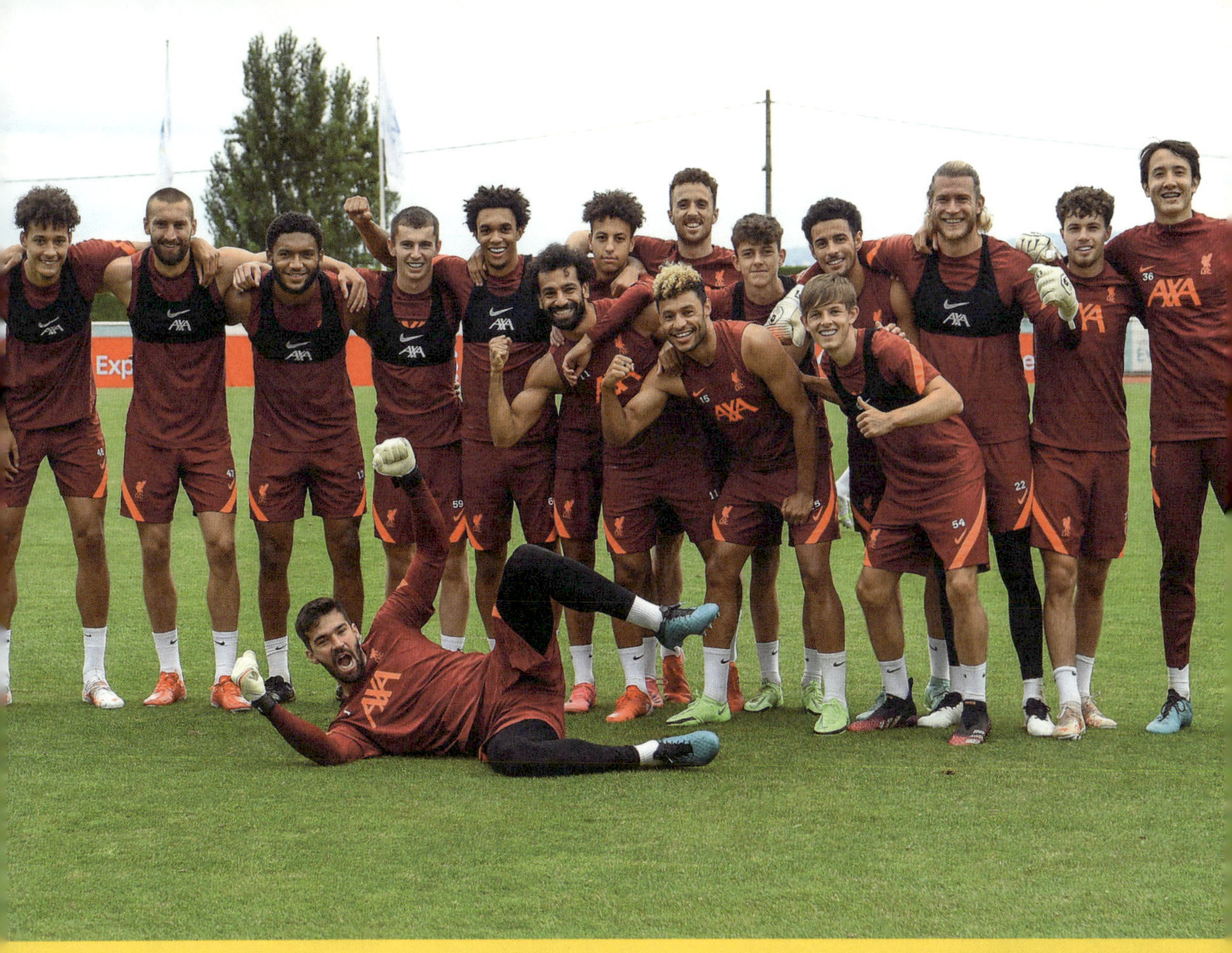
AXA

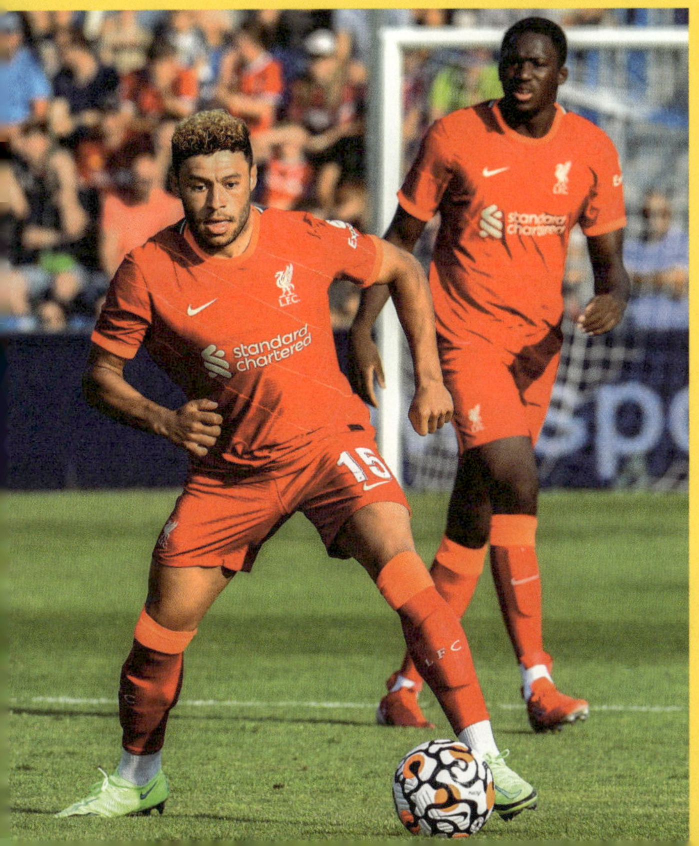
standard chartered

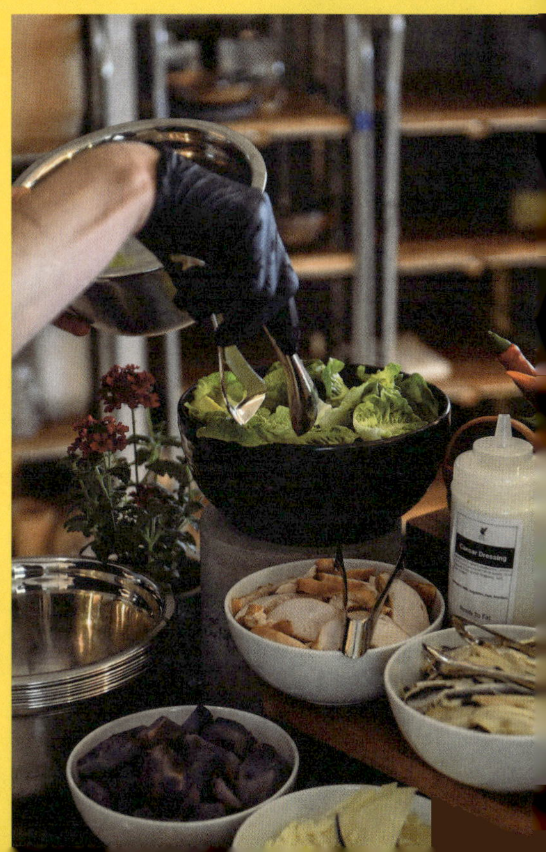

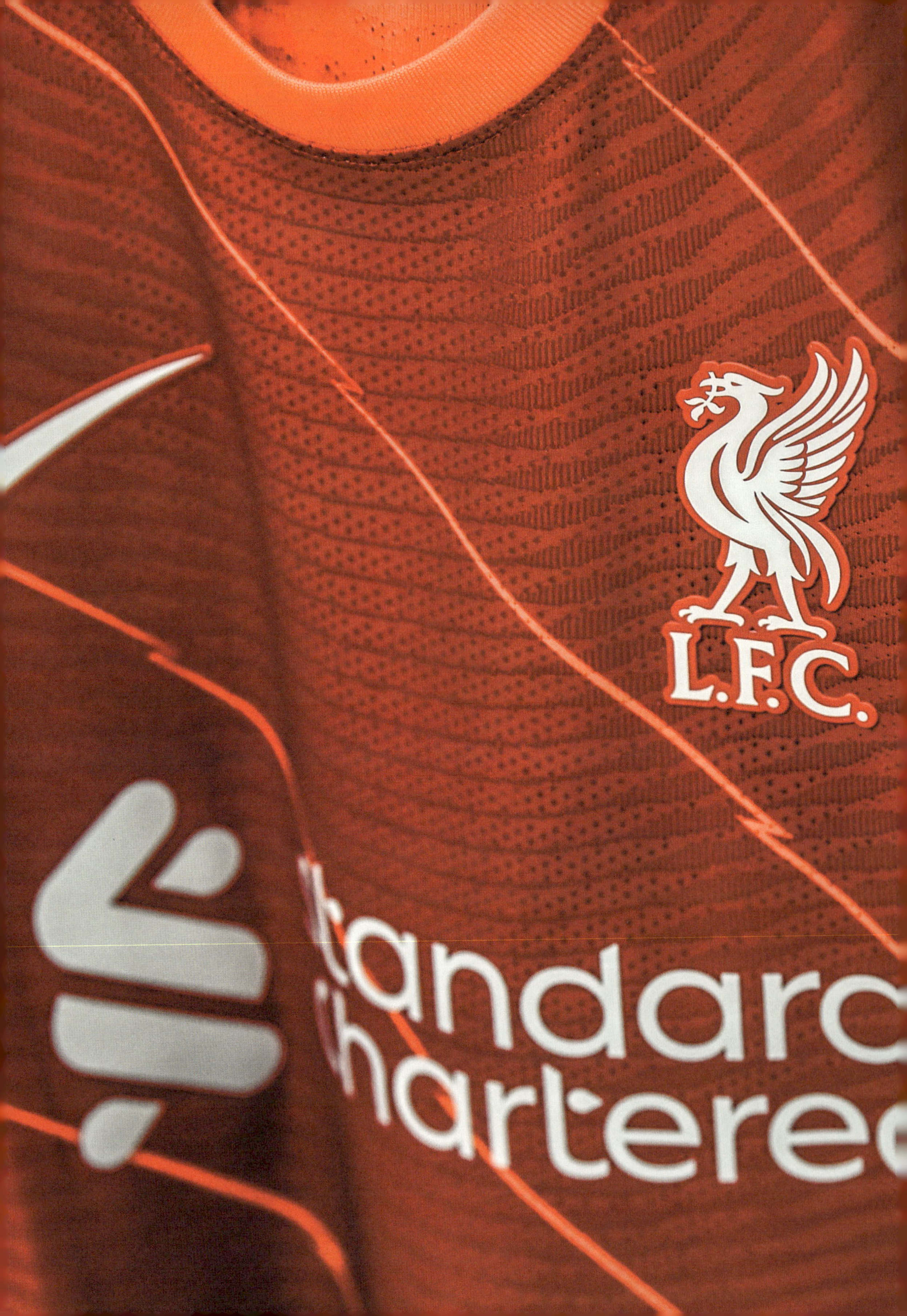
L.F.C.

SPIELER-GESCHICHTEN

Die ganze WELT in EINEM VEREIN

WAS ESSEN DIE MENSCHEN IN BRASILIEN UND JAPAN AM LIEBSTEN? WAS WIRD IM NAHEN OSTEN ANGEBAUT? UND WELCHE SPIELER DES LIVERPOOL FC KOCHEN GERN? DAS ALLES WIRD HIER VERRATEN.

Jürgen Klopp sagte immer, je mehr einheimische Spieler in seiner ersten Mannschaft, desto besser – vorausgesetzt, sie seien wirklich gut. In der Saison 2019/20, als der LFC die Premier League gewann, hatte von den sechs führenden Vereinen nur Tottenham Hotspur mehr englische Spieler aufs Feld geschickt – diese deckten knapp 37 Prozent der gesamten Spielminuten ab im Vergleich zu knapp 35 Prozent bei den Reds.

Die englischen Spieler in Anfield waren: Jordan Henderson, James Milner, Trent Alexander-Arnold, Joe Gomez, Alex Oxlade-Chamberlain und Curtis Jones.

Spieler aus Brasilien wurden am zweithäufigsten eingesetzt: Torhüter Alisson, Mittelfeldspieler Fabinho und Angreifer Roberto Firmino.

Dann kamen die Spieler aus europäischen Ländern wie Virgil van Dijk und Gini Wijnaldum (Niederlande), Joel Matip (Deutschland), Divock Origi (Belgien) und Xherdan Shaqiri (Schweiz).

Und schließlich die auf anderen Kontinenten aufgewachsenen Spieler, die in europäischen Vereinen verpflichtet waren: Mo Salah (Ägypten, Schweiz, Italien), Sadio Mane (Senegal, Frankreich, Schweiz), Naby Keita (Guinea, Frankreich, Österreich, Deutschland) und Takumi Minamino (Japan, Österreich).

In der Saison 2020/21 kamen der griechische Verteidiger Kostas Tsimikas dazu, der portugiesische Stürmer Diogo Jota und Thiago Alcantara – ein spanischer Nationalspieler, der in Italien als Sohn brasilianischer Eltern geboren wurde und auch in Deutschland (FC Bayern) gespielt hat!

So finden sich viele unterschiedliche Kulturen zusammen und ermöglichen es, mit den Spielern eine faszinierende Entdeckungsreise durch die Speisen aus aller Welt zu unternehmen.

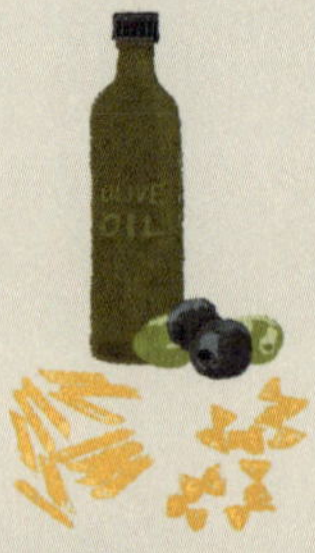

LEBENSMITTEL UND TYPISCHE SPEISEN RUND UM DEN ERDBALL

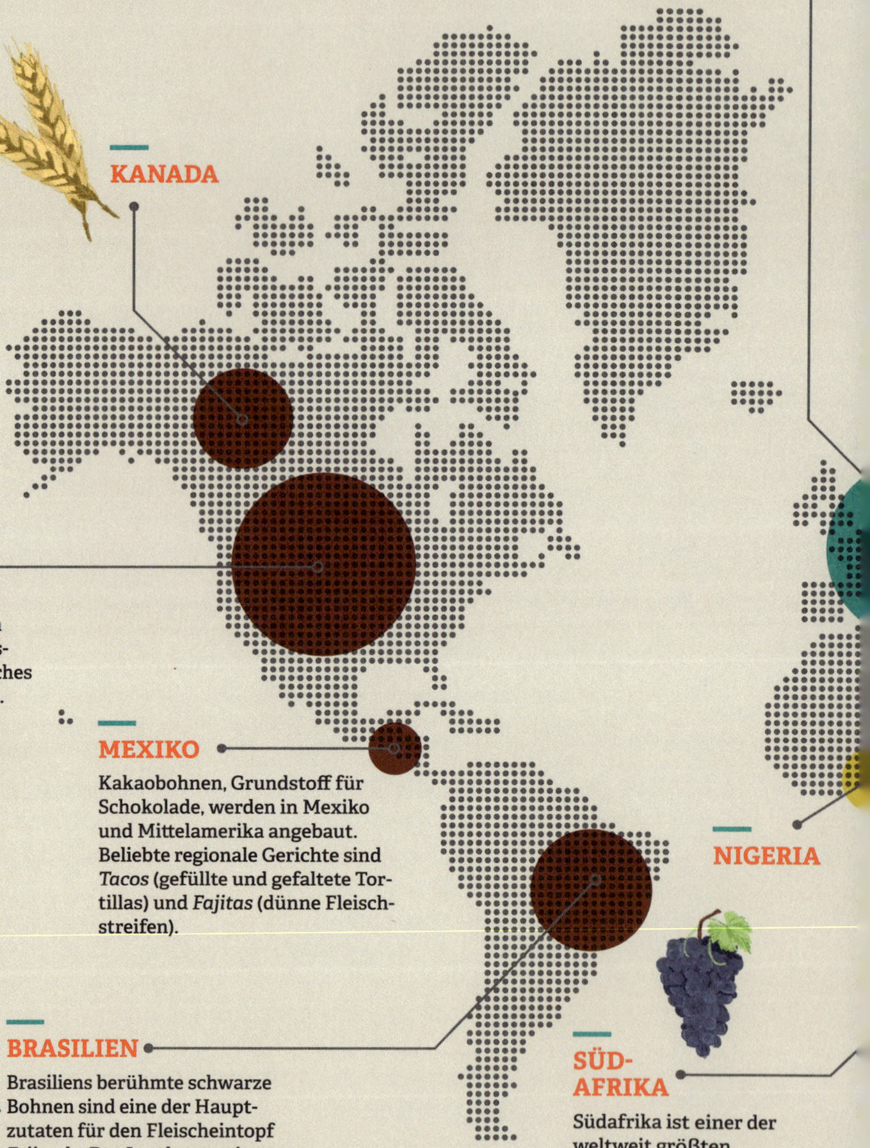

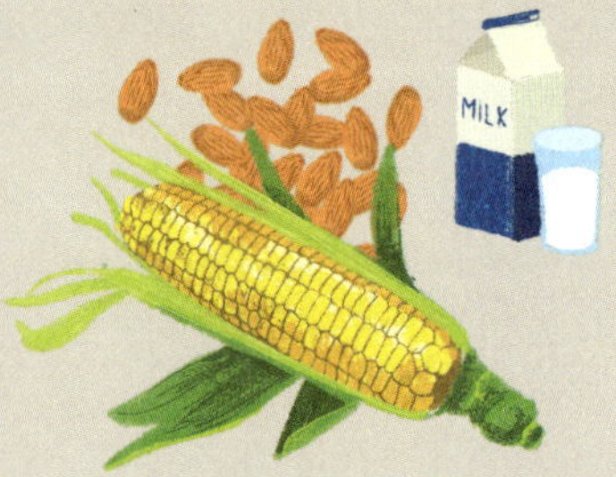

KANADA

USA

Die USA sind weltweit führend in der Produktion von Milch und Mais – Maiskolben sind dort ein einfaches und sehr beliebtes Gericht. Im benachbarten Kanada wird vor allem Weizen in großen Mengen angebaut.

MEXIKO

Kakaobohnen, Grundstoff für Schokolade, werden in Mexiko und Mittelamerika angebaut. Beliebte regionale Gerichte sind *Tacos* (gefüllte und gefaltete Tortillas) und *Fajitas* (dünne Fleischstreifen).

NIGERIA

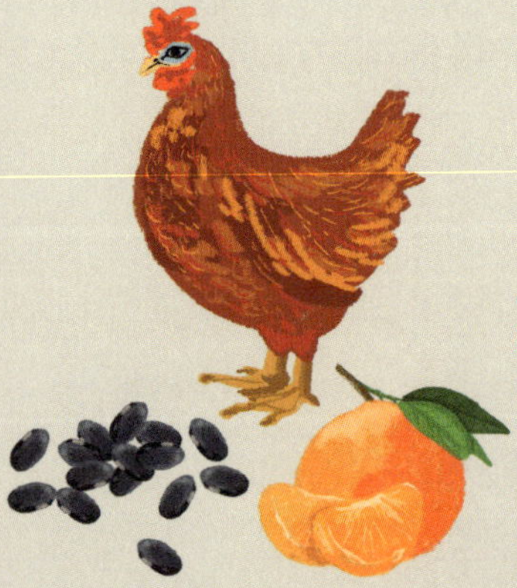

BRASILIEN

Brasiliens berühmte schwarze Bohnen sind eine der Hauptzutaten für den Fleischeintopf *Feijoada*. Das Land exportiert auch Huhn, Rindfleisch (wie Argentinien), Reis, Kaffee und Orangen.

SÜD-AFRIKA

Südafrika ist einer der weltweit größten Exporteure von Zuckerrohr und Weintrauben. Eines der beliebtesten Gerichte dort ist *Bunny Chow* – ein ausgehöhltes, mit einem Curry-Gericht gefülltes Brot.

EUROPA

Jedes Land in Europa hat seine speziellen Lieblingsspeisen und Gerichte. Spanien ist die Heimat der *Tapas* (kleine, schmackhafte Häppchen), des *Jamon* (getrockneter Schinken) und der *Paella* (Reis mit Meeresfrüchten und Fleisch). Italien hat der Welt *Pasta* und *Pizza* geschenkt sowie einige der besten Weine. Sehr beliebt ist auch italienisches Speiseeis (mit Milch) und Sorbet (gefrorener Fruchtsaft). In beiden Ländern – aber auch in anderen Mittelmeerländern wie Griechenland, Türkei und Marokko – werden Oliven angebaut.

RUSSLAND

Russland gehört zu den Haupterzeugern von Kartoffeln. Daneben werden auch Hafer, Gerste und Weizen angebaut. Das benachbarte Usbekistan ist bekannt für seine Karottenproduktion und liegt darin direkt hinter China.

CHINA

China ist führend in der Produktion vieler Lebensmittel, darunter Reis, Tomaten, Wassermelonen, Erdbeeren, Zwiebeln, Kohl und Gurken. *Peking-Ente* ist ein traditionelles chinesisches Gericht, im benachbarten Korea wird *Kimchi*, ein fermentiertes Gemüse, gegessen.

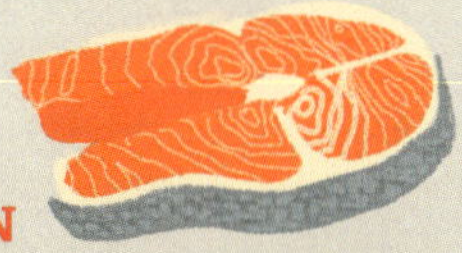

JAPAN

Japan ist die Heimat des saftigen *Wagyu*-Rindfleischs und des gesunden *Sushi* – roher Fisch mit Reis. Und auf der anderen Seite des Pazifiks in Peru gibt es das beliebte *Ceviche* – ebenfalls ein Gericht aus rohem Fisch, der mit Limettensaft angerichtet wird.

VIETNAM

Thailändische und südostasiatische Gerichte sind auf der ganzen Welt beliebt, von Nudeln und Satays bis hin zu Currys und Suppen wie die fabelhafte *Pho-Suppe* aus Vietnam.

NAHER OSTEN

Der Nahe Osten ist die Heimat von *Hummus* und *Falafel*, dem berühmten Dip und den frittierten Bällchen aus Kichererbsen sowie dem gegrillten Fleischspieß *Schisch Kebab*.

OST-AFRIKA

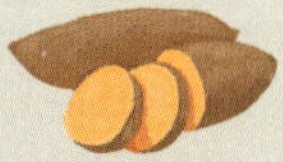

In ostafrikanischen Ländern wie Kenia, Tansania und Äthiopien wird viel Gemüse erzeugt, zum Beispiel Stangenbohnen und Kartoffeln. Im weiter westlich gelegenen Nigeria ist der *Jollof*-Reis mit Ziegenfleisch sehr beliebt.

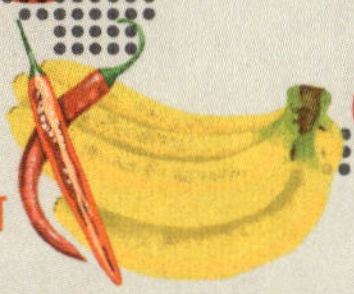

INDIEN

Nirgendwo werden mehr Bananen angebaut als in Indien, das auch der größte Exporteur von Chilis ist. Reis, ein weiterer Exportschlager, ist eine Grundzutat für viele köstliche Gerichte.

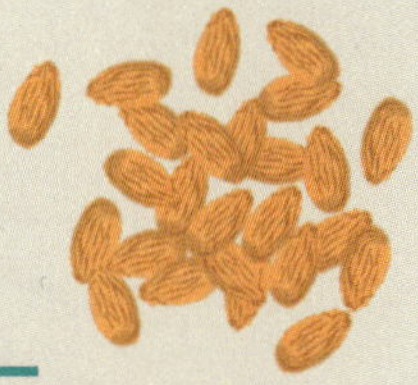

AUSTRALIEN

Australien ist nach den USA der zweitgrößte Erzeuger von Mandeln, während das nahe gelegene Neuseeland für sein Lammfleisch berühmt ist.

NEUSEELAND

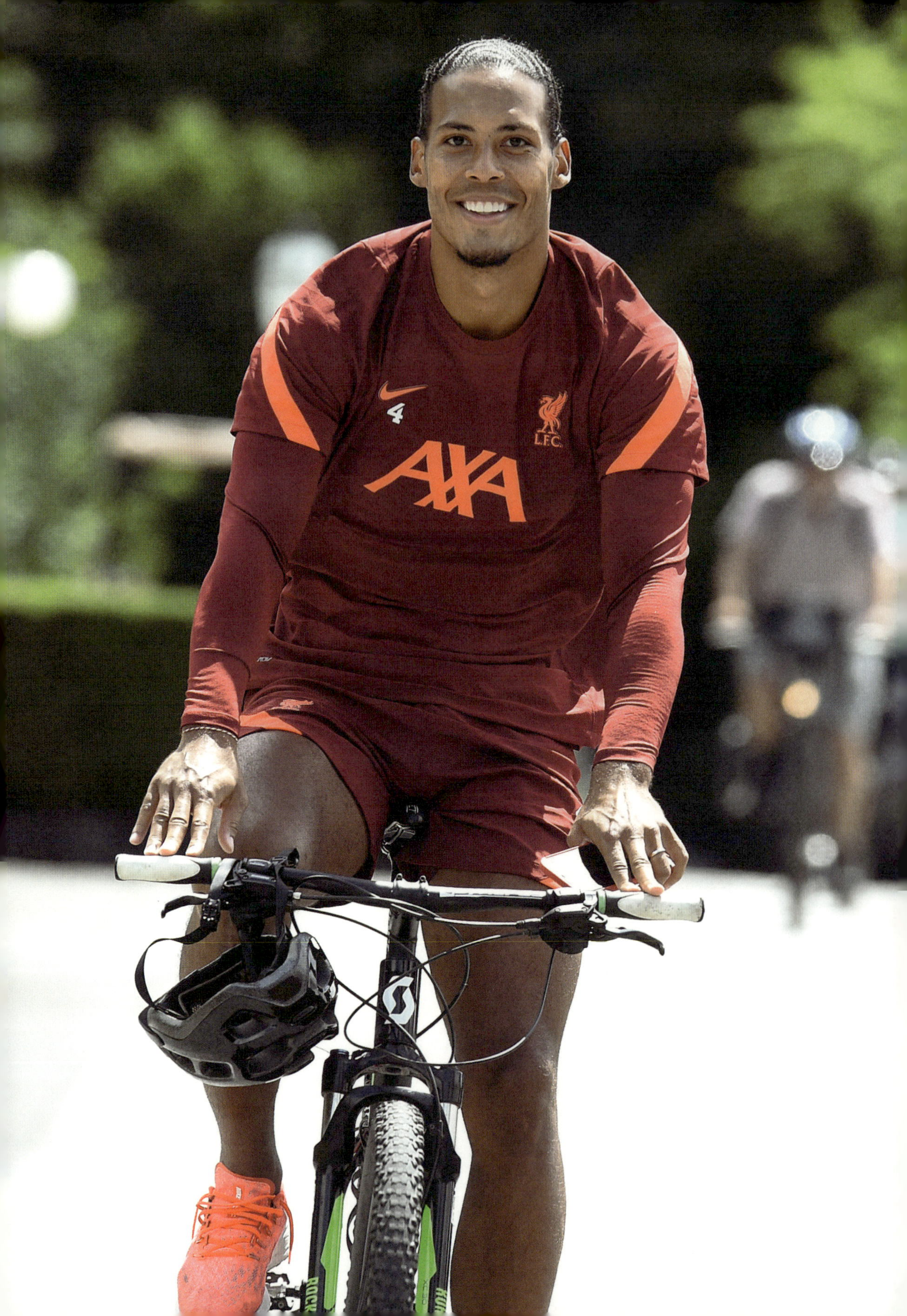
4
L.F.C.
AXA

VIRGIL VAN DIJK

ICH ACHTE DARAUF, DASS ICH DAS RICHTIGE ESSE UND TRINKE

LFC-VERTEIDIGER VIRGIL VAN DIJK ÜBER SEINE LIEBLINGSSPEISEN, SEINE KOCHKÜNSTE UND WAS ER MONA UND IHREM TEAM VERDANKT

Virgil, was ist das beliebteste Gericht in deinem Heimatland?
In der holländischen Küche besonders beliebt und traditionell ist *Boerenkool* – ein Püree aus Grünkohl und Kartoffeln mit Wurst und Soße. Wirklich sehr lecker.

Gab es in deiner Kindheit ein Lieblingsessen der ganzen Familie?
Als ich klein war, gab es immer viel Reis, Gemüse und Bohnen. Die Frage war nur, was es dazugab – manchmal Huhn, manchmal Rindfleisch oder Truthahn. Meine Mutter war von der surinamischen Küche beeinflusst, und deshalb aß ich viel Reis.

Und hattest du in Bezug auf Essen ein »heimliches Laster«?
Ich sehe mich als Kind bei McDonald's mit ein paar Chicken Nuggets. Ich ging wie fast alle gerne mit Freunden dorthin. Ehrlich gesagt, geschah das aber nicht sehr oft. Ein heimliches Laster hatte ich, glaube ich, nicht. Wie die meisten Kinder aß ich gerne Süßigkeiten, doch nicht besonders viel. Wir hatten nicht viel Geld, um essen zu gehen, also haben wir gegessen, was es gerade gab.

Was ist dein Lieblingsessen nach dem Training in Kirkby und warum?
Im Lauf der Jahre habe ich gelernt, wie mir bestimmte Gemüsesorten und Getränke helfen, fit zu bleiben und mich besser zu regenerieren.

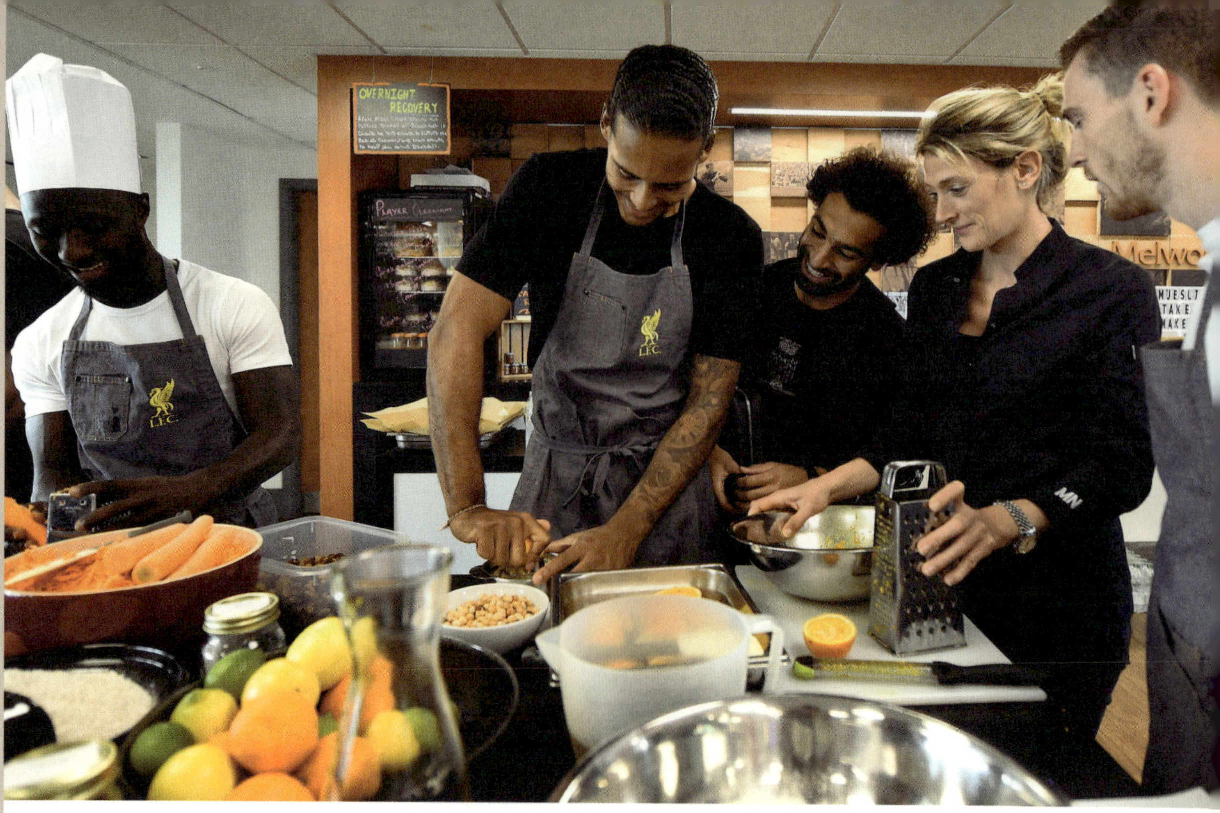

Ich glaube, dass ich mit zunehmender Erfahrung mein Essen immer mehr nach der Härte der Trainingseinheiten ausrichte. War ein Training hart, möchte ich vielleicht mehr Kohlenhydrate und Proteine zu mir nehmen. Wichtigstes Ziel ist immer, so fit wie möglich zu bleiben.

Ich liebe »ehrliches« Essen, Pasta, Sushi, Rindfleisch und Huhn. Ich mag eigentlich von allem ein bisschen. Aber beim Essen hängt die Entscheidung immer davon ab, welche Trainingseinheit gerade ansteht oder welche wir gerade hinter uns haben.

Und was isst du zu Hause am liebsten und warum?

Ich selbst kann nicht kochen, aber ich habe das große Glück, dass meine Frau eine fantastische Köchin ist. Ich mag besonders etwas mit Nudeln oder einen leckeren Hühnersalat. Als Niederländer esse ich auch frisches Brot und bestimmte Käsesorten sehr gern, obwohl Käse nicht gerade wenig Fett oder Kohlenhydrate hat.

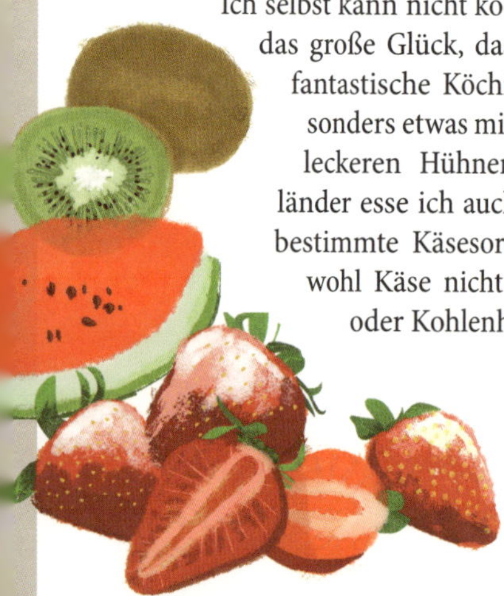

Und zum Frühstück: gebackene Eier, Omelett, Porridge oder eine Protein-Bowl?

Morgens mag ich nicht viel, da habe ich keinen Hunger. Meistens esse ich Rührei, entweder mit Lachs oder einfach nur mit grünem oder rotem Paprika, und trinke Wasser. Morgens trinke ich nie Tee oder Kaffee.

Was sind dein Lieblingsobst und dein Lieblingsgemüse?

Ich liebe frische Wassermelonen, aber auch Erdbeeren und Kiwis. Als Gemüse esse ich Brokkoli, Karotten und Spinat besonders gern.

Wie würdest du dich selbst als Koch auf einer Skala von eins bis fünf (wobei fünf am besten ist) einstufen?

Ungefähr bei minus zehn! Ich denke, man muss eine Leidenschaft dafür haben. Kochen muss wirklich Spaß machen, und diese Leidenschaft geht mir ehrlich gesagt ab.

Wie gesagt, meine Frau kocht fantastisch. Wenn ich ehrlich bin, würde ich mich auf einer Skala von eins bis fünf bei eins sehen.

Wenn du dir einen Teamkollegen als »Kochkumpel« aussuchen könntest, wer würde das sein und warum?

Letzte Saison hätte ich Gini Wijnaldum gesagt. Er hat als Kind immer gut aufgepasst, wenn seine Großmutter kochte. Ich habe leider nicht so sehr darauf geachtet. Aber wir sind ähnlich aufgewachsen und beide von der surinamischen Küche beeinflusst, also denke ich, Gini wäre eine gute Wahl gewesen.

Was ist das Wichtigste, was du in deiner Zeit beim LFC über gutes Essen, Lebensmittel und die richtige Ernährung gelernt hast?

Seit ich in Großbritannien bin, ist mir das immer bewusster geworden, und jetzt achte ich darauf, dass ich das Richtige esse und trinke.

Ich spreche viel mit Mona, weil sie sich so einsetzt, und ich möchte sicherstellen, dass ich bei meiner Ernährung alles tue, was ich kann, damit ich immer in Topform bin.

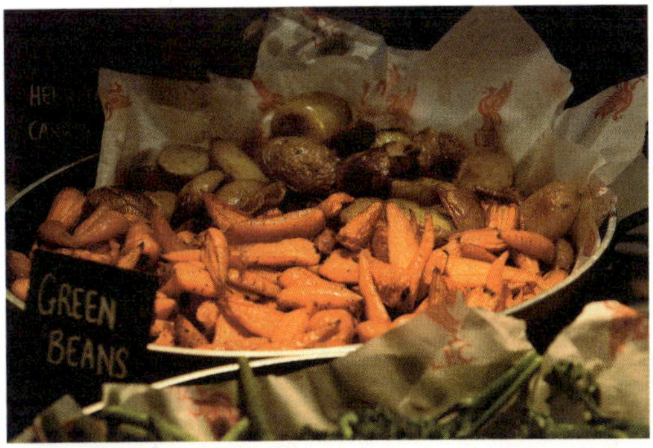

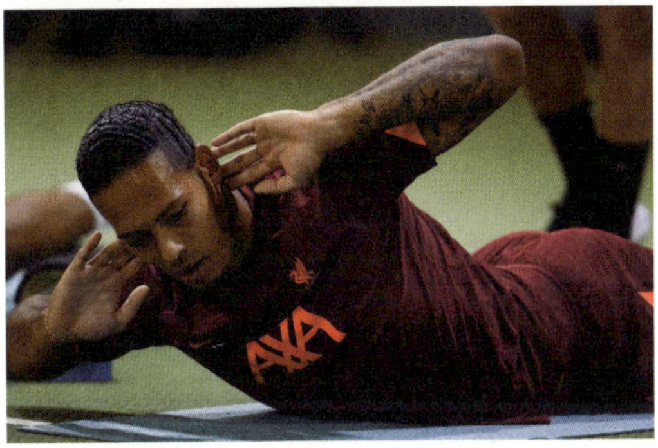

Was machst du, um tagsüber genug zu trinken?

Nur Wasser. Gini nannte mich immer »Aquaman«, weil ich nur Wasser trinke und auch nur Wasser im Haus habe. Ab und zu trinke ich ein Glas Wein mit meiner Frau.

Ich mag keine sprudeligen Getränke, und auch meine Kinder sollen das nicht trinken, also gibt es meistens Wasser.

Hast du schon einmal das Liverpooler Nationalgericht Scouse probiert?

Nein, noch nie. Ich habe es schon in der Kantine gesehen, aber ehrlich gesagt erschienen mir andere Sachen attraktiver. Vielleicht probiere ich es irgendwann einmal.

Was riecht in der Küche oder Kantine deiner Meinung nach am besten?

Der Geruch von frisch gekochtem Essen. Wir haben großes Glück, weil die Köche im Trainingszentrum richtig hart arbeiten und uns so gut versorgen. Sie leisten einfach Unglaubliches.

Hat es mal eine besonders lustige Situation in der Kantine gegeben?

Da fällt mir eine ein. Wir haben einmal ein 5er-Fußballspiel verloren und zur »Strafe« mussten wir einen Karottenkuchen backen. Wie gesagt, ich bin ein miserabler Koch, also war das ziemlich lustig. Aber mit den Teamkollegen zusammen ist er am Ende doch ganz gut gelungen.

Der Club hat sich während des nationalen Lockdowns im letzten Jahr sehr gut um die Spieler gekümmert …

Ich habe es den Köchen und Mona schon oft gesagt. Ich glaube, kein anderer Verein hat sich so um seine Spieler gekümmert. Nicht nur in Bezug auf die Versorgung aller Spieler mit Lebensmitteln und Wasser, sondern auch hinsichtlich der Essensvielfalt. Man merkte, dass alles von Menschen zubereitet wurde, die wirklich Spaß an ihrer Arbeit haben und mit Leidenschaft bei der Sache sind.

Wir sind alle sehr dankbar für die Arbeit von Mona und den Köchen, sie haben einen großen Anteil an unseren Erfolgen.

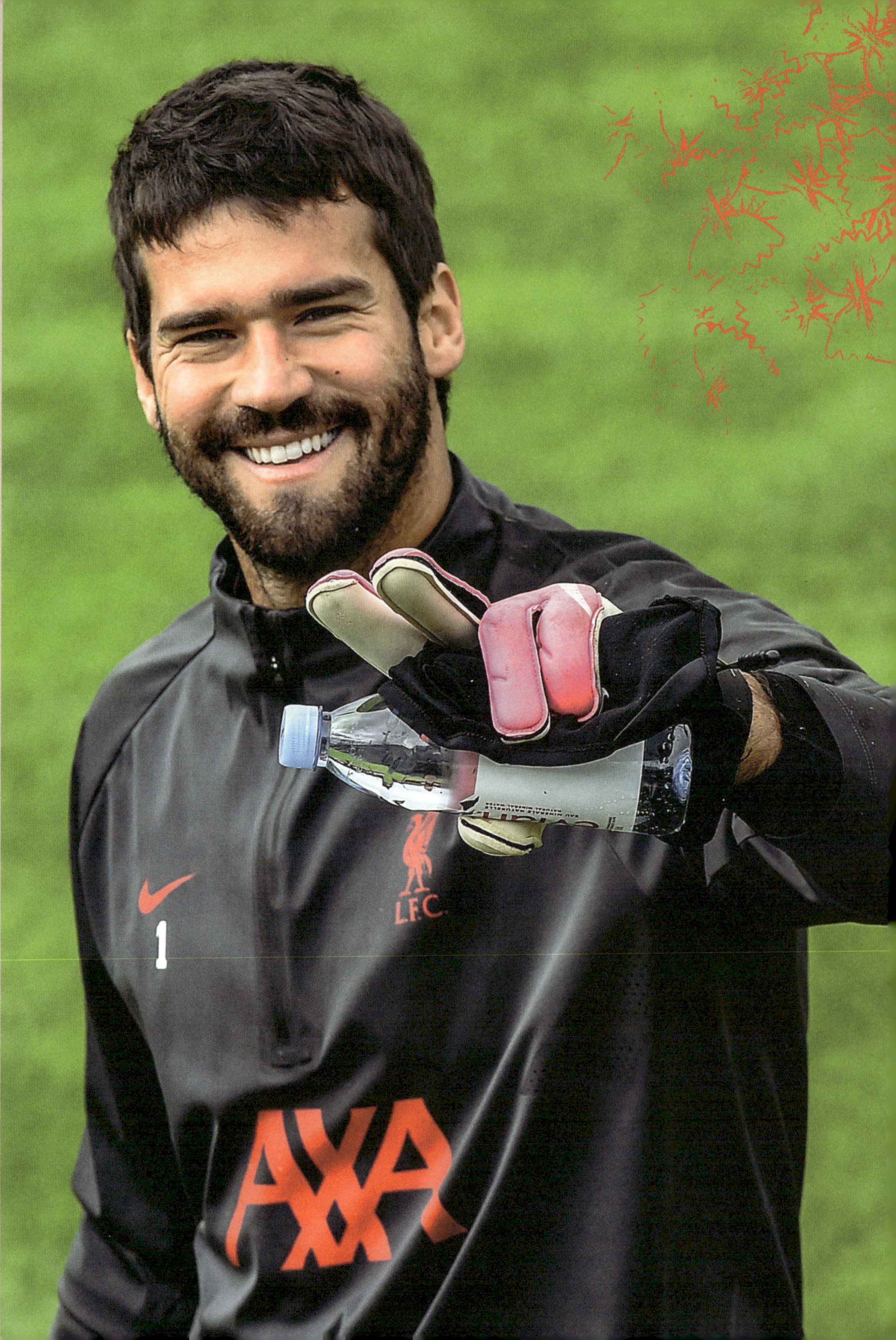
1
L.F.C.
AXA

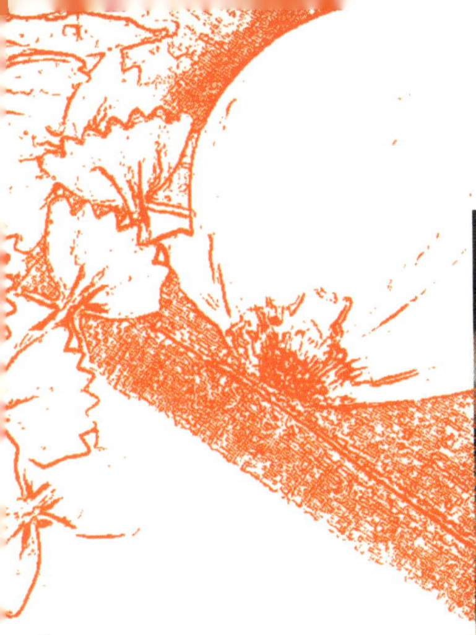

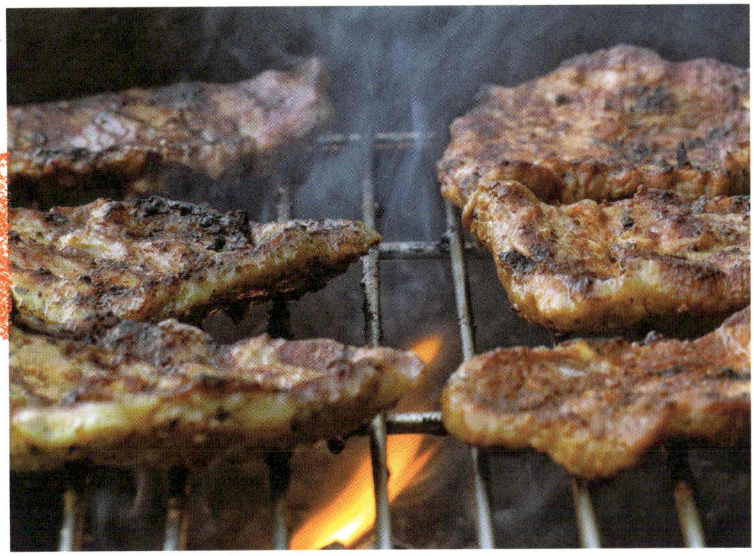

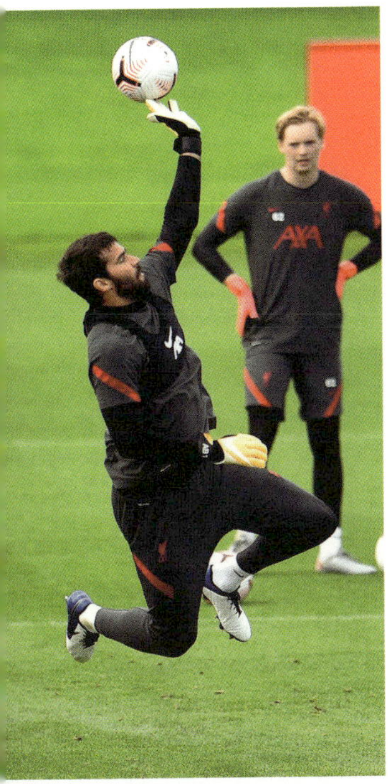

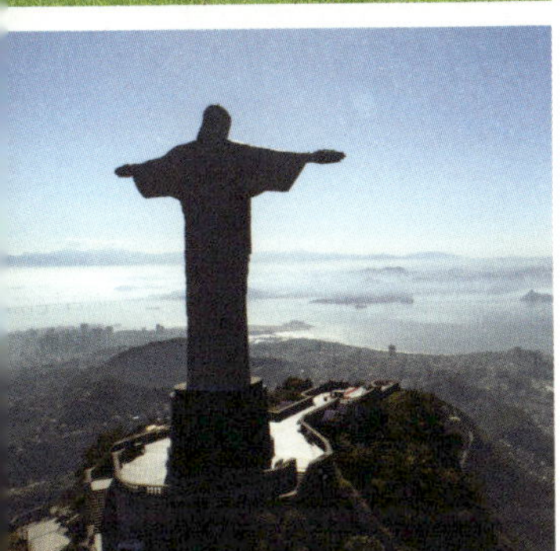

AUF ZU ALI

KURZ GEFRAGT: ALISSON BECKER, TORHÜTER DES LIVERPOOL FC

Das beliebteste Gericht in deiner Heimat: Reis und Bohnen mit Fleisch.

Lieblingsessen deiner Familie in deiner Kindheit: Paniertes Steak mit Kartoffelsalat.

Lieblingsessen nach dem Training in Kirkby: Pasta.

Lieblingsessen zu Hause: Reis und Bohnen mit Fleisch oder eine Grillparty.

Zum Frühstück: Omelett.

Lieblingsnachtisch: Käsekuchen.

Lieblingsobst und -gemüse: Mango und Erdbeeren, Brokkoli.

Wie würdest du dich als Koch auf einer Skala von eins bis fünf einstufen? Vier.

Ein Mannschaftskamerad als »Kochkumpel«: Bobby [Firmino].

Das Wichtigste über richtige Ernährung: Dass sie meine Regeneration zwischen den Spielen unterstützt, mir ein gesundes Leben ermöglicht und auch hilft, meine Leistung zu verbessern.

Flüssigkeitszufuhr: Ich trinke den ganzen Tag über regelmäßig Wasser.

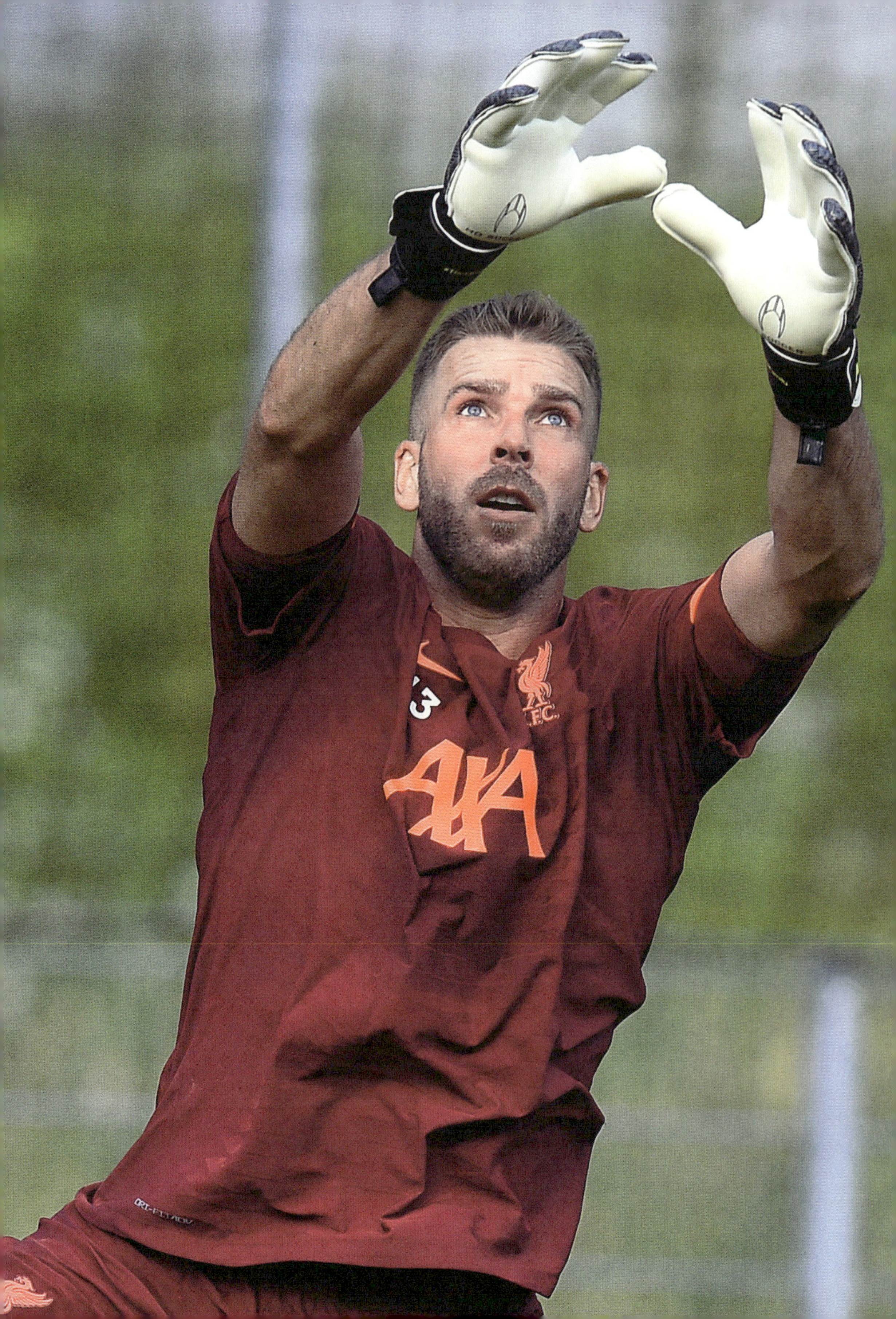

ADRIAN

ICH LIEBE DIE BERÜHMTE LFC-LASAGNE

TORHÜTER ADRIAN, DESSEN ELTERN OBST- UND GEMÜSEHÄNDLER WAREN, ERZÄHLT UNS VON DEN SPEISEN SEINES HEIMATLANDES SPANIEN.

Adrian, was ist das beliebteste Gericht in deinem Heimatland?
Essen ist in Spanien eine Obsession, zum Glück gibt es eine riesige Auswahl an vielerlei Gerichten. Aber ich denke, die Paella ist das bekannteste spanische Gericht.

Die Hauptzutaten der Paella sind Reis, Gemüse und eine Auswahl an Fleisch, Fisch und Schalentieren. Aber Paella mit Chorizo und Huhn kann man vergessen, das gibt es in Spanien nicht!

Gab es in deiner Kindheit ein Lieblingsessen der ganzen Familie?
Meine schönste Erinnerung als Kind sind die Grillabende mit meiner Familie in unserem Garten.

Burger habe ich nie gegessen! Aber wir haben Baguette mit Schweinefilet und Iberico-Schinken oder *Pata Negra* gefüllt. Einfach köstlich!

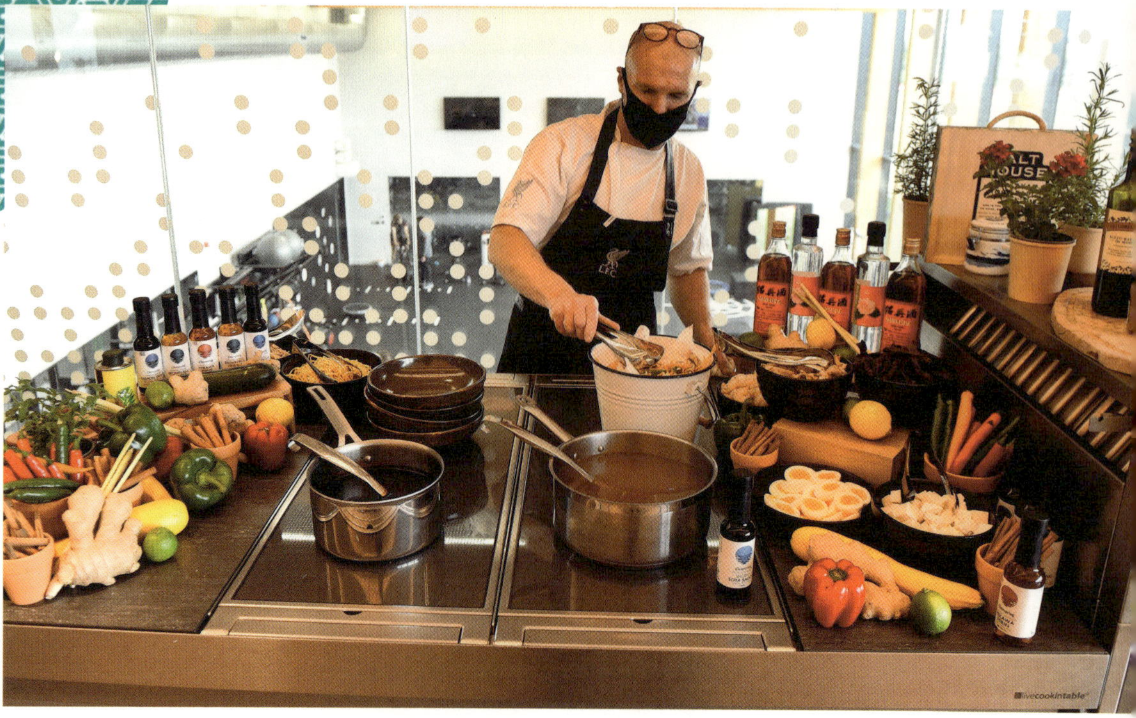

Und hattest du in Bezug auf Essen ein »heimliches Laster«?
Das traditionelle süße spanische Brot, das *Roscón de Reyes,* ist heute noch ein heimliches Laster von mir. Es wird jedoch nur am 6. Januar gegessen, wenn wir den Tag der Heiligen Drei Könige feiern. Ich muss also immer ein Jahr warten, bis ich es wieder essen kann.

Was ist dein Lieblingsessen nach dem Training in Kirkby und warum?
Viele Gerichte esse ich gern nach dem Training, zum Beispiel die berühmte LFC-Lasagne, die für mich ein richtiges »Wohlfühlgericht« ist. Aber besonders gut finde ich die »Live«-Kochstationen, an denen das Essen frisch zubereitet wird.

Und was isst du am liebsten zu Hause und warum?
Ich habe großes Glück, denn meine Frau kocht wie ein Profi, und sie kennt sich auch mit Ernährung gut aus. Sie bereitet die Paella auf eine gesunde und köstliche Art zu.

Und zum Frühstück: gebackene Eier, Omelett, Porridge oder eine Protein-Bowl?
Ich liebe Omelett.

Und zum Nachtisch …?
Mein Favorit ist Kokosnuss-Mousse mit frischer Passionsfrucht.

Was ist dein Lieblingsobst und dein Lieblingsgemüse?
Ich liebe alle Arten von Obst, weil meine Eltern in Sevilla einen Obst- und Gemüseladen besaßen. Am liebsten esse ich Wassermelone und Erdbeeren, die in Südspanien viel angebaut werden. Gemüse ist nicht so mein Ding, aber ich esse es!

»ES GIBT VIELE GERICHTE, DIE ICH NACH DEM TRAINING GERN ESSE. BESONDERS GUT FINDE ICH DIE »LIVE«-KOCHSTATIONEN, AN DENEN DAS ESSEN FRISCH ZUBEREITET WIRD.«

DIE SPANISCHE KÜCHE

Land
Spanien teilt sich die Halbinsel in der südwestlichen Ecke Europas mit Portugal. Es grenzt im Norden an Frankreich und hat eine Mittelmeer- und eine Atlantikküste.

Sprache
Knapp 100 Prozent der Bevölkerung sprechen Spanisch. Im Norden werden außerdem Katalanisch, Galizisch und Baskisch gesprochen. Auch Adrians Heimat Andalusien hat einen eigenen Dialekt.

Küche
Gemüse, Obst und Getreide machen drei Viertel der spanischen Landwirtschaftsproduktion aus, Olivenöl, Jamon (Schinken), Chorizo (Wurst) und Wein sind ebenfalls wichtige Exportgüter.

Wie würdest du dich selbst als Koch auf einer Skala von eins bis fünf einstufen?
Könnte ich null sagen? [etwas beschämt] Ich muss gestehen, dass ich nicht viel koche. Da meine Frau zu Hause kocht und wir die Köche in Kirkby haben, wollte ich nie in diese Sperrzone eindringen!

Wenn du dir einen Teamkollegen als »Kochkumpel« aussuchen könntest, wer würde das sein?
Auf jeden Fall Takumi Minamino. Ich liebe japanisches Essen, und er hat einen Kochwettbewerb gewonnen, den wir im Team ausgetragen haben. Aber hey, ich bin auf den zweiten Platz und Fabinho auf den dritten gekommen.

Was ist das Beste, was du beim LFC über gutes Essen und richtige Ernährung gelernt hast?
Die Vorzüge der veganen Küche. Eiweiß ist für Sportler wichtig für den Muskelaufbau und die Reparatur von Gewebe nach Trainingseinheiten und Spielen. Bei LFC habe ich gelernt, mehr pflanzliches Eiweiß anstelle von Fleisch zu essen, weil es gesünder und nachhaltiger ist.

Was machst du, um tagsüber genug zu trinken?
Ich versuche, viel Wasser zu trinken und gebe auch gerne Elektrolyte in ein Glas mit viel Wasser. [Elektrolyte sind Salze und Mineralien, die den Flüssigkeitshaushalt aufrechterhalten].

Hast du schon einmal Scouse probiert, und wie hat es dir geschmeckt?
Ja, sogar sehr gut! Es erinnert mich an ein traditionelles spanisches Gericht namens *Patatas Guisadas Con Carne.*

Was riecht in der Küche oder Kantine deiner Meinung nach am besten?
Ich liebe den Geruch, wenn etwas Leckeres im Ofen gebacken wird, zum Beispiel frisches Brot.

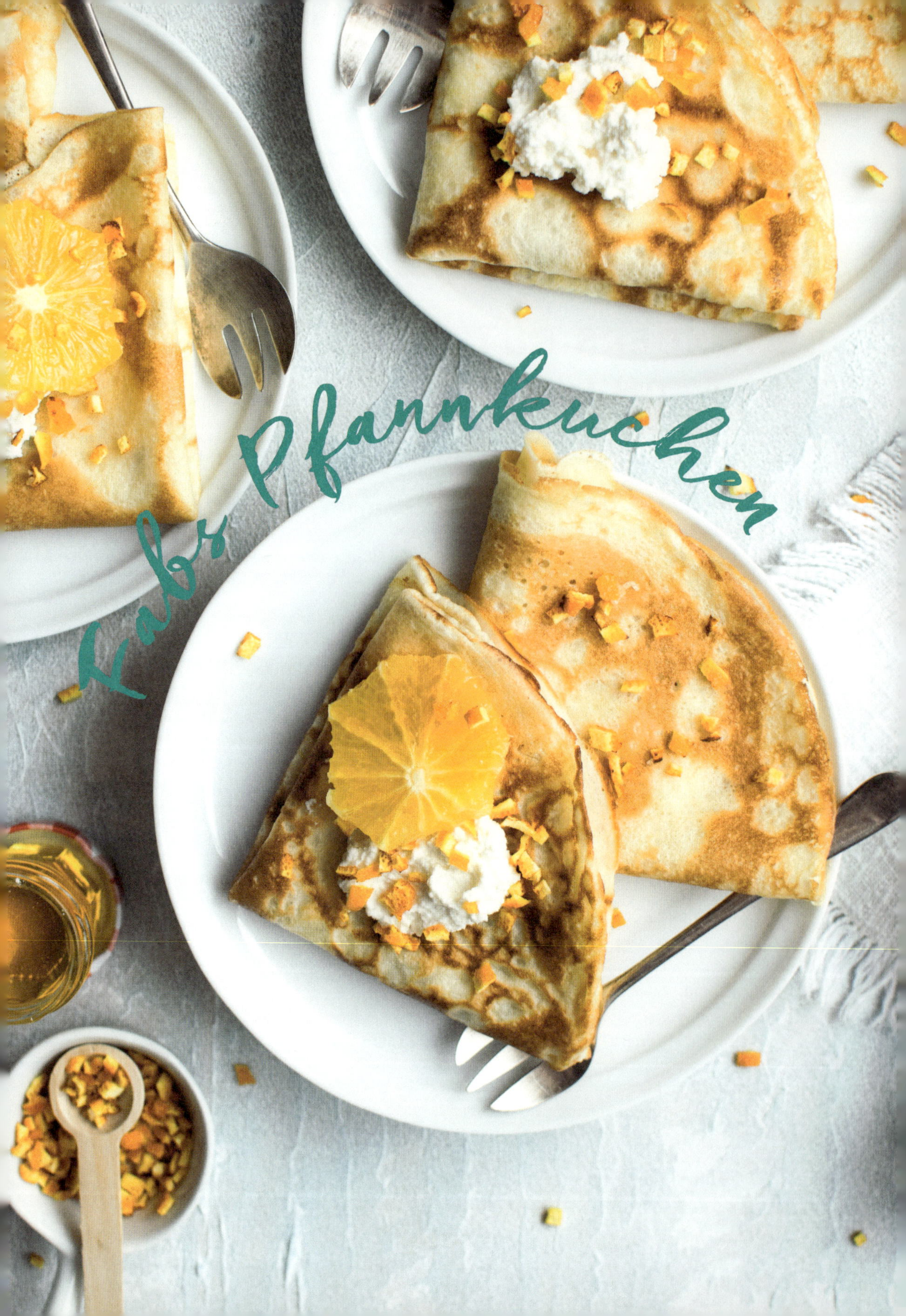
Fabs Pfannkuchen

FABINHO

DER DUFT VON PFANN-KUCHEN IST UNSCHLAGBAR!

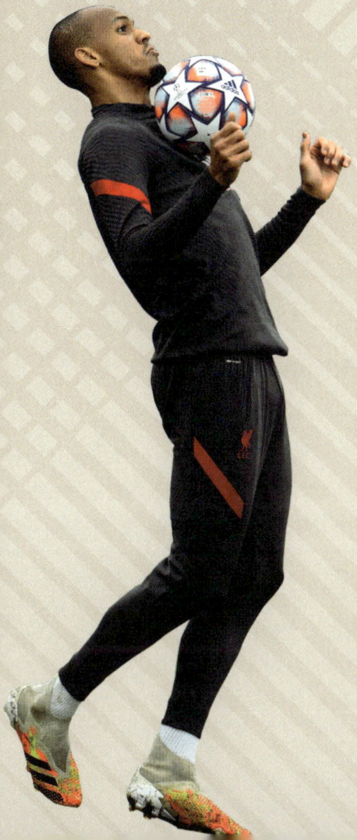

ABER GESCHMACKLICH GEHT FÜR DEN DEFENSIVEN MITTELFELDSPIELER FABINHO NICHTS ÜBER BRASILIANISCHE SPEZIALITÄTEN.

Fab, was ist das beliebteste Gericht in deinem Heimatland?
In Brasilien ist eines der beliebtesten Gerichte die *Feijoada*. Es besteht aus schwarzen Bohnen mit etwas Schweinefleisch, dazu isst man meist Reis und etwas Gemüse.

Manchmal wird es mit der sogenannten *Farofa* serviert, einer Beilage [aus einer gerösteten Maniokmehlmischung] mit Orangenscheiben. Dieses Gericht esse ich besonders gern.

Gab es in deiner Kindheit ein Lieblingsessen der ganzen Familie?
Sonntags gab es oft eine Lasagne, die ich immer sehr gern gegessen habe.

Und hattest du in Bezug auf Essen ein »heimliches Laster«?
Also die Fast-Food-Restaurants mochte ich schon. Mit Burgern und solchen Sachen!

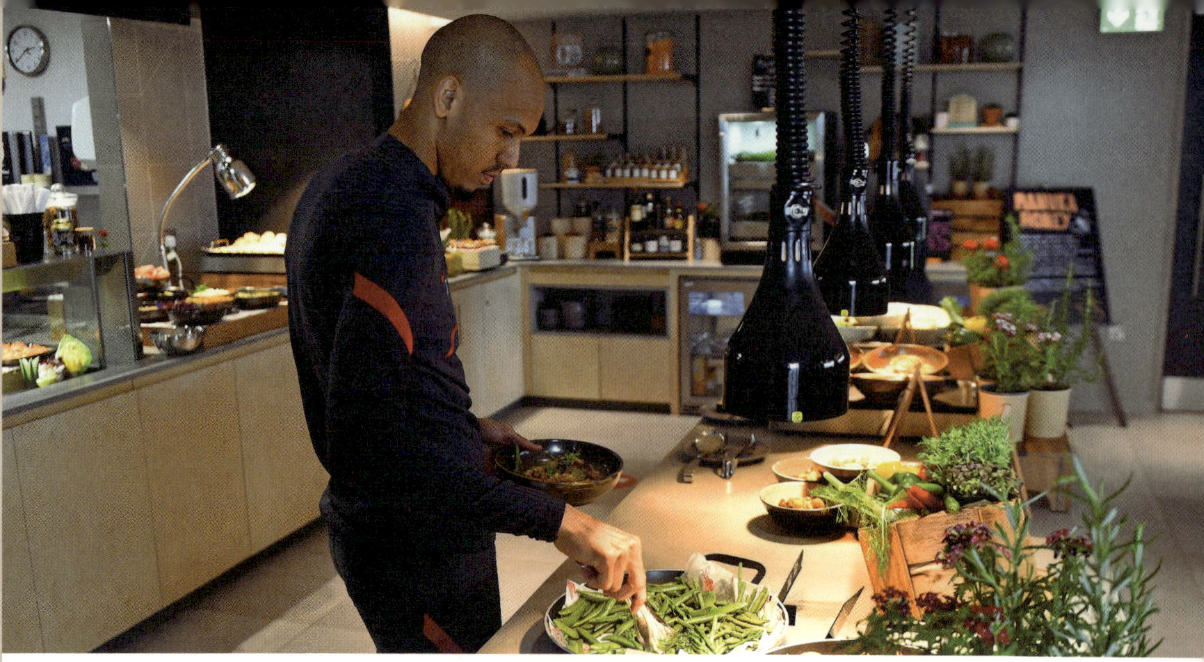

Was ist dein Lieblingsessen nach dem Training in Kirkby und warum?
Glücklicherweise haben wir eine große Auswahl an frisch zubereiteten Gerichten. Ich esse ziemlich viel Reis, aber es gibt immer ein vielfältiges Angebot.

Und was isst du am liebsten zu Hause und warum?
Zu Hause essen wir normalerweise auch viel Reis, gern mit Rindfleisch oder Chili.

Und zum Frühstück: gebackene Eier, Omelett, Porridge oder eine Protein-Bowl?
Ich esse in der Regel Eier und trinke ein Glas Wasser.

Was ist dein Lieblingsobst und dein Lieblingsgemüse?
Bei Obst würde ich sagen Mango, ob ich ein Lieblingsgemüse habe, weiß ich nicht … wahrscheinlich Brokkoli.

Wie würdest du dich selbst als Koch auf einer Skala von eins bis fünf (wobei fünf am besten ist) einstufen?
Leider nur eine Eins, denn ich bin nicht besonders gut – aber zum Glück ist meine Frau eine sehr gute Köchin!

Wenn du dir einen Teamkollegen als »Kochkumpel« aussuchen könntest, wer würde das sein und warum?
Adrian. Ich denke, er ist ein guter Koch, und ich mag spanisches Essen, also wäre er wohl eine gute Wahl.

Was ist das Wichtigste, was du beim LFC über gutes Essen und richtige Ernährung gelernt hast?
Ich wusste schon etwas, aber seit Beginn meiner Fußballer-Laufbahn habe ich sehr viel gelernt. Früher habe ich nicht so auf mein Essen geachtet oder habe kaum darüber nachgedacht, doch jetzt versuche ich, viel gesünder zu essen.

Hier in Liverpool bietet die Küche auch eine große Auswahl an gesundem Essen. Wir wissen, wie wichtig gute Ernährung ist, um fit und gesund zu bleiben.

Dass der Club uns während des Lockdowns so gut unterstützt hat, war sehr hilfreich, weil wir natürlich zu Hause bleiben mussten. Es war notwendig, dass wir uns weiter richtig ernährten, weil wir nicht wussten, wann wir wieder würden trainieren und spielen können. Der Club sorgte mit Lebensmittellieferungen für unsere gute Ernährung. Wenn man nicht normal trainiert, sich nicht gut ernährt oder nicht die richtigen Lebensmittel isst, kann das zum Problem werden.

Wie gesagt, in dieser Zeit wussten wir nicht, wann wir zurückkommen würden. Die Unterstützung des Clubs und insbesondere von Mona war deshalb entscheidend.

Was machst du, um tagsüber genug zu trinken?
Ich trinke möglichst viel Wasser. Ich weiß, Brasilien ist für seinen Kaffee berühmt, manchmal trinke ich auch eine Tasse Kaffee, aber nicht jeden Tag.

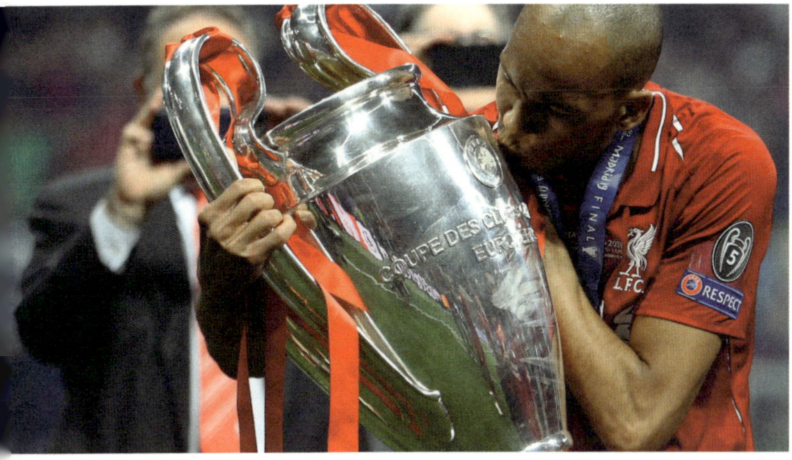

Was riecht in der Küche oder Kantine deiner Meinung nach am besten?
Ich liebe den Duft von Pfannkuchen. Immer wenn es sie gibt, genieße ich diesen Duft.

Hat es mal eine besonders lustige Situation in der Kantine gegeben?
Während des Lockdowns hatten Adrian, Taki und ich ein paar Online-Kochstunden. Wie gesagt, ich bin nicht sehr gut in der Küche, es war also eine neue Erfahrung! Wir kochten asiatisches Essen, und es war ehrlich gesagt gar nicht schlecht!

DIE BRASILIANISCHE KÜCHE

Land

Brasilien ist das größte Land in Südamerika und das fünftgrößte der Welt. Es liegt wie ein riesiges Dreieck auf dem Kontinent, und seine Küste entlang des Atlantischen Ozeans ist 7491 Kilometer lang. Mit Ausnahme von Chile und Ecuador grenzt es an alle anderen Länder Südamerikas. Berühmt sind die brasilianische Liebe zum Fußball und das legendäre Maracanã-Stadion in Rio de Janeiro.

Sprache

Die große Mehrheit der Brasilianer, etwa 98 Prozent der Bevölkerung, spricht Portugiesisch. Die Sprache hat, seitdem sie im 16. Jahrhundert nach Brasilien gebracht wurde, viele Veränderungen durchlaufen. Ein kleiner Prozentsatz der Brasilianer spricht Deutsch oder indigene Sprachen.

Küche

Sehr beliebt sind Reis und Bohnen – eine Tradition, die Brasilien mit mehreren karibischen Ländern gemeinsam hat. Sehr typisch sind auch gegrilltes Fleisch und die *Salgadinhos* – kleine, salzige Snacks, die den spanischen Tapas ähneln und gern bei Familientreffen angeboten werden.

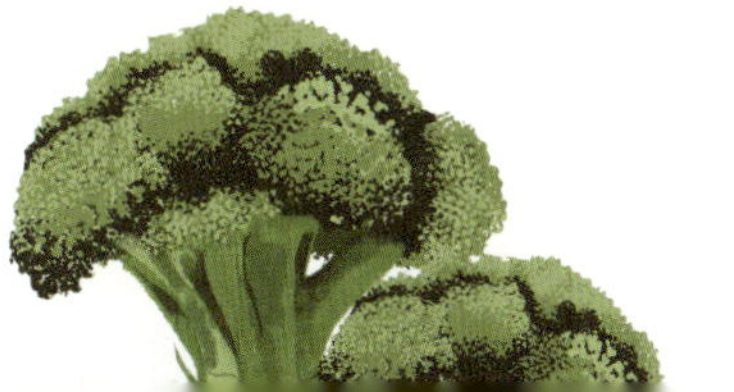

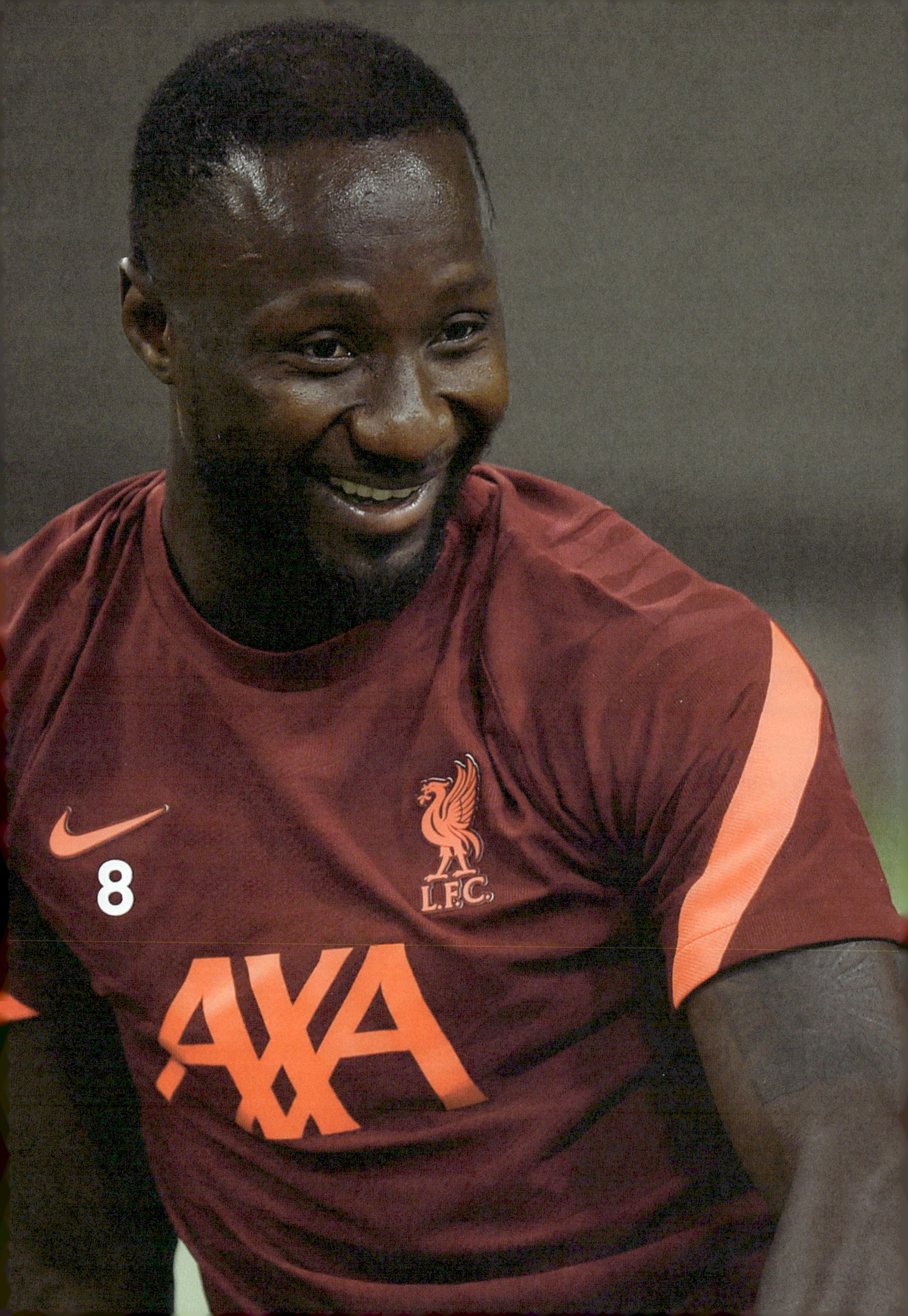
8
L.F.C.
AXA

NABY KEITA

MANGOS FRISCH VOM BAUM

MITTELFELDSPIELER NABY KEITA ERZÄHLT VOM FANTASTISCHEN ESSEN SEINER HEIMAT GUINEA.

Naby, was war dein Lieblingsessen, als du ein Kind warst?
Bei uns gab es *Kansiyé*. Das ist ein Gericht mit vielen Gewürzen und einer so scharfen Soße, dass man sich fast den Mund daran verbrennt.

Und gab es irgendeine Leckerei als Belohnung für gutes Verhalten?
Schokolade oder Nutella!

Was ist dein Lieblingsessen nach dem Training?
Pasta Bolognese. Nach dem Training immer Pasta Bolognese! Das mag mein Bruder auch sehr gern. Wenn ich nach dem Training nach Hause komme, fragt mein Bruder, was es zu essen gibt, und die Antwort ist stets: Pasta Bolognese!

Kochst du zu Hause manchmal auch selbst?
Ja, ich koche ständig afrikanisches Essen für meinen jüngeren Bruder. Ich bereite die gleichen Gerichte wie meine Mutter zu, nur für ihn. Fleisch und Tomaten werden lange geschmort. Dann Kartoffeln, Reis und gemischtes Gemüse und obendrauf die Soße.

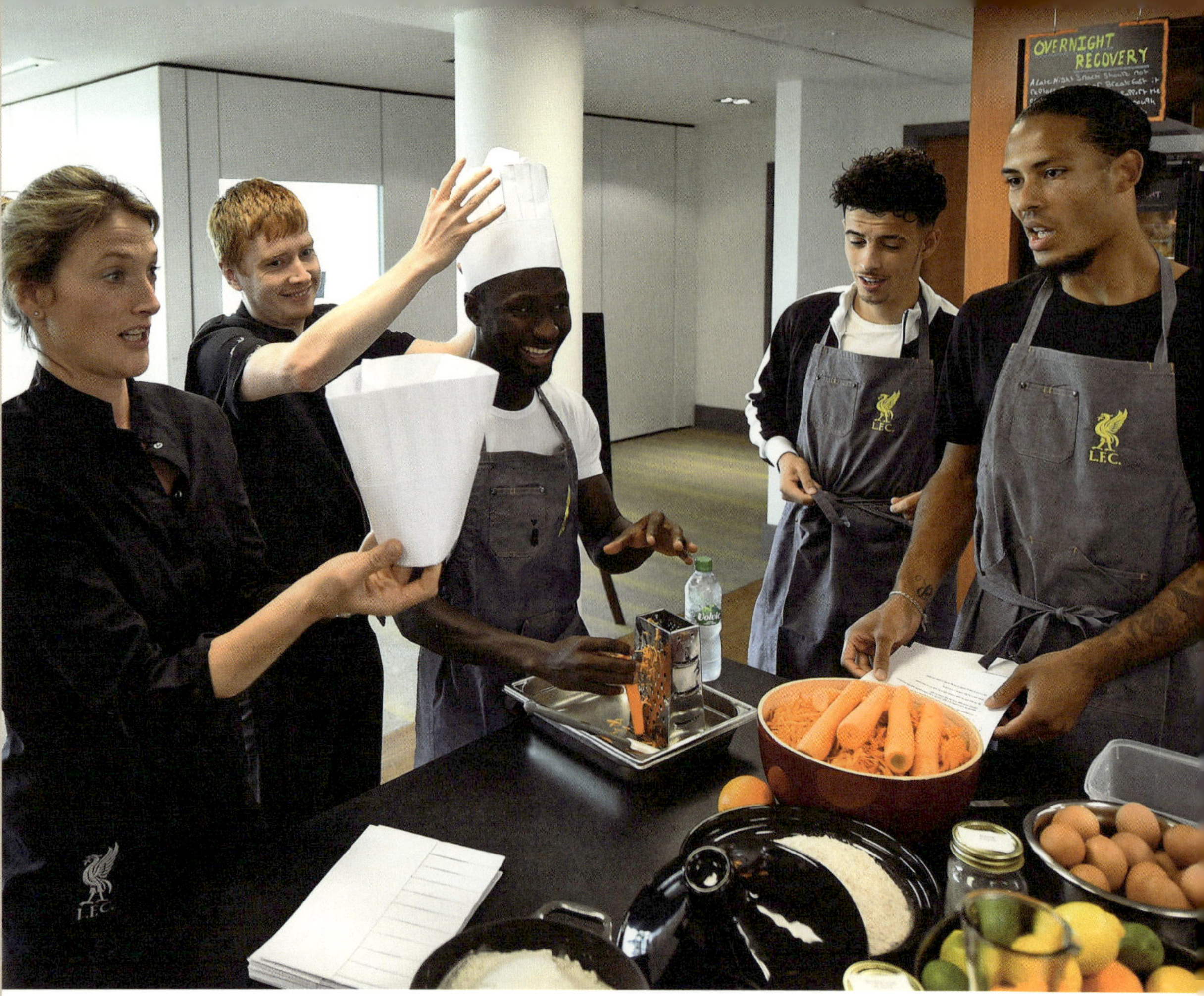

Welches Obst oder Gemüse aus deiner Heimat magst du besonders?
Mango. Es gibt tolle Mangos dort – die kleinere Sorte. Wir essen sie frisch vom Baum. Bei uns mögen alle diese Früchte.
Es gibt auch Avocados und die gelben Maracujas bei uns. In Guinea werden viele Bananen angebaut, aber die Mango ist die beliebteste Frucht in Afrika.

Wenn du dir einen Teamkollegen als »Kochkumpel« aussuchen könntest, wer würde das sein?
Robbo und Virgil – beide zusammen. Wir haben einmal gemeinsam mit Mona in Melwood gekocht!

Was trinkst du am liebsten?
Wasser, viel Wasser, obwohl ich dann manchmal nachts nicht durchschlafen kann! Aber Wasser ist sehr gesund.

Was war der lustigste Moment, den du in der Küche hattest?
Einmal wollte ich Fisch braten und vergaß dabei das Öl. Ich war abgelenkt, merkte dann aber, dass alles anbrannte.

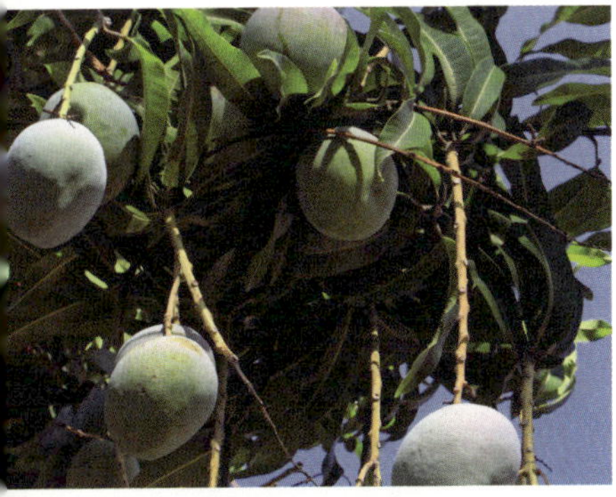

»EINMAL WOLLTE ICH FISCH BRATEN UND VERGASS DABEI DAS ÖL!«

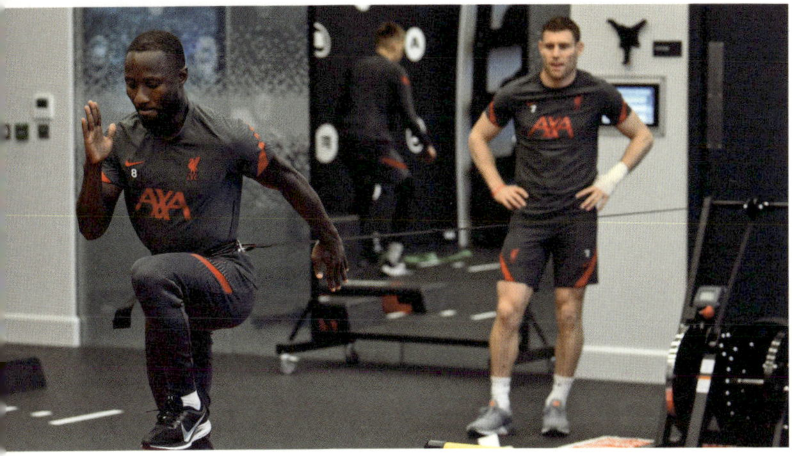

Ich goss Öl dazu und erschrak, als es so hochging … Plötzlich stand alles in Flammen, deshalb bin ich jetzt immer vorsichtig und halte beim Kochen einen großen Abstand!

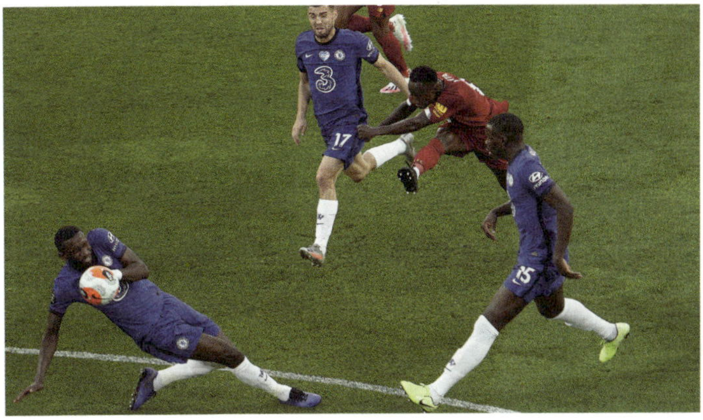

DIE KÜCHE GUINEAS

Land

Guinea liegt in Westafrika an der Atlantikküste. Drei der größten westafrikanischen Flüsse – der Gambia, der Niger und der Senegal – entspringen in Guinea, das reich an natürlichen Ressourcen.

Sprache

Die Amtssprache ist Französisch, das aus der Zeit der Kolonialherrschaft stammt. Mehrere indigene Sprachen sind offiziell anerkannt: Fulani oder Pulaar, Malinke, Susu, Kissi, Kpelle und Toma.

Küche

Poulet Yassa ist ein Hühnergericht mit Zwiebeln, Zitrone oder Senf. Andere beliebte Speisen sind *Fou Fou*, ein herzhafter Brei mit Okra-Soße, gekochtem Maniok und gebratenen Süßkartoffeln. Unter anderem werden Maniok, Süßkartoffeln, Bananen, Kokosnüsse, Kaffee und Kakao angebaut.

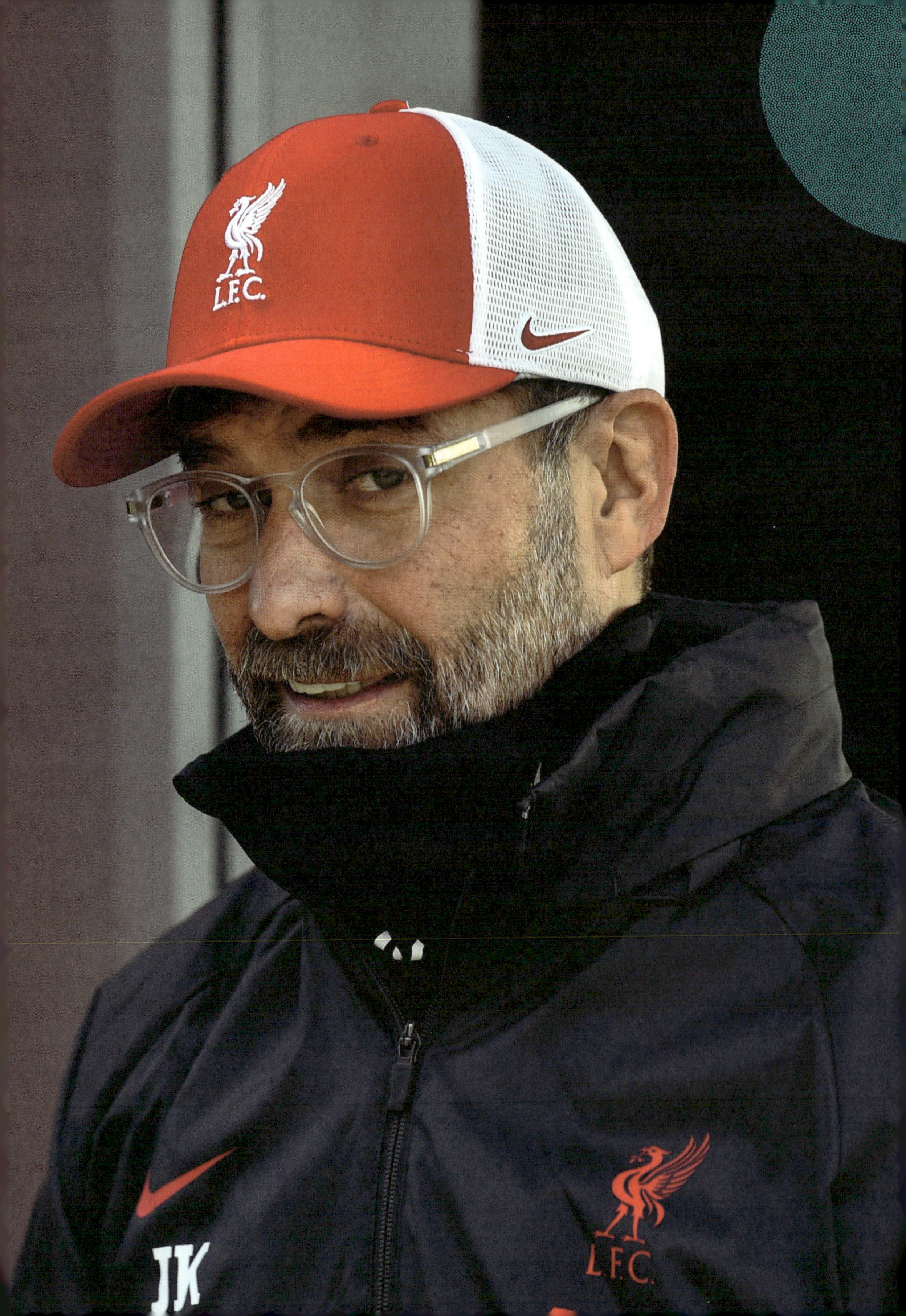
L.F.C.
JK
L.F.C.

JÜRGEN KLOPP

BOOM!

KURZ GEFRAGT: JÜRGEN KLOPP, CHEFTRAINER DES LIVERPOOL FC

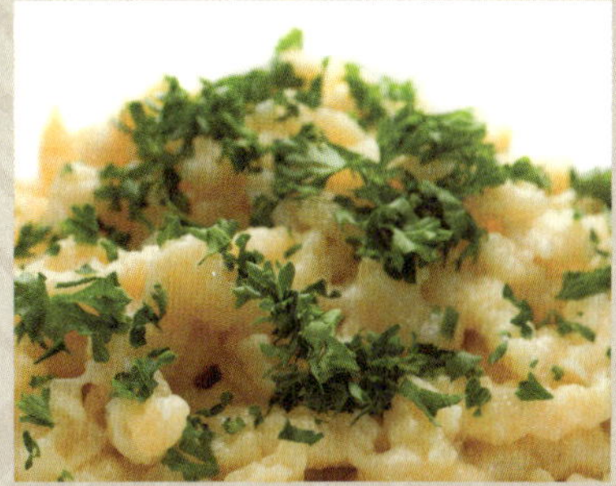

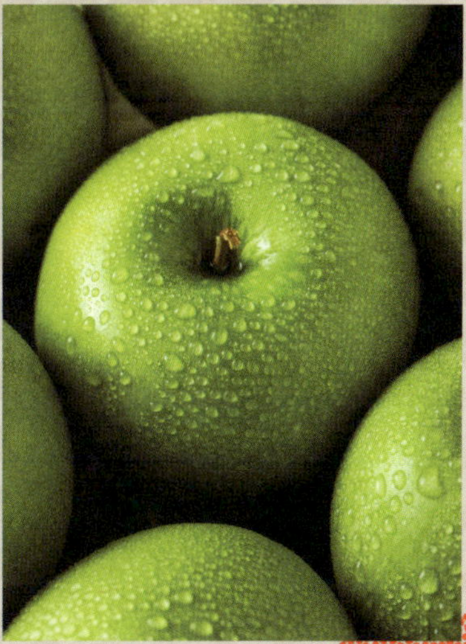

Das beliebteste Gericht aus Deutschland: Käsespätzle.

Lieblingsessen deiner Familie in deiner Kindheit: Siehe oben.

Lieblingsessen nach dem Training in Kirkby: Hähnchenkeulen.

Lieblingsessen zu Hause: Das Chili von (meiner Frau) Ulla.

Zum Frühstück: Pochierte Eier.

Lieblingsnachtisch: Käsekuchen.

Lieblingsobst und -gemüse: Äpfel und Brokkoli.

Wie würdest du dich als Koch auf einer Skala von eins bis fünf einstufen? Null.

Flüssigkeitszufuhr: Wasser und Tee.

Schon mal Scouse probiert? Ja, schmeckt mir.

Bester Essensduft? Grillfleisch.

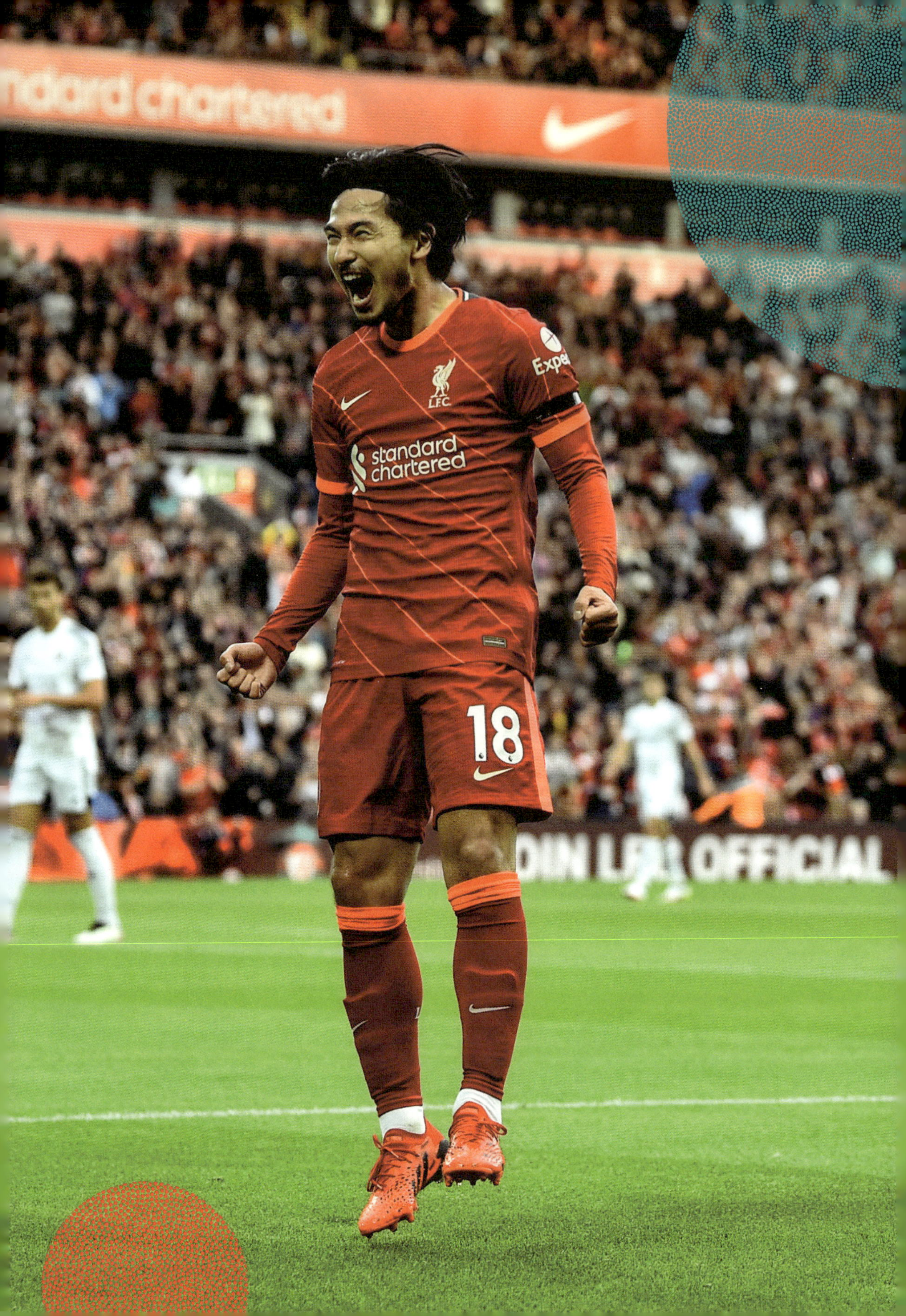
standard chartered
L.F.C.
18

TAKUMI MINAMINO

SUSHI UND MISO, WAS SONST!

MITTELFELDSPIELER TAKUMI MINAMINO BESCHREIBT DIE BESONDERHEITEN DER JAPANISCHEN KÜCHE.

Taki, was ist das berühmteste Essen in deinem Land?
Am bekanntesten ist Sushi. In Deutschland [Taki spielte für RB Salzburg im Nachbarland Österreich] gibt es eine gute Auswahl und hohe Qualität, ich schätze auf dem gleichen Niveau wie in Japan. Aber die wirklich typischen Sushi-Gerichte bekommt man nur in Japan – und sie sind sehr teuer!

Was ist dein Lieblings-Sushi?
Mein Lieblings-Sushi sind Garnelen. Wir Japaner essen normalerweise nur Sushi-Garnelen als Nigiri [wörtlich ›zwei Finger‹]. Es heißt, nur Nigiri-Sushi sei das echte Sushi!

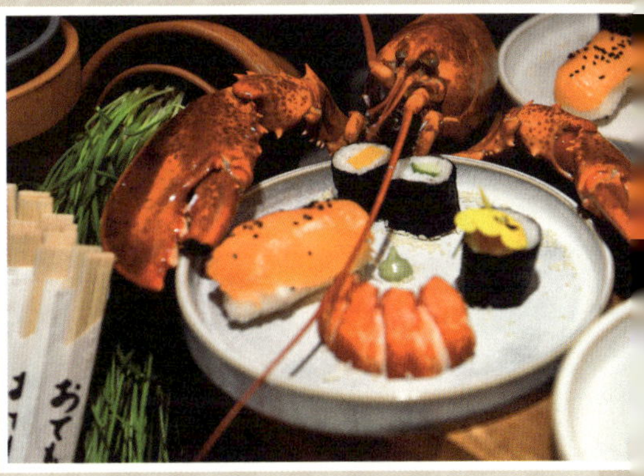

Und was hast du als Kind am liebsten gegessen?
Steak oder Schweinefleisch. Aber am liebsten Rindfleisch wie meine Mutter es zubereitet hat, zum Beispiel mit Kartoffelpüree und Karotten. Reis eigentlich weniger.

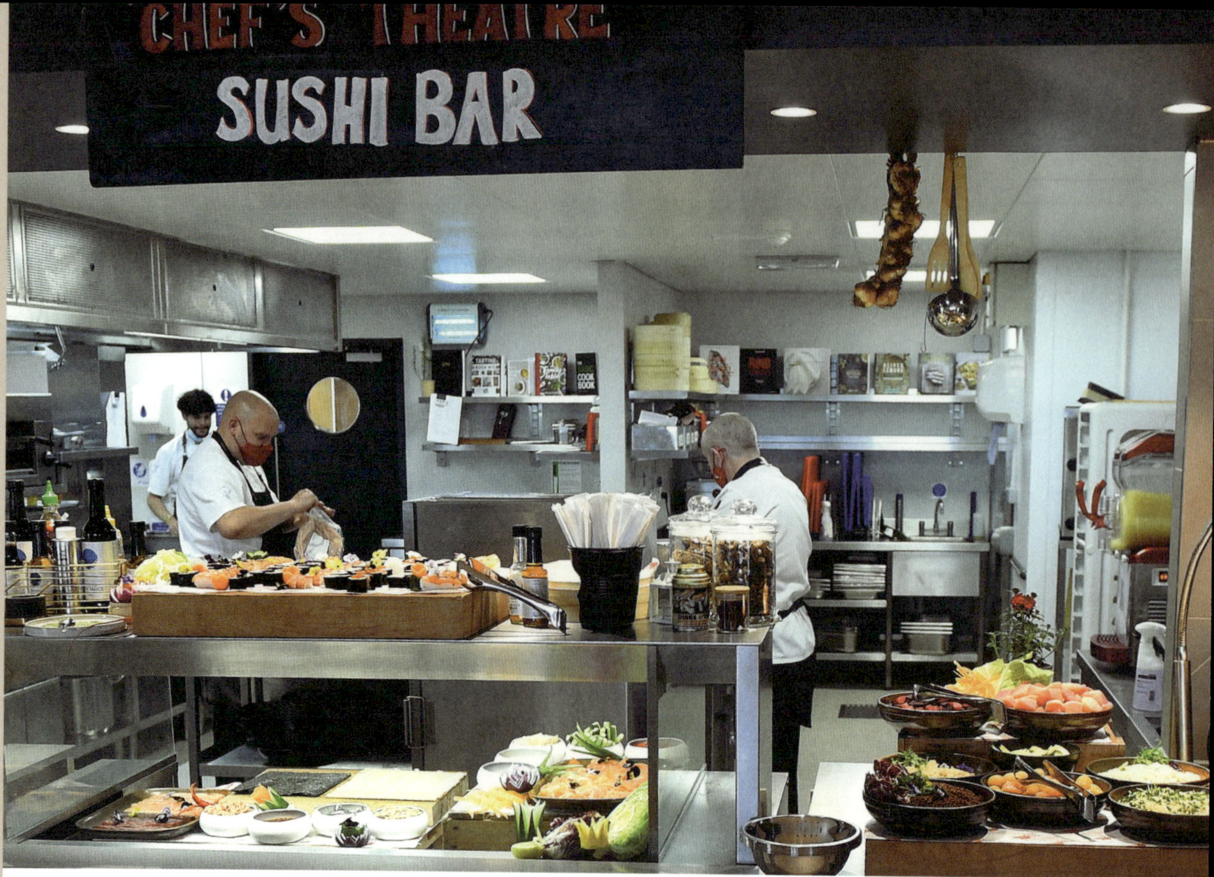

Was gönnst du dir als gelegentliche Leckerei?
Big-Mac-Hamburger! Manchmal auch Kentucky Fried Chicken. KFC!

Und was isst du am liebsten zum Frühstück?
Ich mag Toast nur mit Butter, manchmal auch mit Marmelade darauf. In Österreich gibt es echt gute Marmeladen.

Wie sieht ein typisches japanisches Frühstück aus?
Reis mit einer traditionellen Miso-Suppe und Fisch – jede Art von Fisch, mit Reis in der Suppe. Man trinkt die Suppe. Es gibt alle möglichen Arten, aber meine Mutter machte das Miso immer mit drei Zutaten – Zwiebeln, Kartoffeln und Tofu.

Nach so einem Frühstück hat man den ganzen Tag über ein hohes Energie-Level?
Ja!

Welches Obst und Gemüse isst du am liebsten?
Ich mag Erdbeeren und Ananas. Beim Gemüse würde ich sagen, Kartoffeln, denn sie sind so vielseitig. Spargel auch. Und sehr gern Spinat. Er kommt in der japanischen Küche sehr häufig vor.

Wie würdest du dich als Koch einschätzen?
Na ja, nicht gut. Ich kann nicht wirklich kochen, aber wenn ich es müsste, könnte ich mir wohl etwas einfallen lassen.

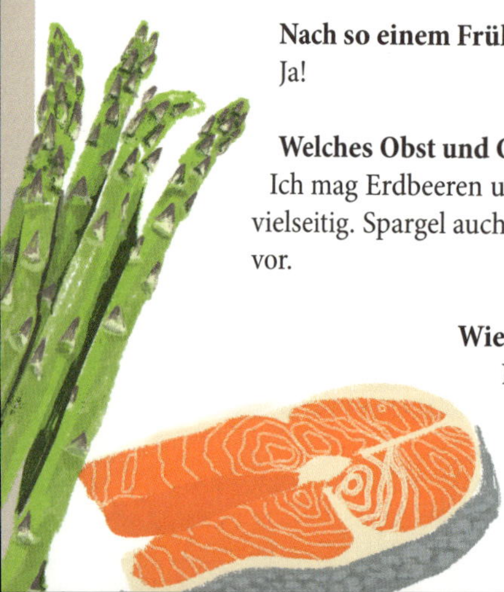

Mit wem deiner Teamkollegen würdest du gern zusammen kochen?
Nur von den Spielern? Adrian. Wir haben einmal zusammen gekocht. Ich glaube, das war bei einer Challenge der Liverpool Foundation. Adri, Fabi und ich, also hat er Kuchen gebacken. Ich habe mich für die spanische Küche interessiert – Paella und so.

Was ist dein Lieblingsgetränk?
Sprudelwasser. Gern mit ein bisschen Zitrone, das habe ich immer getrunken, als ich in Österreich spielte. Ich mag auch Apfelschorle [ein Drittel Apfelsaft und zwei Drittel Wasser mit Kohlensäure, ein hervorragendes Erfrischungsgetränk beim Sport].

Hast du schon einmal Scouse probiert?
Ja, und es hat mir gut geschmeckt.

Welchen Essensduft magst du am liebsten?
Gebratenes Fleisch, das ist etwas für mich. Das versetzt mich richtig in meine Kindheit zurück.

Hattest du schon einmal ein richtig lustiges Erlebnis in der Küche?
Ich kann mich mehr an ein weniger lustiges Ereignis erinnern. Ich war noch klein, und meine Mutter bereitete das Abendessen vor. Mein älterer Bruder wollte unbedingt dabei mithelfen. Also machte er sich daran, die Kartoffeln zu schälen und verletzte sich dabei – ein ziemlich tiefer Schnitt. Eigentlich hatte ich auch mithelfen wollen, aber als ich diese Verletzung sah, dachte ich: lieber nicht – lass sie einfach allein weitermachen!

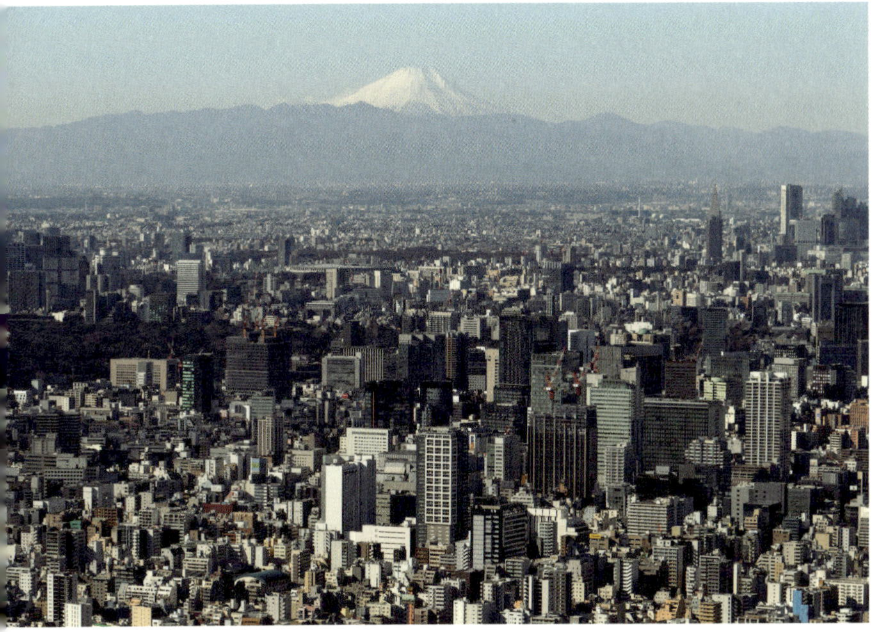

DIE KÜCHE JAPANS

Land

Japan liegt vor der Ostküste der asiatischen Landmasse. Es besteht aus einer Vielzahl von Inseln, die sich über etwa 2400 Kilometer durch den westlichen Nordpazifik erstrecken.

Sprache

Japanisch wird in mehrere Dialekte unterteilt, wobei die Tokioter Variante als Standard gilt.

Küche

Sushi ist ein Gericht aus Kurzkornreis, der mit Essig gesäuert und dann mit rohem oder gekochtem Fisch und Gemüse angerichtet wird. Es wird normalerweise vor den Gästen zubereitet und mit in Streifen geschnittenem Seetang umwickelt. Manchmal wird dazu Wasabi, eine sehr scharfe Meerrettichsorte, gereicht. Weitere Gerichte sind *Sashimi* (in feine Scheiben geschnittener roher Fisch und Meeresfrüchte), *Tempura* (frittierte Meeresfrüchte, Fleisch und Gemüse), *Soba* (Buchweizennudeln) und *Yakitori* (gegrillte Hähnchenspieße).

LOKALE SPEZIALITÄT

SCOUSE

SOWOHL DER LIVERPOOLER AKZENT ALS AUCH DIE REGIONALE SPEZIALITÄT WIRD SCOUSE GENANNT. DAS BELIEBTE TRADITIONELLE GERICHT MIT SEINER SEEFAHRERGESCHICHTE KOMMT DIREKT AUS LIVERPOOL.

Eintopfgerichte aller Art gibt es überall auf der Welt – nicht nur in den Wintermonaten. Besonders beliebt sind sie in Südamerika und Südostasien, aber auch in europäischen Ländern wie Spanien, Portugal und Italien.

Deftige und rustikale Eintöpfe machen satt, sind einfach und preiswert. Früher galt der Eintopf als ein »bäuerliches Essen«. Viele bekannte Rezepte stammen aus den ärmeren Bevölkerungsschichten, und jede Region und Familie kannte ihre eigene Variante. Manche dieser Gerichte haben bis heute überdauert und sind noch heute angesagt.

Das englische Wort für Eintopf ist »stew«, was »langsam kochen« bedeutet, aber nicht notwendigerweise eine dicke, stückige Suppe sein muss. In der Regel handelt es sich um ein reichhaltiges Gericht, dessen Geschmack von der Verwendung der richtigen Fleischstücke abhängt. Für einen Hühnereintopf zum Beispiel sollte man keine Hühnerbrust verwenden, weil deren Textur sich nicht für langes Kochen eignet, besser sind dafür ausgebeinte Hähnchenschenkel oder -keulen.

Auch bei einem Eintopf mit Rindfleisch ist von Filet oder Lende abzuraten. Preiswertere Stücke wie Beinfleisch, Schulter (auch Bugstück genannt) oder Ochsenschwanz, die beim langen Garen schön weich und zart werden und einen intensiven Geschmack entfalten, sind empfehlenswert. Diese Fleischteile lassen sich gut mit Zwiebeln, Kartoffeln und Karotten kombinieren und machen den Eintopf schön schmackhaft.

Die Liverpooler Eintopfversion heißt Scouse und ihre Ursprünge liegen in der Geschichte dieser bedeutenden Hafenstadt. Der Begriff ist eine Kurzform von »Lobscouse«, einem Gericht, das vermutlich vor Jahrhunderten von skandinavischen Seefahrern eingeführt wurde. Heute ähnelt es sowohl dem Irish Stew als auch dem Lancashire Hotpot, aber es ist immer noch typisch für Liverpool.

Wetten, dass Spieler wie Trent Alexander-Arnold und vor ihm Steven Gerrard, Jamie Carragher und Robbie Fowler alle schon ein paar Schüsseln Scouse gelöffelt haben? Vor ein paar Jahren feierte ein anderer Junge aus Liverpool, der ehemalige Spitzenstürmer John Aldridge, den jährlichen Global Scouse Day im Boot Room Sports Café in Anfield. Dort bereitete der Küchenchef persönlich Scouse zu.

Er verwendete Rindersteak, gewürfelte Zwiebeln, Kohlrüben, Karotten und gewürfelte Kartoffeln, dazu Rinderbrühe, Olivenöl, ein Zweig Thymian und Lorbeerblätter, angereichert wurde das Ganze mit eingelegter Roter Bete und Kraut (beides reich an Vitamin C) sowie Weißbrot mit Butter. Die Zubereitung dauerte etwa zwei Stunden, und Aldo erklärte, es sei genauso gut, wenn nicht sogar besser als das Rezept seiner Mutter!

In jüngerer Zeit wurde im LFC-Programmheft für das unvergessliche Champions-League-Halbfinal-Rückspiel gegen Barcelona in Anfield im Mai 2019 ein Rezept für katalanisches Scouse abgedruckt, mit freundlicher Genehmigung des örtlichen Lunya Restaurants.

Es enthielt Lammhackfleisch, würzige Chorizo und Morcilla (spanische Würstchen), Kartoffeln, Karotten, Zwiebeln, Knoblauch, Paprika, Fleisch- oder Gemüsebrühe und als Beilage eingelegte Artischocken.

Der Inhaber von Lunya, Peter Kinsella, verriet, es sei »eines unserer meistverkauften Gerichte, extravagant und schmackhaft. Es könnte in jeder Stadt [Liverpool oder Barcelona] beheimatet sein, nur dass es in Spanien *Fabada* heißt.«

Liverpool hat auch eine köstliche vegane Scouse-Version zu bieten, das sogenannte »Blind Scouse«, das ohne Fleisch zubereitet wird und neben den anderen Gemüsen noch Lauch, Perlgraupen und Butterbohnen enthält.

Scouse schmeckt insgesamt großartig, ob es sofort serviert oder über Nacht im Kühlschrank aufbewahrt und am nächsten Tag wieder aufgewärmt wird – und es ist ein preiswertes Essen für die ganze Familie.

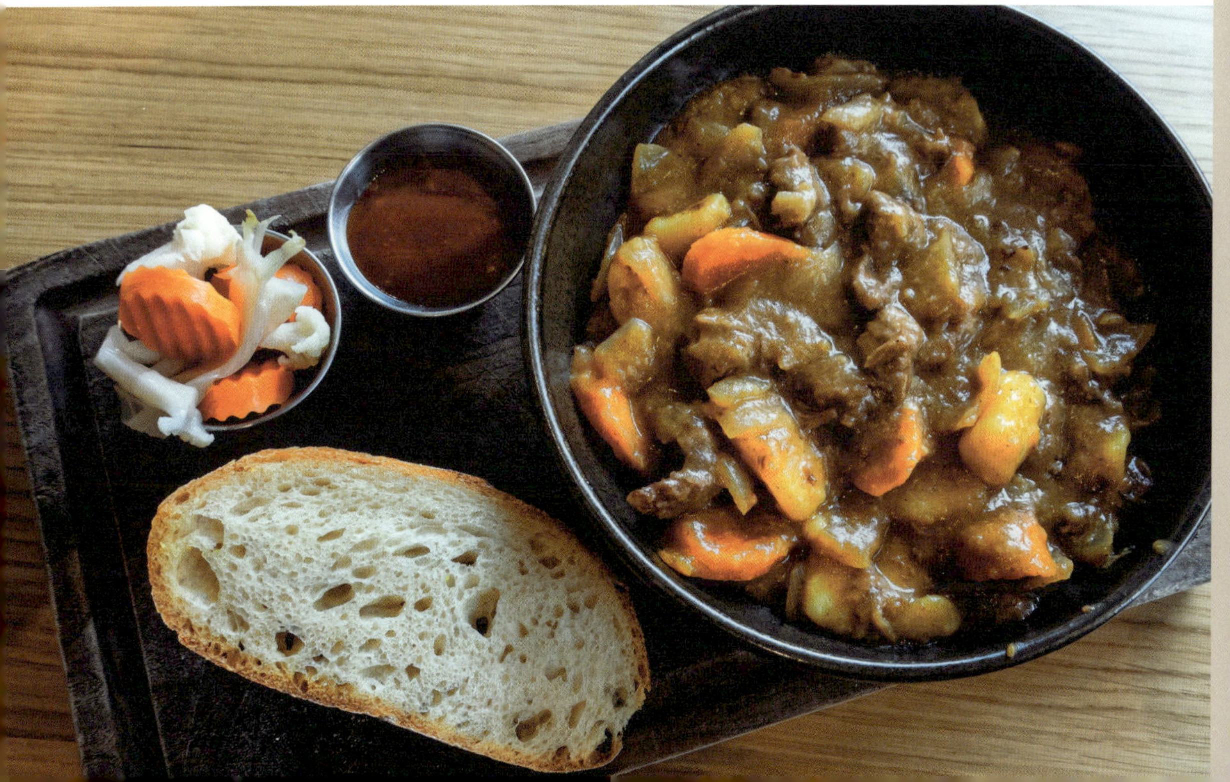

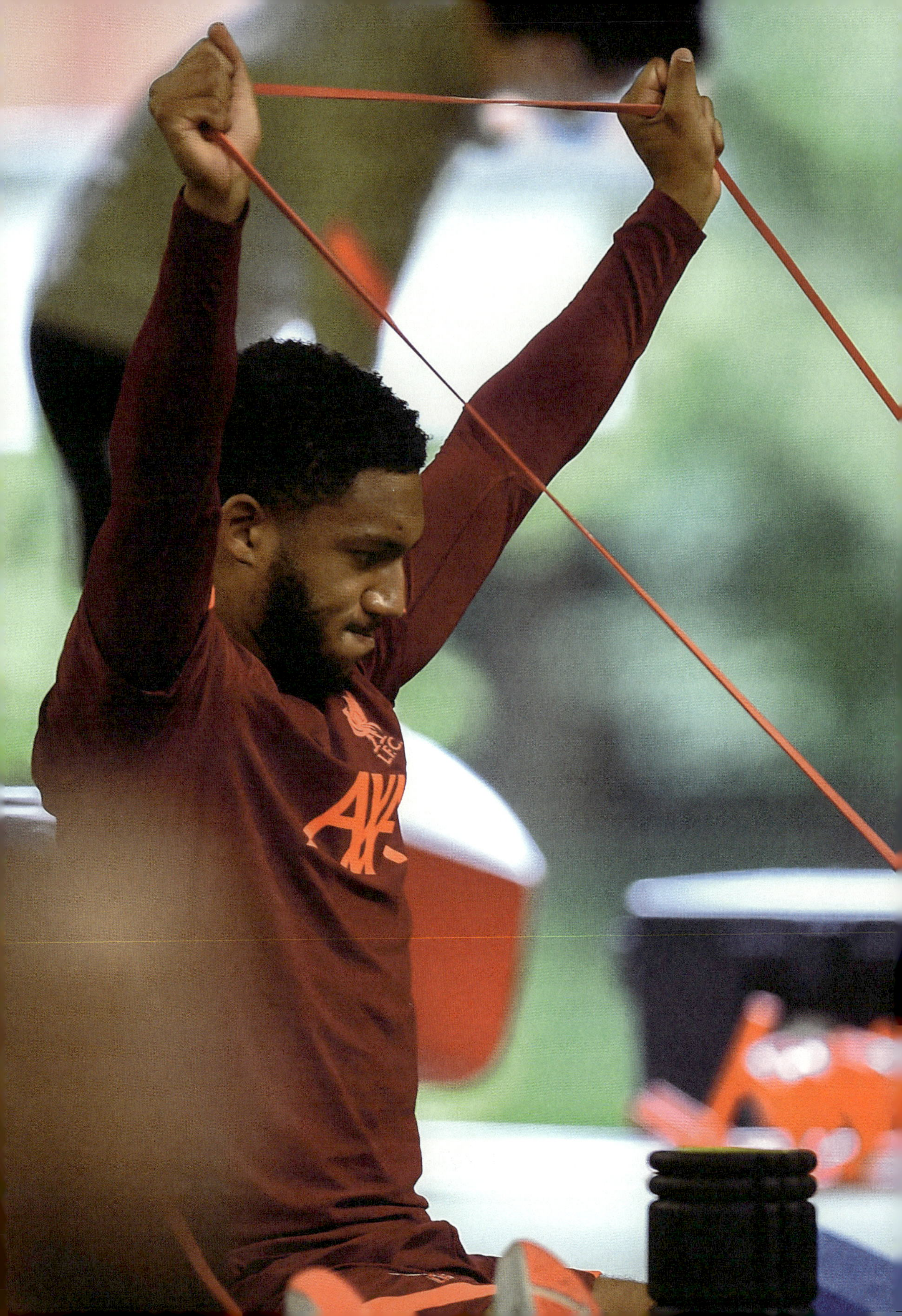

JOE GOMEZ

ICH HABE SO VIEL VON MONA GELERNT

INNENVERTEIDIGER JOE GOMEZ ÜBER ERDBEEREN, SÜSSKARTOFFELN UND DIE SPAGHETTI SEINER MUTTER

Gab es in deiner Kindheit ein Lieblingsessen der ganzen Familie?
Wegen des afrikanischen Einflusses meines Vaters [der Gambier ist] wurden allerlei Soßen ausprobiert. Wir haben in der Familie also viele verschiedene Dinge gegessen.

Mein Vater mochte wohl am liebsten ein Reis-Huhn-Gericht mit allerlei Soßen, und meine Mutter machte fabelhafte Spaghetti Bolognese.

Hattest du in Bezug auf Essen ein »heimliches Laster«?
Als ich jünger war, gab es in dem Teil von London, aus dem ich stamme, ein Nando's und in der Nähe eine Eisdiele. Früher ging ich nach dem Training oder einem Spiel oft zuerst zu Nando's und für den Nachtisch dann auf die andere Straßenseite – normalerweise eine Waffel mit Eiscreme.

Was ist dein Lieblingsessen nach dem Training und warum?
Nach dem Training geht es eigentlich darum, den Körper mit Energie zu versorgen. Besonders mag ich Hühnchen und Süßkartoffeln, das ist mein Lieblingsessen. Aber wenn es Hähnchenschenkel oder Hähnchenflügel gibt, bin ich auch immer begeistert.

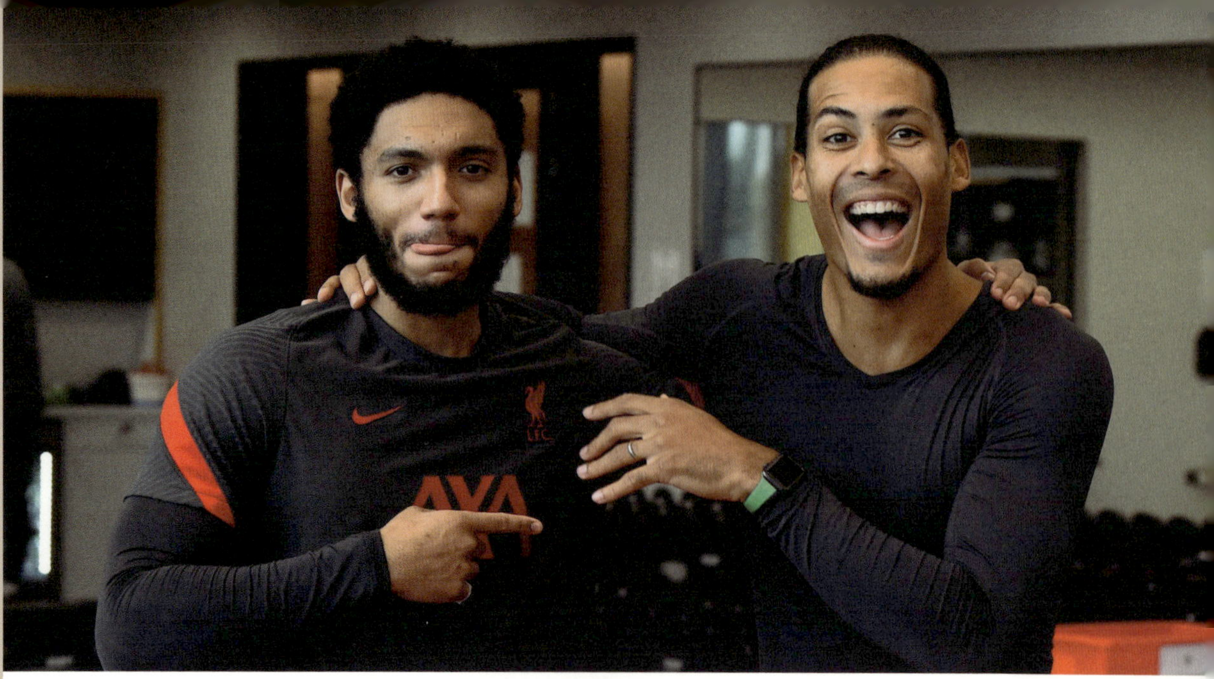

Und was isst du am liebsten zu Hause und warum?
Ehrlich gesagt, mache ich es mir derzeit ziemlich einfach. Normalerweise gibt es ein Pfannengericht oder Spaghetti Bolognese. Aber meine Frau kocht sehr gut, und sie macht eine prima Gemüsepfanne.

Und zum Frühstück: gebackene Eier, Omelett, Porridge oder eine Protein-Bowl?
Mein Standardfrühstück sind Erdbeeren und Müsli mit Joghurt und vielleicht ein paar Eier dazu.

Was ist dein Lieblingsobst?
Auf jeden Fall Erdbeeren!

Wie würdest du dich selbst als Koch auf einer Skala von eins bis fünf einstufen?
Ich würde sagen, eine glatte Drei!

Wenn du dir einen Teamkollegen als »Kochkumpel« aussuchen könntest, wer würde das sein?
Wahrscheinlich Virg, denn ich glaube nicht, dass er gut kochen kann, und ich könnte ihn veräppeln! Wir hätten jede Menge Spaß, wenn wir zusammen in der Küche werkeln würden.

Was ist das Wichtigste, was du beim LFC über gutes Essen und richtige Ernährung gelernt hast?
Alles. Es hat meine ganze Perspektive und meine Einstellung verändert. Ich habe von Mona so viel gelernt über Kohlenhydrate, Proteine, Fette, Mineralien und die richtige Ernährung. Ich habe jetzt ein anderes Verständnis dafür.

Ich war gerade erst achtzehn, als ich zum Club kam, und hatte, ehrlich gesagt, keine Ahnung von Lebensmitteln. Jetzt weiß ich mehr darüber, aber mir ist klar, dass es noch viel zu lernen gibt. Es hat den Fußball und den Profisport insgesamt in entscheidender Weise beeinflusst, dass wir jetzt besser verstehen, wie die Ernährung die Regeneration zwischen den Spielen unterstützt und uns fit und leistungsfähig hält. Ich glaube, die Zeiten, in denen die Spieler unter der Woche ein Bier trinken, sind längst vorbei!

Mona ist großartig. Während des ersten nationalen Lockdowns hat sie uns mit Lebensmittelpaketen versorgt, und, wie gesagt, hat sie dazu beigetragen, meine Einstellung völlig zu verändern.

Uns stehen heute so viele Daten zur Verfügung, und wir wissen, dass die richtige Energiezufuhr die Regenerierung fördert und uns hoffentlich zu einer längeren Karriere verhilft.

Was machst du, um tagsüber genug zu trinken?
Ich trinke hauptsächlich Wasser. Kaffee trinke ich auch gern, vielleicht ein, zwei Tassen am Tag, aber meist Wasser für die Flüssigkeitszufuhr, manchmal gebe ich Elektrolyte dazu für ein bisschen Geschmack.

Hast du schon einmal Scouse probiert, und hat es dir geschmeckt?
Ja, das habe ich, denn manchmal gibt es das in der Kantine. Ich muss sagen, ich bin ein Fan!

Was riecht in der Küche oder Kantine deiner Meinung nach am besten?
Am ehesten Pfannkuchen, wenn ich in die Kantine gehe. Zur Frühstückszeit riecht es dort immer ganz wunderbar.

Wie findest du die Kantineneinrichtung auf dem neuen Trainingsgelände?
Ich finde sie, ehrlich gesagt, in jeder Beziehung fantastisch. Die Ausstattung ist einfach unglaublich. Es hat richtig Spaß gemacht, in diese neue Umgebung zu kommen, und dort zu essen, ist ein echtes Erlebnis.

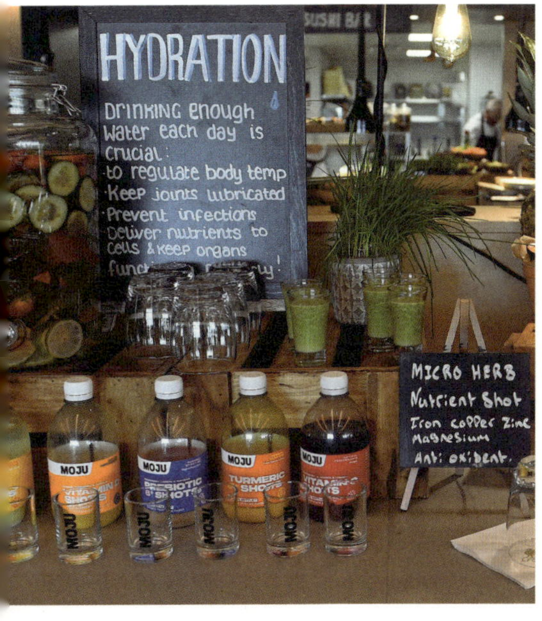
HYDRATION
Drinking enough water each day is crucial:
·to regulate body temp
·Keep joints lubricated
·Prevent infections
·Deliver nutrients to cells & keep organs
MICRO HERB
Nutrient Shot
Iron copper Zinc
Magnesium
Anti oxidant.
MOJU

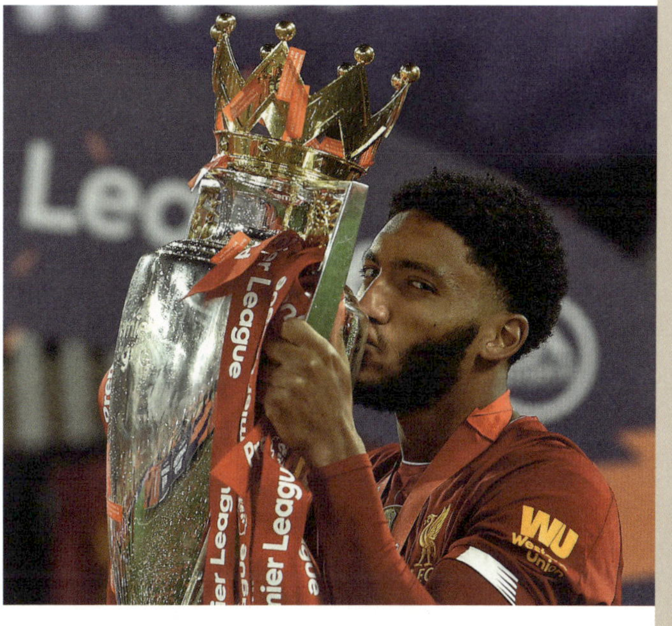

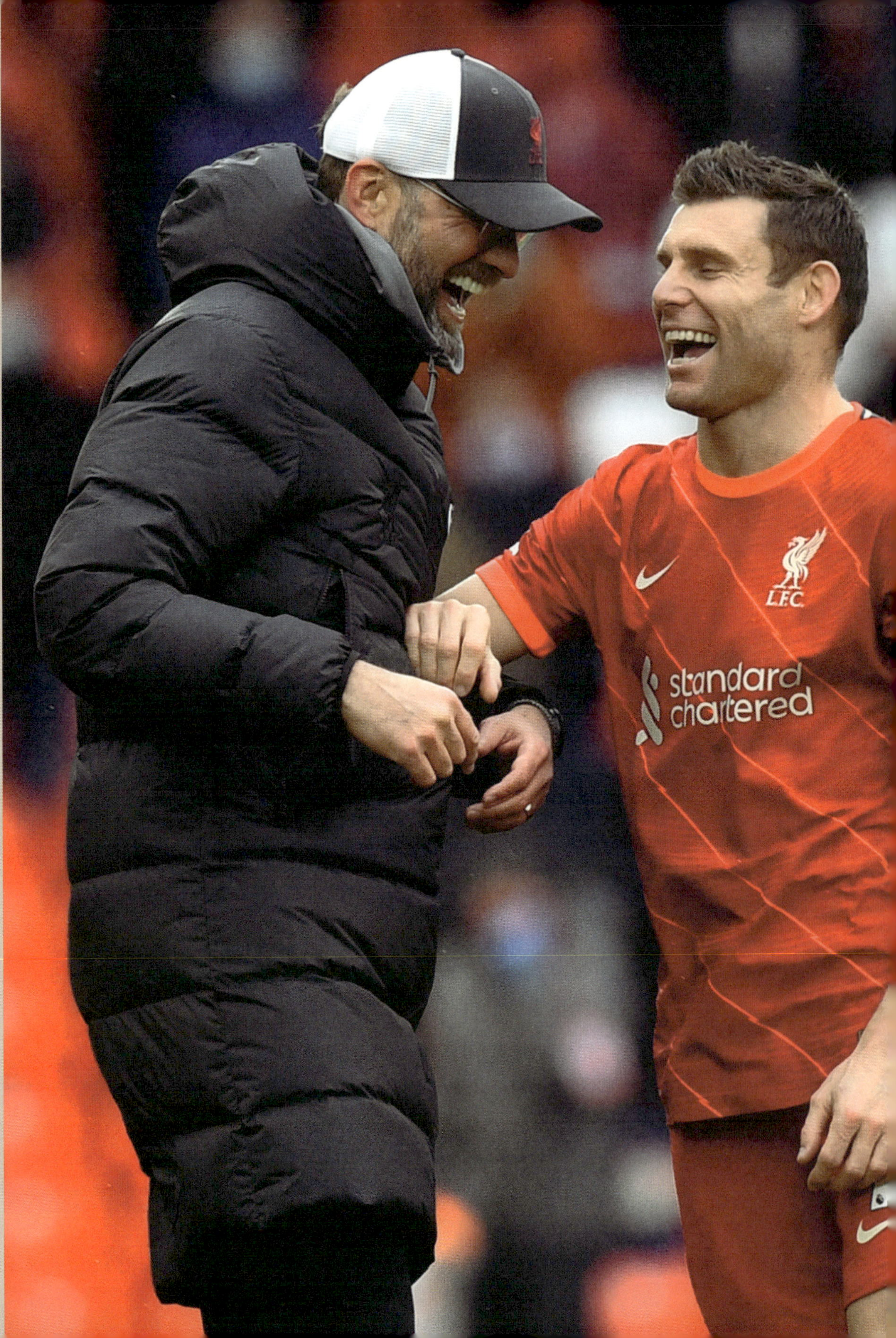
L.F.C.
standard
chartered

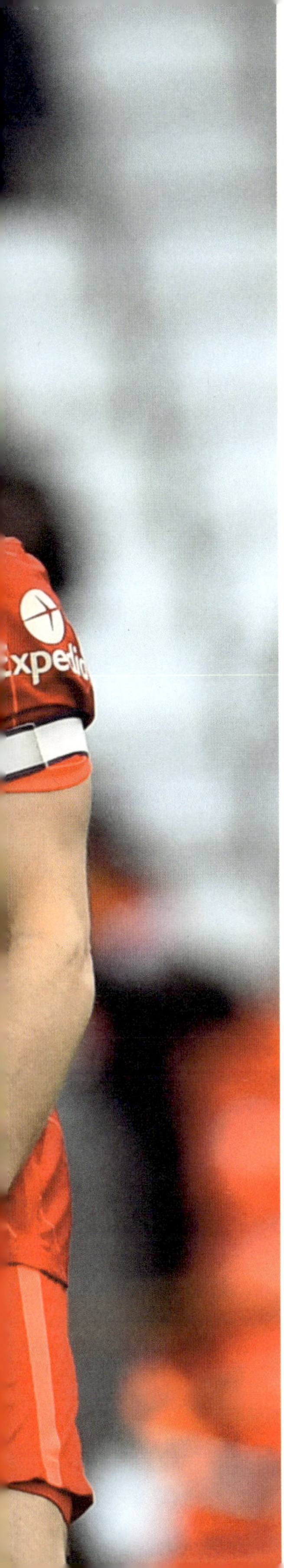

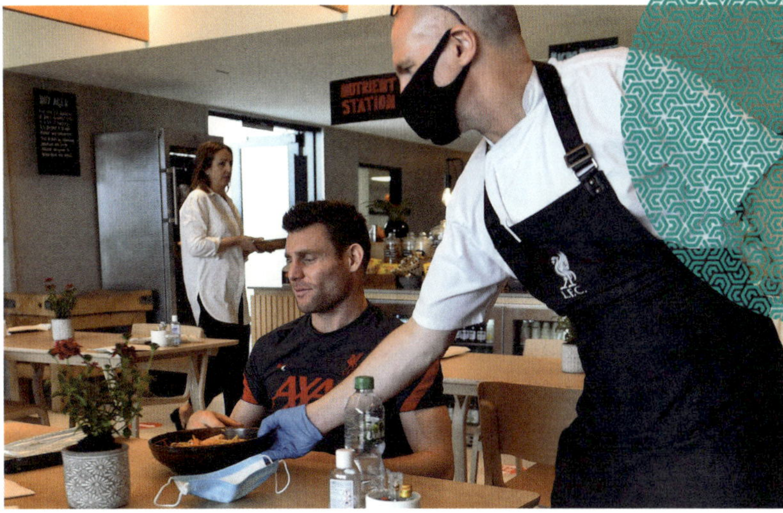

EIN PFANNENGERICHT FÜR MILLY

KURZ GEFRAGT: JAMES MILNER, VIZE-KAPITÄN

Lieblingsessen der Familie als du klein warst? Gefüllter Truthahn – echt lecker!

Dein »heimliches Laster«? Apple Crumble.

Lieblingsessen nach dem Training in Kirkby? Pfannengemüse.

Lieblingsessen zu Hause: Steak.

Zum Frühstück: Zu Hause mache ich mir Porridge. Das geht am schnellsten.

Lieblingsnachtisch: Streuselkuchen mit Vanillecreme.

Lieblingsobst und -gemüse: Beeren, Äpfel und Bananen und Brokkoli.

Wie würdest du dich als Koch auf einer Skala von eins bis fünf einstufen? Eins. Aber meine Frau Amy kommt auf fünf.

Ein Mannschaftskamerad als »Kochkumpel«? Robbo, weil ich noch nie Haggis probiert habe.

Das Wichtigste über richtige Ernährung: Mit der richtigen Auswahl an Lebensmitteln kannst du dich sowohl gesund ernähren als auch genießen.

Flüssigkeitszufuhr: Ich trinke regelmäßig Wasser.

Schon mal Scouse probiert? Ja, war ganz okay.

Bester Essensduft? Gekochte Zwiebeln – ich mag den Geruch lieber als den Geschmack!

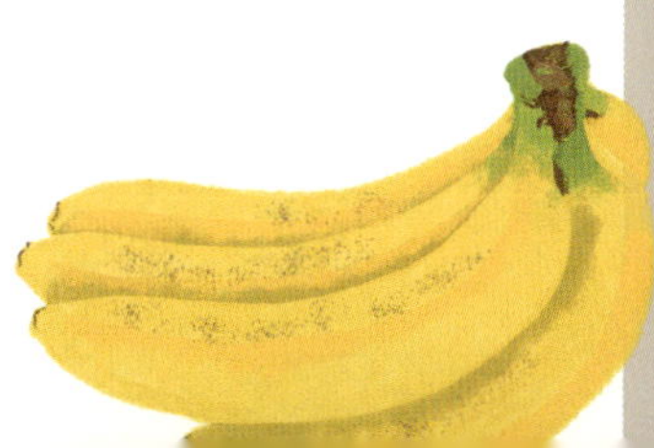

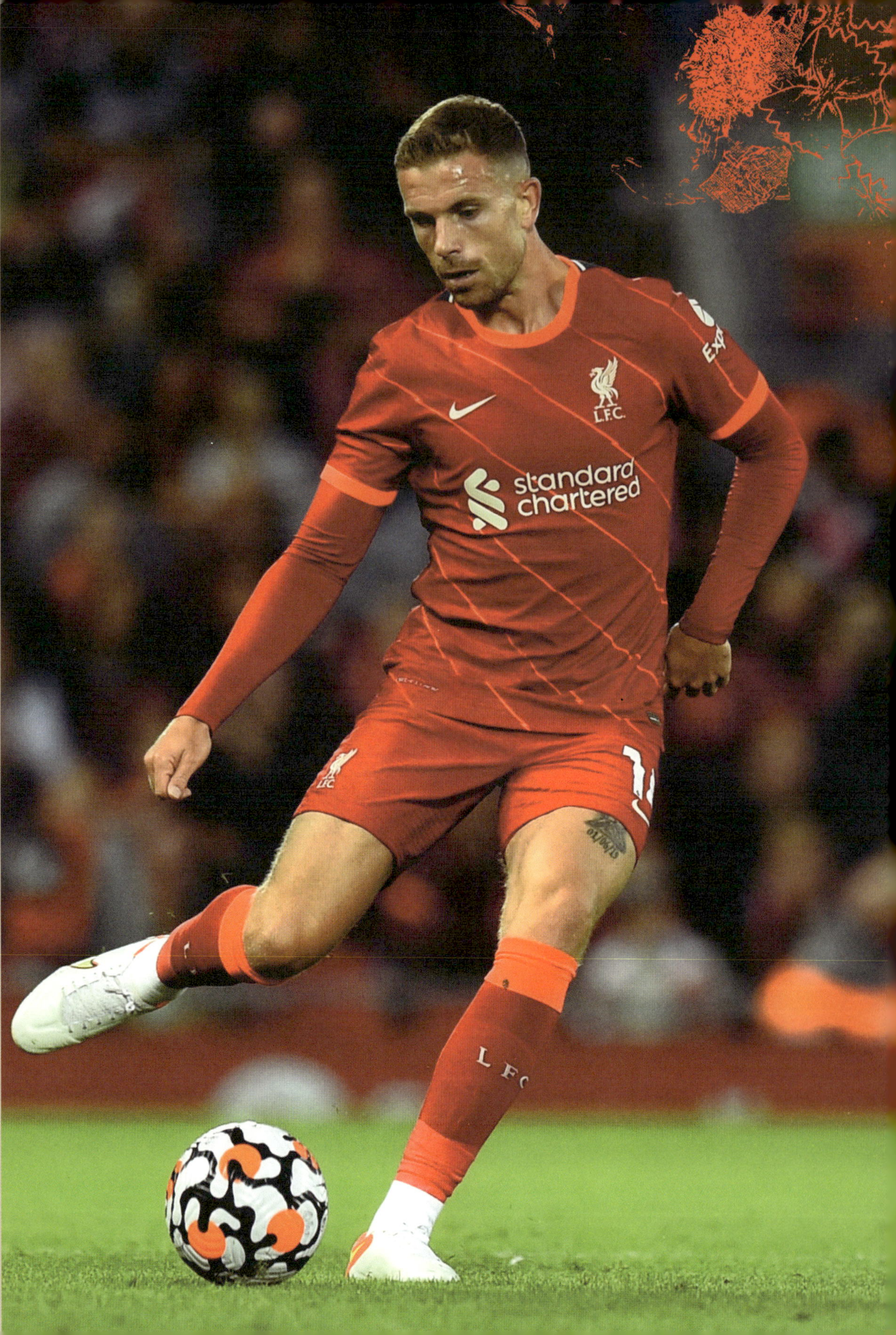
standard chartered

AM KAPITÄNSTISCH

JORDAN HENDERSON ÜBER SONNTAGSBRATEN UND DEN DUFT VON FRISCHEM BROT

Lieblingsessen der Familie als du klein warst? Sonntagsbraten.

Dein »heimliches Laster«? Geleebonbons.

Lieblingsessen nach dem Training in Kirkby? Nudeln mit Pesto und Hühnchen.

Lieblingsessen zu Hause: Hühner- oder Rindfleischpfanne.

Zum Frühstück: Omelette oder Porridge.

Lieblingsnachtisch: Käsekuchen.

Lieblingsobst und -gemüse: Erdbeeren und Süßkartoffeln.

Wie würdest du dich als Koch auf einer Skala von eins bis fünf einstufen? Zwei.

Ein Mannschaftskamerad als »Kochkumpel«? Robbo, das wäre bestimmt lustig.

Das Wichtigste über richtige Ernährung: Alles in Maßen, und ich achte auch bewusster darauf, was ich an bestimmten Tagen esse.

Flüssigkeitszufuhr: Ich versuche, zwei Liter Wasser am Tag zu trinken.

Schon mal Scouse probiert? Ja, als wir noch in Melwood trainierten, es war ganz gut.

Bester Essensduft? Frisches Brot.

Witzigstes Küchenerlebnis? Als sich die Köche im Trainingszentrum über verschiedene Arten von Soßen stritten!

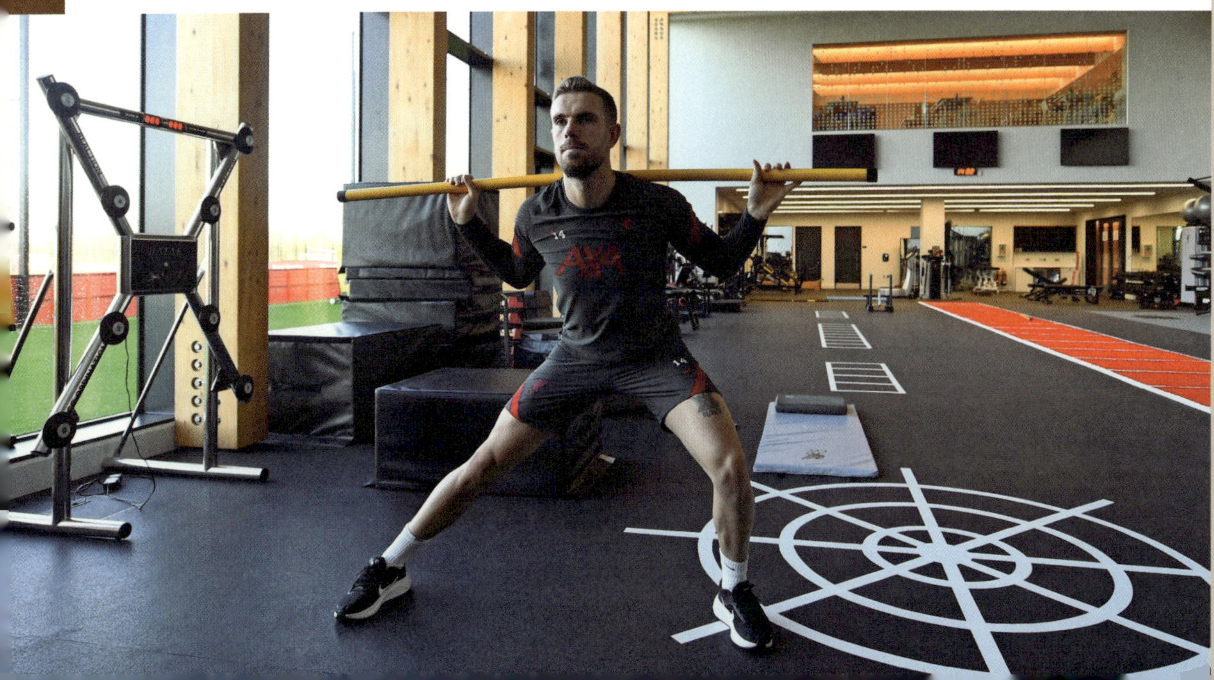

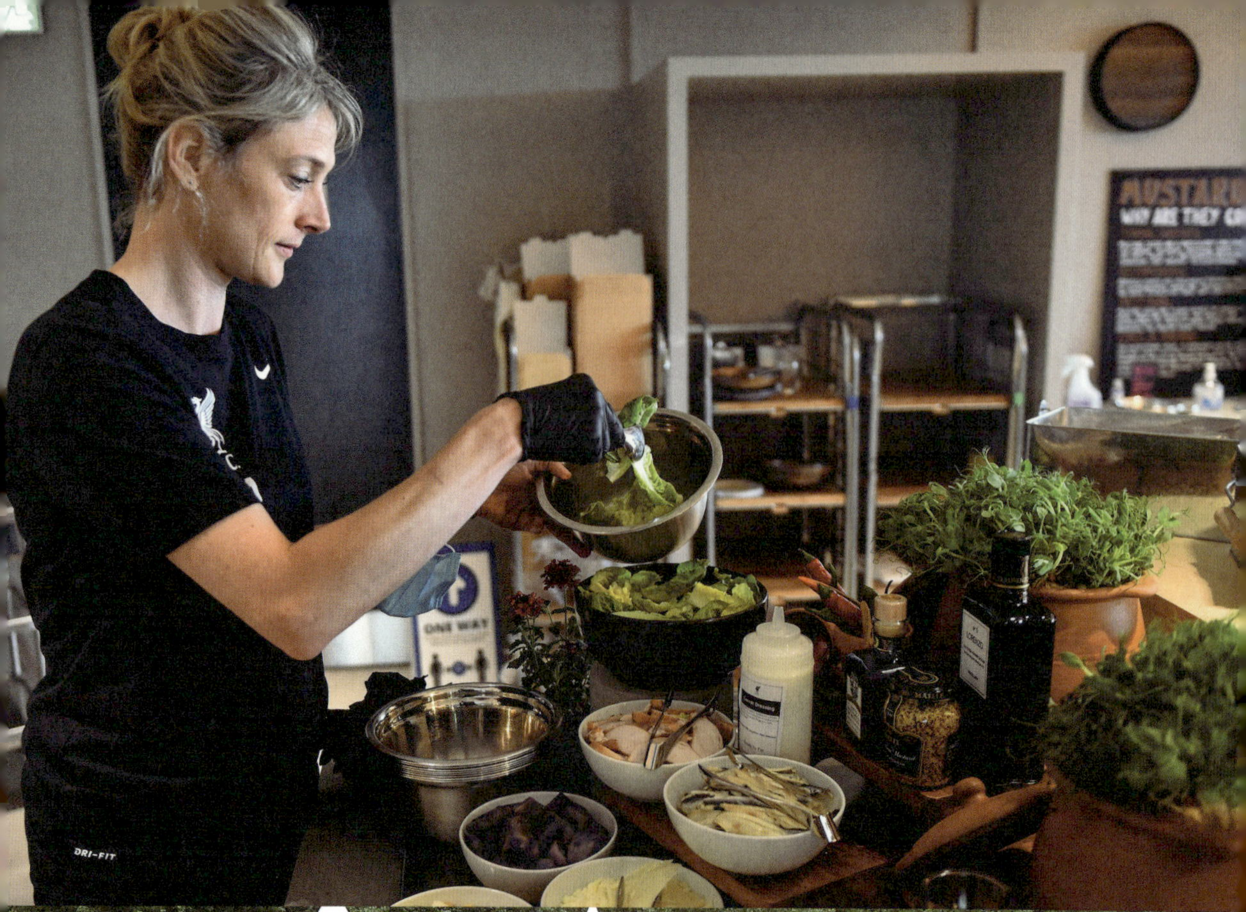
ONE WAY

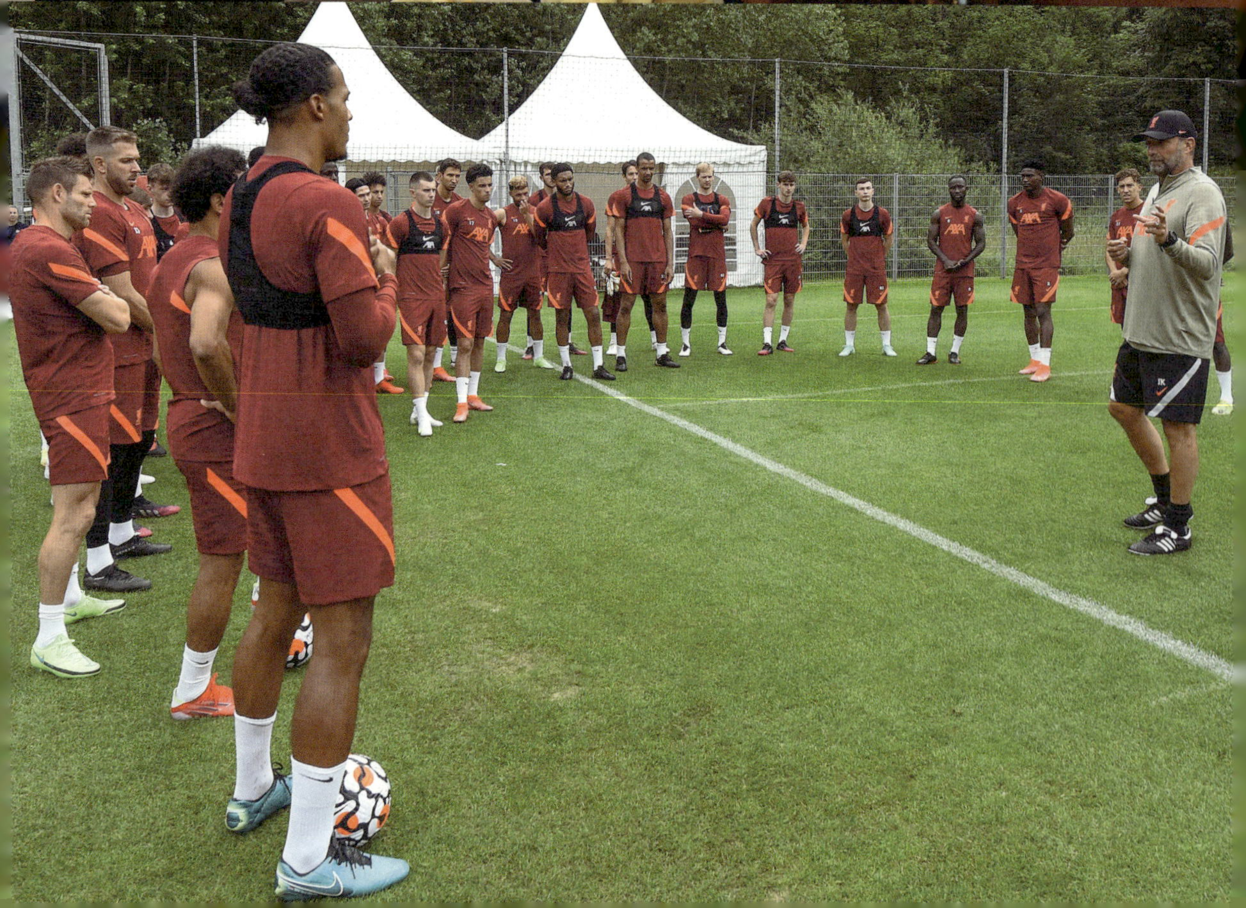

Mona und der VIELVÖLKER-BUND des LFC

KEIN SPIELER IST WIE DER ANDERE, ABER DANK DES ERNÄHRUNGSPLANS DES VEREINS ERFAHREN SPITZEN- UND NACHWUCHSSPIELER MEHR ÜBERS ESSEN.

»Hat man Spieler aus vielen verschiedenen Ländern vor sich, wie hier beim LFC, ist das nicht nur in ernährungswissenschaftlicher, sondern auch in kultureller Hinsicht äußerst spannend.

Mit welcher Art von Lebensmitteln sind sie aufgewachsen? Was schmeckt ihnen? Woran sind sie gewöhnt – nicht nur von zu Hause aus, sondern auch durch die Vereine in anderen Ländern?

Bevor wir uns mit der Ernährung eines Spielers näher befassen, sammeln wir viele Informationen und erstellen eine Art »Ernährungsbiografie«: welche Vorlieben und Interessen der Spieler hat und welchen Dingen er vertraut.

Auf der Grundlage von Gesprächen analysieren wir dann die Lebensmittelgewohnheiten. Man schaut sich an, was genetisch oder was eher »seelisch« bedingt sein könnte – also Lebensmittel, die zum Beispiel mit Heimat, Familie und Erinnerungen verbunden sind – und auch, wo möglicherweise Fragen oder Probleme auftauchen könnten.

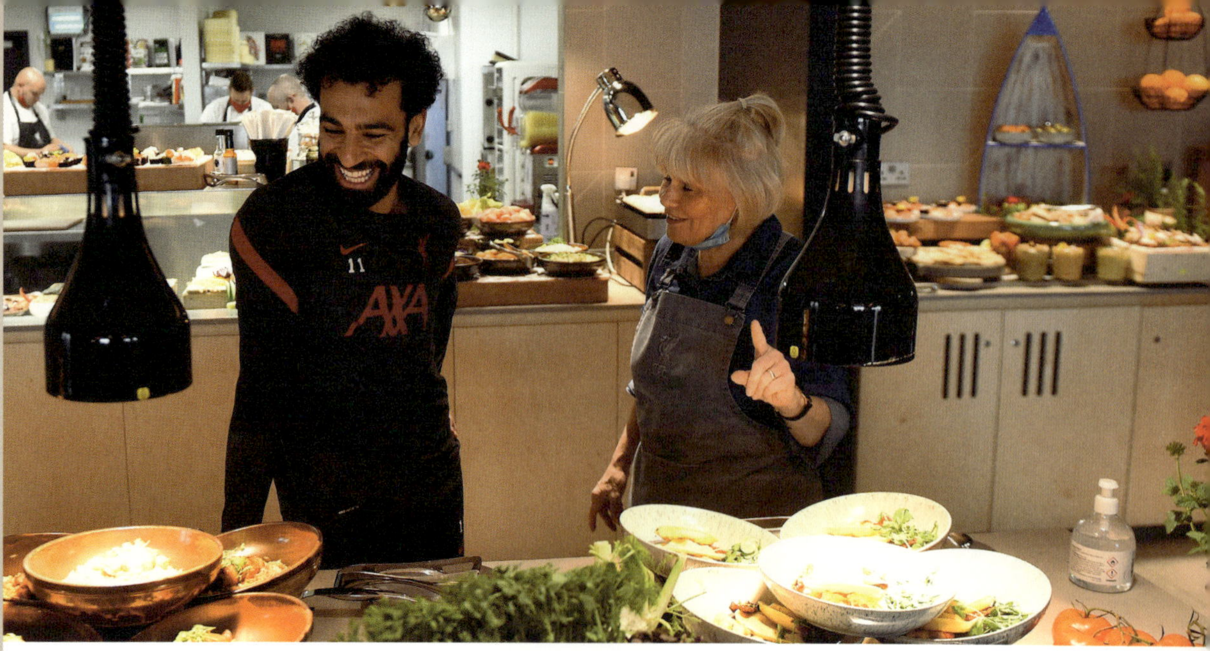

Außerdem werden Proben von Speichel, Blut, Urin und Stuhl genommen und zum Beispiel das subkutane Fett [das direkt unter der Haut gespeichert ist] gemessen.

So erhält man am Ende ein vollständiges »Portfolio« des Spielers. Zusammen mit seinen eigenen Angaben lässt sich dann beurteilen, ob eine Anpassung der Ernährung notwendig ist. Liegt eine medizinische oder ernährungsbedingte Wechselwirkung vor? Gibt es ein Problem hinsichtlich Nahrungsergänzungsmitteln, handelt es sich um eine Mangelerscheinung oder besteht eine Entzündung im Körper? Auf Grundlage dessen wird ein individuelles Ernährungsprofil erstellt.

Ein Spieler, den ich einst in Deutschland betreute und der jetzt im Nahen Osten spielt, rief mich an und teilte mir mit, mit dem Fußball liefe es nicht so gut, aber der Lebensstil sei großartig, und ob ich ihm einen Ernährungsplan schicken könnte?! Aber aus der Entfernung ist das unmöglich, und ohne seine spezielle Situation zu kennen, wäre es auch unprofessionell.

Saisonale, lokal erzeugte Lebensmittel sind fantastisch und essenziell für unsere Arbeit, dennoch müssen sich die Spieler nicht auf eine völlig neue Ernährung einstellen, wenn sie sich in einem anderen Land befinden. Durch die globale Vernetzung ist fast jede Art von Lebensmittel aus aller Welt erhältlich. Diesbezüglich erleben die Spieler keine großen Unterschiede.

Unterschiede sind eher auf der emotionalen Ebene zu finden, dabei geht es um das von mir erwähnte »Soulfood«. Womit ist ein Spieler aufgewachsen und welche Erinnerungen hat er? Vielleicht gibt es etwas Besonderes, das die Mutter gekocht hat, wenn er erkältet war. Bestimmte Gerüche oder Geschmäcker, an die man sich erinnert: »Wie zu Hause bei Mama!«

Die meisten Spieler haben lieb gewonnene Essgewohnheiten, die sie nicht so gern ändern möchten. Vielleicht sind sie gegenüber Neuem sogar ein bisschen misstrauisch. Funktioniert eine Essgewohnheit und der Spieler hat das Gefühl, richtig vorbereitet zu sein, ist an dieser Haltung nichts auszusetzen.

Manche Spieler sind einfach »Mono-Esser«. Sie sind zufrieden, wenn sie jeden Tag Nudeln essen können und wissen, was sie daran haben. Nudeln gehören immer noch zu den Klassikern, die die Spieler vor allem an Spieltagen gern zu sich nehmen. Natürlich könnte man sie dazu anleiten, ihren Teller auch noch mit anderen Kohlenhydratquellen zu füllen.

Andere Spieler wiederum probieren gern neue Dinge aus. Dejan Lovren kochte ausgesprochen gern, als er hier war. Alisson Becker ist ein großer Fan von Grillpartys im Kreis von Freunden und Familie: Alle kommen zusammen, genießen das Essen, haben Spaß, hören Musik – vielleicht von Ali auf seiner Gitarre! Essen hat also auch eine soziale Funktion. Es ist Teil des Vergnügens, macht die Menschen glücklich, vor allem, wenn sie gemeinsam mit anderen essen.

In vielen Ländern ist das so: Die Italiener sind berühmt für ihre großen Familienessen. Die Spanier essen gemeinsam Tapas. Bei den Franzosen gibt es Fondue – ein Gericht aus geschmolzenem Käse, das alle aus einem Topf essen. Aber das hängt auch von der jeweiligen Persönlichkeit ab und ob er oder sie gern Leute um sich versammelt.

Dass sich auch die jüngeren Spieler fürs Essen interessieren, freut mich. Nat Phillips ist zum Beispiel sehr geschickt in der Küche. Als er in Deutschland lebte, entdeckte er die vegane Ernährung für sich und probierte sie aus.

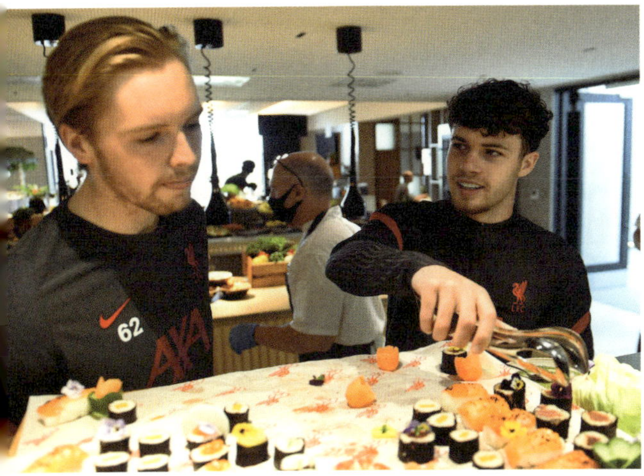

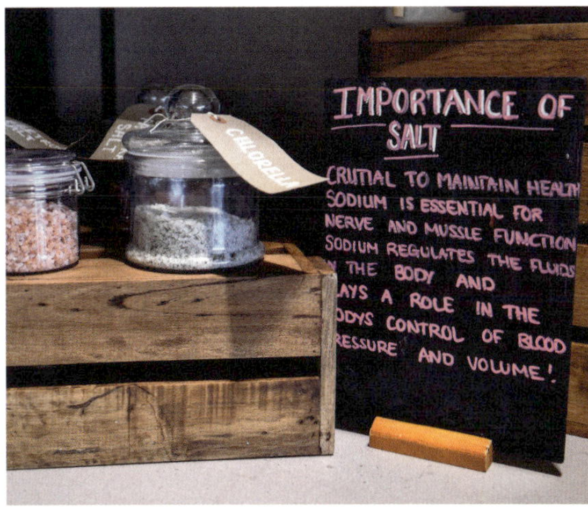
IMPORTANCE OF
SALT
CRUTIAL TO MAINTAIN HEALTH
SODIUM IS ESSENTIAL FOR
NERVE AND MUSSLE FUNCTION
SODIUM REGULATES THE FLUIDS
THE BODY AND
AYS A ROLE IN THE
ODYS CONTROL OF BLOOD
RESSURE AND VOLUME!

Ich glaube, die nächste Spielergeneration in diesem Land wird viel ernährungsbewusster sein. Vor fünf Jahren haben wir bei LFC mit dem Ernährungslehrplan begonnen. Die jungen Spieler lernen fortlaufend mehr über Lebensmittel, und es werden für die verschiedenen Altersgruppen auch Praxis-Workshops mit den Köchen angeboten.

Die älteren Spieler, vor allem wenn sie gerade von ihren »Hauseltern« oder richtigen Eltern ausziehen und sich eine eigene Wohnung nehmen, erfahren, wie sie das Frühstück zubereiten oder wie sie sich vor dem Spiel einen Snack zusammenstellen können.

Natürlich sprechen wir mit Trainern und Verantwortlichen, um alles auf den Tagesablauf der jungen Spieler abzustimmen, damit sie Schule, Hausaufgaben und Training unter einen Hut bringen können. Die Vorsaison und die Schulferien gewähren ihnen mehr Zeit. Neben dem Lernen können sie dann auch gute Gewohnheiten und Alltagskompetenzen entwickeln: wie man sich verhält und wie man sich gegenseitig hilft.«

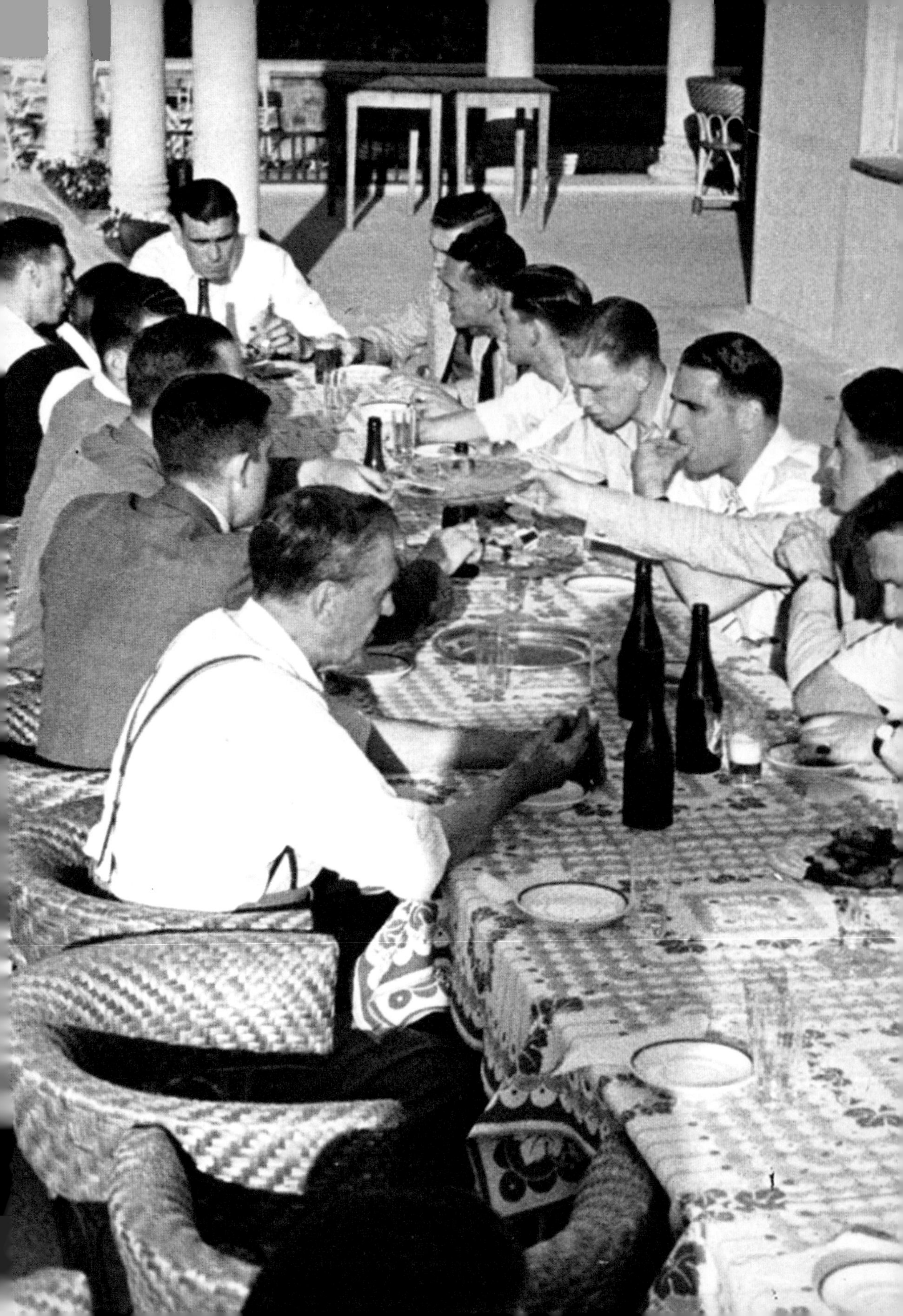

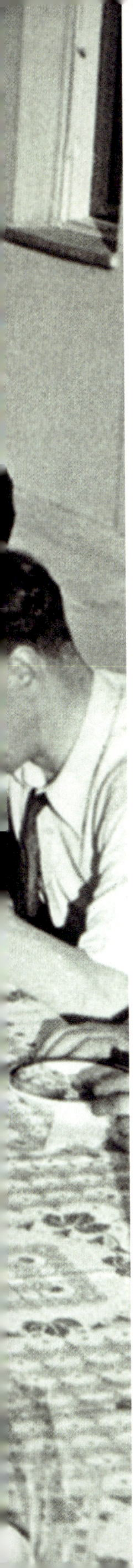

KURZER RÜCKBLICK

STARKE STEAKS

WIE SICH DIE REDS ZUR MEISTERSCHAFT FUTTERTEN.

Im »globalen Dorf« von heute sind Lebensmittel aus fast allen Teilen der Welt erhältlich, aber das war nicht der Fall, als der Liverpool FC in der Saison 1946/47 seinen fünften Meistertitel in der ersten Liga gewann.

Fußballhistoriker führen diesen Erfolg der Reds unter anderem darauf zurück, dass sie aus Großbritannien, wo Lebensmittel rationiert waren, in die USA geschippert worden waren, um dort ihre Saisonvorbereitungstour zu absolvieren und sich ernährungsmäßig aufpäppeln zu lassen.

Heute ist kaum mehr vorstellbar, dass während des Zweiten Weltkriegs und noch Jahre danach in vielen Ländern und auch in Großbritannien, Lebensmittelknappheit herrschte. Zu den raren Nahrungsmitteln gehörten Rindfleisch, Speck, Schinken, Butter, Zucker, Tee, Brot, Käse und Konserven.

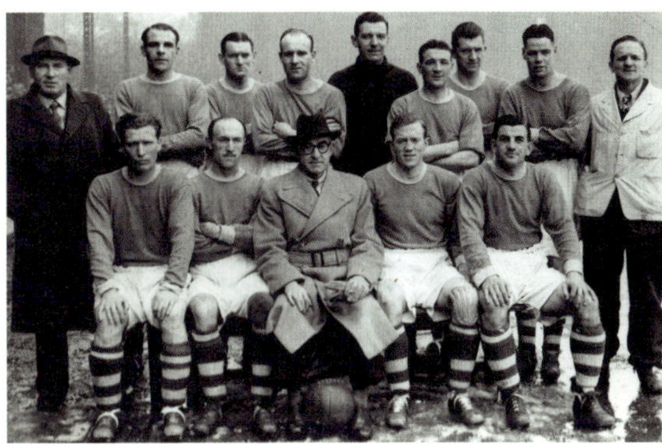

Diese Produkte konnte man nur mit Lebensmittelmarken aus dem sogenannten Rationsbuch bekommen. Eine Karikatur im *Liverpool Echo* scherzte sogar, dass als Nächstes die Rationierung von Spielern kommen würde!

Einer der Gründe für die Lebensmittelmittelknappheit war natürlich der Krieg, hinzu kamen aber auch starke Regenfälle im Sommer 1946, die einen Großteil der britischen Weizenernte zerstörten, sowie

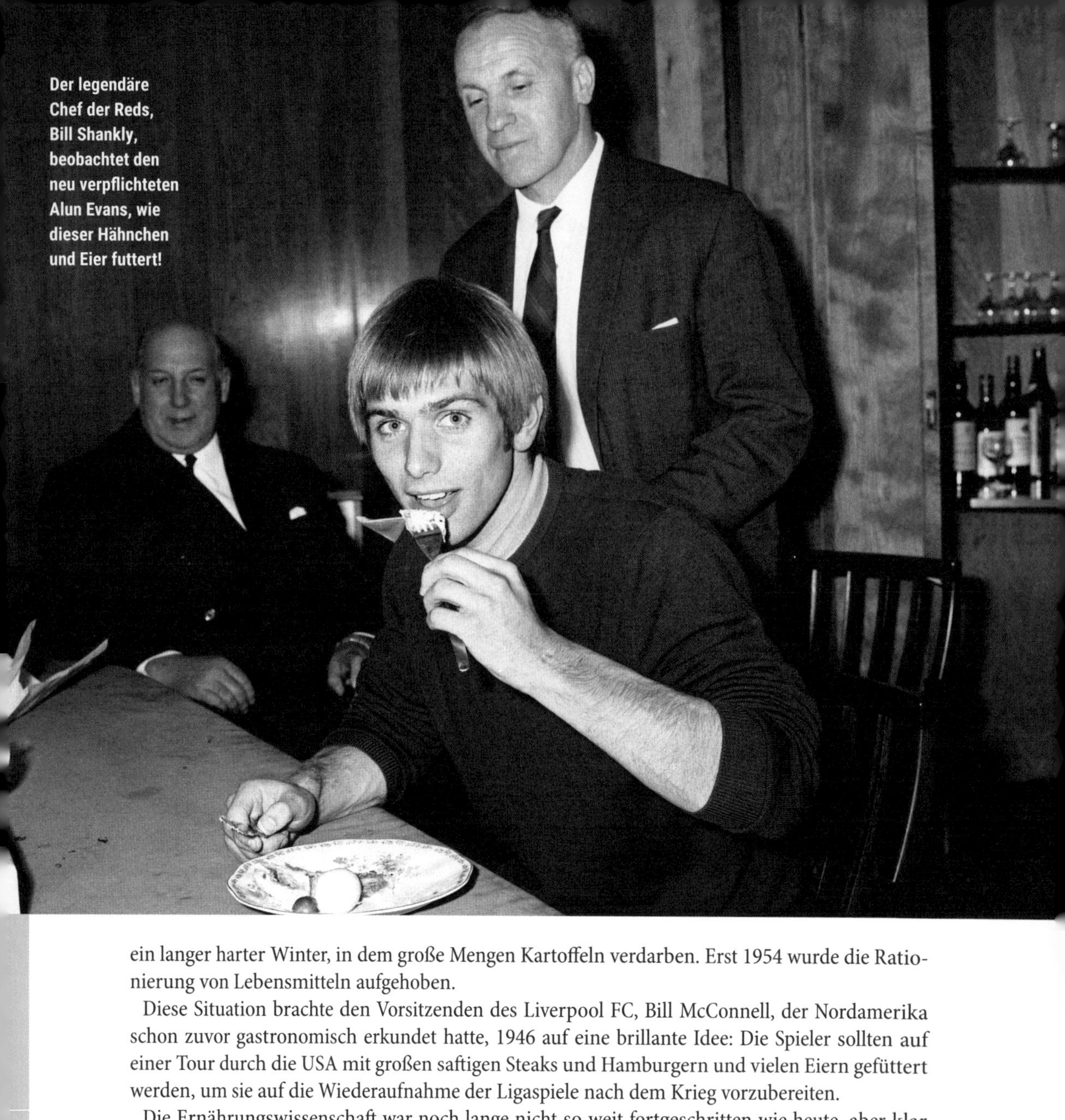

Der legendäre Chef der Reds, Bill Shankly, beobachtet den neu verpflichteten Alun Evans, wie dieser Hähnchen und Eier futtert!

ein langer harter Winter, in dem große Mengen Kartoffeln verdarben. Erst 1954 wurde die Rationierung von Lebensmitteln aufgehoben.

Diese Situation brachte den Vorsitzenden des Liverpool FC, Bill McConnell, der Nordamerika schon zuvor gastronomisch erkundet hatte, 1946 auf eine brillante Idee: Die Spieler sollten auf einer Tour durch die USA mit großen saftigen Steaks und Hamburgern und vielen Eiern gefüttert werden, um sie auf die Wiederaufnahme der Ligaspiele nach dem Krieg vorzubereiten.

Die Ernährungswissenschaft war noch lange nicht so weit fortgeschritten wie heute, aber klar war, dass die Aufnahme von tierischem Eiweiß entscheidend für den Aufbau und die Regeneration von Muskeln ist.

Unter Kapitän George Kay gewannen die Reds dann alle zehn Spiele auf der Tour, und die *New York Times* berichtete, dass die Mannschaft im Durchschnitt »sieben Pfund pro Mann« zugenommen hätte.

Wieder zu Hause gewann Liverpool in der Saison 1946/47 mit einem Punkt Vorsprung vor Manchester United den Titel in der First Division. Damit hatten die Reds sieben der letzten acht Spiele gewonnen und auch das Halbfinale des FA-Cups erreicht.

In den kommenden Jahrzehnten, als immer mehr Lebensmittel zur Verfügung standen, war die Ernährung von Profifußballern einfach, aber recht effektiv. Es gibt ein berühmtes Bild von 1968, auf dem Bill Shankly, der Cheftrainer der Reds, vor dem neu verpflichteten Alun Evans steht, während der junge Stürmer Brathähnchen und hart gekochte Eier isst.

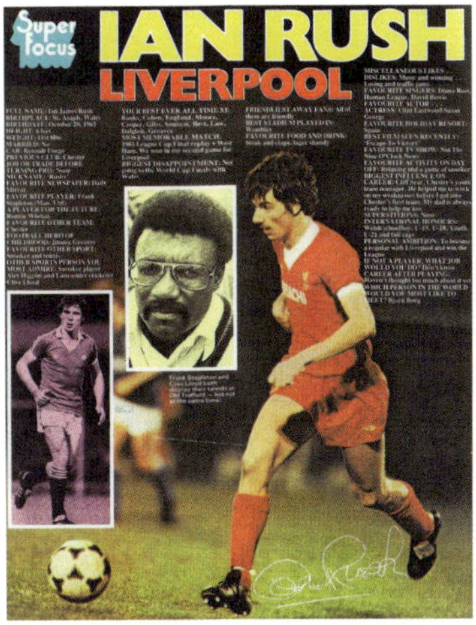

»NACH JEDEM AUSWÄRTSSPIEL ASSEN WIR ENTWEDER HÜHNCHEN MIT POMMES, PIE UND POMMES, WÜRSTCHEN MIT POMMES ODER FISH AND CHIPS!«

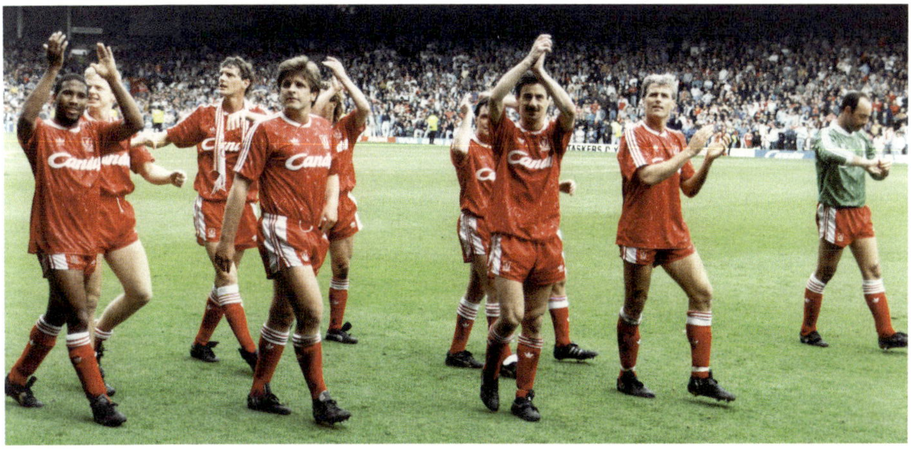

Bis in die 1980er-Jahre gab es weder eine so vielfältige Lebensmittelauswahl (auch aus Übersee) wie heute, noch spielten Forschungsergebnisse der Ernährungswissenschaft im Sport eine Rolle. Fußballmagazine wie Shoot! veröffentlichten regelmäßig Interviews mit Spielern, in denen sie auf die Frage nach ihrem »Lieblingsessen« meist die Antwort gaben: »Steak und Pommes« – der junge Torjäger Ian Rush bildete im Jahr 1982 da keine Ausnahme.

Der ehemalige Mittelfeldspieler der Reds, Jan Molby, verriet unlängst auf der Website von The Athletic: »Ich aß immer drei Stunden vor dem Anpfiff ein Omelett mit Käse und Schinken, und in der Halbzeitpause trank ich dann eine Tasse Tee mit vier Stück Zucker. Ian Rush aß vor dem Spiel immer ein Filetsteak medium mit gebackenen Bohnen.

Nach jedem Auswärtsspiel aßen wir entweder Hühnchen mit Pommes, Fish&Chips, typisch englischen Pie und Pommes oder Würstchen mit Pommes! Ronnie Moran [der Trainer der ersten Mannschaft] notierte alles und wir hielten an einem Imbiss an, um unsere Bestellung für die Heimreise abzuholen. Damit haben wir uns damals aufgetankt.«

Der ehemalige Kapitän Graeme Souness, der 1991 Manager des FC Liverpool wurde, führte als Erster gesündere Mahlzeiten auf dem Trainingsplatz ein – wie etwa gedünsteten Fisch, gekochtes Huhn, Nudeln und Gemüse. Erst in der Premier League fanden dann auch im Fußball die Erkenntnisse der Ernährungswissenschaft eine größere Beachtung.

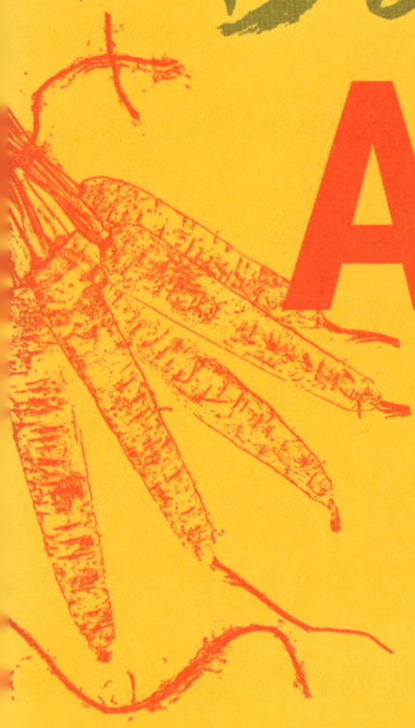

Die AROMEN DER ANFIELD ROAD

WIE MAN GESCHMACK UND BESCHAFFENHEIT VON LEBENSMITTELN WAHRNIMMT, WIE MAN DARAUF REAGIERT UND WIE DURCH VERSCHIEDENE KOCHTECHNIKEN UNVERGESSLICHE GESCHMACKSERLEBNISSE ERZEUGT WERDEN.

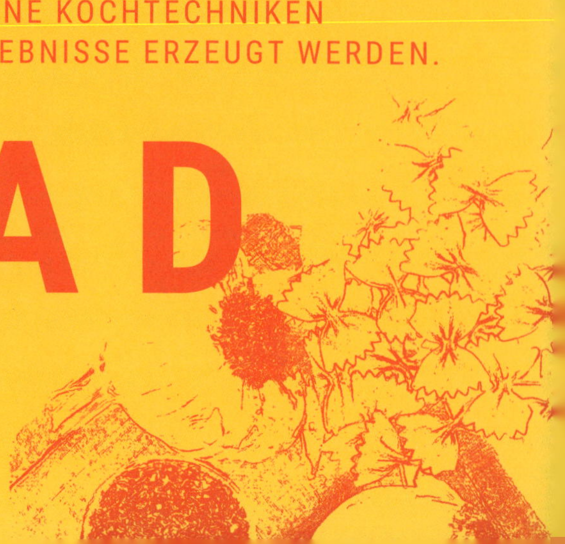

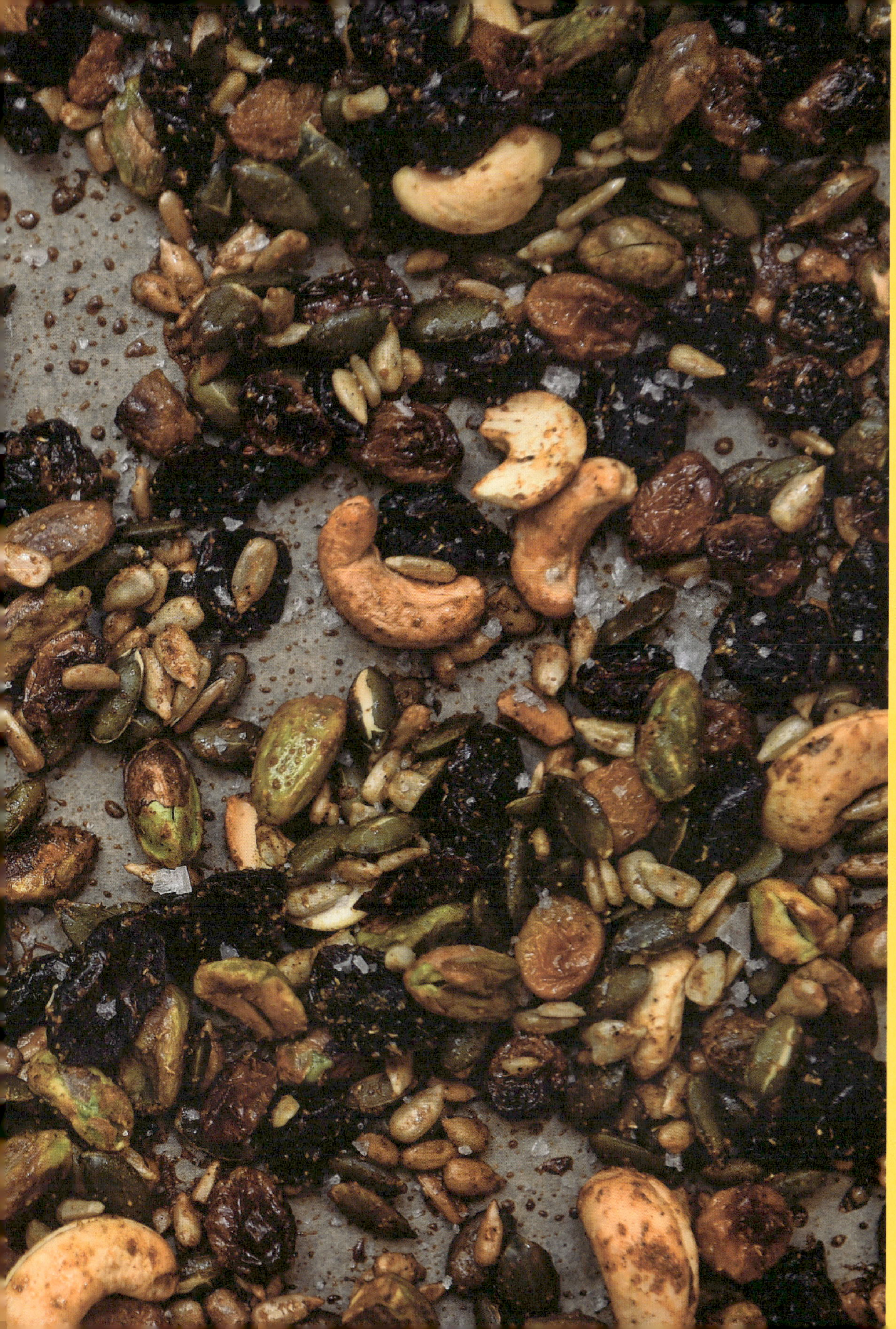

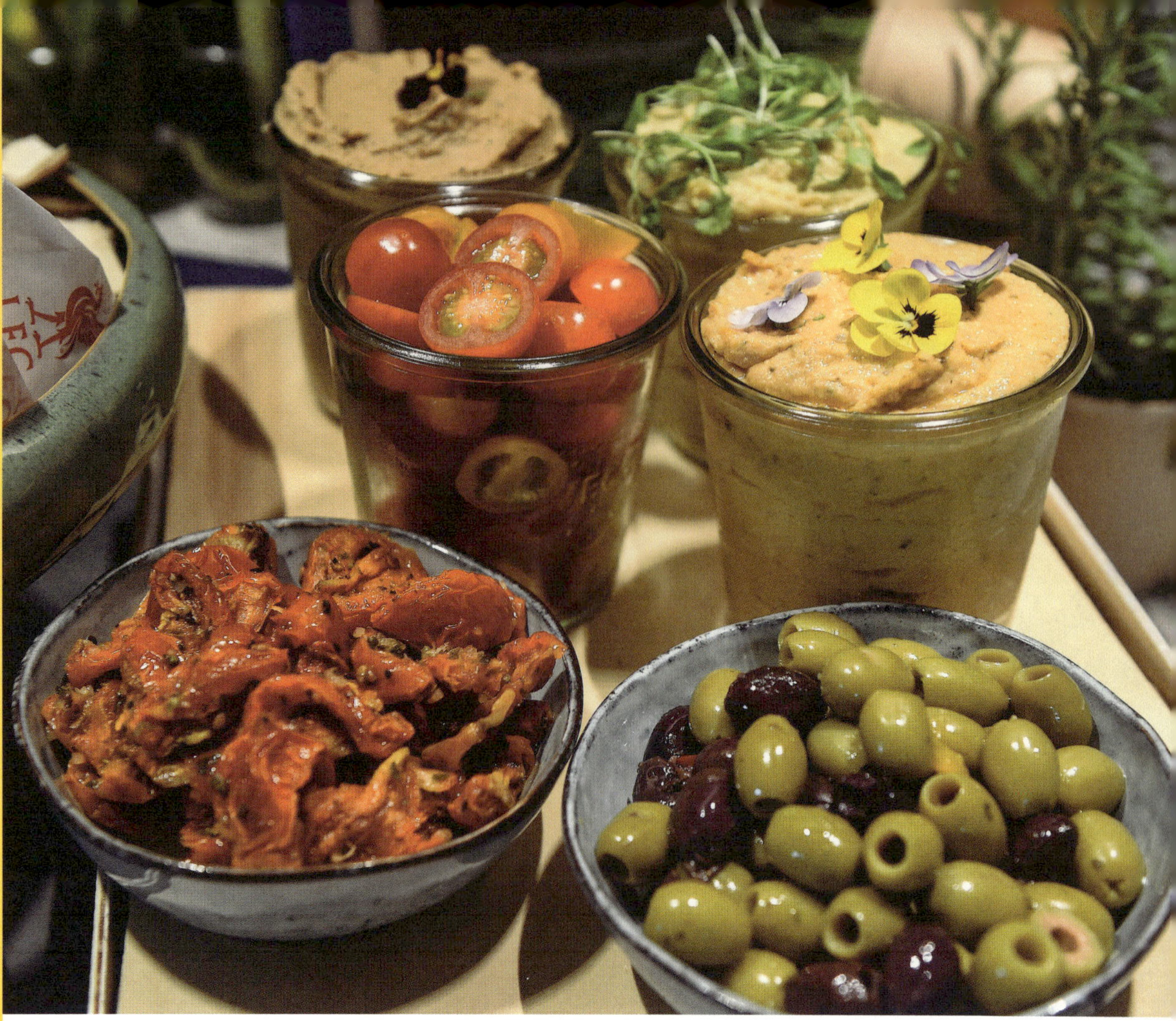

Ist euch auch schon aufgefallen, dass bestimmte Zutaten naturgemäß einfach »zusammenpassen«, beispielsweise Huhn und Estragon, Erdbeeren und Schokolade und sogar Banane und Schokolade?

Diese Kombinationen scheinen einfach zu »funktionieren«. Sie stimulieren eine körperliche und psychische Reaktion in Körper und Gehirn – und wecken oft Erinnerungen an verschiedene Zeiten, Orte und Ereignisse in unserem Leben –möglicherweise sogar an berühmte Fußballspiele.

Es geht dabei nicht nur um die Art der Lebensmittel, sondern auch darum, wie sie geschmacklich zusammenwirken. Darüber entstand eine ganze Wissenschaft und in den vergangenen Jahren wurden zu diesem Thema Bestseller geschrieben, wie *Der Geschmacksthesaurus* von Niki Segnit oder *Die Kunst des Foodpairing* von Peter Coucquyt.

Der Begriff »Foodpairing« beschreibt eine Methode zur Bestimmung dieses Zusammenwirkens auf der Grundlage der »Neurogastronomie« – wie das Gehirn aus den chemischen Bestandteilen von Lebensmitteln Geschmack ableitet.

Die wissenschaftlichen Details werden hier nicht im Detail ausgeführt, aber es ist faszinierend, einen Blick auf den Geschmack, die Textur und den Geruch von Lebensmitteln zu werfen, die Art und Weise, wie die menschliche Zunge verschiedene Aromen wahrnimmt, und warum dies die Zubereitung unserer Mahlzeiten beeinflusst.

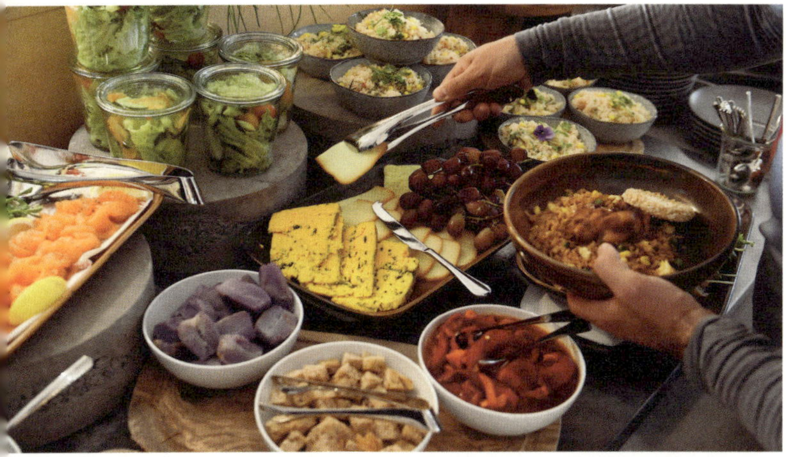

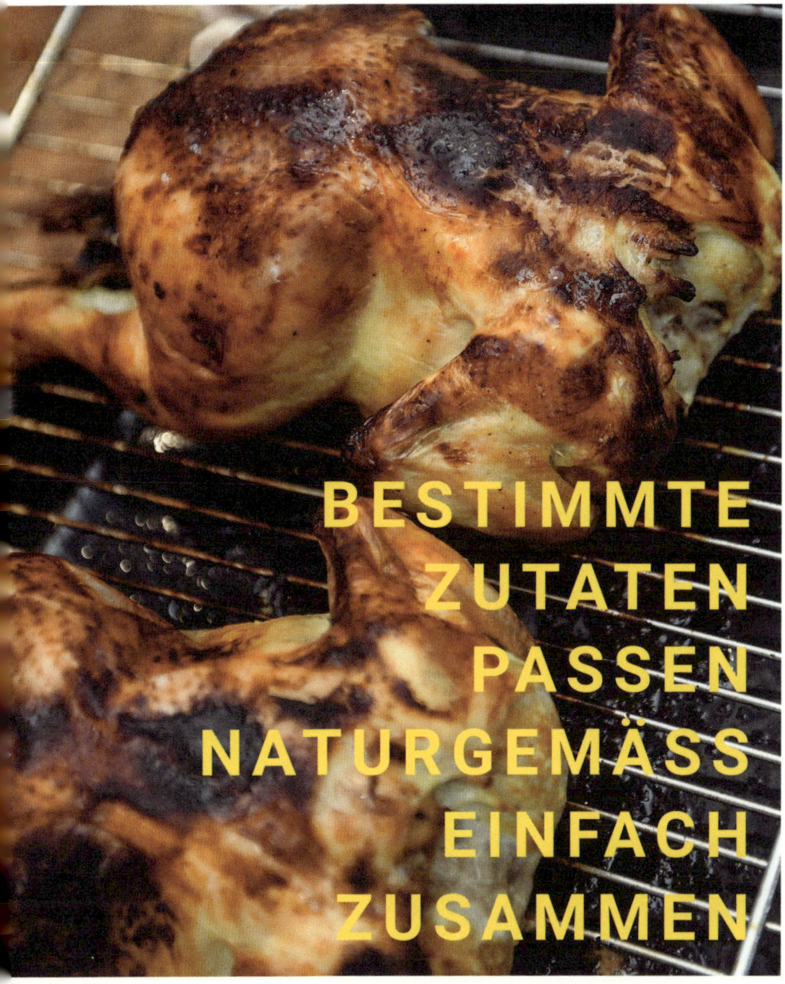

BESTIMMTE ZUTATEN PASSEN NATURGEMÄSS EINFACH ZUSAMMEN

GESCHMACK UND TEXTUR

Lecker, schmackhaft, appetitlich, köstlich, delikat, wohlschmeckend, njam njam ... alles Ausdrücke eines positiven Geschmackserlebnisses. Wie Geschmack und Beschaffenheit eines Lebensmittels auf einen wirken, kann man entweder mit positiven oder mit negativen Worten beschreiben – abhängig von Geschmack und Appetit des oder der Essenden.

Eine Speise kann süß, sauer, bitter, fade, intensiv, heiß, mild, scharf, salzig oder würzig schmecken (oder riechen), und manchmal mehrere dieser Geschmacknoten gleichzeitig.

Ebenso kann die Textur einer Speise knackig, krümelig, reif, pappig, knusprig, cremig, zart, zäh, feucht, klebrig, saftig, fettig oder schal sein.

Die Art und Weise, wie Lebensmittel zubereitet und gegart werden, beeinflusst deren Geschmack und Textur und natürlich auch deren Aussehen. Bei »feuchten« Garmethoden wie Dünsten, Pochieren und Kochen wird Wasser in Töpfen (oder speziellen Dämpfern) ohne Fettzugabe erhitzt, beim Braten wird in der Regel noch Öl in der Pfanne gebraucht, während bei »trockenen« Garverfahren wie Grillen, Braten und Backen auf dem Grill oder im Backofen nur die Hitze wirkt.

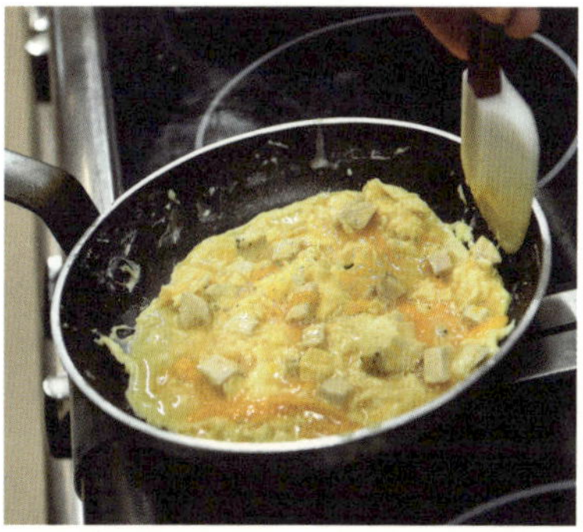

HEISSE WARE

Das Element Hitze verbindet alle Kocharten. Durch Hitze wird ein Lebensmittel umgewandelt von roh in gar, von weich in fest, von blass in goldbraun.

Wenn Hitze – ob von einem herkömmlichen Herd oder einer Mikrowelle – in ein Lebensmittel eindringt, werden seine Moleküle in schnelle Schwingungen versetzt, wodurch immer mehr Energie das Lebensmittel gart.

Die Wärmeübertragung erfolgt im Wesentlichen auf drei Arten: Durch direkte Wärmeleitung zwischen zwei Objekten, wenn zum Beispiel die Hitze der Pfanne auf das Steak einwirkt. Durch Wärmeübertragung, wenn die Wärme von unten nach oben steigt, und zum Beispiel das Wasser im Topf kocht. Durch Wärmeabstrahlung, wenn Speisen, die im Inneren eines herkömmlichen Backofens auf einem Blech liegen, gebacken oder gebraten werden. Oder auch in einem Umluftofen, in dem heiße Luft zirkuliert, was zu einer schnelleren Garzeit führt.

Auch hier gilt: Übung macht den Meister – und ein Blick über den Tellerrand kann sich sehr lohnen, sowohl was den Geschmack als auch die Gesundheit betrifft.

Beim Braten denken die allermeisten an Fleisch. Zugegeben, ein Buttermilchhähnchen für die ganze Familie ist kaum zu überbieten [Buttermilch entsteht ähnlich wie Joghurt aus fermentierter Milch].

Aber wie wäre es mal mit gebackenem und in Sesam gewälztem Gemüse wie Brokkoli, Blumenkohl, Rosenkohl, Kürbis oder Karotten? Bei richtiger Zubereitung karamellisiert das Gemüse (es wird dunkel, weil der beinhaltete Fruchtzucker länger erhitzt wird), was ihm ein fantastisches Aussehen, einen großartigen Geschmack und ein feines Aroma verleiht.

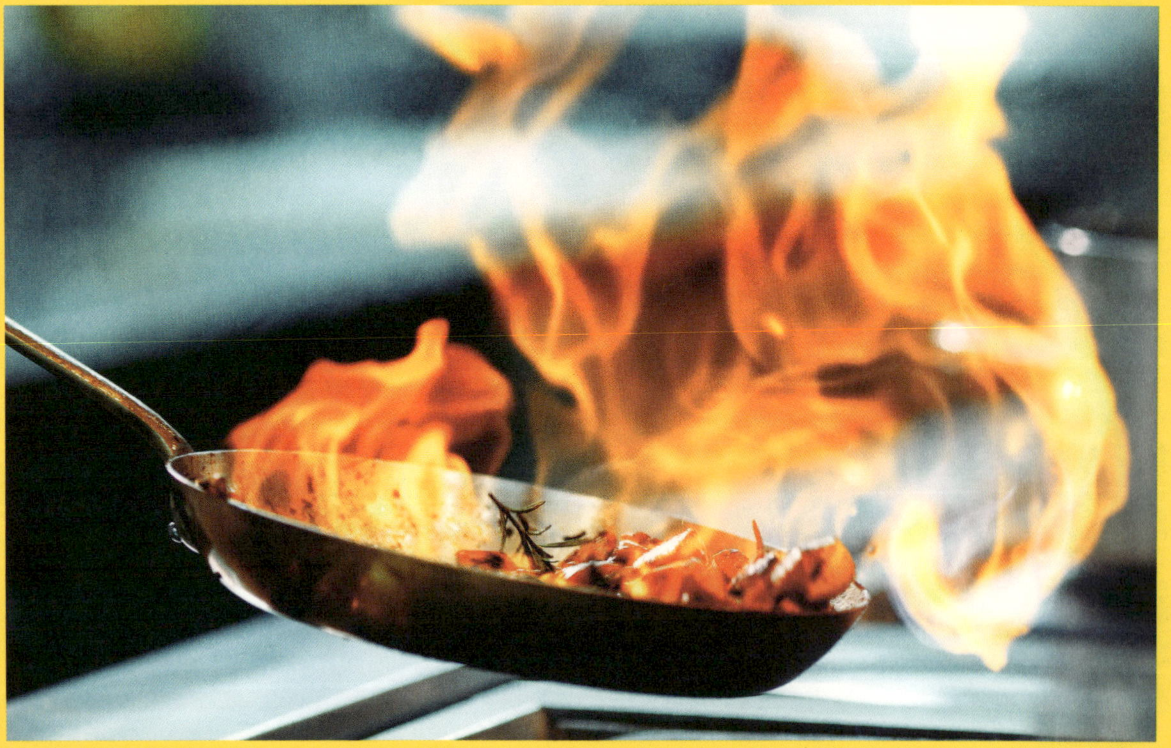

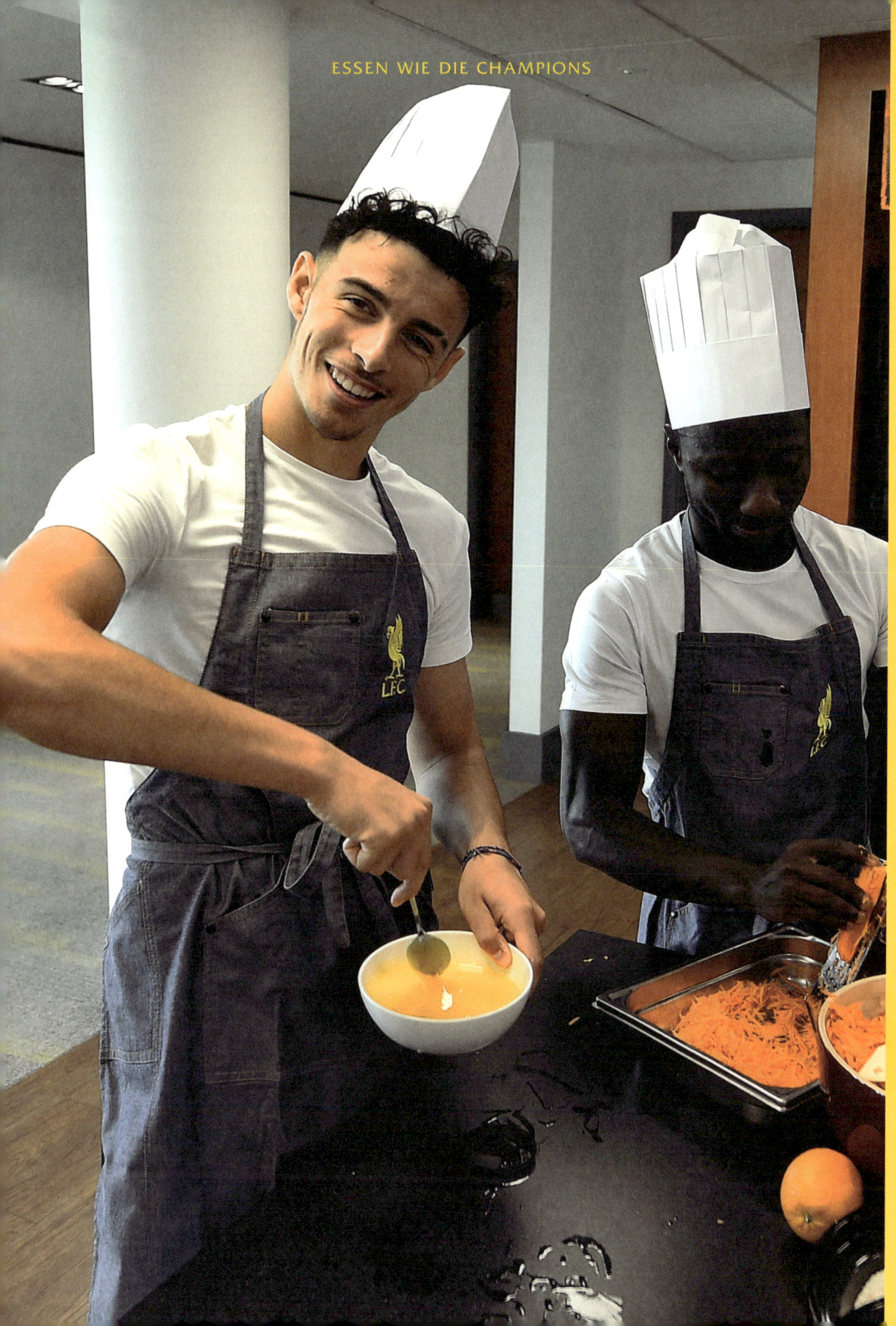

WAS HAST DU DA IM MUND?

Ohne Zunge könnte man nicht sprechen, nicht den Fernseher anschreien, nicht in der Fankurve singen! Und man wüsste auch nicht, wie das Essen schmeckt.

Dieses faszinierende, unverzichtbare Organ unseres Körpers ist mit kleinen Höckern bedeckt, in denen sich die sogenannten »Geschmacksknospen« befinden. Diese können fünf grundlegende Geschmacksrichtungen unterscheiden – süß, salzig, sauer, würzig/umami und bitter – und senden diese Informationen an unser Gehirn.

Süß, würzig und bitter wird durch gleichartige chemische Prozesse ausgelöst, an denen sogenannte G-Protein-gekoppelte Rezeptoren beteiligt sind, während salzig und sauer mit Natrium- und Wasserstoffionen zu tun haben. Wie gesagt, es steckt eine Menge Wissenschaft dahinter!

Energiereiche Lebensmittel erkennt man meist an der Süße. Sie werden oft als »Genussmittel« bezeichnet, was das Vorhandensein von Zucker, also von Energie signalisiert. Wo Süße überall vorkommt, dazu später.

Der Grad der Salzigkeit wird von der Menge an Natriumchlorid in einem Lebensmittel bestimmt. Die meisten Menschen essen zu viel Salz. Nimmt man weniger Salz zu sich, passen sich die Geschmacksknospen auf der Zunge interessanterweise so an, dass man mit weniger zufrieden ist. Der Salzbedarf lässt sich verringern, wenn man bei der Zubereitung von Spei-

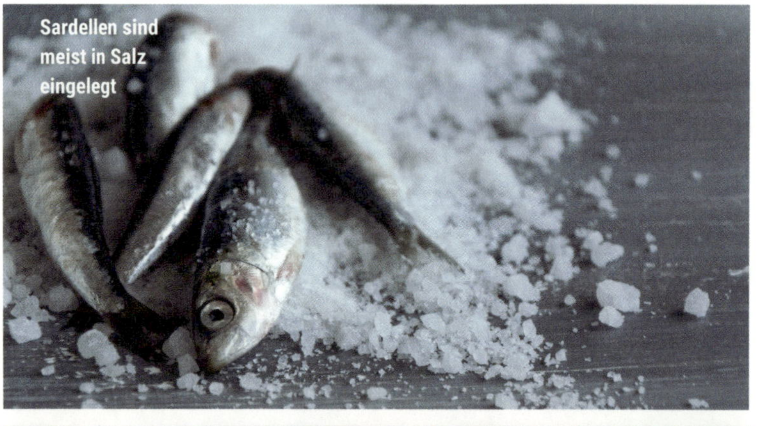

Sardellen sind meist in Salz eingelegt

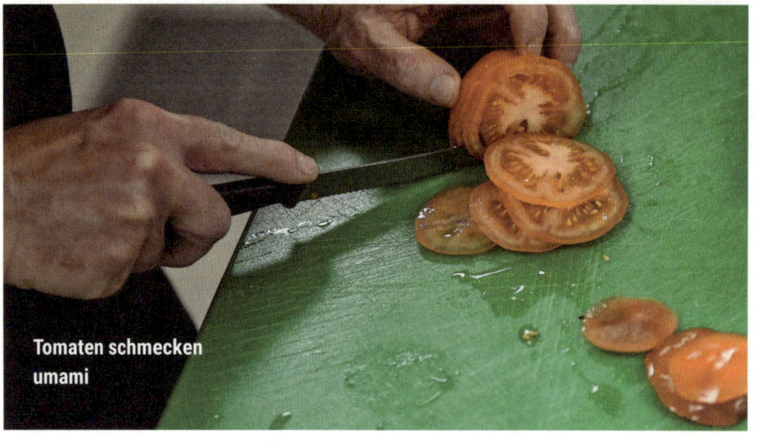

Tomaten schmecken umami

sen frische Kräuter und Gewürze verwendet. Besonders salzige Lebensmittel sind kleine Fische wie Sardellen und Sardinen (wenn sie in Salz eingelegt sind), gepökelte Fleischwaren wie Speck, Pancetta und Rohschinken sowie Würzmittel wie Ketchup und scharfe Soßen.

Sauer ist der Geschmack, mit dem man den Säuregehalt einer Speise feststellt. Bei zu viel Säure – zum Beispiel, wenn man eine ganze Zitrone lutscht – verzieht man automatisch das Gesicht und kneift die Augen zu! Säure findet sich in Essig, Zitrusfrüchten, Wein, eingelegtem und fermentiertem Gemüse, Joghurt und Sauerteigbrot.

Würzig oder umami bedeutet etwa das Gleiche, auch wenn heutzutage eher das Wort würzig verwendet wird, um eine Klasse von Lebensmitteln oder Snacks zu beschreiben. Umami heißt auf Japanisch »guter Geschmack« und bezeichnet herzhaftes Essen. Unter umami laufen zum Beispiel Tomaten, Champignons, Käse, Algen und Fischsoße.

Am empfindlichsten reagiert man auf den Bittergeschmack. Bitter warnt vor giftigen Verbindungen in Lebensmitteln und kann sehr unangenehm sein. Wobei manche bitteren Lebensmittel sogar interessant schmecken und wie im Fall von dunkler Schokolade (in Maßen) gesunde Antioxidantien liefern können.

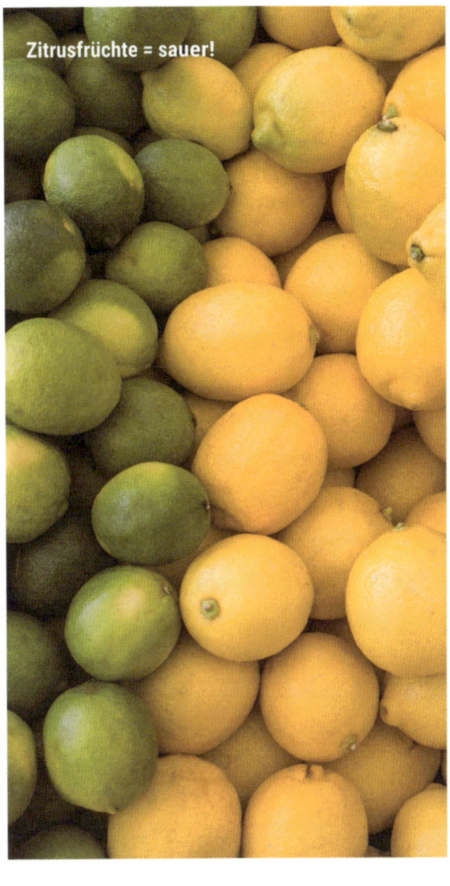

Zitrusfrüchte = sauer!

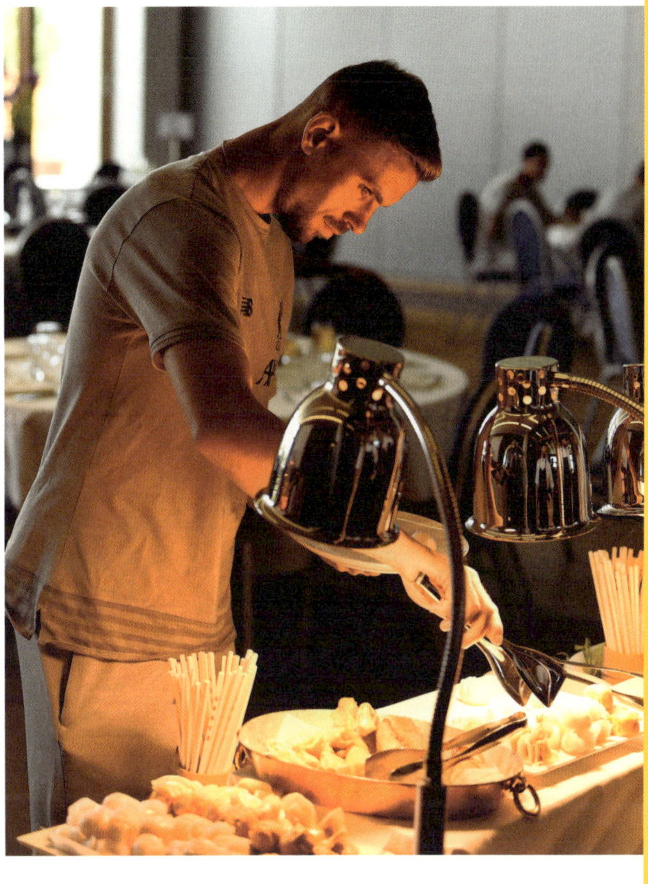

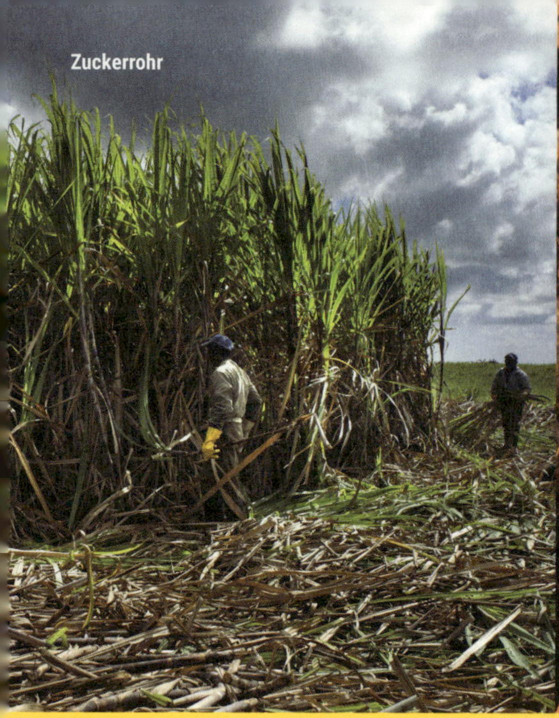

Zuckerrohr

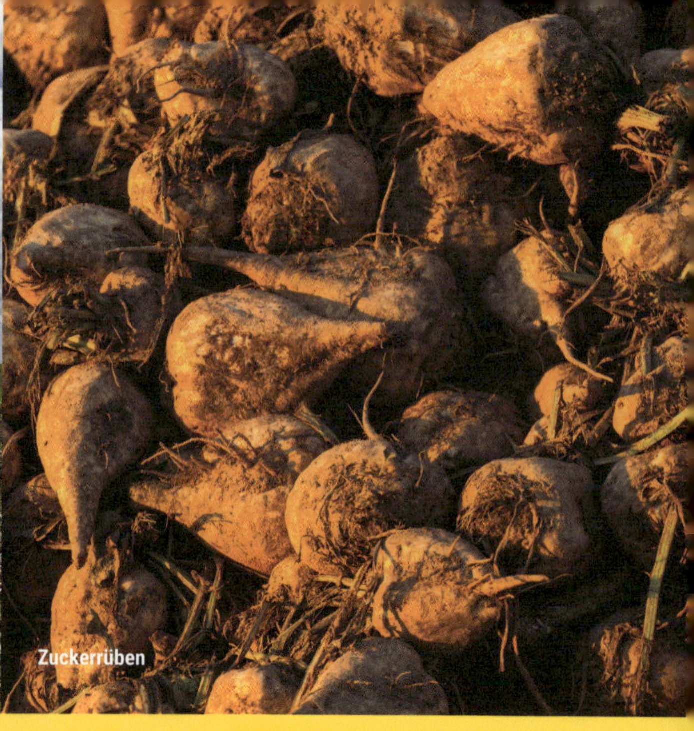

Zuckerrüben

THE SWEET SPOT

Rohr- oder Rübenzucker sind die bekanntesten Quellen für Süße, doch auch Früchte, Saft oder Sirup bestimmter Pflanzen sowie Honig und Kakao liefern Zucker.

In der Hafenstadt Liverpool hat Zucker eine lange Geschichte. Der Geschäftsmann Henry Tate machte einst ein Vermögen mit dem Raffinieren von Rohrzucker, der im 19. Jahrhundert aus karibischen Plantagen importiert wurde. Eine Zeit lang lebte Tate in einem großen Haus in der Anfield Road, ein paar Jahrzehnte vor der Gründung des Liverpool Football Club, und nach ihm wurden die heute berühmten Kunstmuseen in London und Liverpool benannt.

Rohrzucker wird in Regionen mit tropischem oder subtropischem Klima aus der drei bis vier Meter hochwachsenden Zuckerrohrpflanze gewonnen. Als Rohzucker ist er braun, als raffinierter Zucker (nach Waschen und Zentrifugieren) ist er weiß. Zuckerrüben sehen wie bleiche Süßkartoffeln aus. Sie können in gemäßigten Regionen z. B. in Europa angebaut werden. Beide Zuckersorten sind sehr kalorienreich.

Honig ist eine natürliche Alternative zu Zucker und wird von Bienen überall auf der Welt aus dem Nektar von Blüten hergestellt. Honig hat sowohl ernährungsphysiologische als auch medizinische Eigenschaften, ist aber süßer und kalorienreicher als Zucker, deshalb kann man ihn sparsamer verwenden, sei es pur oder als Zutat. In der Regel gilt: Je dunkler der Honig, desto intensiver sein Geschmack.

Mit seinem honigähnlichen Geschmack passt Ahornsirup wunderbar zu Pfannkuchen, Waffeln und Desserts. Er wird aus dem Saft der gleichnamigen nordamerikanischen Bäume gewonnen.

Und Agavendicksaft, aus dem Saft einer in Mexiko beheimateten Kaktusart, wird gern Heißgetränken, Frühstücksflocken und Müslischnitten zugefügt, ist aber wie Honig süßer als Zucker und sollte daher sparsam verwendet werden.

Das gilt ebenso für den natürlichen Süßstoff Stevia, der aus einer urspünglich aus Südamerika stammenden Pflanze aus der Familie der Stevien gewonnen und in Pulverform verwendet wird. Stevia enthält keine Kalorien, süßt jedoch dreihundertmal stärker als Zucker, schont zwar die Zähne, ist jedoch ernährungsphysiologisch gesehen nicht gesünder.

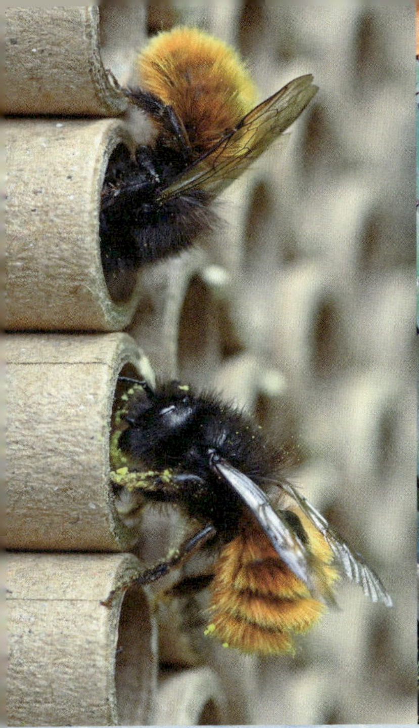

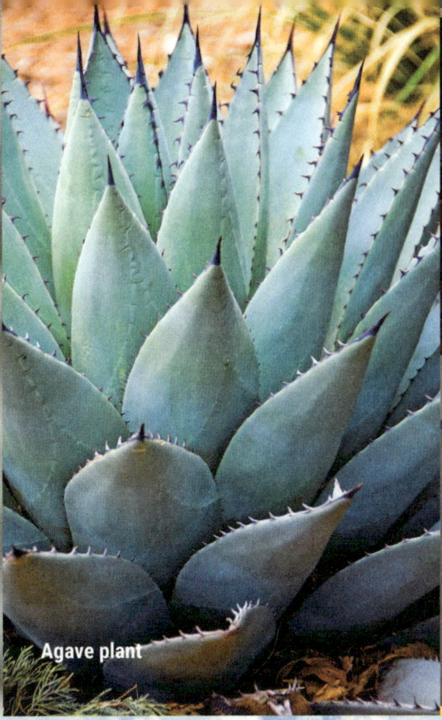

Agave plant

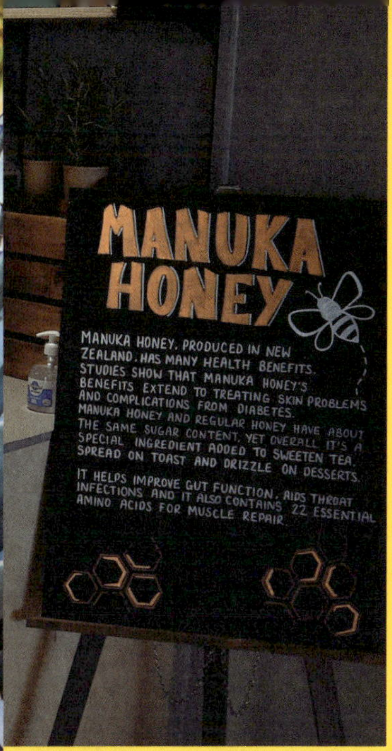

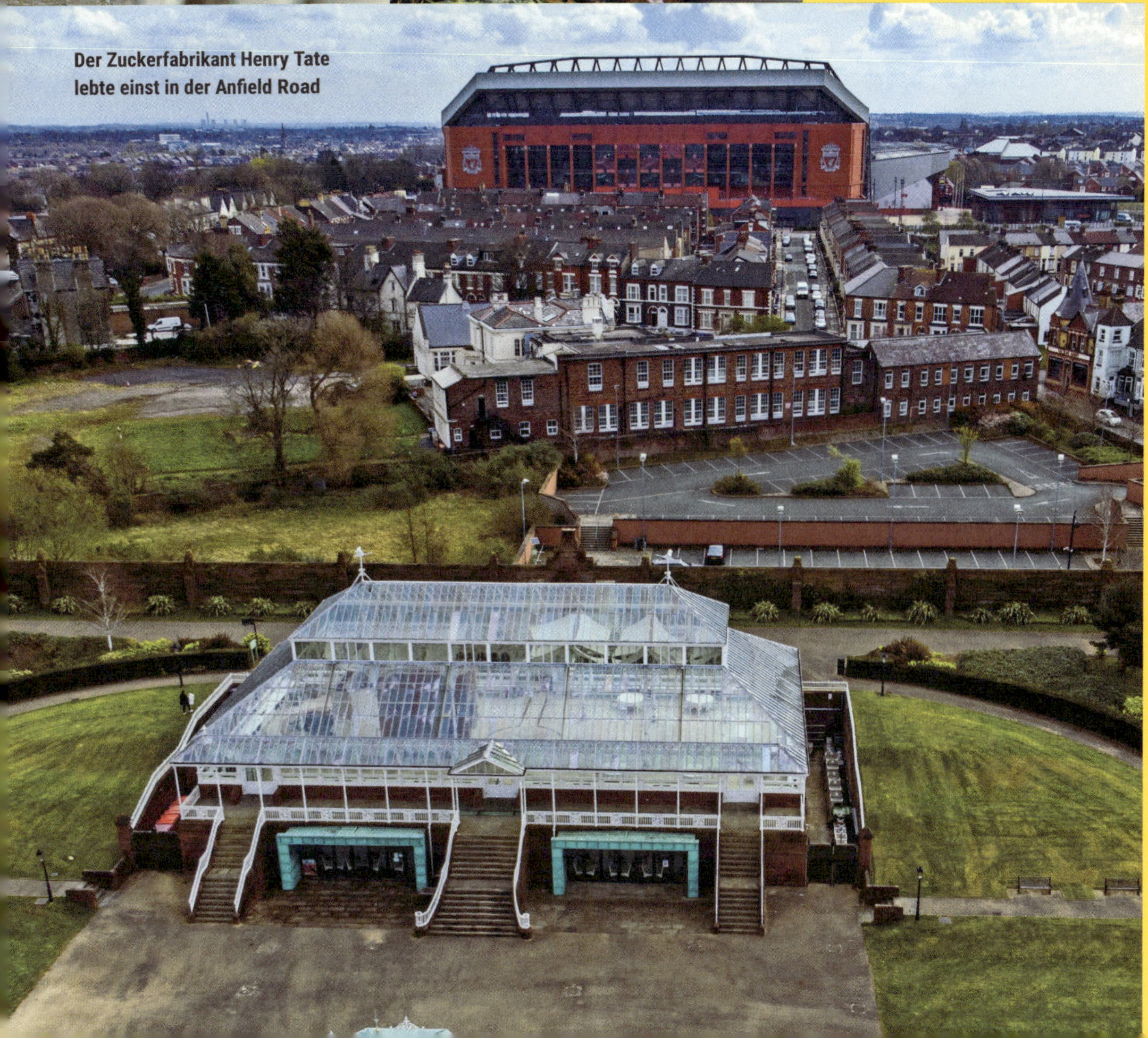

Der Zuckerfabrikant Henry Tate lebte einst in der Anfield Road

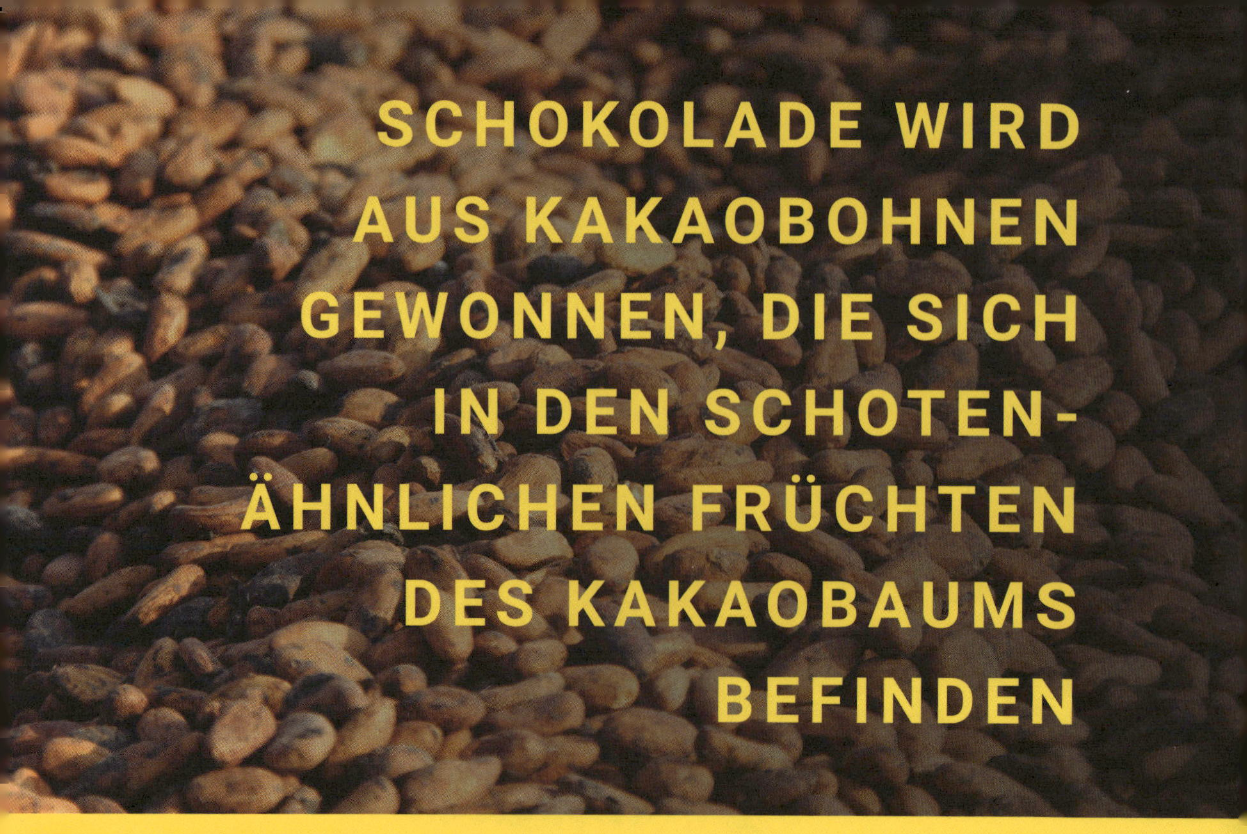

SCHOKOLADE WIRD AUS KAKAOBOHNEN GEWONNEN, DIE SICH IN DEN SCHOTEN-ÄHNLICHEN FRÜCHTEN DES KAKAOBAUMS BEFINDEN

Kokosblütenzucker, der heute in vielen Geschäften und Supermärkten erhältlich ist, wird aus dem Nektar der Blüten der in Südostasien beheimateten Kokosnusspalme gewonnen. Er gleicht braunem Zucker, schmeckt karamellartig und sollte ebenfalls nur in Maßen genossen werden.

Das führt uns zur Schokolade. Fast alle lieben sie, und die dunkleren, leicht bitter schmeckenden Sorten sind sogar gesund: Sie enthalten weniger Kakaobutter, also weniger Zucker und weniger Kalorien, jede Menge Mikronährstoffe, die sogenannten Polyphenole, die reich an darmfreundlichen Antioxidantien sind, sowie Magnesium und sogenannte Flavonoide, die den Blutdruck senken und vor Herzkrankheiten schützen können.

Vollmilchschokolade schmeckt leichter und süßer und enthält mehr Zucker und (natürlich) Milch.

Schokolade wird aus Kakaobohnen hergestellt, die sich in den schotenähnlichen Früchten des ursprünglich in Mittelamerika beheimateten Kakaobaums befinden. Im rohen Zustand sind sie grünlich bis hellbraun, werden erst durch Trocknen und Rösten dunkler. Kakaobutter wird ebenfalls aus den Kakaobohnen gewonnen und in der Kosmetikindustrie aufgrund ihrer hautpflegenden und feuchtigkeitsspendenden Eigenschaften eingesetzt.

Zu viel Schokolade ist unbestritten ungesund, weil ihr hoher Kaloriengehalt bei regelmäßigem Verzehr zur Gewichtszunahme führt.

Das Hauptproblem von Süßigkeiten ist: Je mehr man sie als »verboten« betrachtet, desto schwieriger wird es, ihnen zu widerstehen! Also ist es besser, ihren Konsum zu kontrollieren und Süßigkeiten als gelegentliche Belohnung anzusehen. Und nicht zu vergessen ist: Je mehr man von den »guten Dingen« konsumiert – vor allem Obst und Gemüse –, desto eher kann man sich ab und zu etwas Süßes gönnen. Die vielen Nährstoffe helfen den Darmmikroben, damit fertigzuwerden.

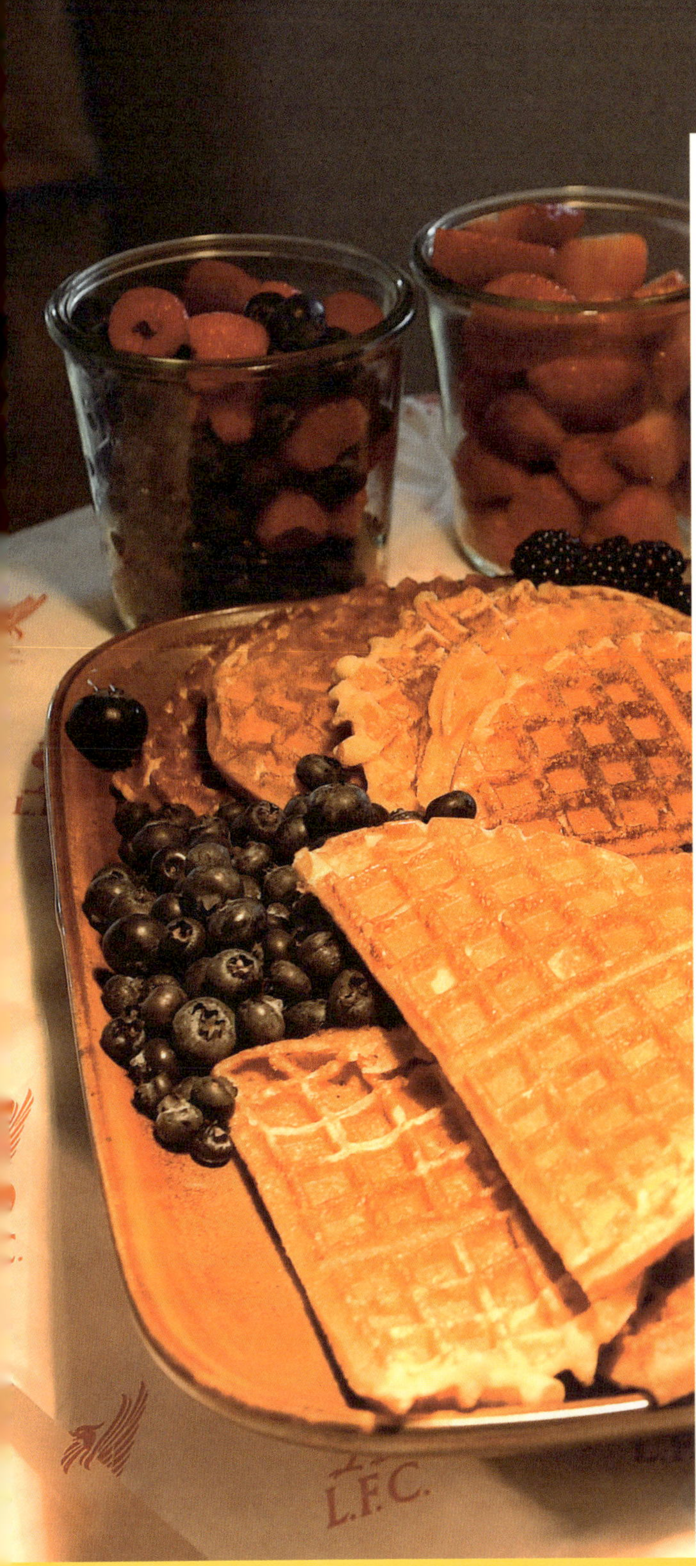

VON DER NASE

Zunge und Nase arbeiten bei der Geschmackserkennung eng zusammen. Erst kürzlich erschien ein BBC-Radio-Podcast mit dem Titel *Eine Geschichte der Zunge*. In einem »Geschmackslabor« wurde dem Moderator eine Geleebohne verabreicht, während er eine medizinische Nasenklammer trug. Ein paar Sekunden lang kam keine Luft in seine Nase, und er musste mit geschlossenem Mund kauen.
Als die Nasenklammer abgenommen wurde, war seine erste Reaktion: »Wow. Es strömt richtig herein!« Der Professor antwortete: »Beachten Sie, dass da nur Süße war, [als Sie mit der Nasenklammer gekaut haben] und dann ... whoosh! Sie schmecken Vanille und andere Aromen – und das kommt von der Nase.
Wir bewegen die Nahrung mit unserer Zunge im Mund hin und her, und meinen, dass wir nur dort den ganzen Geschmack wahrnehmen würden – aber das stimmt nicht.«
Er fügte hinzu, dass vor Jahrhunderten ein Schriftsteller Geschmack und Geruch als ein und denselben Sinn beschrieben hätte, »wobei der Mund die Fabrik und die Nase der Schornstein ist«.

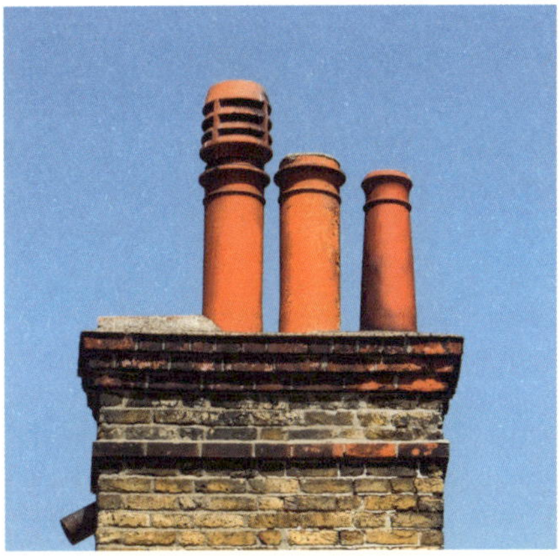

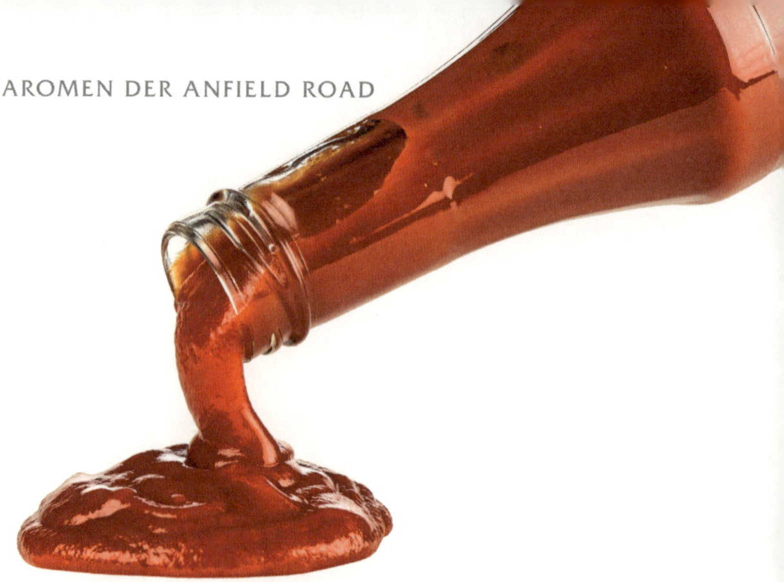

EIN TEELÖFFEL ODER ZWEI ... ODER NEUN?

»Zucker ist Zucker«, sagt die Ernährungsberaterin auf der Website des Staatlichen Gesundheitsdienstes. »Ob weißer, brauner, unraffinierter Zucker, Melasse oder Honig, macht euch nichts vor – es gibt keinen gesunden Zucker.«

Auf Lebensmitteletiketten versteckt er sich hinter vielen Bezeichnungen wie Dextrose, Fruktose, Maltose, Melasse und Saccharose. Greift besser zu zuckerarmen oder zuckerfreien Produkten.

Einige Artikel im Supermarkt weisen überraschend viel »versteckten« Zucker auf. Ketchup zum Beispiel: Ein Esslöffel enthält bis zu einem Teelöffel Zucker. Andere Übeltäter sind einige kohlensäurehaltige Getränke, gesüßte Frühstücksflocken, gebackene Bohnen, vorgefertigte Smoothies und sogar einige Brotsorten.

Die Tabelle unten zeigt typische Beispiele für den Gehalt an zugesetztem Zucker in acht Lebensmitteln. Dies gilt nicht für alle Marken, aber für einige.

SICHTBAR, DOCH VERSTECKT

Produkt	Zuckergehalt in Teelöffeln
Eiskaffee-Getränk	11
Cola-Getränk (Dose)	9
Fettfreier Joghurt (Becher)	5
Frühstücksflocken (Schale)	4
Tomatensuppe (Dose)	4
Nudelsoße (Glas)	3
Hafer-Müsliriegel	2
Ketchup (Portion von 15 ml)	1

Quelle: BBC News

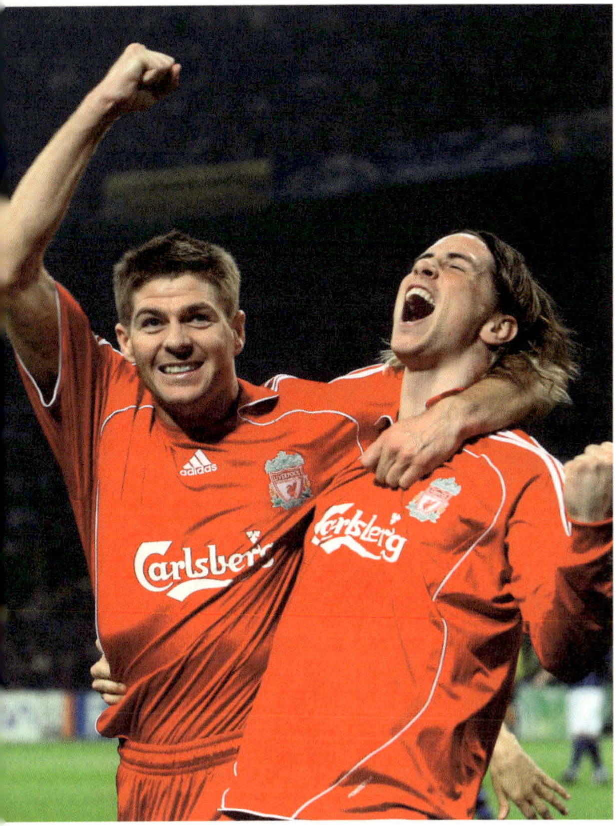

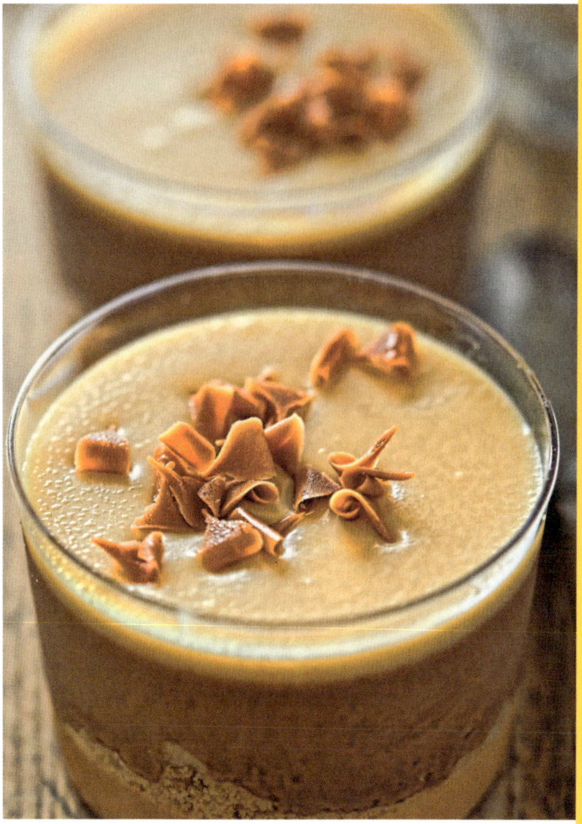

WIE STEHT ES UM SALZKARAMELL?

Als erfolgreiche Doppel gelten: Salz und Karamell, Sturridge und Suarez, Gerrard und Torres oder Rush und Dalglish. Salzkaramell eignet sich zum Aromatisieren von Speiseeis, Joghurt, Schokolade, Kuchen und sogar Getränken – es macht regelrecht süchtig.

Die zuckrige Süße des Karamells wird durch den Geschmack des Salzes verstärkt, und diese Komposition setzt im Gehirn chemische Substanzen frei, die gierig danach machen. Das wird »hedonistische Eskalation« oder »Punkt der Glückseligkeit« genannt.

Gesalzenes Karamell wurde angeblich von einem französischen Konditor Ende der 1970er-Jahre kreiert, indem er cremige, mit Meersalz gesalzene Butter aus seiner Heimatregion Bretagne mit gemahlenen Nüssen vermischte. Mittlerweile wird der Markt für Karamell-Zutaten bis 2025 auf einen Wert von rund drei Milliarden britische Pfund geschätzt.

Natürlich sollte Salzkaramell nur eine gelegentliche Leckerei sein. Wer meint, er habe zu viel davon gegessen, sollte eine Pause von zehn Tagen einlegen und versuchen, in dieser Zeit weniger Süßes zu essen. Vermutlich wird die nächste Portion nicht mehr so süß schmecken, weil die Zunge neue Geschmacksknospen entwickelt hat, die sich noch nicht an die Süße gewöhnt haben.

In der Kantine des AXA Training Centre gibt es eine »Studentenfuttermischung«, deren Zutaten geröstet, karamellisiert und leicht gesalzen sind, was einen ähnlich umwerfenden Geschmack ergibt! Zum Ausprobieren findet ihr am Ende des Buchs das Rezept für die *Süßpikante Nussmischung!*

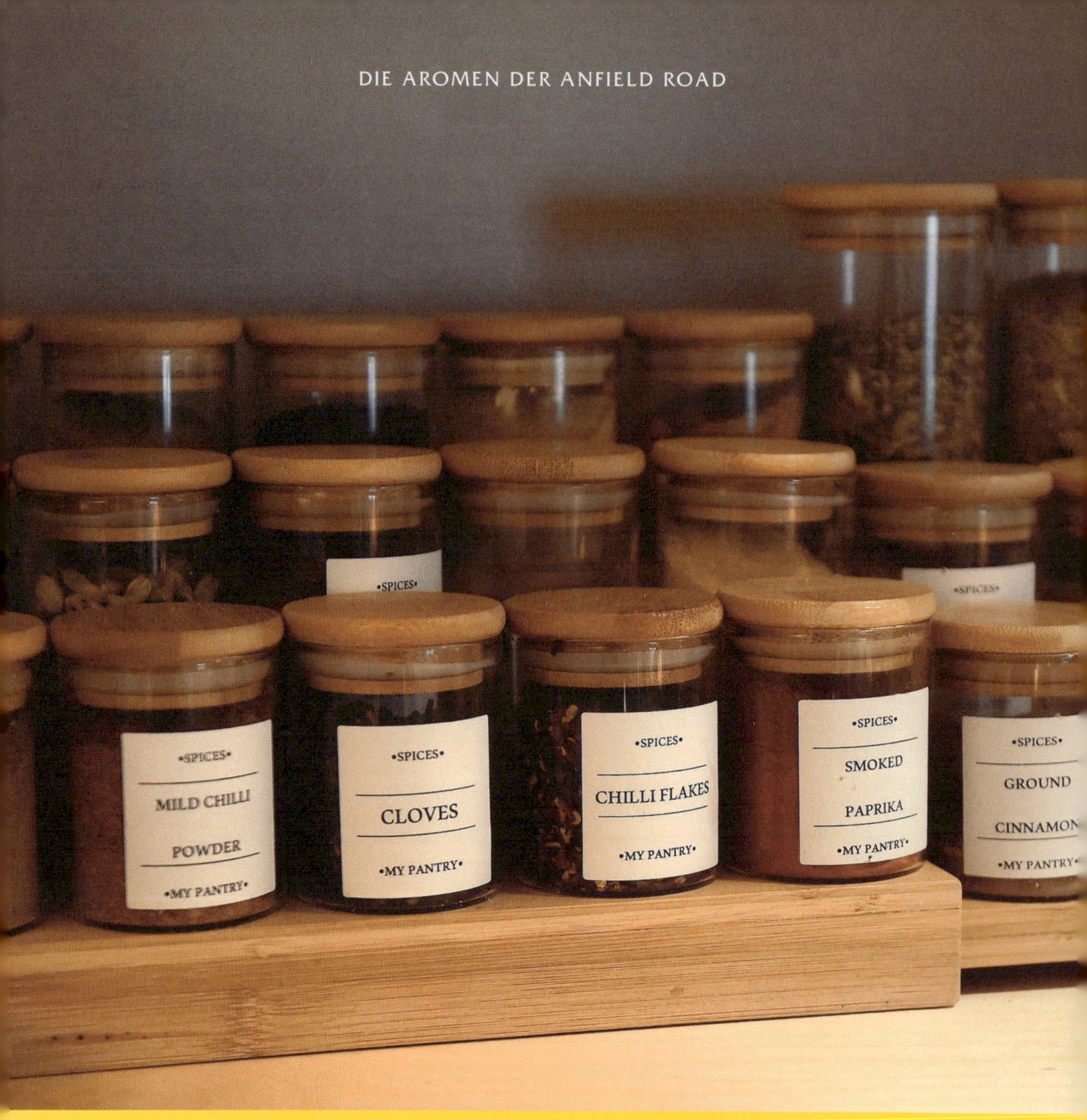

AUFPEPPEN MIT GEWÜRZEN

Schon seit Jahrhunderten dienen überall auf der Welt Gewürze dazu, den Geschmack von Speisen zu verändern. Einst waren sie so wertvoll wie Gold und Silber, und noch heute zählt Safran zu einer der teuersten Waren. Die meisten Gewürze sind jedoch gut erschwinglich und eignen sich hervorragend, um selbst einfachen Gerichten eine interessante Geschmacksnote zu verleihen. Oft reicht schon eine Prise dafür aus.

»Gewürze sind etwas Besonderes«, schreibt der Autor John O'Connell in seinem *Book of Spice*. »Sie sind vertraut und exotisch zugleich, in unseren Lieblingsgerichten wirken sie wohltuend und beschwören zugleich weit entfernte Länder herauf.«

Auf der rechten Seite findet ihr einige der beliebtesten Gewürze aufgelistet.

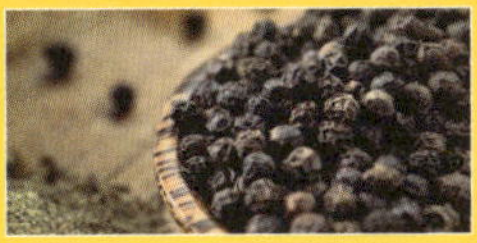

Schwarzer Pfeffer: Stammt ursprünglich aus Kerala im Südwesten Indiens. In frischem Zustand ist schwarzer Pfeffer dunkelrot, enthält viele Antioxidantien und ist ein gängiges Gewürz für unzählige Speisen.

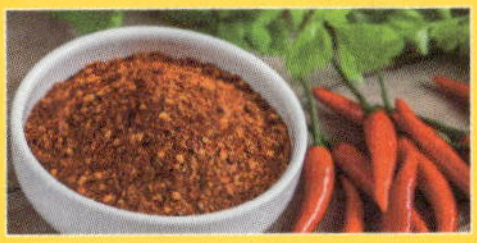

Cayennepfeffer: Ideal, um einem Gericht Schärfe zu verleihen. Wird aus den dünnen roten Chilischoten hergestellt, die getrocknet und zu Pulver vermahlen werden. Vermutlich nach einer Stadt in Französisch-Guayana in Südamerika benannt.

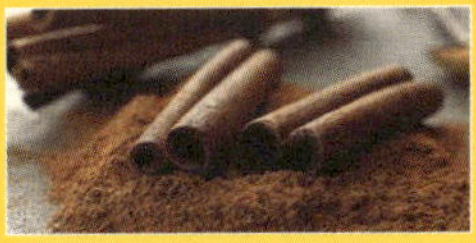

Zimt: Herkunft Asien, wird aus der Rinde verschiedener Baumarten gewonnen und als aromatisches Gewürz in Backwaren, Frühstückscerealien und Getränken verwendet. In der Heilkunde dient Zimt auch als Verdauungshilfe.

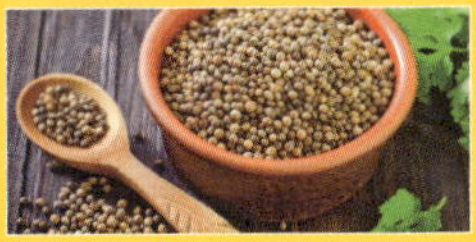

Koriander: Die Samen kommen aus den winzigen Früchten, die sich nach der Blüte des Korianderkrauts entwickeln, und werden gemahlen. Die frischen Blätter mit ihrem leicht zitrusartigen Geschmack werden in der asiatischen und nordafrikanischen Küche oft mit Kumin (Kreuzkümmel) kombiniert.

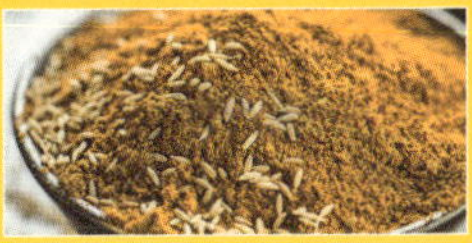

Kreuzkümmel: Ein seit Jahrtausenden verwendetes Gewürz. Die getrockneten Früchte haben einen rauchigen, erdigen Geschmack und werden in den Küchen von Mexiko über Indien bis Nordafrika verwendet. Aufgrund des hohen Eisengehalts wirkt Kreuzkümmel unter anderem verdauungsfördernd und soll auch Diabetes vorbeugen.

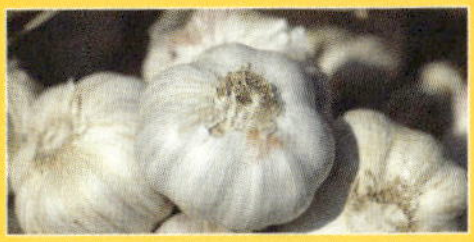

Knoblauch: Auch wer regelmäßig frischen Knoblauch verwendet, sollte Knoblauchpulver zu Hause haben, da es sich länger aufbewahren lässt. Knoblauch kann sich positiv auf den Cholesterinspiegel und den Blutdruck auswirken.

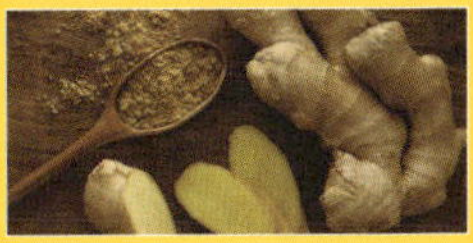

Ingwer: Die pikant-scharfe Wurzel findet in vielen asiatischen Rezepten Anwendung. Sie fördert die Verdauung, lindert Übelkeit und unterstützt unser Immunsystem. Mona hat in der Weihnachtszeit mit Schulkindern schon oft Lebkuchen mit Ingwer gebacken.

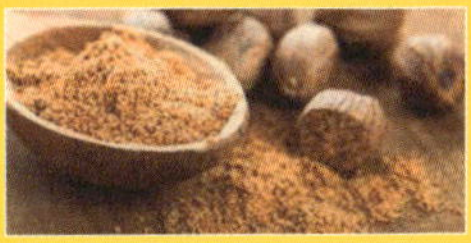

Muskatnuss: Ihr Duft erinnert an Weihnachten. Muskatnüsse wachsen auf einem dunkelblättrigen Baum, dessen Blüte ebenfalls als Gewürz verwendet wird. Geriebene Muskatnuss eignet sich für Spaghettigerichte, Kürbissuppen und Kartoffelpüree. Außerdem soll Muskatnuss Schmerzen und Verdauungsbeschwerden lindern.

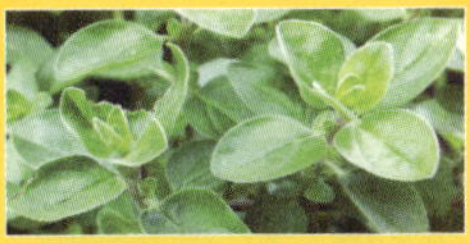

Oregano: Aus der italienischen Küche nicht wegzudenken, bekannt auch als wilder Majoran, stammt Oregano ursprünglich aus dem Mittelmeerraum, wird heute aber überall in den gemäßigten Regionen der Nordhalbkugel angepflanzt.

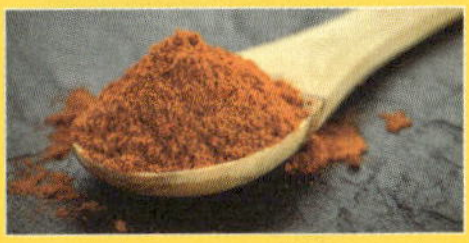

Paprika: Wird aus getrockneten und gemahlenen roten Paprikaschoten hergestellt und verleiht Gerichten eine warme, erdige Note. Es gibt roten, orangenen und gelben Paprika. Das in Paprika enthaltene Capsaicin kann durchblutungsfördernd und schmerzstillend wirken.

DIE CURRY-GESCHICHTE

Pommes frites mit Currysoße an den Imbissbuden rund um Anfield und vielen anderen Fußballstadien zu essen, ist für viele Fans seit Jahren eine feste Gewohnheit vor dem Anpfiff. Doch was war der Anstoß dazu?

Curry ist kein einzelnes Gewürz, sondern eine Gewürz- und Kräutermischung mit einer meist feurig-kräftigen Geschmacksnote, deren Farbe von der Zusammensetzung ihrer Zutaten abhängt, je mehr Kurkuma beigemengt wird, desto gelber. Für die Currysoße werden alle Zutaten zu einer Paste zerkleinert und mit einer Flüssigkeit wie saurer Sahne oder Joghurt vermengt. Sie passt zu Gemüse, Reis, Nudeln und auch zu Fleisch.

Currypulver gilt zwar oft als eine typisch indische Gewürzmischung, ist dort aber gar nicht gebräuchlich. Vermutlich entstand es unter den britischen Kolonialherren in Indien im 18. und 19. Jahrhundert, die die regionalen Gerichte unter dem Oberbegriff »Curry« an ihre Bedürfnisse anpassten.

Angeblich ließen sich Seeleute aus dem heutigen Bangladesch, die im Zweiten Weltkrieg auf britischen Schiffen gedient hatten, in Großbritannien nieder, renovierten alte Cafés und verkauften Currygerichte mit Reis. Andere übernahmen Fish-and-Chips-Buden und servierten Currysoße mit Pommes frites – und so entstand die britisch-indische Restaurantszene.

Chicken Tikka Masala wurde höchstwahrscheinlich in den 1970er-Jahren in Großbritannien erfunden und 2001 nach einer Erhebung zum Lieblingsgericht der Briten erklärt. Es gibt viele weitere beliebte Currys in unseren Breitengraden, die unterschiedlich stark gewürzt sind und meist mit Huhn, Rindfleisch oder Garnelen serviert werden – wie etwa Kormas, Bhunas, Baltis, Pasandas, Dhansak, Rogan Josh, Madras und Jalfrezi.

Die aromatischen Thai-Currys sind auch wegen ihrer Farben beliebt und berühmt. Je nach Schärfegrad (absteigend) sind sie rot, gelb oder grün.

Die bekannte Köchin Madhur Jaffrey trat erstmals Anfang der 1980er-Jahre mit einer Kochsendung im britischen Fernsehen auf. Sie wollte Hausfrauen und -männer dazu animieren, ihre Speisen mit östlichen Aromen zu würzen.

Inzwischen hat sie verraten: »Anfangs habe ich das Wort ›Curry‹ vermieden. Es war zu pauschal, unsere Speisen in den verschiedenen Teilen des Landes sind so vielfältig. Nach dreißig Jahren gab ich schließlich nach. Indisches Essen ist für die meisten Menschen mit Curry verbunden. Wenn du sie nicht schlagen kannst, verbündest du dich eben mit ihnen!«

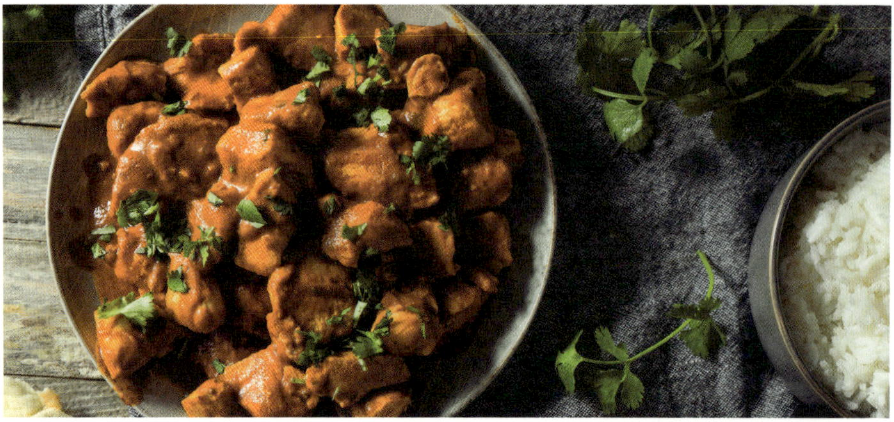

KRÄUTERHIMMEL

Kräuter können wie Gewürze das Aussehen, die Textur und den Geschmack von Gerichten verändern. Aber während Gewürze aus getrockneten Pflanzenteilen bestehen, sind Kräuter in der Regel frisch, grün und blättrig.

Mehr dazu im Kapitel über den Eigenanbau von Obst und Gemüse. Kräuter haben alle ihren unverwechselbaren Geschmack – ihre ätherischen Öle sind in der Aromatherapie sehr beliebt –, und sie lassen sich gut mit bestimmten Speisen kombinieren, wie etwa Rosmarin mit Lammfleisch, Minze mit Erbsen, Salbei mit Zwiebeln, Basilikum mit Salaten, Dill mit Lachs, Thymian mit Suppen und Lorbeerblätter mit Eintöpfen.

Kräuter sind auch in gesundheitlicher Hinsicht sehr wertvoll. So hilft Lavendelöl etwa bei der Behandlung kleinerer Verbrennungen und Verbrühungen.

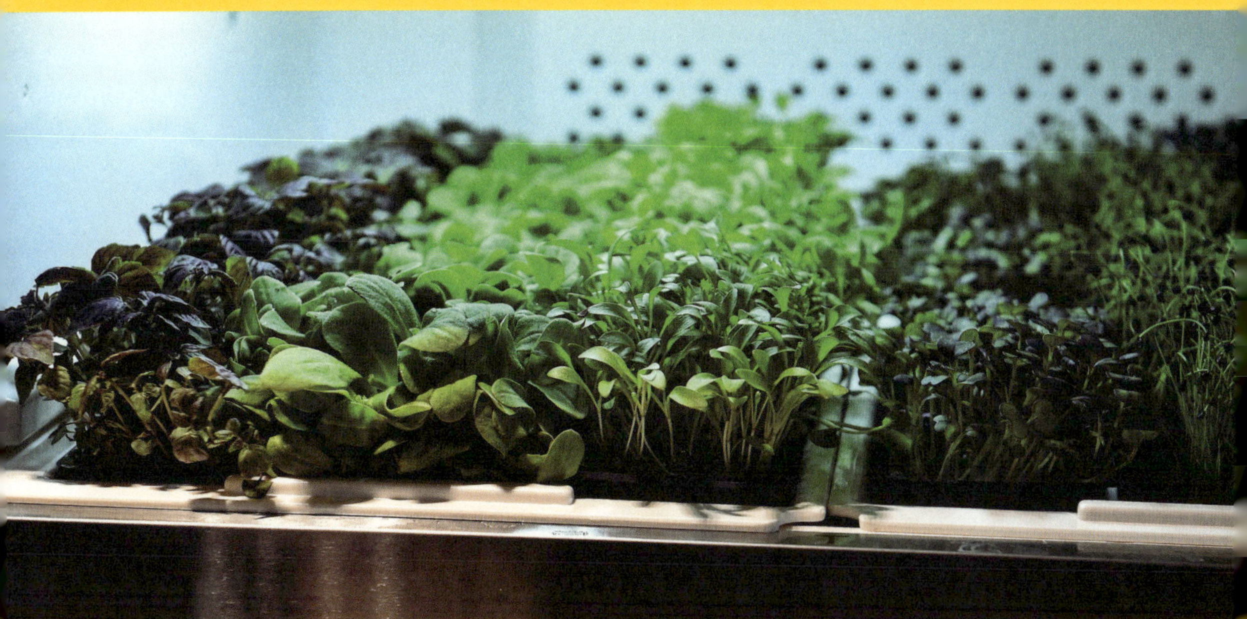

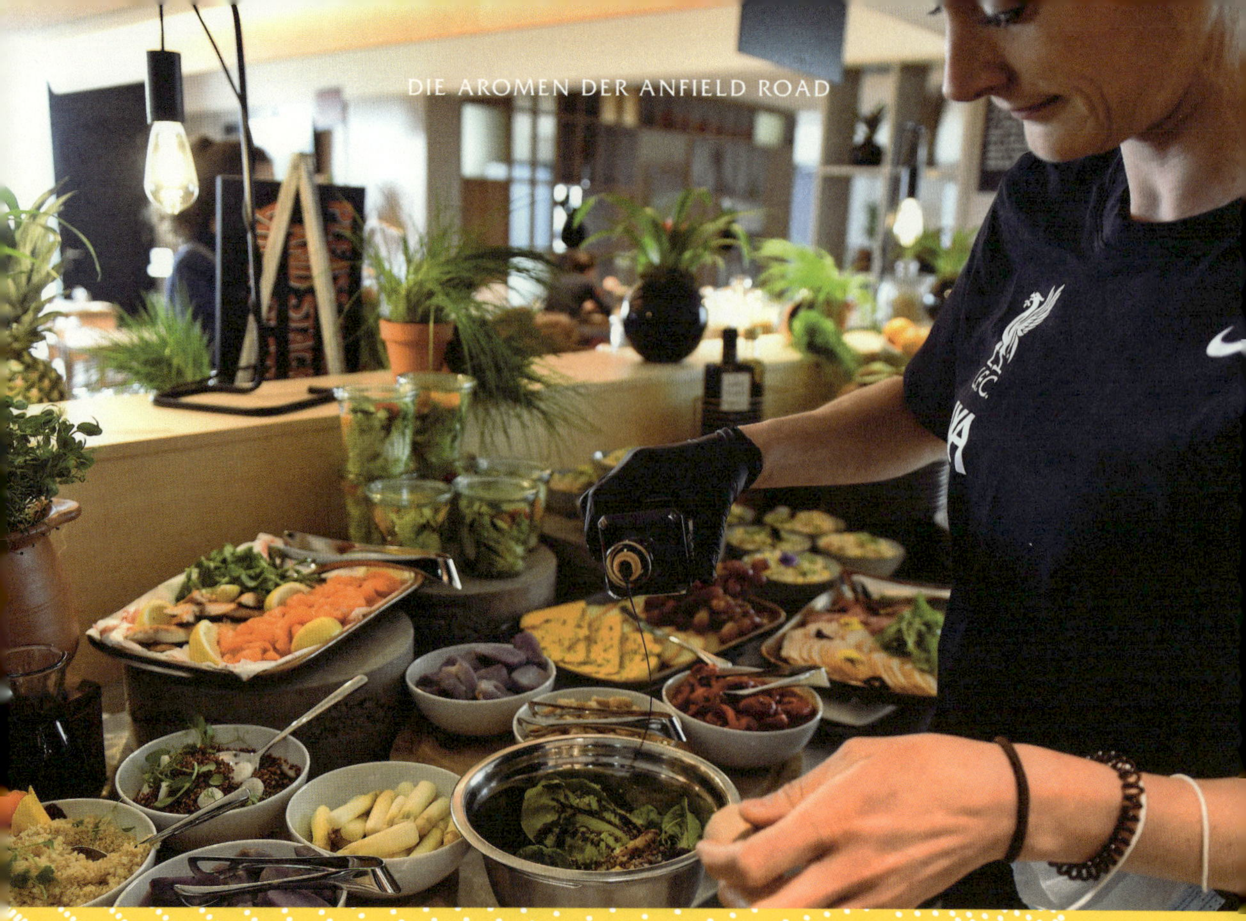

MONAS GESCHMACKSTEST

»Spricht man über Schmecken oder Geschmack, dann geht es normalerweise nur darum, was man mag oder nicht mag. Aber es ist auch bedeutsam, wie Zunge und Nase für das Schmecken verantwortlich sind, und warum man beim Essen unterschiedliche Geschmacksempfindungen hat.

Auch die Art und Weise, wie Lebensmittel gekocht werden, spielt eine Rolle, und so lohnt es sich, diesbezüglich aufmerksam und neugierig zu sein. Man stelle sich nur vor, auf wie viele Arten Kartoffeln zubereitet werden – gekocht, gebacken, gebraten, püriert, frittiert –, und wie sich dies auf ihren Geschmack und ihre Textur auswirkt.

Wie schon gesagt, verändert Hitze das Aussehen und den Geschmack von Lebensmitteln. Sie setzt die reichhaltigen Farben und Aromen von Fleisch und Gemüse frei.

Ein perfektes Beispiel dafür ist im Rezeptteil dieses Buches zu finden – die Regenbogen-Veggies. Wie Gemüse erhitzt wird, entscheidet auch darüber, wie es gart. Ein Kürbis zum Beispiel enthält viel Feuchtigkeit, und wenn er nicht lange bei hoher Temperatur erhitzt wird, dampft er nur ein bisschen und wird pappig. Aber bei höheren Temperaturen karamellisiert sein natürlicher Fruchtzucker, deshalb schmeckt gebackener Kürbis aromatischer.

In vielen Obst- und Gemüsesorten stecken natürliche Fruchtzucker, man muss der Ernährung also kaum zusätzliche Süße hinzufügen.

Honig enthält genauso viel Kalorien wie Zucker, ist für unsere Gesundheit aber wertvoller, weil er wie ein natürliches Antibiotikum antiseptisch und entzündungshemmend wirken kann, sollte aber nicht über 40 °C erhitzt werden. Bei oberflächlichen Wunden und Verbrennungen beschleunigt er den Heilungsprozess, indem er Feuchtigkeit absorbiert, die Verletzung austrocknet und so das Wachstum von Bakterien und Pilzen hemmt.

Manuka-Honig aus Neuseeland ist zwar sehr teuer, liegt aber derzeit wegen seiner antiseptischen Wirkung sehr im Trend.

Auf dem Gartengrundstück des Clubs werden sogar unsere eigenen LFC-Bienen gehalten! Bienen brauchen einen sicheren Lebensraum, wo sie beispielsweise nicht von Lebensmittelgerüchen irritiert werden, sie können aber auch in einer städtischen Umgebung leben.

Kürzlich erfuhr ich von zwei Bienenstöcken auf dem Dach des Einkaufszentrums Liverpool ONE, die zur Förderung der Artenvielfalt aufgestellt worden waren. Bislang haben 160 000 Bienen dort 80 Gläser Honig produziert – fantastisch.

Im AXA Training Centre in Kirkby werden für einige unserer Snack-Rezepte Honig sowie eine dunkle Schokolade verwendet. Die »Energiebällchen« aus Haferflocken werden einfach in dunklem Schokopulver gewälzt, in gerösteten Mandeln oder gerösteter Kokosnuss – der Fantasie sind hier keine Grenzen gesetzt! Sie passen perfekt in die Snackbox fürs nächste Training, lassen sich gut aufbewahren oder auch einfrieren.

Inwieweit Schokolade ungesund ist, hängt vor allem von der Art ihrer Herstellung ab: Je heller die Schokolade ist, desto mehr Zucker und Milch enthält sie. Und wer zu viel Schokolade isst, bekommt Probleme mit der Verdauung, und das kann man auf dem Fußballplatz bestimmt nicht gebrauchen.

Manche Experten argumentieren, man sollte künstliche Süßstoffe möglichst vermeiden, sie würden dem Wohlergehen keinesfalls nutzen, da sie an den Körper die gleichen Signale abgeben würden wie natürlicher Zucker. Sobald nämlich Zucker im Körper angekommen ist, muss er verdaut werden, um den Blutzuckerspiegel auszugleichen. Der Körper setzt also Substanzen (u. a. Insulin) frei, um den Zucker zu verstoffwechseln, doch statt Zucker findet er nur die chemische Struktur der künstlichen Süßstoffe vor.

Wäre es da nicht besser, statt Zucker – oder Salz – zum Würzen unserer Speisen, Kräuter und Gewürze zu nehmen?

Viele Kräuter besitzen heilende Eigenschaften, jedes Gewürz bietet einen eigenen gesundheitlichen Nutzen, und es findet sich ein erstaunliches Spektrum an Geschmacksrichtungen.

Zimt zum Beispiel, der über Reispudding, Müsli, Apfelkuchen oder Muffins gestreut so herrlich schmeckt, stammt eigentlich aus der inneren Rindenschicht eines Baumes. Die Rinde wird abgeschält und rollt sich beim Trocknen auf natürliche Weise zu »Federkielen« oder Zimtstangen auf.

Es ist einfach unglaublich, dass die Natur eine derart schmackhafte Rinde bietet, die als Raumduft, in Kosmetika und sogar zur Senkung des Diabetes-Risikos dienen kann.

Bei einer ernsthaften Erkrankung sind selbstverständlich professionelle medizinische Hilfe und manchmal Antibiotika angesagt, aber leichtere Erkrankungen lassen sich durchaus auch mit natürlichen Mitteln behandeln.

So verleiht Chilipfeffer nicht nur vielen Gerichten die richtige Schärfe und passt gut zu dunkler Schokolade, sondern wirkt auch desinfizierend. In Ländern ohne hygienische Infrastruktur wurde Chili oft als Schutz gegen Magenverstimmungen eingesetzt.

Chilis verdanken ihre Schärfe dem Capsaicin, einer Substanz, die sich vorwiegend in den Samen und weniger in der roten oder grünen Schale der Schoten befindet. Capsaicin wird heutzutage in Wärmegels und Pflaster zur Linderung von Nervenschmerzen eingesetzt.

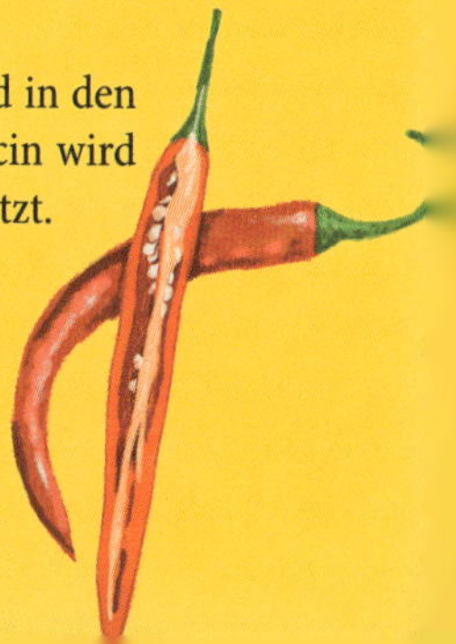

»IM AXA TRAINING CENTRE IN KIRKBY WERDEN FÜR EINIGE UNSERER SNACK-REZEPTE HONIG SOWIE EINE DUNKLE SCHOKOLADE VERWENDET. DIE »ENERGIEBÄLLCHEN« AUS HAFERFLOCKEN WERDEN EINFACH IN DUNKLEM SCHOKOPULVER GEWÄLZT, IN GERÖSTETEN MANDELN ODER GERÖSTETER KOKOSNUSS – DER FANTASIE SIND HIER KEINE GRENZEN GESETZT! SIE PASSEN PERFEKT IN DIE SNACKBOX FÜRS NÄCHSTE TRAINING, LASSEN SICH GUT AUFBEWAHREN ODER AUCH EINFRIEREN.«

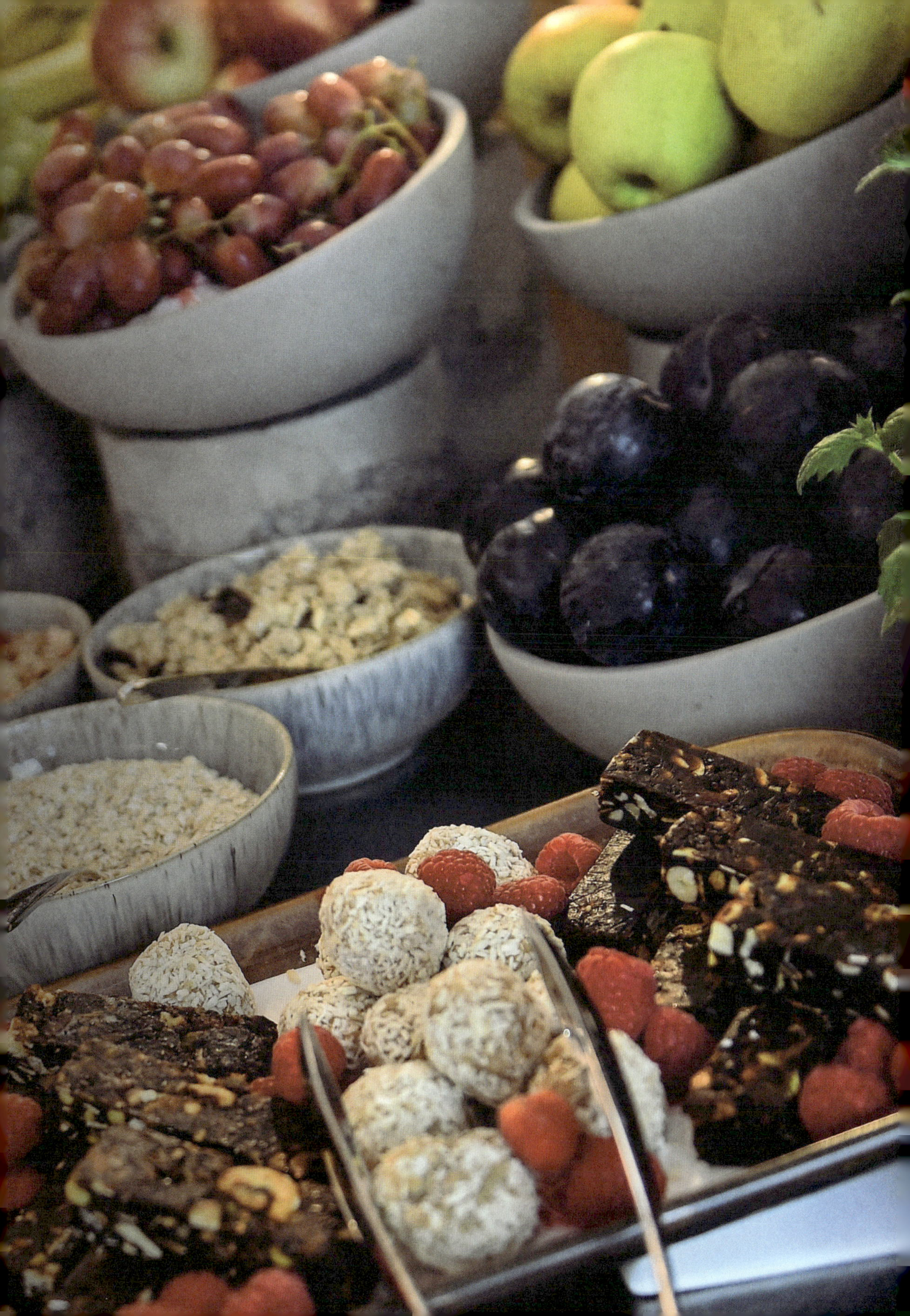

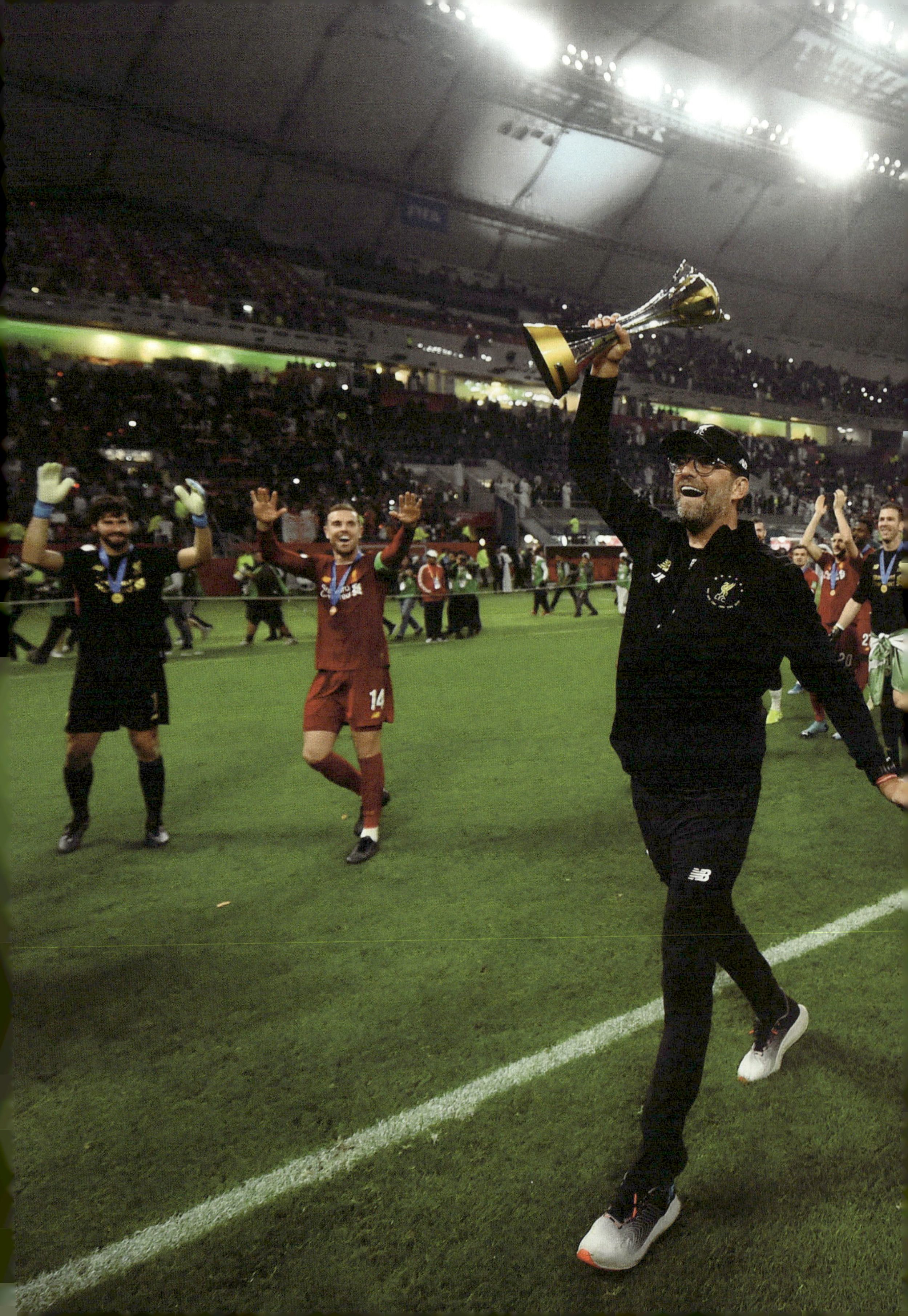

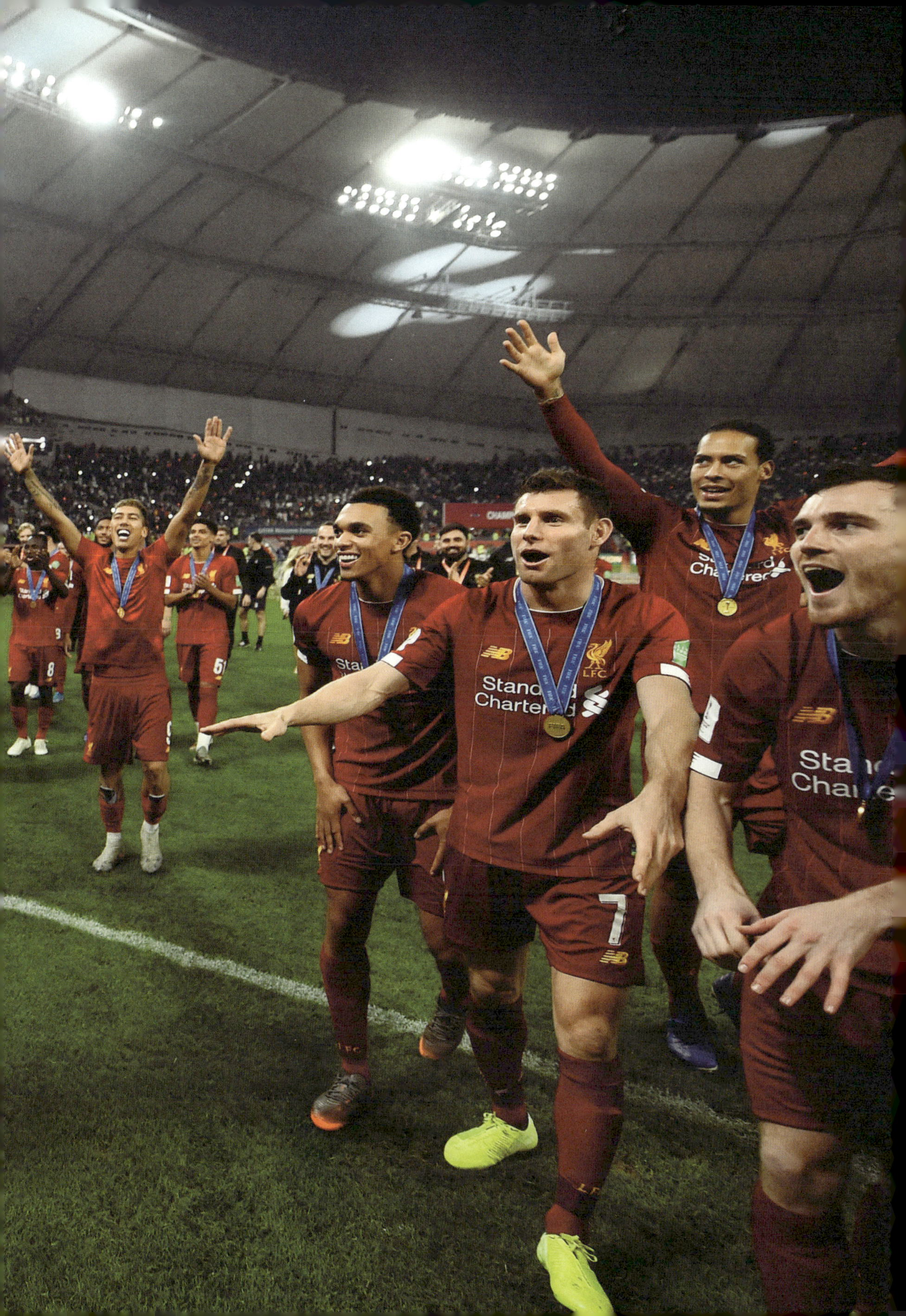

DAS ESSEN KNETEN

EIN HOCH AUF DEN SAUER

IHR WISST ES AUCH, SAUERTEIG IST UNSER BRAUCH.
WASSER, MEHL UND STARTER MISCHEN –
BALD LIEGT DAS KRAFTBROT AUF DEN TISCHEN!

Guten Morgen! (Okay, wir tun einfach so, als ob es Morgen wäre.) Das Wochenende ist da (dito), die Sonne scheint (okay, das ist vielleicht übertrieben) und es ist Zeit rauszugehen und ein bisschen zu kicken.

Doch bevor wir loslegen, um einen Kopfball à la Alisson oder einen Tor-Schuss à la Bobby Firmino zu trainieren, stoßen wir erst mal das leckerste und gesündeste Brot der Welt an.

Sauerteigbrot ist wieder voll im Trend. Es hat eine feste, aber elastische Konsistenz und eine appetitliche dunkle Kruste und wird für seinen hervorragenden Geschmack und seine ernährungsphysiologischen Eigenschaften geschätzt – und als praktische und verlässliche Quelle für Kohlenhydrate.

Also, was steckt hinter einem Sauerteig, und warum schmeckt ein Brot daraus so gut?

TEIG

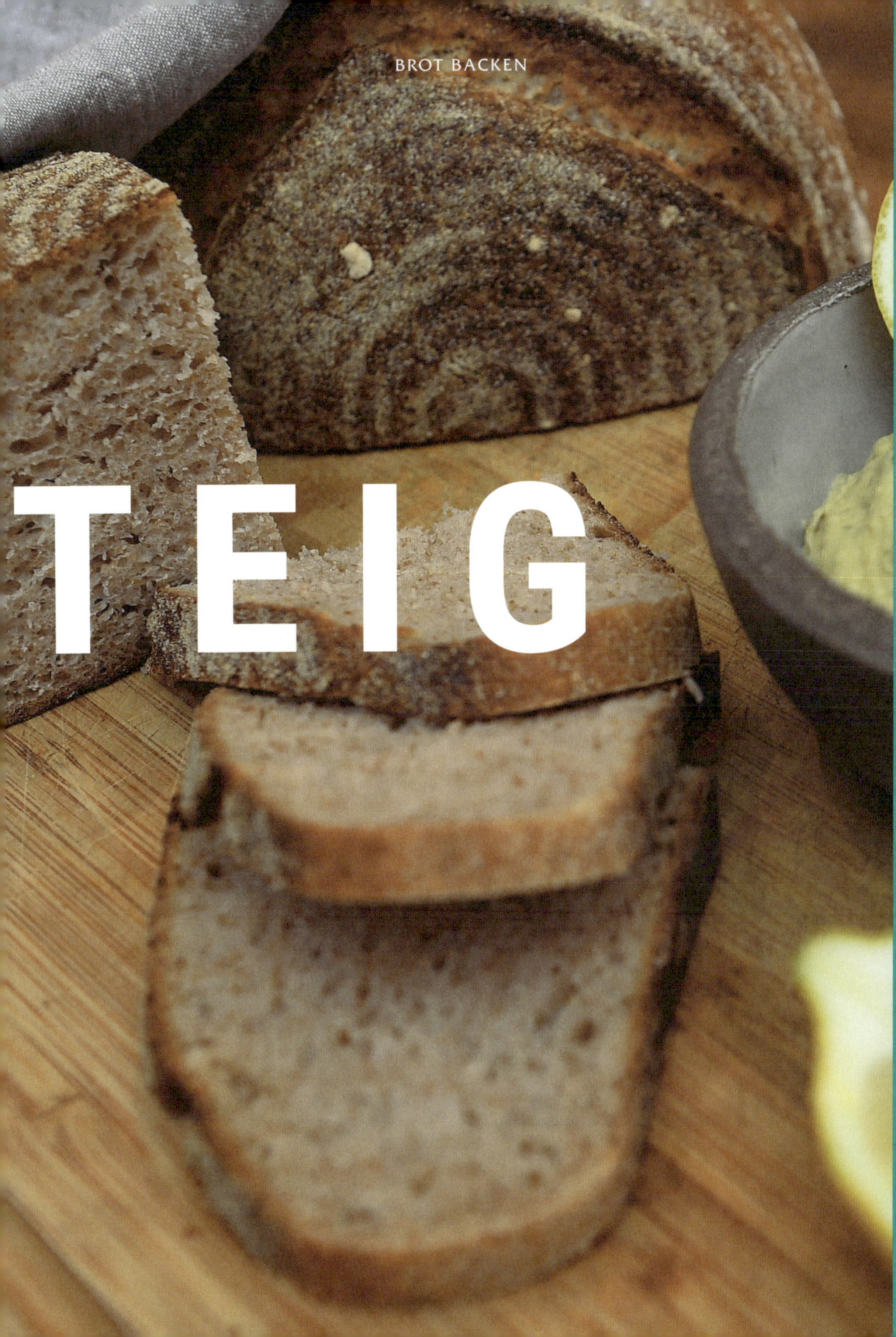

ES WAR EINMAL

Wer die zunehmende Beliebtheit von Sauerteig als eine modische »Foodie«-Erscheinung abtut, irrt gewaltig. Genau das Gegenteil ist der Fall. Ursprünglich wurde jedes Brot aus Sauerteig oder etwas Ähnlichem hergestellt.

Die Spuren von Sauerteigbrot lassen sich bis ins alte Ägypten verfolgen, vielleicht sogar noch weiter. Erst im vergangenen Jahrhundert sind durch Backfabriken und moderne Gärtechniken auch andere Brotsorten auf den Markt gekommen.

Historiker vermuten, der Sauerteig – wie andere bedeutende Entdeckungen in der Geschichte – sei wohl durch einen Zufall entstanden.

In der Antike aßen die Bauern Körner, die zerstoßen und mit Wasser zu einer Art Brei vermischt eine Mahlzeit ergaben, die vielleicht nicht besonders schmeckte oder schön aussah, aber einfach zuzubereiten, sättigend und gesund war. Irgendwann stand das Getreide-Wasser-Gemisch vielleicht ein wenig zu lange herum, und ein Bauer oder eine Bäuerin bemerkte, dass es zu blubbern begann.

Da hatte er oder sie gerade die Gärung entdeckt, wodurch der Sauerteig in die Welt kam. Diese Blubbermischung wurde aufs Feuer gelegt – und so wurde zum ersten Mal in der Geschichte der Menschheit Brot gebacken.

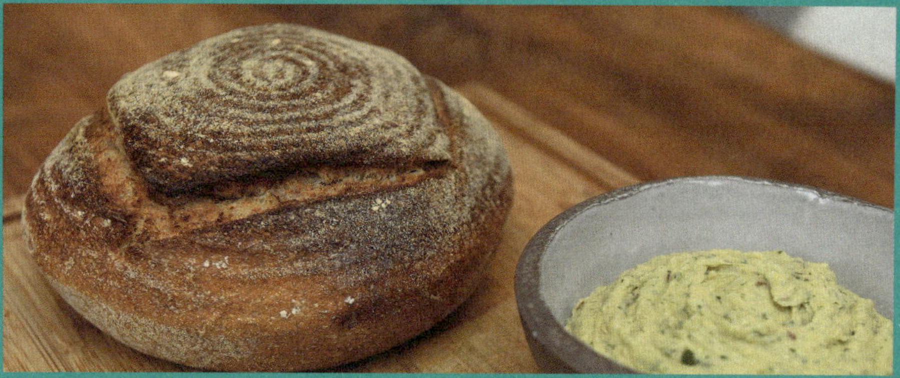

CHEMIE ZUM ANBEISSEN

Die Herstellung von Sauerteigbrot verbindet perfekt das Backen mit der Wissenschaft. Jeder kann es zu Hause machen – man braucht nur eine Portion Geduld, eine Prise Wissen und ein paar gute Zutaten.

Während der Corona-Pandemie war in den Supermärkten und Geschäften landauf, landab das Mehl schneller ausverkauft als die meisten anderen Produkte. Großbritannien erlebte einen regelrechten Sauerteig-Boom, denn überall beschlossen die Bäckerinnen und Bäcker zu Hause, ihre Backöfen – und ihr Fachwissen – sinnvoll einzusetzen.

Ist es schwierig, Sauerteig selbst herzustellen? Die Antwort lautet »überhaupt nicht«, und das Warten lohnt sich auf jeden Fall.

ES GEHT LOS

DER STARTSCHUSS

Der Schlüssel zu einem guten Sauerteig ist der »Starter«, der später den Brotteig aufgehen lässt. Er besteht einfach aus Wasser und Mehl, die in einem Gefäß vorsichtig zu einer teigähnlichen Konsistenz verrührt werden. Diese Mischung lässt man eine Weile bei Zimmertemperatur ruhen, zum Beispiel auf der Arbeitsfläche in der Küche.

Das Mehl enthält Stärke, die von den Enzymen in der Startermischung aufgespalten wird, dabei wird Zucker in Form von Glukose freigesetzt. Hinzu kommen Mikroben, sowohl aus der Mischung selbst als auch aus der Umgebung, zum Beispiel wilde Hefen (einzellige kleine Pilze) und andere Bakterien, die den Zucker verschlingen und Kohlendioxid, Milchsäure und Alkohol freisetzen.

Das blasenförmige Kohlendioxid (CO_2) sorgt dafür, dass das Brot später im Ofen aufgeht und »bräunt«, sowie seine leichte, luftige Textur bekommt. Die Milchsäure (auch in Milchprodukten wie Joghurt und Käse enthalten) gibt dem Brot den »säuerlichen« Geschmack, während der Alkohol oder das Ethanol beim Backen »verdampfen«.

Dieses »Zaubergebräu« sollte man ein paar Tage lang immer wieder mit Mehl und Wasser »füttern«, bis es nach saurer Milch oder Bier riecht – ein Zeichen dafür, dass der Starter »aktiviert« ist und die Hefe auf die Luft, die Wärme und das Wasser reagiert. Wenn sich auf der Oberfläche ein wässriger Film bildet, muss mehr Mehl nachgefüttert werden.

Bald kann der Starter zugedeckt im Kühlschrank aufbewahrt werden, aber man sollte die Blasen im Auge behalten und ihn weiter füttern, denn der Starter soll nach all der Arbeit nicht plötzlich einschlafen.

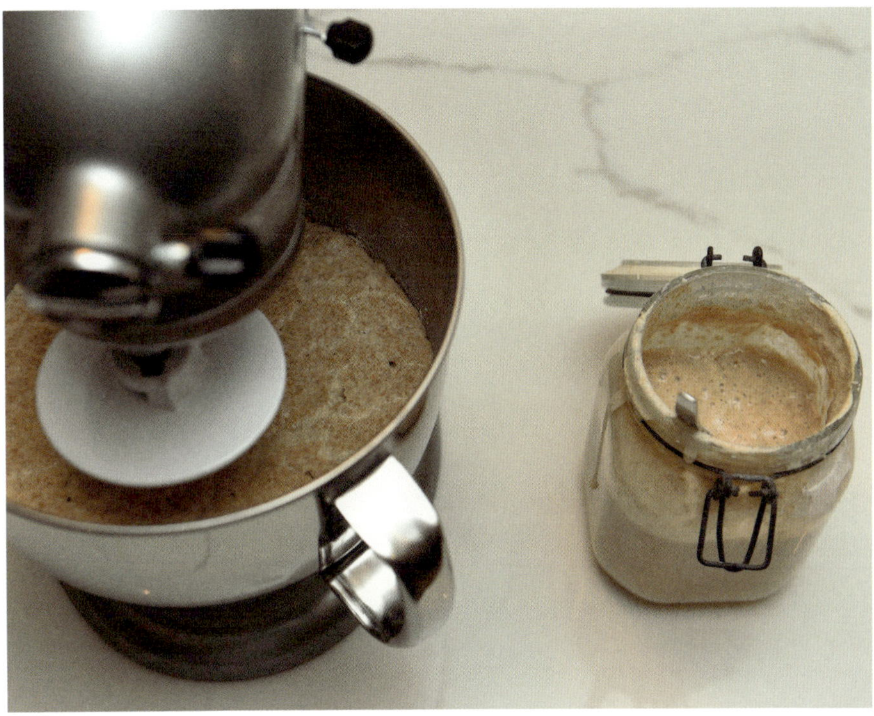

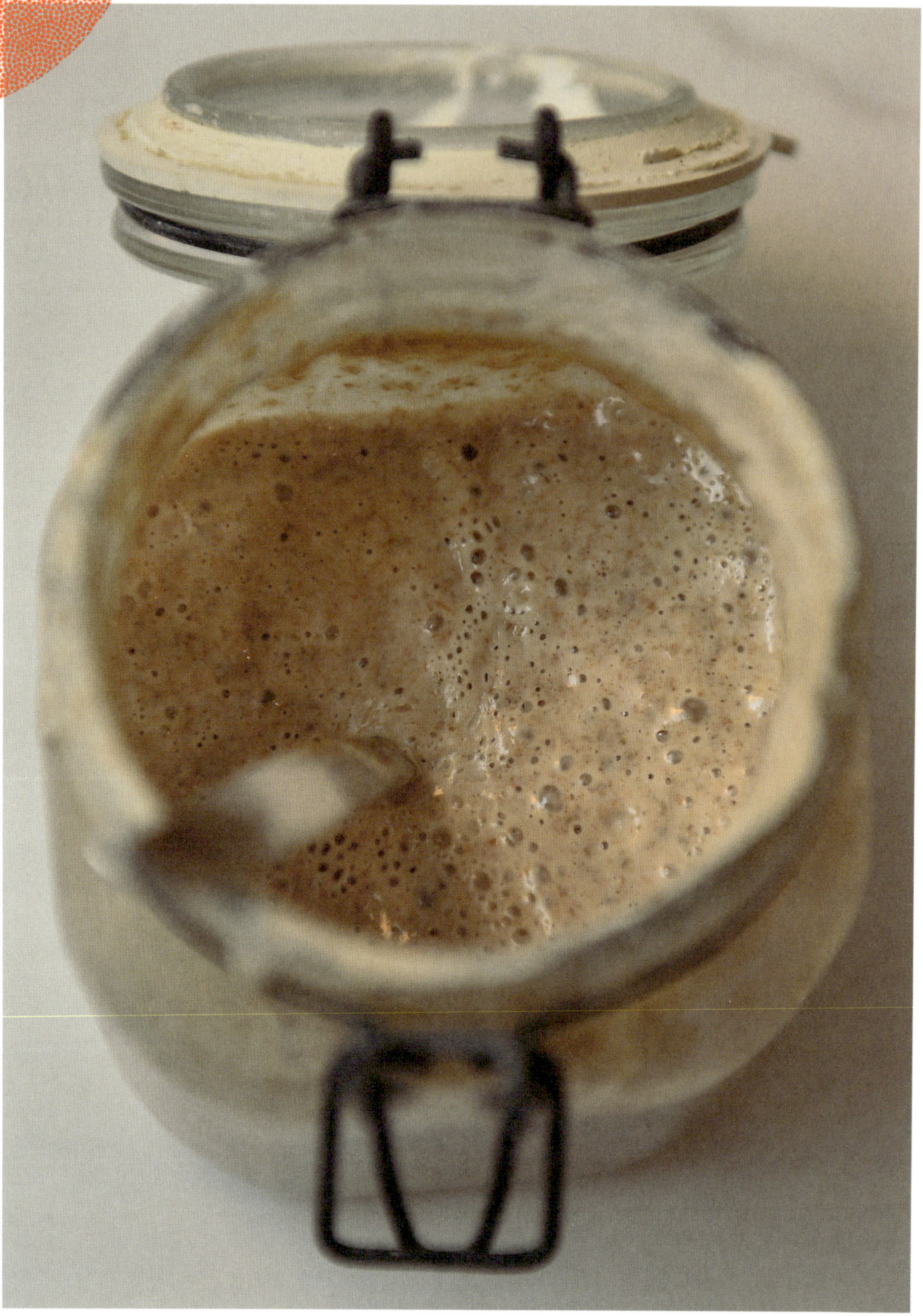

VOM KÜHLSCHRANK IN DEN OFEN

Der Starter ist also vorbereitet und blubbert eifrig vor sich hin. Jetzt ist der Moment gekommen, seine »Magie« zu nutzen und ihn in den Teig einzuarbeiten. Mehl, Wasser und Sauerteig werden in eine Schüssel gegeben und vermengt.

Anschließend wird der Teig auf einer bemehlten Arbeitsfläche gut durchgeknetet. Nun werden Salz und auf Wunsch Gewürze hinzugefügt, wie zum Beispiel: Anis, Kümmel, Fenchel- oder Koriandersamen, auch Mischungen aus Leinsamen, Sesamsamen und Sonnenblumenkernen, die den Nährwert erhöhen. Ist alles gut vermengt, kann der Teig zu einer Kugel geformt werden. Mit der Zeit gelingt das immer besser, und Übung macht den Meister.

Nun darf der Teig in einer Schüssel eine Weile ruhen. Damit er nicht austrocknet und die Wärme nicht verloren geht, wird er mit Frischhaltefolie oder einem sauberen Geschirrtuch abgedeckt.

Nach etwa einer Stunde legt man den Teig auf eine Platte, deckt ihn wieder ab und stellt ihn, wenn genügend Zeit ist, über Nacht in den Kühlschrank, um die Gärung langsam fortzusetzen. Wer nicht so viel Zeit hat, lässt ihn vor dem Backen noch eine gute Stunde bei Zimmertemperatur gehen.

Den Backofen auf 180 °C vorheizen und eine Schüssel mit Wasser vorsichtig auf die untere Schiene des Ofens stellen. Der Teig wird nun auf einem Backblech in den Ofen geschoben. Dann das Brot 30 Minuten auf der einen Seite backen, danach eine weitere halbe Stunde auf der anderen Seite.

Nach dem Herausnehmen bepinselt man die Oberfläche des Laibs mit einem Spritzer Wasser, das macht die Kruste schön glänzend. Das Brot sollte eine gute halbe Stunde auskühlen, bevor man davon isst.

Die Herstellung eines Sauerteigbrotes dauert also 30 Stunden, aber nur etwa 30 Minuten davon sind »aktive« Zeit. Das Brotbacken muss also den Alltag nicht dominieren, sondern man kann das Sauerteigabenteuer gut in den Tagesablauf einbauen, auch wenn am Wochenende Fußball angesagt ist.

Unter der Woche arbeitet ihr am Starter, hier und da ein paar Minuten, am Samstagmorgen macht ihr dann den Teig fertig, und dann geht's zum Fußballtraining oder zu einem Spiel. Wenn ihr wieder zu Hause seid, stellt ihr den Teig über Nacht zum Gehen in den Kühlschrank. Und am späten Sonntagvormittag, nach dem Morgenlauf, ist es an der Zeit, das Brot zu backen. Und der Sauerteig-Sonntag kann beginnen!

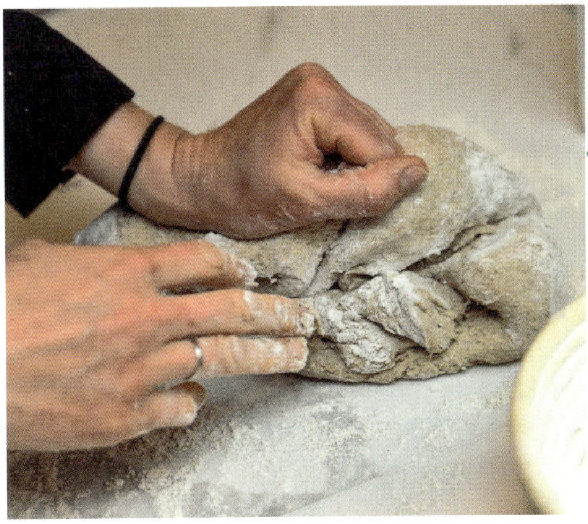

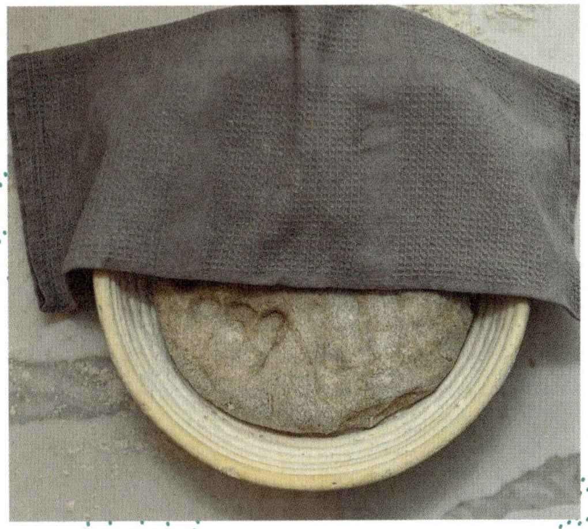

4 SCHRITTE zum perfekten Sauerteig

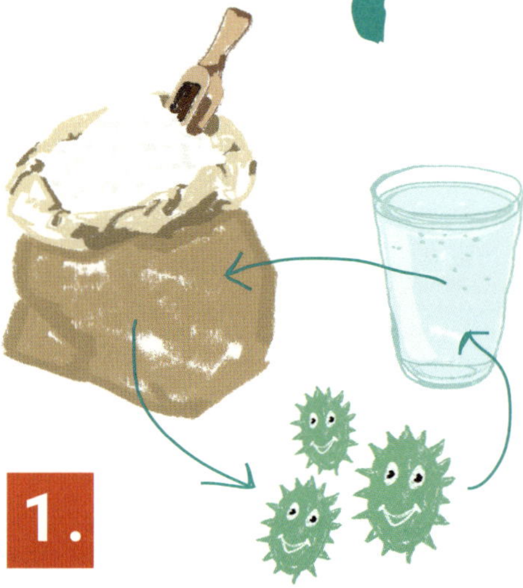

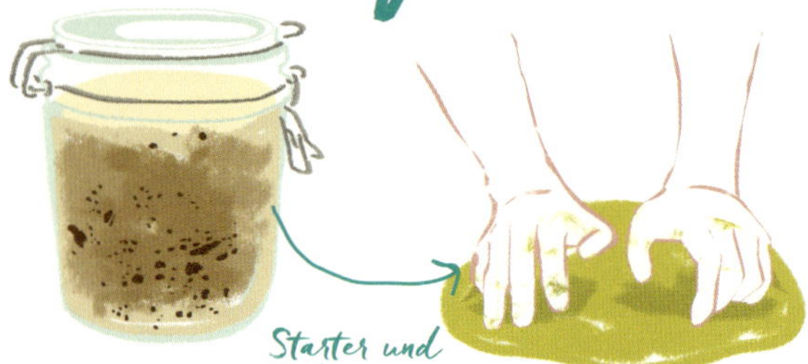

1.

DEN STARTER ANSETZEN

Wird Wasser mit Mehl vermischt, werden kleine grinsende Wesen angezogen (zumindest hier in der Illustration), das sind die wilden Hefen (einzellige kleine Pilze) und andere Bakterien aus der Umwelt – und Junge, sind die hungrig! Das ist das lebendige Gebräu, mit dem die Sauerteig-Reise beginnt.

3.

KNETEN, ROLLEN, RUHEN

Ein Teil der Startermasse kommt jetzt auf den Teig, der mit beiden Händen durchgeknetet wird. Mit etwas Salz wird er geschmeidiger. Dann rollt man ihn zu einer Kugel, lässt ihn ruhen und stellt ihn über Nacht zu einem letzten Gärgang oder zum Aufgehen abgedeckt in den Kühlschrank.

2.

DER NATUR IHREN LAUF LASSEN

Die Stärke im Starter wird von den kleinen roten Enzymen gefressen, die dann (»pups!«) Zucker freisetzen. Der Zucker wiederum wird von den grünen Hefen und Bakterien verschlungen, die Kohlendioxid, Milchsäure und Alkohol absondern. Bald blubbern Blasen auf, und ein säuerlicher Geruch macht sich breit.

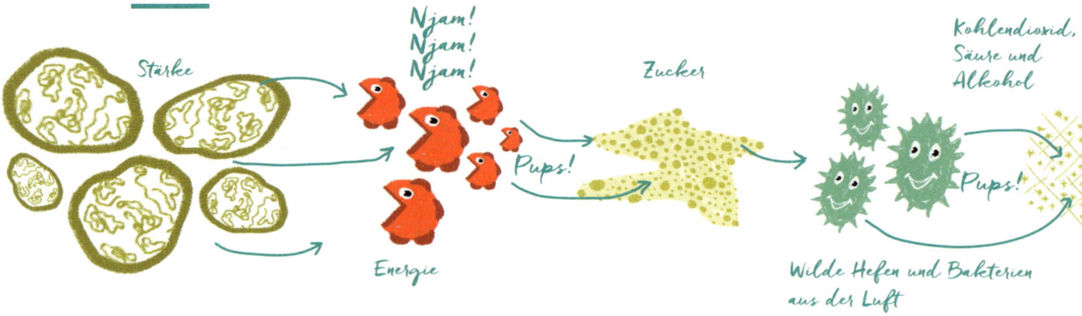

4.

Der fertige Sauerteig kommt in den Ofen

DAS BROT BACKEN

An diesem aufgeschnittenen Sauerteigbrot sieht man, wie es im Ofen aufgegangen ist. Der Alkohol ist verdampft, die Kohlendioxidbläschen haben den Brotteig aufgehen und »braun« werden lassen, und die Milchsäurebakterien haben ihm den unverwechselbaren säuerlichen Geschmack verliehen.

Der Alkohol verdampft

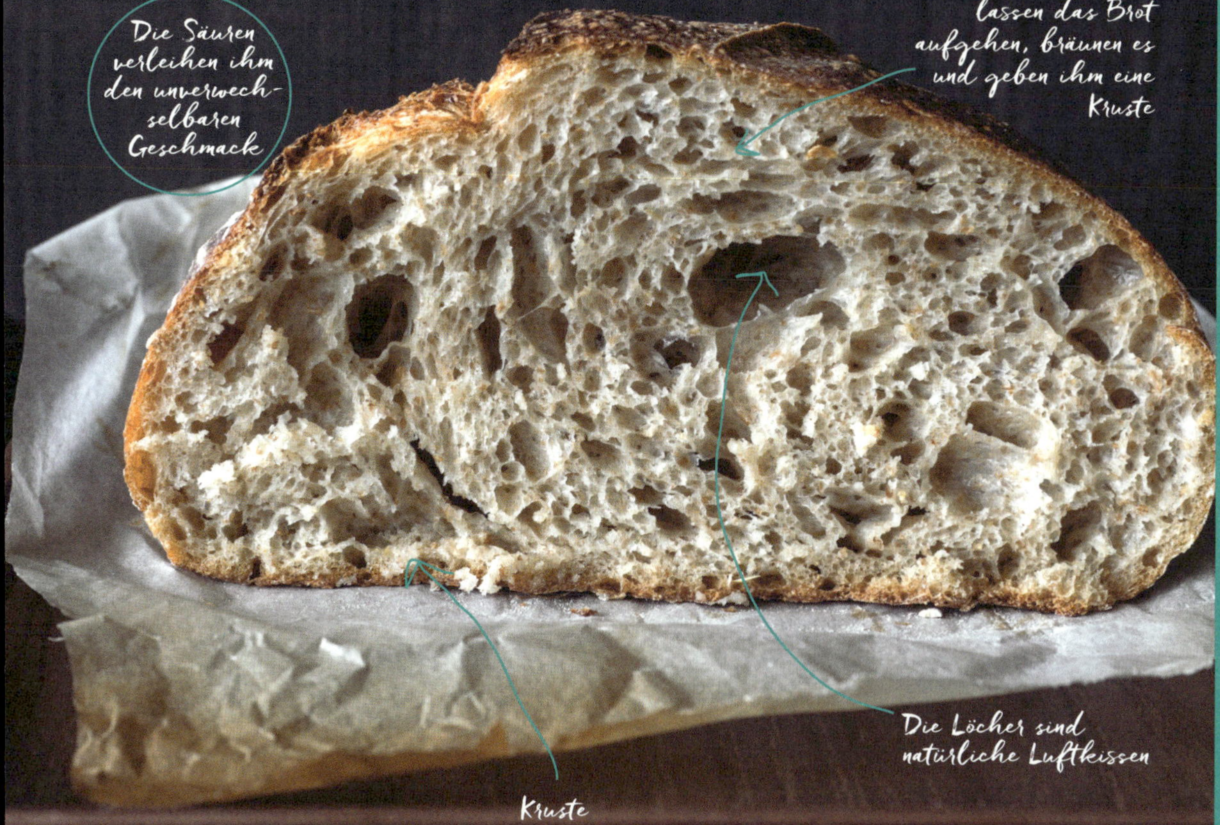

Die Säuren verleihen ihm den unverwechselbaren Geschmack
CO2-Bläschen lassen das Brot aufgehen, bräunen es und geben ihm eine Kruste
Die Löcher sind natürliche Luftkissen
Kruste

Hat man den Sauerteigstarter eine Woche lang richtig zum Blubbern gebracht und weiter kostbare Zeit in die Perfektionierung der Backtechnik investiert, möchte man kein zähes oder fades Brot. Aber keine Sorge! Die Chemie des Brotbackens hat zur Folge, dass die Stärke, sobald das Brot aus dem Ofen kommt, keine Feuchtigkeit mehr aufnimmt, sondern sie stattdessen in mikroskopisch kleinen Mengen nach außen abgibt. Daher kann man zur Auffrischung des Sauerteigbrotes einfach etwas Wasser auf die Oberseite spritzen und es bei 100 °C für etwa 5 Minuten in den Ofen stellen. So kann das Brot wieder Wasser aufnehmen, und es wird wieder schön weich.

SCHÖN LANGSAM UND NATÜRLICH

Brot erhielt in letzter Zeit oft eine »schlechte Presse«. Grund dafür ist die hohe Kalorienzahl und die Auswirkung auf den Blutzuckerspiegel. Aber Sauerteig schmeckt nicht nur gut – er kann mit seinem niedrigen glykämischen Index die Ernährung positiv unterstützen.

Erinnert euch an den »GI«, den glykämischen Index, über den anfangs gesprochen wurde. Der GI misst, wie schnell sich der Verzehr bestimmter Lebensmittel auf den Blutzuckerspiegel im Körper auswirkt. Beim Verzehr von Sauerteig steigt der Blutzuckerspiegel nur langsam an und bleibt ausgeglichen, das heißt, die Kohlenhydrate werden länger gespeichert, und die Energie wird gleichmäßiger abgegeben.

Sauerteigbrot ist eine gute Kohlenhydratquelle und enthält viele Nähr- und Ballaststoffe (die bei Brot aus raffiniertem Mehl oft verloren gehen). Außerdem ist es durch die natürlichen Bakterien aus dem Gärungs- oder Fermentationsprozess leichter verdaulich.

Eure sportliche Leistung kann also durch die Art und Weise, wie der Sauerteig hergestellt wird – schön langsam und schön natürlich –, erheblich verbessert werden. Ihr bekommt eine ergiebigere Treibstoffquelle, und das ist genau das, was ihr braucht, wenn ihr im ausdauernden Jürgen-Klopp-Team laufen, laufen und laufen wollt.

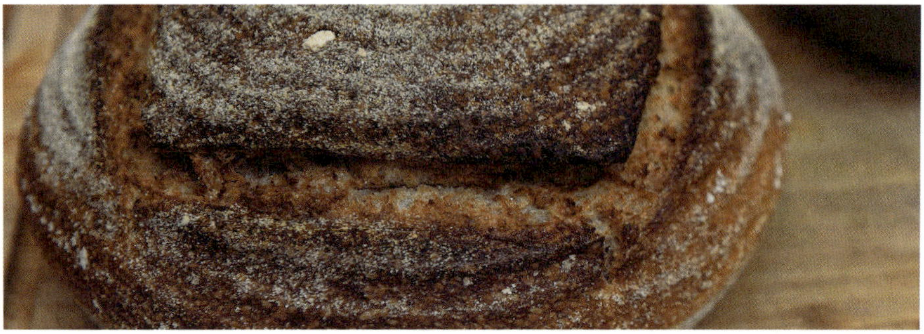

EIN PAAR REZEPTE UND TIPPS

Sauerteigbrathähnchen: Vier Hähnchenschenkel mit Zitronen, Olivenöl, Schalotten, Kapern und Zwiebeln sowie drei Scheiben grob zerkrümeltes Sauerteigbrot auf ein Backblech legen. Bei 180 °C eine Stunde lang braten. Das Brot absorbiert alle Aromen und ergibt die allerköstlichsten Croûtons!

In Osteuropa wird gutes Sauerteigbrot als essbarer Topf verwendet. Der Brotlaib wird ausgehöhlt und dann mit der Lieblingssuppe, einem Eintopf oder wie in Ungarn mit Gulasch oder in Südafrika mit »Bunny Chow« gefüllt.

Sauerteigbrot eignet sich auch als köstliche Füllung für den Weihnachts-Putenbraten. Dafür einfach zerkrümeltes Sauerteigbrot mit Salbei und Knoblauch vermischen.

Sauerteigbrot lässt sich auch hervorragend für einen Brotpudding oder als Grundlage für einen Bananenbrotpudding hernehmen, denn es ist besonders weich und saugfähig und macht den Pudding einmalig lecker!

Zum Andicken von Soßen, Suppen oder Eintöpfen ist Sauerteigbrot viel besser geeignet als normales Mehl. Einfach etwas Sauerteigbrot in der Küchenmaschine zermahlen und der Speise hinzufügen, so erhält sie eine besondere geschmackliche Intensität und Textur.

WARUM SAUERTEIG SOOOO GUT IST!

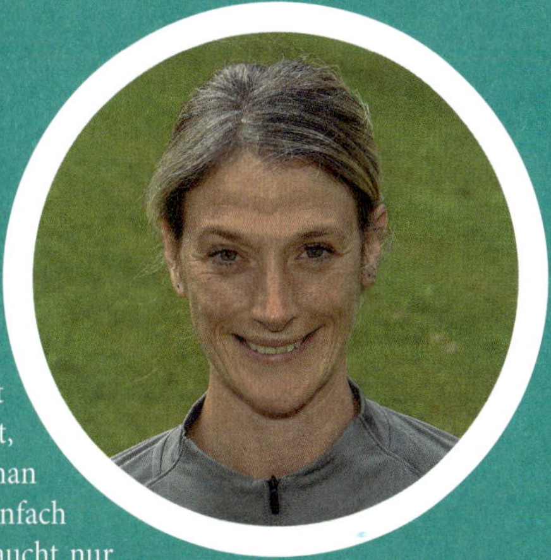

»Sauerteig lässt sich leicht herstellen und kostet fast nichts. Manche Menschen trauen sich nicht so recht, selbst Brot zu backen, aber im Allgemeinen kann man dabei wirklich nichts falsch machen. Probiert es einfach aus und beobachtet, was passiert! Der Sauerteig braucht nur Liebe und gute Behandlung.

In Anfield wird das Brot in einer extra dafür eingerichteten Backstube gebacken. Ich finde es wunderbar, dass der Sauerteig wieder im Trend liegt, denn dieser Teig gehört zur ältesten Methode, um Getreide für den menschlichen Körper verdaulich zu machen. Besonderer Vorteil: Sein Glutengehalt ist viel geringer.

Sauerteig ist ein natürliches Produkt. Hefen und Bakterien befinden sich überall in der Umwelt – sie fliegen einfach so herum! Das funktioniert auch ohne einen Gang zum Bäcker. Wasser und Mehl werden einfach zusammengemischt, und schon beginnt der Starter zu leben …

Es macht Spaß, Kindern und Erwachsenen zu erklären, was es mit den Mikroben auf sich hat. Das ist Chemie zum Anfassen, aber auch zum Riechen – zum Beispiel die Säure, die durch den Gärungsprozess entsteht. Wer nicht selbst mischen möchte, kann sich auch ein Sauerteig-Starterkit kaufen.

Der Sauerteig ersetzt als Triebmittel das Backpulver, das Natron oder die Hefe. Dem Mehl beigegeben, dazu noch alle möglichen Körner – und schon nach einer Weile ist der Teig aufgegangen! Wird das Brot nach dem Backen aufgeschnitten, sind die vielen kleinen Löcher und Blasen zu sehen, die alle vom Sauerteig herrühren.

So ein Brot kann man auch am Morgen vor einem Spiel mit Genuss essen, denn es schont die Verdauung und erzeugt kein Blähgefühl. Die durch die Kohlenhydrate gelieferte Energie wird langsam freigesetzt, wobei die Mehlsorte auch eine Rolle spielt.

Weizenmehl setzt Energie schneller frei, das dunklere Roggenmehl mit seiner gröberen Faserstruktur langsamer.

Sauerteig ist so vielseitig und in vielen Variationen einsetzbar. Ich mache aus altbackenem Brot eine Brotsuppe. Dazu nehme ich reichlich Zwiebeln, schneide das Brot in Würfel und gebe das Ganze in eine Gemüsebrühe. Das schmeckt köstlich und ist sehr praktisch, will man das alte Brot nicht an die Enten verfüttern! Sauerteigstarter kann man auch zur Herstellung von Focaccia, Pizzateig oder Pfannkuchen nehmen.

Man darf auch gern ein wenig Butter auf sein Brot streichen. Im Laufe der Jahre ist Butter in Verruf geraten aufgrund unseres veränderten Energiebedarfs. Für die Arbeit auf einem Bauernhof brauchte man viele Kalorien, da man jeden Tag körperlich aktiv war, und Butter nicht nur Kalorien lieferte, sondern auch das notwendige Fett. Heutzutage ist der Energiebedarf nicht mehr so hoch, außer man treibt Sport.

Im Gegensatz zu Butter (überwiegend gesättigte Fettsäuren) gilt Olivenöl (ungesättigte Fettsäuren) als gesünder. Insgesamt aber geht es um die richtige Balance zwischen Bewegung und Energiezufuhr, manchmal auch um die Frage: »Wann darf ich mir was gönnen?«

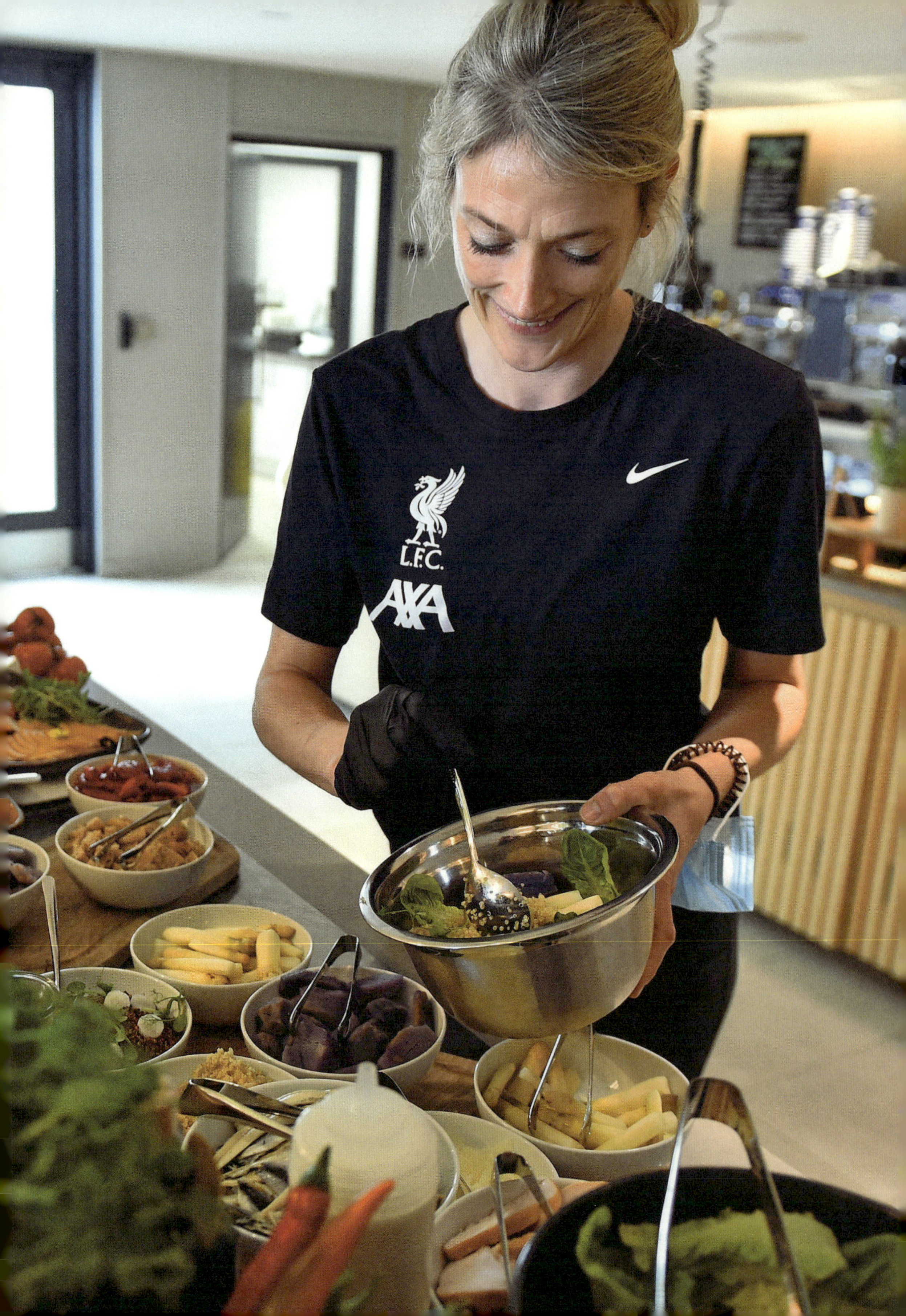
L.F.C.
AXA

ENERGIESPAREN

Der Kultur-CLUB

SEIT MENSCHENGEDENKEN GIBT ES DIE FERMENTATION BZW. DIE HALTBARMACHUNG VON LEBENSMITTELN. JETZT IM 21. JAHRHUNDERT ERLEBT DIESE KULTURTECHNIK EIN COMEBACK, DA MAN HEUTE DIE BEDEUTUNG DER DARMGESUNDHEIT FÜR DAS WOHLBEFINDEN KENNT.

Am Anfang des Buches wurden die Vorteile eines gesunden Immunsystems erwähnt, und dass es dabei auf die richtigen Bakterien in Magen und Darm ankommt. Ihr habt erfahren, wie Sauerteigbrot hergestellt wird, indem man Mehl und Wasser mischt und wie zugleich »gute« Mikroben aus der Umgebung aufgenommen werden. Bei der Herstellung von Joghurt geschieht Ähnliches.

Den dahinterliegenden »magischen« Prozess bezeichnet man als Fermentation, hergeleitet vom lateinischen Wort *fervere,* was so viel wie »glühen« oder »sieden« bedeutet. Das mag seltsam klingen angesichts von Lebensmitteln, die im Kühlschrank gelagert werden können. Doch das Wort beschreibt, was passiert, wenn beispielsweise mithilfe von Hefe ein Fruchtsaft in Wein oder gemälztes Getreide in Bier umgewandelt wird und dabei Gase entweichen. Vereinfacht ausgedrückt heißt das, man kann in einem versiegelten Glas oder anderen Behälter innerhalb weniger Monate gesundheitsfördernde Bakterien züchten.

Aufgrund ihrer gesundheitlichen Wirkung ist die Lebensmittelfermentation in den vergangenen zehn Jahren sehr populär geworden, und sie wird in den vom Ernährungsteam des Liverpool FC empfohlenen Speisen regelmäßig eingesetzt.

Auch in Spitzenrestaurants werden immer häufiger fermentierte Soßen serviert. Bis diese ihren fantastischen Geschmack voll entfalten, kann es sogar Monate dauern.

Der Fernsehkoch Gino D'Acampo verrät, seine Lieblingspizza sei ein »traditionelles, neapolitanisches Rezept mit einem langsam fermentierten Teig, der im Steinofen gebacken wird«.

Sein bekannter Kollege Jamie Oliver nennt es »eine fantastische Art, Lebensmittel zu konservieren, die auch noch gut für unsere Gesundheit ist – es gibt unglaublich viele fermentierte Lebensmittel.«

Werden die Fermentationsvorgänge wissenschaftlich untersucht, spricht man von Zymologie. Vereinfacht ausgedrückt wird bei der Fermentation eine Substanz in eine einfachere Substanz gespalten und verwandelt und infolgedessen entstehen gesunde Bakterien.

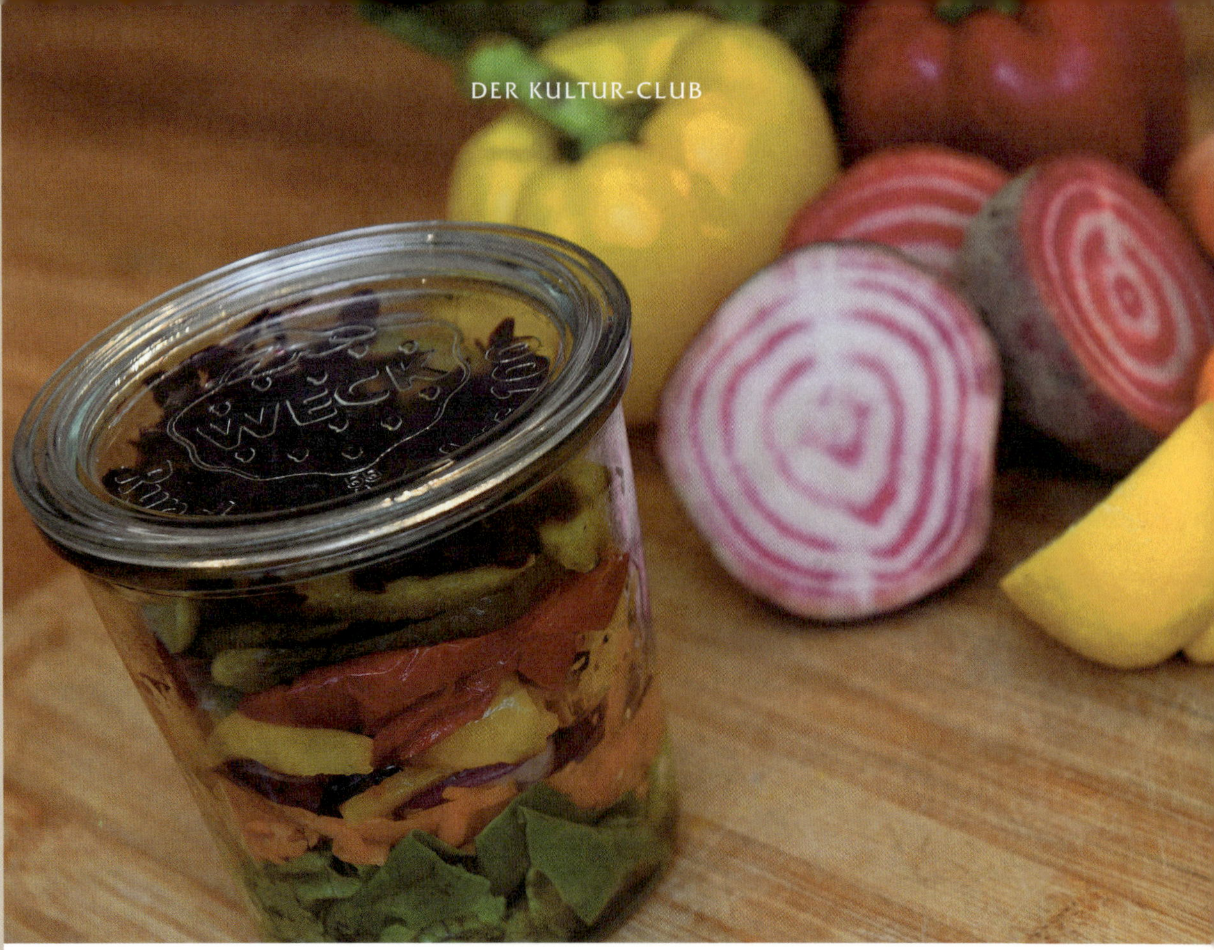

Durch die Kultivierung dieser Bakterien wird deren Wachstum und Lebenszyklus gefördert, das verändert den Geschmack und die Haltbarkeit von Lebensmitteln. Fermentierte Lebensmittel stärken die Darmflora, die etwa einhundert Billionen Bakterien und Mikroorganismen umfasst, und fördern so die Verdauung.

Mikroorganismen sind für das bloße Auge unsichtbar, aber man findet sie überall in der Umwelt, nicht nur im Körper. Während einige von ihnen Krankheiten verursachen können, leisten andere wiederum gute Dienste und schützen vor Krankheiten. Wieder einmal geht es um das richtige Gleichgewicht.

Unlängst brachte die BBC-Website ein Interview mit einem genetischen Epidemiologen – also eine Art Krankheitsdetektiv. Er erklärte, wir alle seien »halb Mikrobe, halb Mensch«, und wir müssten uns nicht nur um unsere Zellen kümmern, sondern auch um die Bakterien, Pilze, Viren und Parasiten, die in unserer Nase, unserem Mund und unserem Magen leben. Diese, so erklärte er, seien »absolut entscheidend für unser Immunsystem« und sogar für die Bekämpfung viraler Infektionen wie COVID-19 – hilfreich seien hier auch fermentierte Lebensmittel.

Auf der Weltkarte der fermentierten Lebensmittel sind die asiatischen Länder besonders stark vertreten. Es überrascht daher nicht, dass Korea, Japan und China hinsichtlich der Darmgesundheit weltweit führend erscheinen, oder dass der westlichen Ernährung oft Probiotika (Produkte mit guten Bakterien) zugefügt werden müssen, um den Konsum von zu viel Zucker und zu vielen Fertiglebensmitteln auszugleichen.

»Der Schlüssel ist Abwechslung«, sagt ein Professor. »Gut wären ein bisschen Obst und Naturjoghurt zum Frühstück oder ab und zu ein bisschen Kefir, Sauerkraut, Misosuppe oder Kimchi.«

DIE LEBENSMITTEL-FERMENTATION SPIELT IN DER ERNÄHRUNG DER SPIELER DES LIVERPOOL FC EINE WICHTIGE ROLLE

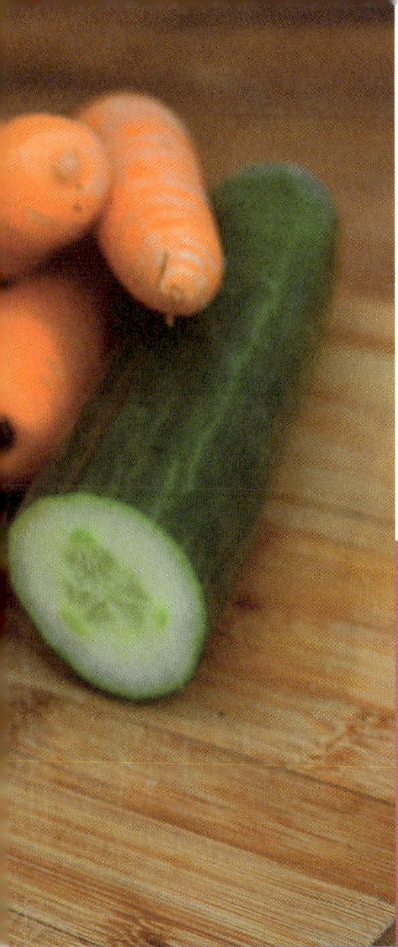

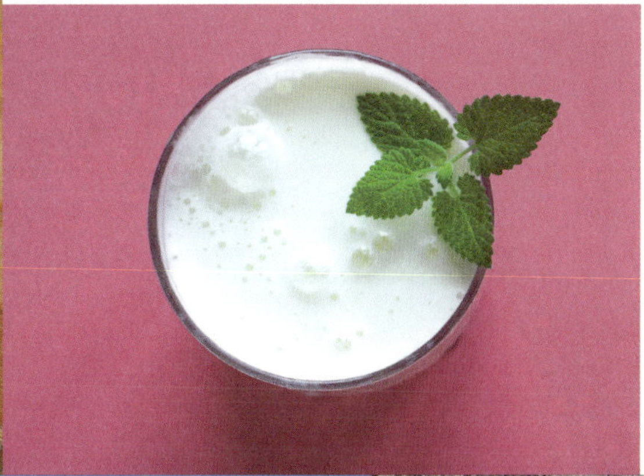

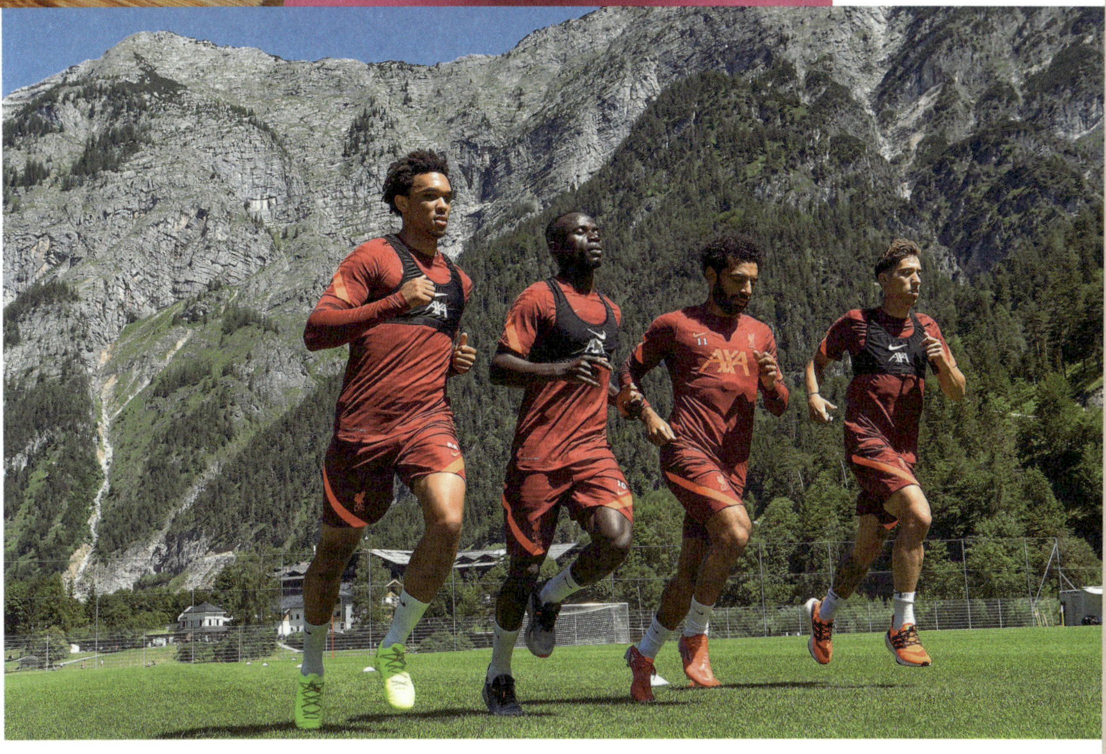

FERMENTIERTE LEBENSMITTEL WELTWEIT

OSTEUROPA

Der Begriff *Kefir* stammt aus dem Kaukasusgebirge und bedeutet wörtlich »sich wohlfühlen«. Kefir ist ein Sauermilchgetränk, das mithilfe von Kefirknollen und Milch hergestellt wird. *Kisela Repa* oder *Saure Rüben* sind Rübenschnitzel, die in einem Salz-Wasser-Gemisch fermentiert und als Beilage gegessen werden.

NORDAMERIKA

Man vermutet, dass der *Sauerteig* ursprünglich aus Ägypten stammt. Heute ist er in den USA und auch in Europa sehr beliebt.

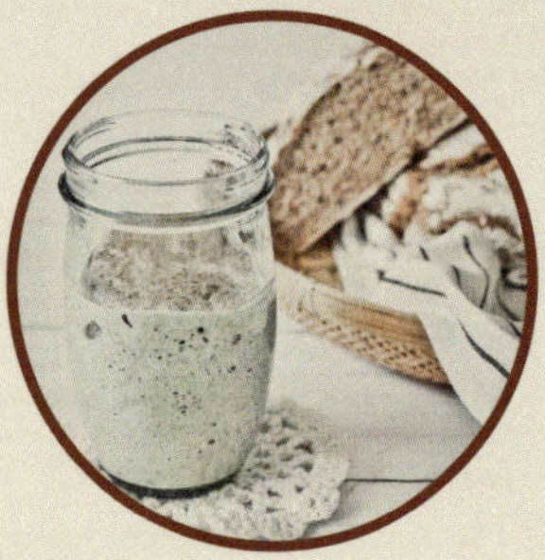

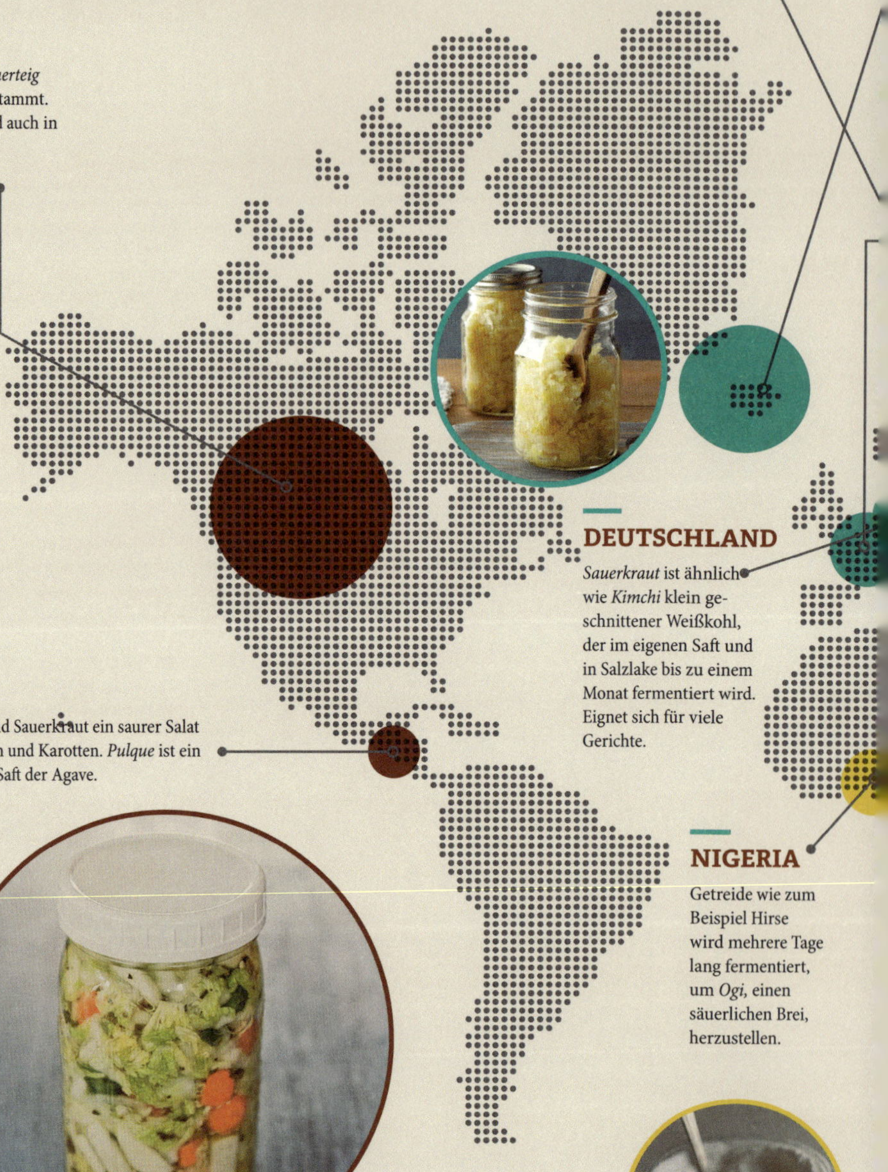

MITTELAMERIKA

Cortido ist ähnlich wie Kimchi und Sauerkraut ein saurer Salat aus fermentiertem Kohl, Zwiebeln und Karotten. *Pulque* ist ein mexikanisches Getränk aus dem Saft der Agave.

DEUTSCHLAND

Sauerkraut ist ähnlich wie *Kimchi* klein geschnittener Weißkohl, der im eigenen Saft und in Salzlake bis zu einem Monat fermentiert wird. Eignet sich für viele Gerichte.

NIGERIA

Getreide wie zum Beispiel Hirse wird mehrere Tage lang fermentiert, um *Ogi*, einen säuerlichen Brei, herzustellen.

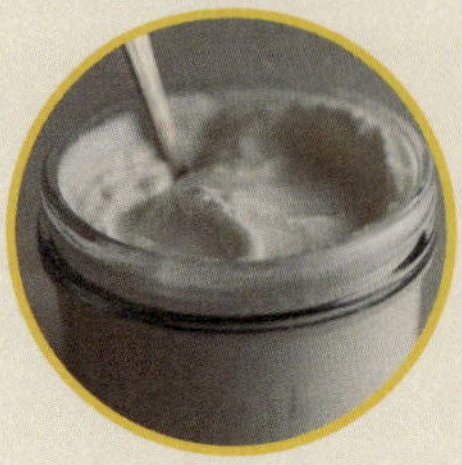

ISLAND

Hákarl ist ein Gericht aus fermentiertem und getrocknetem Fleisch des Grönlandhais, das gewürfelt zu anderen Speisen gereicht wird.

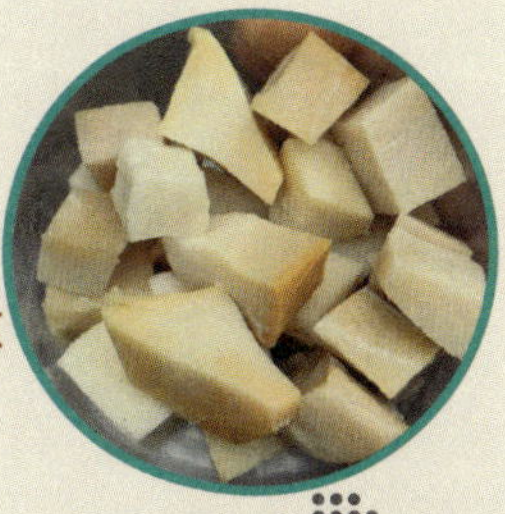

FRANKREICH

Crème fraîche wird aus Sahne und pasteurisierter Milch hergestellt und durch Milchsäurebakterien fermentiert. Verfeinert Soßen, Salate, Suppen und Desserts.

RUSSLAND

Kombucha ist ein leicht perlendes Getränk aus fermentiertem grünem oder schwarzem gesüßtem Tee, dem gesundheitsfördernde Eigenschaften zugesprochen werden. *Kwas* ist ein fast alkoholfreies Getränk, das aus fermentiertem Schwarz- oder Roggenbrot hergestellt wird.

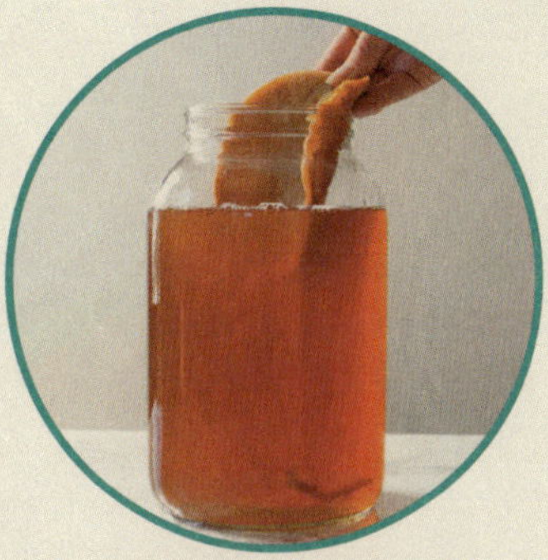

SÜDKOREA

Kimchi ist ein traditionelles Gericht aus fermentiertem Kohl, manchmal auch Rettich, das mit Knoblauch, Chili und Ingwer gewürzt ist.

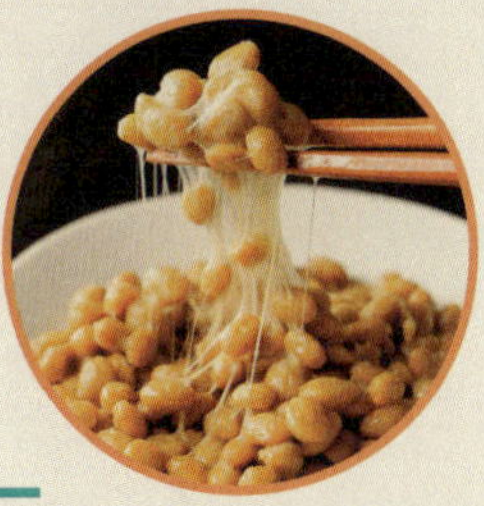

JAPAN

Nattō wird wie *Tempeh* (siehe unten) aus fermentierten Sojabohnen hergestellt. Es hat einen strengen Geschmack und enthält viele Ballaststoffe. *Miso* ist eine weitverbreitete Gewürzpaste für Suppen und Frühstücksspeisen. Sie wird mittels Fermentierung von Sojabohnen und Getreide unter Zugabe von Salz und *Koji*, einem Schimmelpilz, hergestellt.

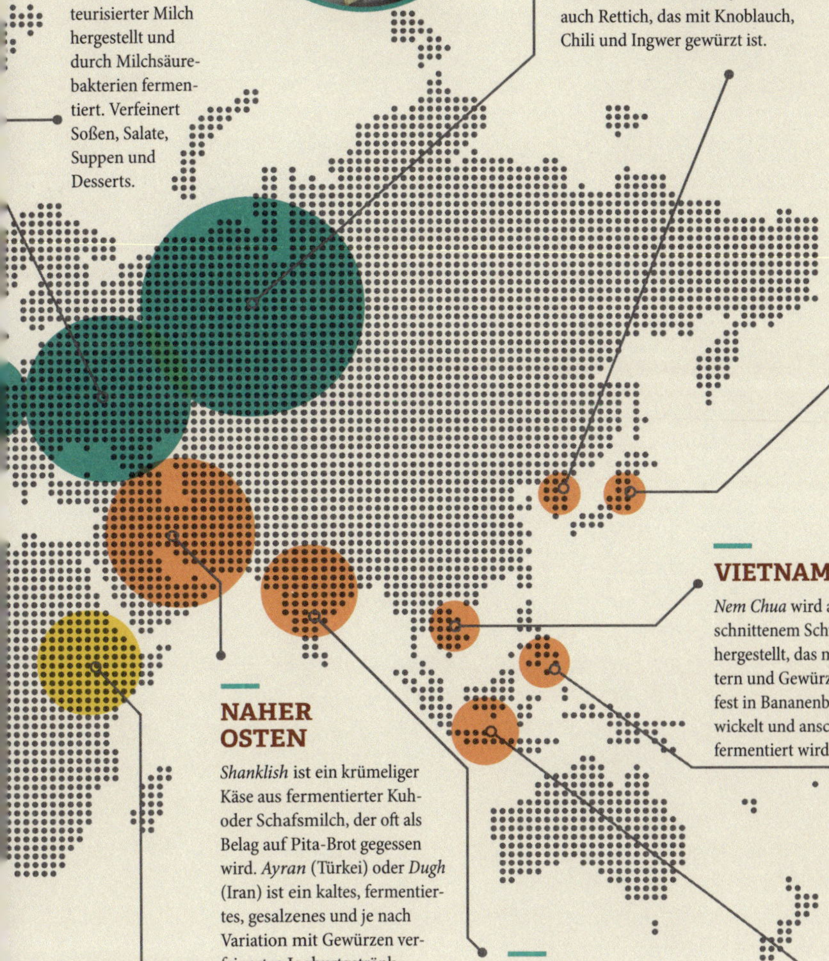

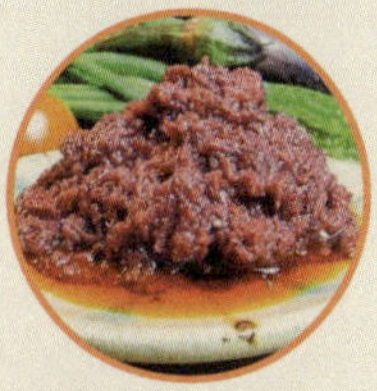

VIETNAM

Nem Chua wird aus klein geschnittenem Schweinefleisch hergestellt, das mit Reis, Kräutern und Gewürzen vermischt, fest in Bananenblätter eingewickelt und anschließend fermentiert wird.

PHILIPPINEN

Bagoóng ist eine Paste, die durch das Fermentieren von gesalzenem Fisch oder Garnelen hergestellt wird. *Puto* ist ein Kuchen aus fermentiertem Reis, der mit Kokosnuss und Butter gegessen wird.

NAHER OSTEN

Shanklish ist ein krümeliger Käse aus fermentierter Kuh- oder Schafsmilch, der oft als Belag auf Pita-Brot gegessen wird. *Ayran* (Türkei) oder *Dugh* (Iran) ist ein kaltes, fermentiertes, gesalzenes und je nach Variation mit Gewürzen verfeinertes Joghurtgetränk.

INDONESIEN

Tempeh stammt ursprünglich aus Java und wird aus fermentierten Sojabohnen hergestellt, die zu einem kompakten Kuchen gepresst werden.

ÄTHIOPIEN

Injera ist das Nationalgericht Äthiopiens. Es ist ein Brotfladen aus fermentiertem Teffmehl, der in Ragout und Eintöpfe getunkt gegessen wird.

INDIEN

Dosa ist eine Art Pfannkuchen aus fermentiertem Reis und Hülsenfrüchten. *Idli* ist ein Frühstücksgericht aus einem Teig, der aus fermentiertem Reis, schwarzen Bohnen oder Kichererbsen hergestellt und mit Chutney serviert wird.

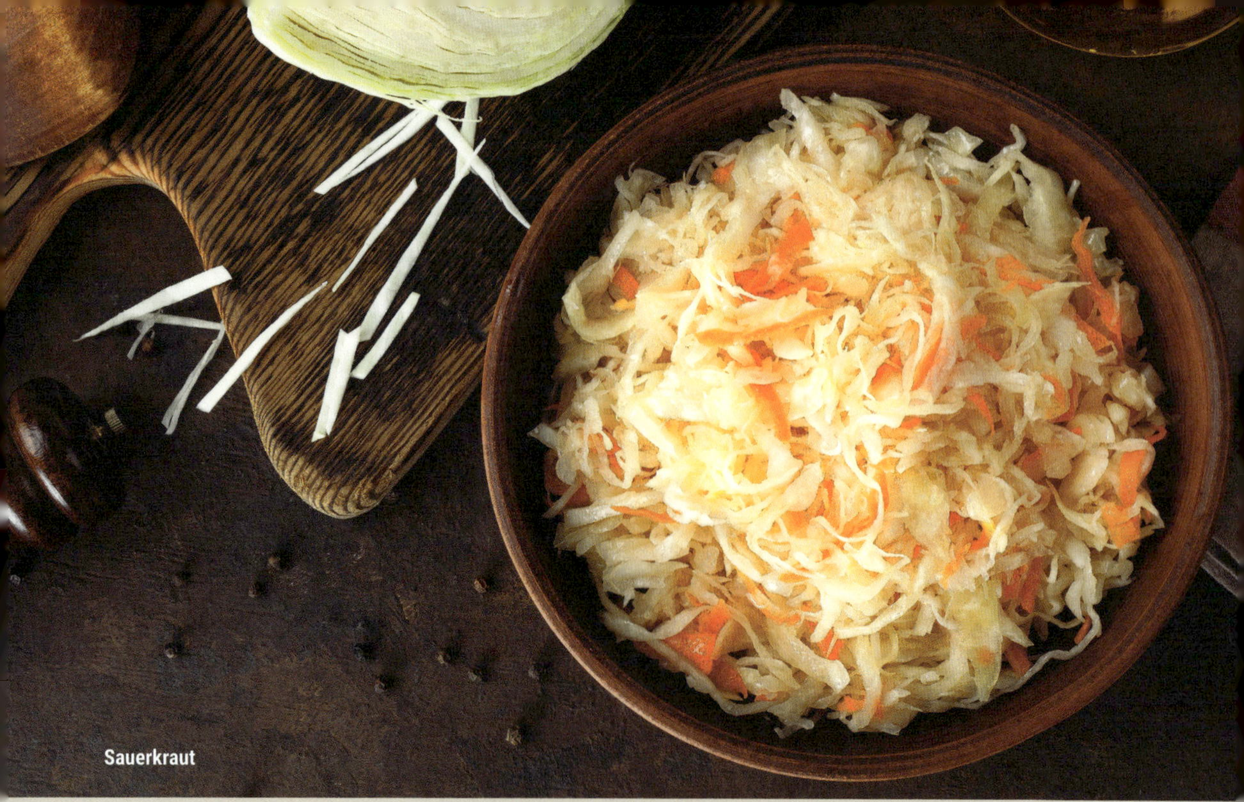
Sauerkraut

ALLES FING MIT EINEM »K« AN

Gesundheitsbewusste schwören auf die fünf »K«, die auch als die »heilige Hand der Fermentation« bezeichnet werden: Kimchi, (Sauer-)Kraut, Kefir, Kamut (der Name eines Getreides), Sauerteig und Kombucha – siehe Weltkarte.

Heute liegen diese Lebensmittel bei uns im Trend, doch schon seit Jahrtausenden haben die Menschen auf der ganzen Welt den natürlichen Prozess der Fermentation genutzt. Wo und wann hat alles angefangen? So genau weiß das niemand, ein fermentiertes alkoholisches Getränk aus Früchten, Honig und Reis wurde in China um die Zeit 6000 v. Chr. nachgewiesen.

Vielleicht wurde die Fermentation in grauer Vorzeit ganz zufällig entdeckt, als eine Hefemikrobe (und die gibt es seit mindestens 80 Millionen Jahren) in einer Schüssel oder einem Topf mit Traubensaft landete. Oder sie befand sich bereits in frisch gemahlenem Getreide, wo sie ihre natürliche Wirkung entfaltete, als Temperatur und Umfeld stimmten und keine Kühlschränke vorhanden waren.

Seither haben die Menschen ihr Wissen über die Fermentation weiterentwickelt und verbessert – nicht nur zum Vergnügen, sondern auch aus praktischen Erwägungen heraus.

Die Verarbeitung von Milch zu Joghurt, von Kohl zu Sauerkraut oder von Sojabohnen zu Miso war für unsere Vorfahren notwendig, um Lebensmittel zu konservieren, vor allem in Zeiten, in denen es keine Ernteerträge gab oder die Kühe nicht gemolken werden konnten. Sie verwendeten die fermentierten Lebensmittel zum Kochen und machten das Essen damit besonders schmackhaft.

Im 19. Jahrhundert fand der französische Chemiker Louis Pasteur die wissenschaftliche Erklärung dafür. Anhand von Experimenten zeigte er, dass fermentierte Getränke durch die Wirkung lebender Hefen entstehen, welche die Glukose in Ethanol (eine Art Alkohol) umwandeln.

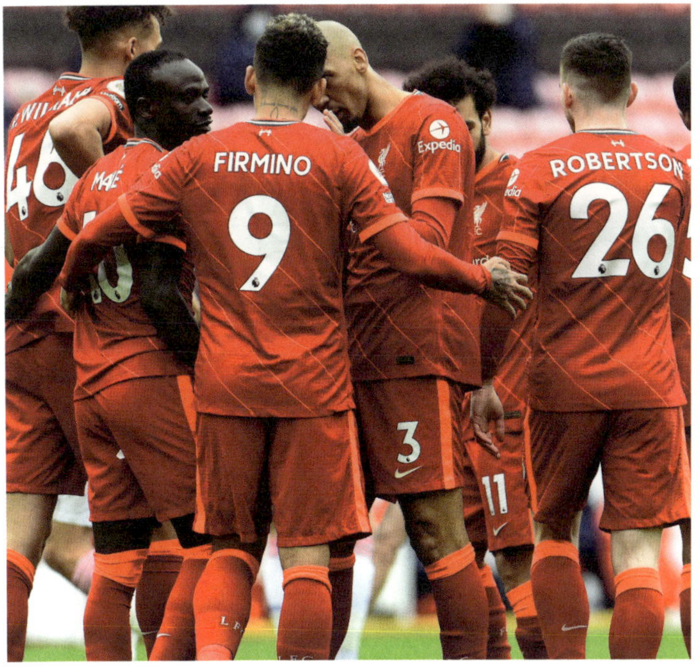

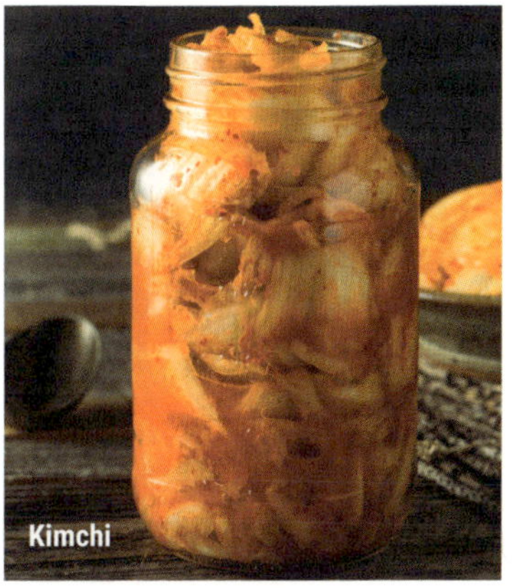
Kimchi

FERMENTIEREN – GANZ EINFACH

Auf allen Gemüsen leben »gute« Bakterien, die Laktobazillen. Wird Gemüse in Scheiben geschnitten oder geraspelt und dem natürlichen Saft Salz hinzugefügt, entsteht eine Salzlake. Unter diesen Bedingungen vermehren sich die Laktobazillen. Sie spalten das Gemüse auf, verarbeiten die natürliche Stärke und den Zucker und wandeln sie in Milchsäure um.
Dadurch entwickelt sich ein pikanter Geschmack und ein saures Milieu, das wie ein natürliches Konservierungsmittel wirkt.
Selbst zu fermentieren geht einfach, am besten beginnt man mit Gemüse. Gut eignen sich Kohl, Radieschen, Karotten, Rüben und Rote Bete.
Der Fermentationsprozess erzeugt einen unverwechselbaren sauren Geschmack, und wer ein wenig herumprobiert, findet schnell heraus, was ihm oder ihr gut schmeckt.
Zwiebeln, Spargel, Lauch und Artischocken gehören zu ballaststoffreichen Gemüsesorten, die die guten Bakterien im Darm ernähren.
Auch saure Sahne, Joghurt und Sauerteigbrot zählen zu den fermentierten Lebensmitteln.

SALZIG ODER SAUER?

Das Einmachen ist dem Fermentieren ähnlich, mit einem großen Unterschied. Mit beiden Methoden werden auf natürliche Weise Lebensmittel haltbar gemacht, eingemachte Produkte erhalten ihren Geschmack allerdings durch Hitze und das Einlegen in eine saure Flüssigkeit wie Essig, während die Fermentation länger dauert und eine Reaktion zwischen Zucker und natürlich vorhandenen Bakterien ist, wobei gesundheitsförderliche Bakterien entstehen.

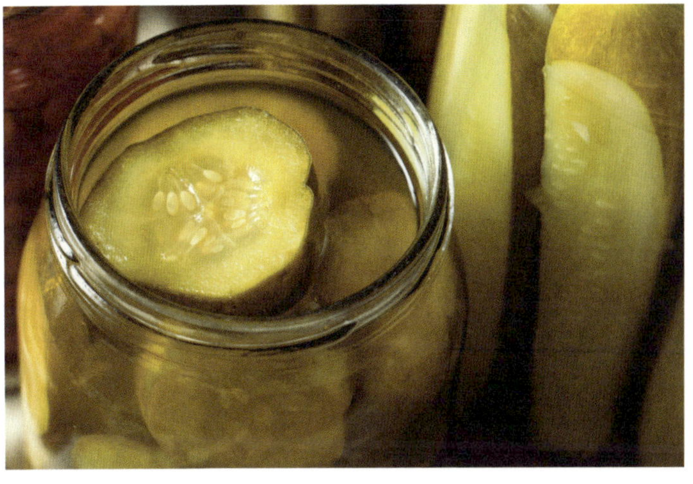

DER WOHLFÜHLFAKTOR

Bekanntermaßen werden durch fermentierte Lebensmittel im Magen gute Bakterien produziert, die zur gesunden Verdauung beitragen und für unser Immunsystem wichtig sind.
Ein Zuviel an schlechten Bakterien hingegen kann zu Symptomen wie Blähungen, Verstopfung oder Durchfall führen – häufig hervorgerufen durch die heutige Ernährung in Verbindung mit einem stressigen Lebensstil.
Der Verzehr von mehr probiotischen Lebensmitteln bringt den Darm wieder ins Gleichgewicht, das ist besonders hilfreich nach einer Behandlung mit Antibiotika. Und weil Magen und Gehirn über das Nervensystem so eng miteinander verbunden sind, wird auch das Wohlbefinden gefördert.
Serotonin zum Beispiel – ein Neurotransmitter, der die Stimmungen beeinflusst – wird im Darm gebildet und »bindet« sich an Rezeptoren an den Nervenenden in der Darmwand.
Nicht nur Sportler – jeder profitiert von den guten Bakterien in unserer Nahrung, denn sie beugen Magenbeschwerden vor und versorgen uns mit Energie.
Und noch was: Die Health- and Beauty-Unternehmerin Liz Earle verrät, dass der Verzehr fermentierter Lebensmittel sich positiv auf das Hautbild auswirke – man sieht also auch besser aus!
Fermentation, sagt ein Sprecher des weltberühmten dänischen Restaurants Noma, »hat es schon immer gegeben – sie hat Menschen am Leben erhalten und die gesellschaftliche Entwicklung gefördert ... Sie ist für Leben und Wachstum verantwortlich. Es ist ein langsamer und langwieriger Prozess, der sich lohnt. Wer es macht, wird mehr Verständnis dafür haben, was er isst.«

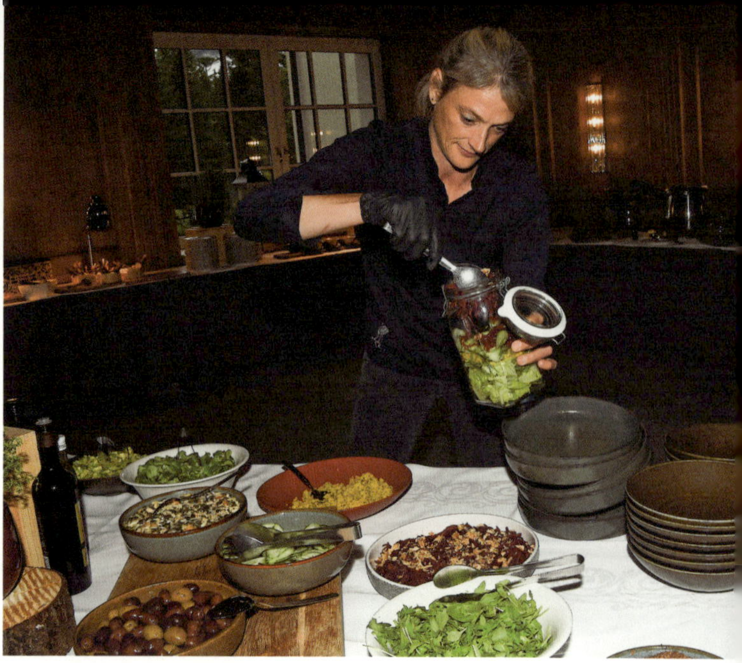

MONAS FERMENTIERTE LIEBLINGE

»Ohne Fermentation gäbe es viele Produkte nicht – wie zum Beispiel Brot –, und dadurch können Dinge lagerfähig gemacht werden.

Als es noch keine Kühlschränke gab, musste man fermentieren, was die Natur hergab, um haltbare und lagerfähige Lebensmittel für den Winter zu erhalten. So hat sich das Fermentieren eingebürgert.

Ich bin mir sicher, unsere Vorfahren wussten kaum etwas über die gesundheitlichen Vorteile der Fermentation. Doch ihr Instinkt verhalf ihnen, mithilfe der Fermentation Lebensmittel haltbar zu machen und zu lagern, was sich nicht nur auf den Körper positiv auswirkte, sondern auch auf die Qualität der Nahrung und den Geschmack.

Selbst zu fermentieren ist fast so spannend wie selbst Gemüse anzubauen – und schafft Respekt vor der Natur und dem, was sie uns gibt.

Der Verzehr fermentierter Lebensmittel wirkt sich äußerst positiv auf unsere Darmflora aus, und ist diese im Gleichgewicht, wird man selten zu dick, im Gegensatz zu einer Ernährung mit Junk Food.

Ich finde es faszinierend, wie und zugleich wie einfach die Fermentation funktioniert: Ein Kohlenhydrat wird aufgespalten, dann kommt Hefe dazu, die Bakterien beginnen, den Zucker zu fressen, und es entsteht Kohlendioxid. Das Lebensmittel beginnt während dieses »Gärungsprozesses« im wahrsten Sinne des Wortes zu leben.

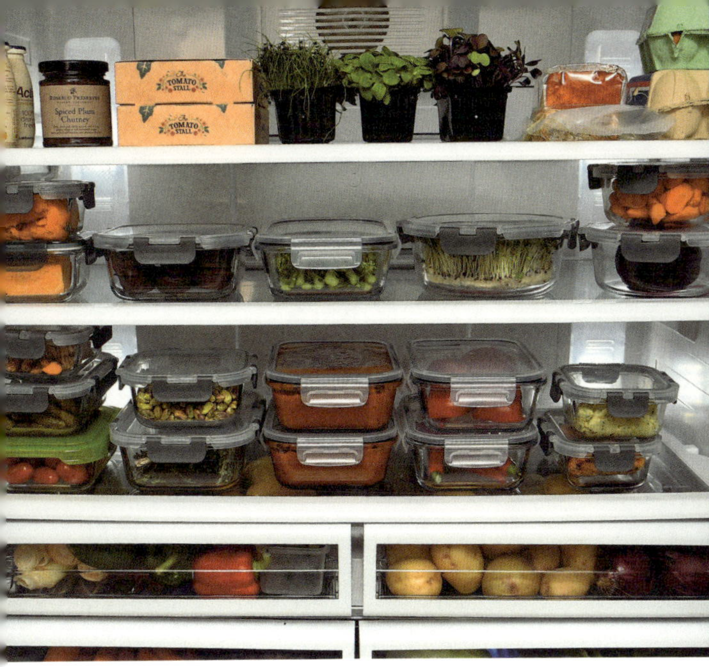

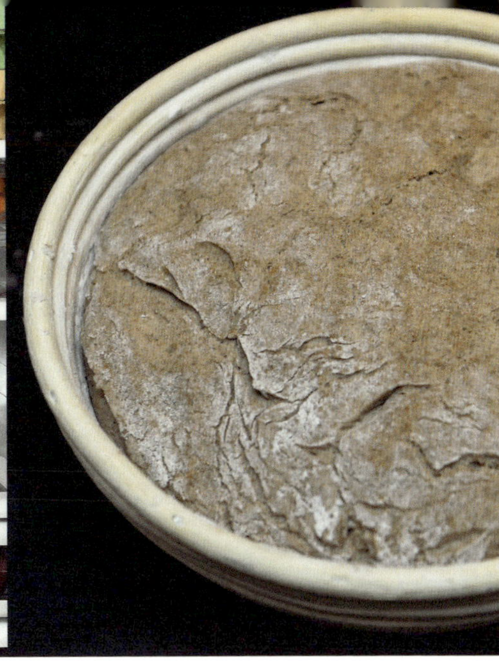

Dieser Vorgang verläuft je nach Lebensmittel mal schneller, mal langsamer ab. Sauerteig wächst schnell, weil die Kohlenhydrate im Mehl viel Zucker enthalten. Bei Sauerkraut dauert es länger, da es weniger Kohlenhydrate hat.

A propos Kühlung: Manchmal habe ich Sauerteig angesetzt, bin dann aber mit dem Team unterwegs. Um den Wachstumsprozess zu stoppen bzw. zu verlangsamen, »parke« ich ihn einfach im Kühlschrank. Um den Fermentationsprozess in Gang zu halten, braucht es Wärme. Durch Kühlung wird die Gärung gestoppt und der Prozess kann verzögert werden.

Die Umwandlung von Milch in Joghurt geschieht ebenfalls durch Fermentation. Sauer gewordene Milch ist bekanntermaßen nicht mehr genießbar. Bei der Joghurtherstellung läuft derselbe Prozess ab, aber mithilfe der richtigen Bakterien bleibt der Joghurt essbar.

Heutzutage kann man Joghurtbereiter samt kleinen Päckchen mit Bakterienkulturen kaufen, um frischen Joghurt selbst herzustellen – das geht recht schnell. Früher dauerte dieser Prozess länger. Die Bauern aßen traditionell Joghurt oder saure Sahne mit Feldfrüchten wie Kartoffeln oder Rote Bete.

In Asien war das Fermentieren von Getränken schon immer sehr verbreitet. In Japan, ein Land mit einer der höchsten Lebenserwartungsraten der Welt, sind fermentierte Produkte wie Sojasoße und Miso heimisch. *Kombucha* – ein Getränk aus fermentiertem Tee – kommt aus Russland und ist für das Wohlbefinden und die Darmgesundheit von unschätzbarem Wert. Man schmeckt und riecht die Hefe darin richtig.

Ayran ist ein Joghurtgetränk aus der Türkei, das bei uns in Dönerbuden in kleinen Bechern verkauft wird. Es harmoniert wunderbar mit dem Fleisch vom Dönerkebab und der Rohkost, die dazu gereicht wird, und fördert die Verdauung.

In Äthiopien wird *Injera* gegessen, eine Art fermentierter, säuerlich schmeckender Fladen. Man reißt einfach Stücke davon ab, mit denen dann das Essen aufgenommen wird. Ich bin ein absoluter Fan davon.

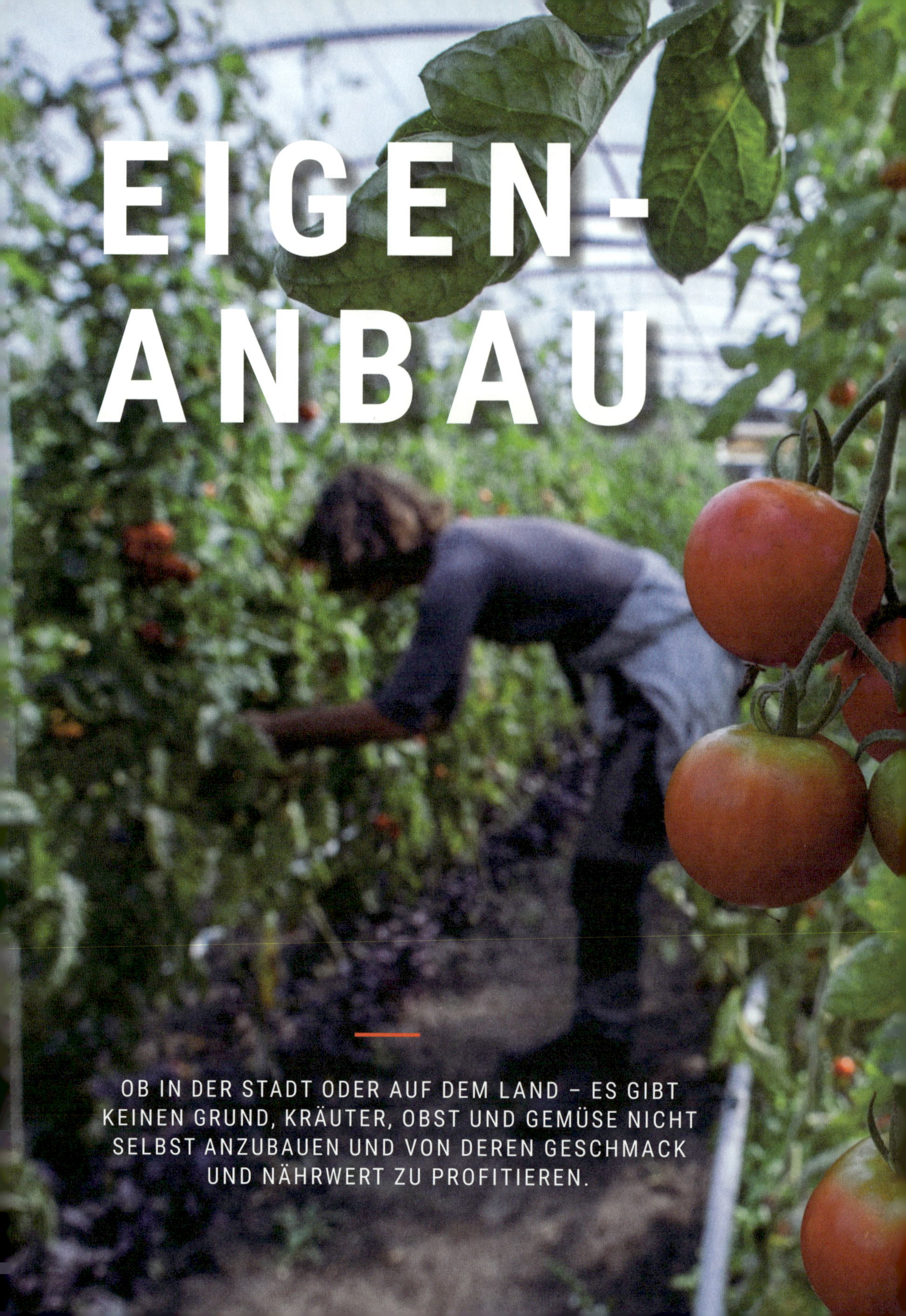

EIGEN-ANBAU

OB IN DER STADT ODER AUF DEM LAND – ES GIBT KEINEN GRUND, KRÄUTER, OBST UND GEMÜSE NICHT SELBST ANZUBAUEN UND VON DEREN GESCHMACK UND NÄHRWERT ZU PROFITIEREN.

HEIMVORTEIL

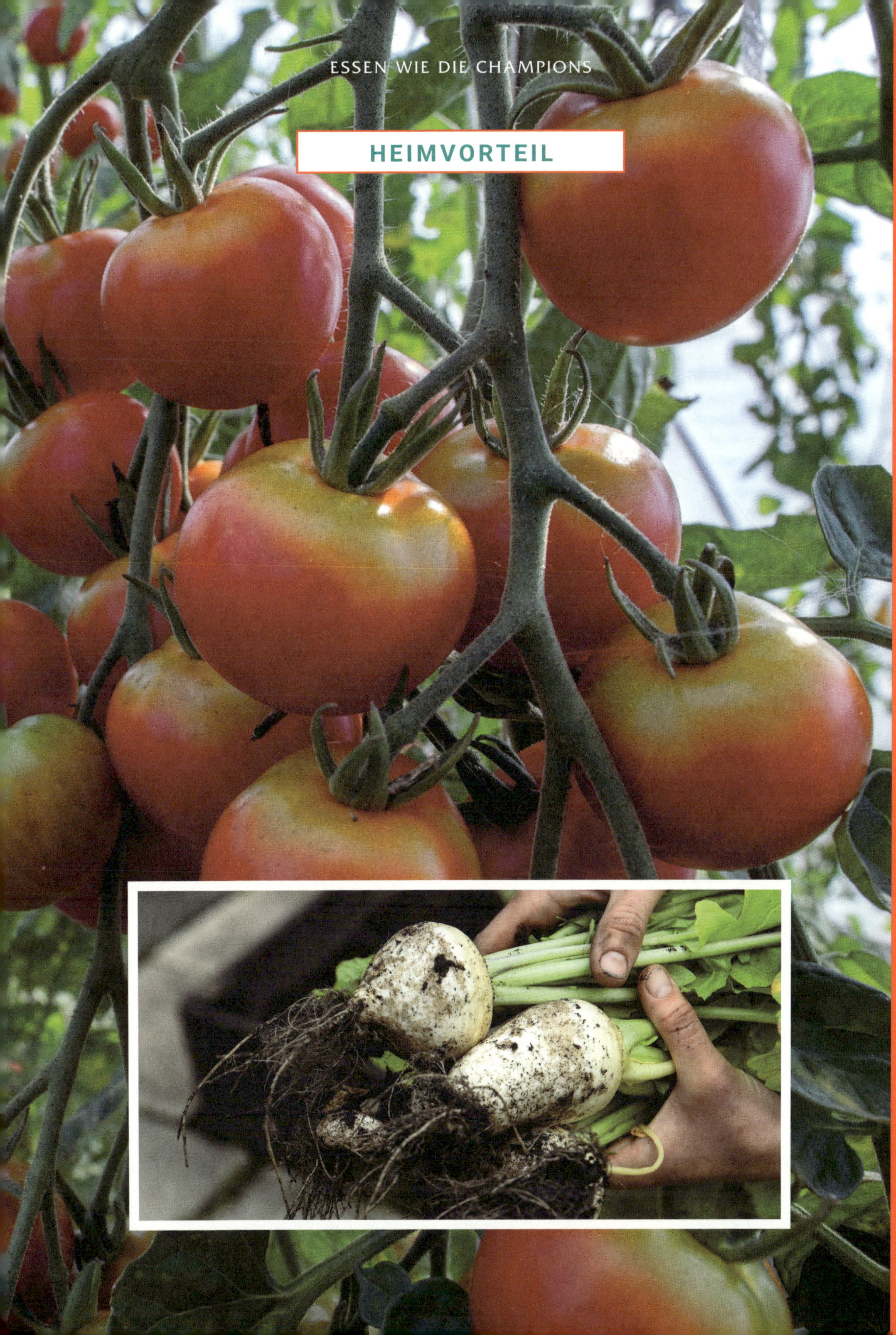

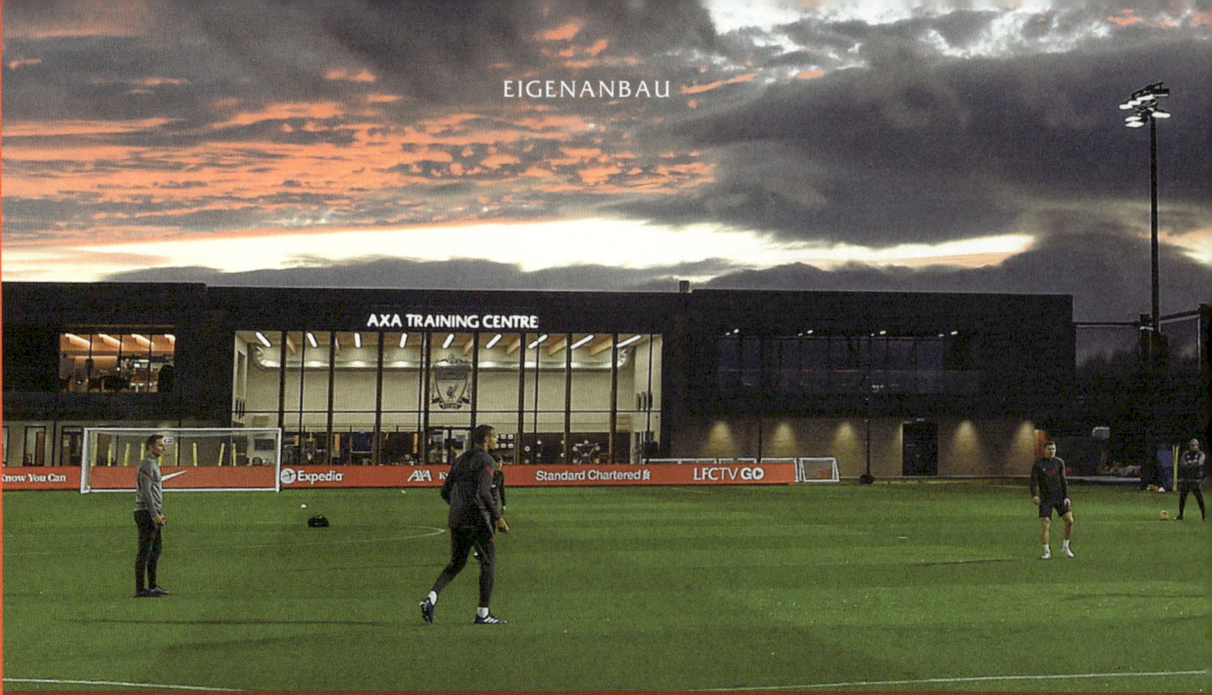

Der Anbau von eigenem Obst, Gemüse oder Kräutern gleicht ein wenig dem Managen einer Fußballmannschaft. Man muss Vertrauen in seine eigenen Fähigkeiten haben, seine Auswahl auf der Grundlage dessen treffen, was auf dem heimischen Boden am besten funktioniert, aus guten und schlechten Zeiten lernen und über ausgezeichnete Kommunikationsfähigkeiten verfügen –manche sind ja der Meinung, Pflanzen wollten »besprochen« werden.

Und mit ein wenig Geduld kann man auf gute Erträge hoffen.

Ob zu Hause oder im Kleingarten – selbst anzubauen ist eine praktische Möglichkeit, um an kostengünstige Bio-Zutaten zu kommen. Und es macht Spaß, einen Kräuterkasten am Fenster anzulegen oder ein paar pflegeleichte Obst- und Gemüsesorten im eigenen Garten oder auf der Dachterrasse zu pflanzen (dort aber gut absichern), dann der Natur zuzuschauen, wie sie den Rest erledigt.

Der bekannte Gärtner und Fernsehmoderator Alan Titchmarsh schrieb vor einiger Zeit für die BBC ein ganzes Buch darüber. »Für manche Menschen ist der Anbau eigener Lebensmittel ein Stück Lebensqualität«, meinte er, »eine gemeinschaftliche Aktivität für die ganze Familie an Sommerabenden oder an Wochenenden … Bei den Foodies sind ›frische Produkte aus der Region‹ der Renner, und was ist frischer und regionaler als das Produkt von der eigenen Parzelle, an dem noch Erde klebt – und nicht aus einer mit Gas gefüllten Plastikverpackung oder so vorverarbeitet, dass die Hälfte des Geschmacks schon verloren gegangen ist.«

Eine seiner Kolleginnen, die überaus erfolgreiche »Stadtbäuerin« Annie Novak aus den USA, sagt ganz einfach: »Ich möchte, dass die Menschen Erde anfassen, egal, ob sie auf dem Dach oder sonst wo liegt.«

Und weiter: »Mir ist es enorm wichtig, dass die Menschen gärtnern. Es ist eine gute Art, sich draußen aufzuhalten und mit Bereichen unserer Umwelt in Verbindung zu treten, die wir die meiste Zeit des Tages ausblenden, wenn wir uns zum Arbeiten oder Schlafen nach drinnen verkriechen … Würden wir draußen mehr Zeit verbringen und uns aktiv mit dem Reichtum der Natur auseinandersetzen, dann würden wir, glaube ich, alle besser miteinander auskommen!«

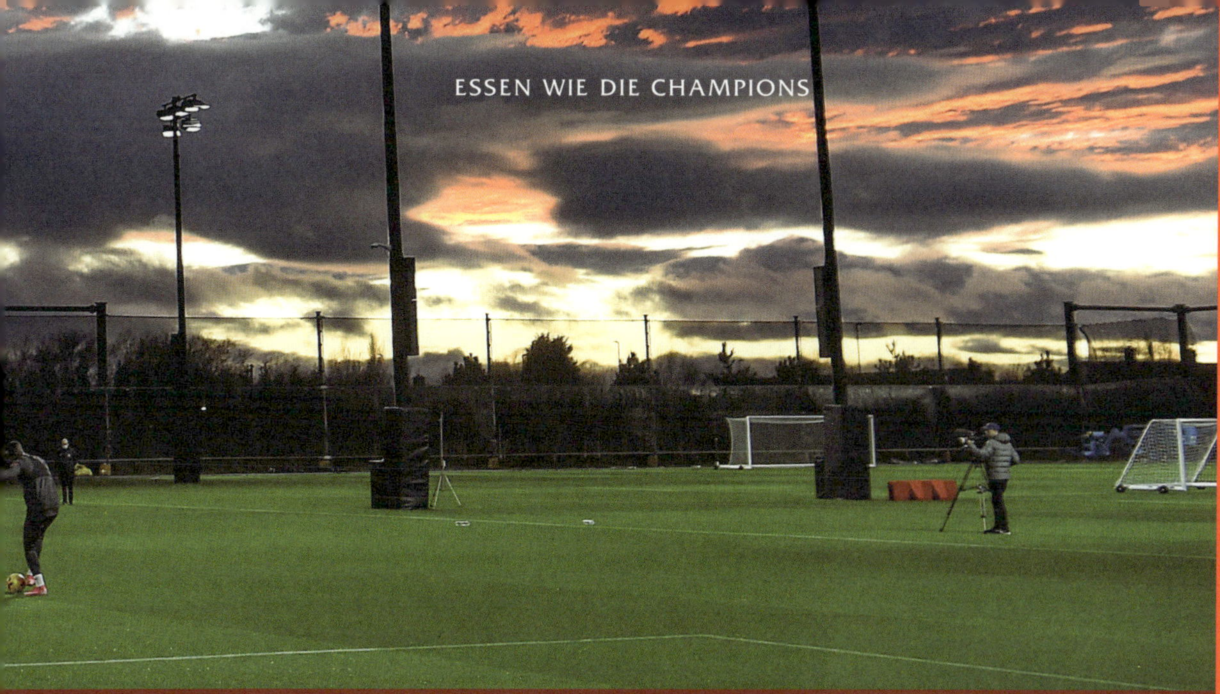

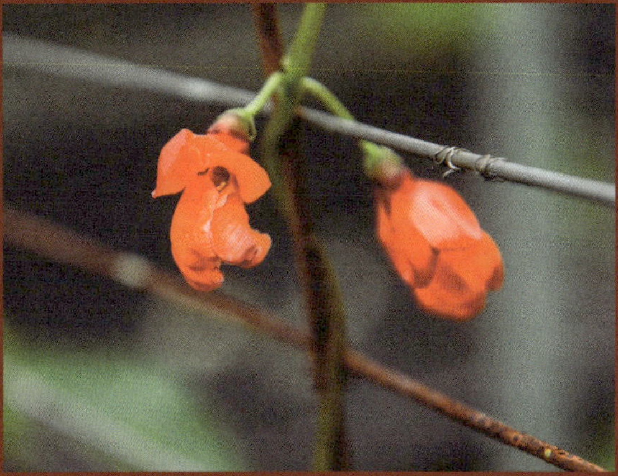

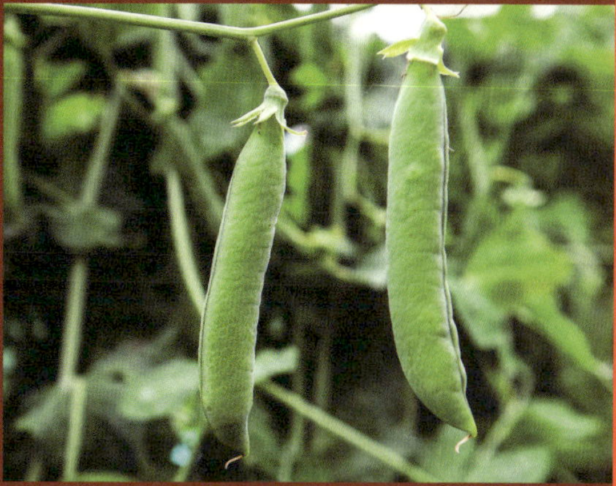

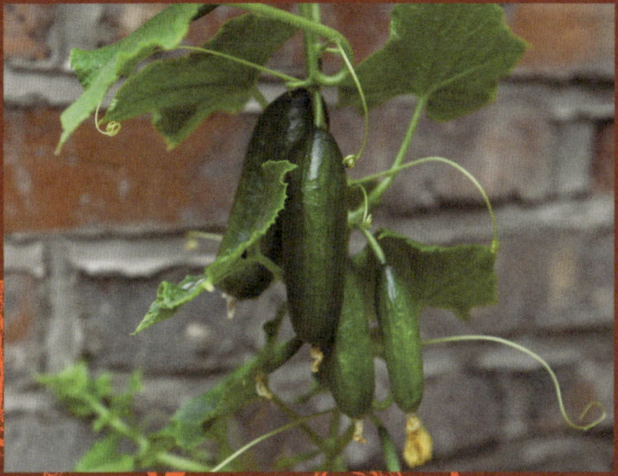

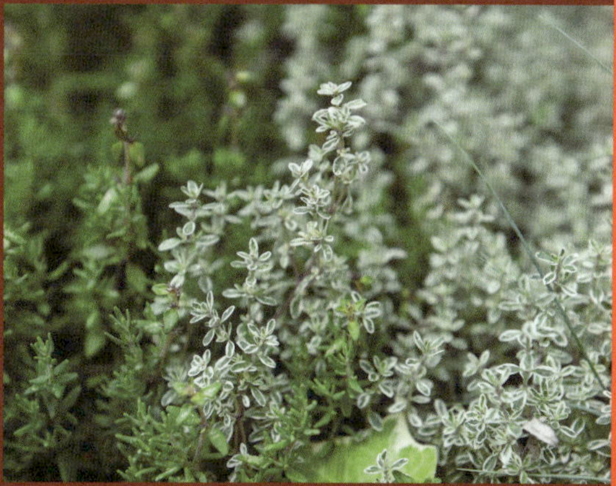

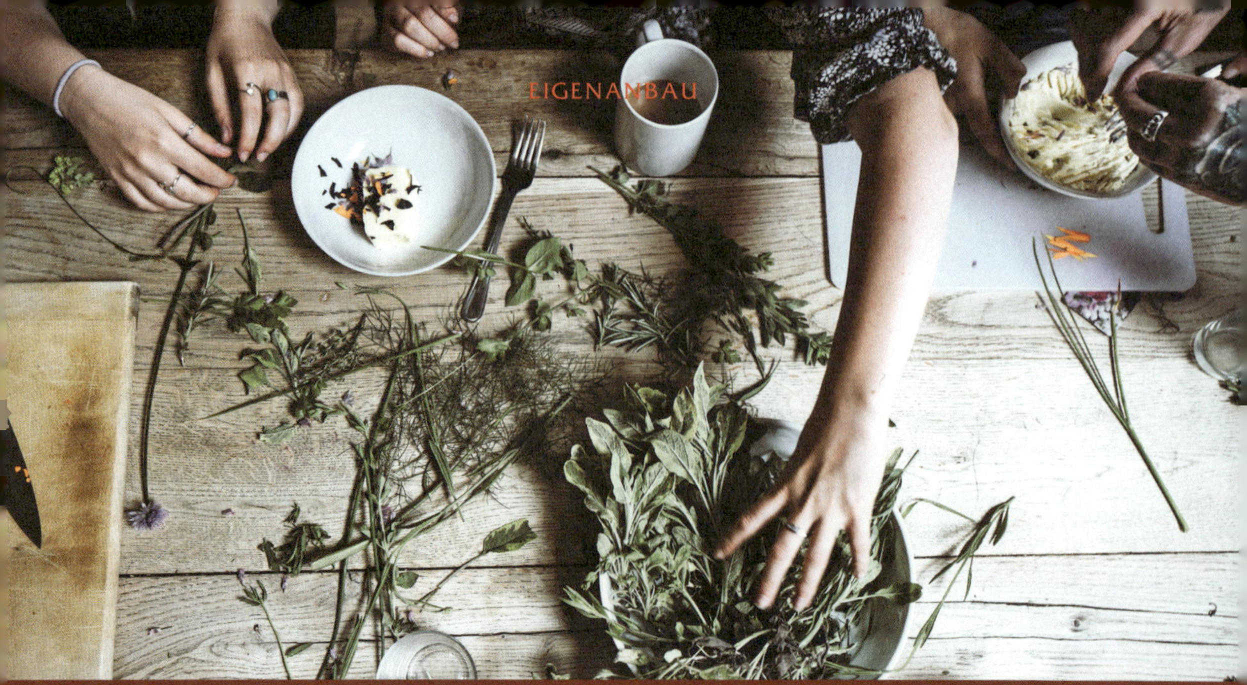

KRÄUTERGARTEN

»Kräuter sind die Golden Retriever der Pflanzenwelt – sie rennen bis zum Umfallen, ihre Lebensfreude ist kaum zu bremsen«, schrieb jemand in *The New York Times*, »mit anderen Worten, sie verhalten sich freundlich gegenüber neuen und alten Gärtnern.«

Kräuter anzubauen ist nicht kompliziert. Man braucht nur ein wenig Platz und ordentlich Sonne. Am besten beginnt man mit ein paar vorgetopften Kräutern.

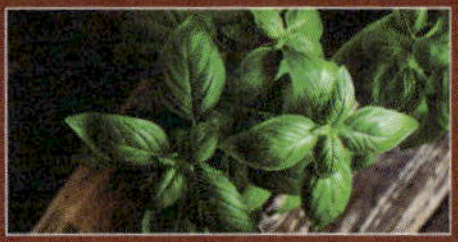

Basilikum: Liefert die Vitamine A, C und K sowie Mangan, Eisen, Kalzium, Magnesium und Omega-3-Fettsäuren. Passt gut zu mediterranen Gerichten, wird auch als ätherisches Öl verwendet.

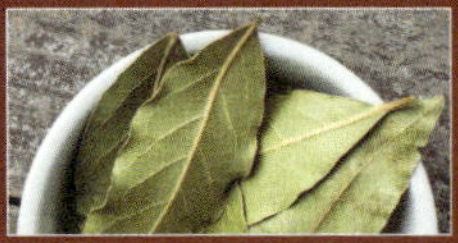

Lorbeerblätter: Enthalten die Vitamine A und C sowie die Mineralstoffe Eisen, Kalium, Kalzium und Magnesium. Perfekt für Eintöpfe.

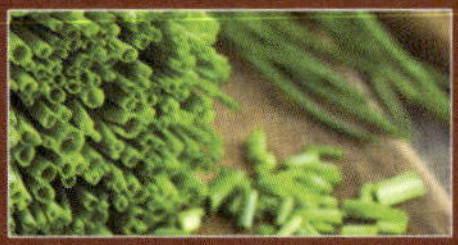

Schnittlauch: In kleine Röllchen geschnitten sorgt Schnittlauch in Salaten, Dressings oder auf einer Scheibe Sauerteigbrot für eine frische Note. Liefert die Vitamine A und C sowie Kalium und Eisen.

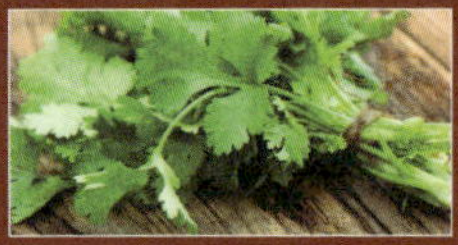

Koriander: Die frischen Blätter werden über Speisen gestreut, die gemahlenen Samen aromatisieren Curry-Gerichte. Kann zur Senkung des Blutzuckerspiegels beitragen.

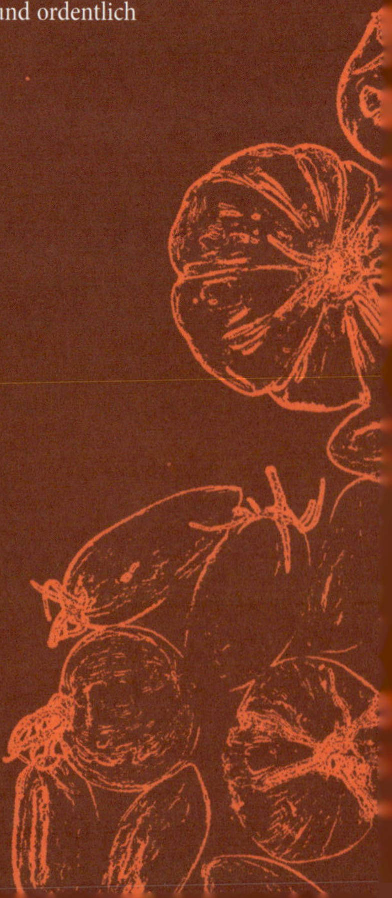

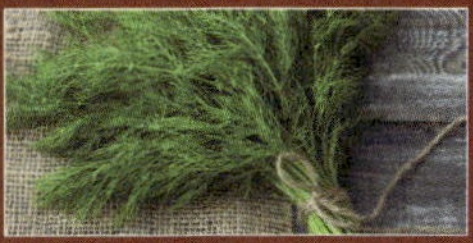

Dill: Mit seinen gelben Doldenblüten steckt das hochwachsende Kraut voller Flavonoide, die nachweislich das Risiko von Herz- und Kreislauf-Erkrankungen verringern. Passt hervorragend zu Lachs.

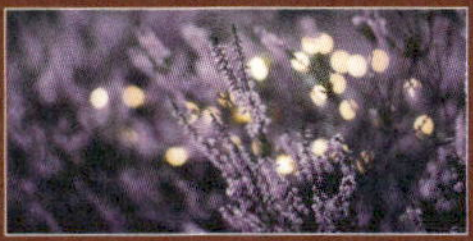

Lavendel: Aromatisiert gelegentlich Speisen, ist aber bekannter als Füllstoff für Duftsäckchen oder zum Schutz vor Motten. Als Arzneimittel lindert Lavendel Schlaflosigkeit, Angstzustände, Depressionen, Müdigkeit.

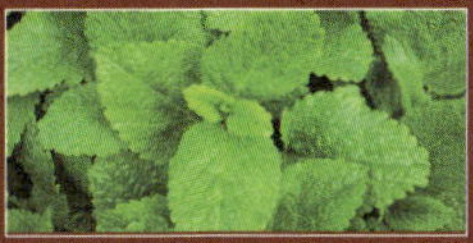

Zitronenverbene: Sehr beliebt in Obstsalaten und in Sirupgetränken. Hilft beim Abnehmen und beim Muskelaufbau, lindert Entzündungen, stärkt das Immunsystem.

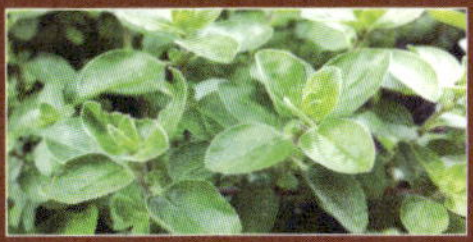

Majoran und Oregano: Bildet ein Gewürzkraut im Doppel, das an sonnigen Plätzen gedeiht und von Schmetterlingen und Bienen geliebt wird. Ist in Deutschland ein Muss in Fleischbällchen.

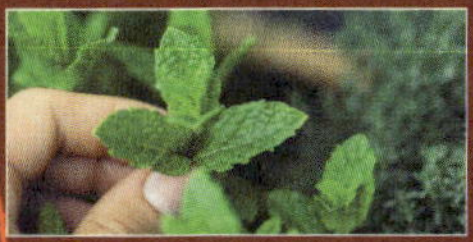

Minze: Ist in England ein Klassiker. Passt zu Erfrischungsgetränken, Pestos und Salaten. Die Blätter wirken entzündungshemmend und sind reich an Phosphor, Kalzium und vielen Vitaminen.

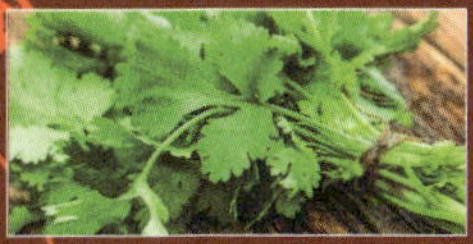

Petersilie: Eignet sich ideal für den Anbau in Töpfen auf der Fensterbank. Sowohl die flachblättrige als auch die krausblättrige Petersilie passt zu vielen kalten und warmen Gerichten.

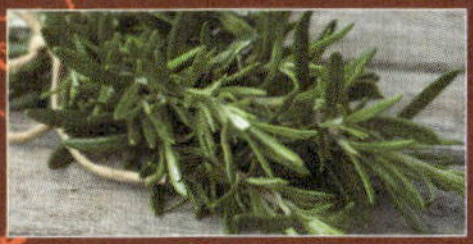

Rosmarin: Ist sowohl Küchenkraut als auch Zierstrauch. Wirkt entzündungshemmend, seine Antioxidantien stärken das Immunsystem. Sehr beliebt in mediterranen Gerichten.

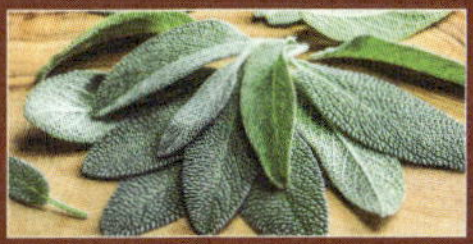

Salbei: Findet eine ähnliche Verwendung wie Lorbeer. Wächst am besten an einem sonnigen, geschützten Platz. Salbeiblätter aromatisieren das italienische Gericht *Saltimbocca.*

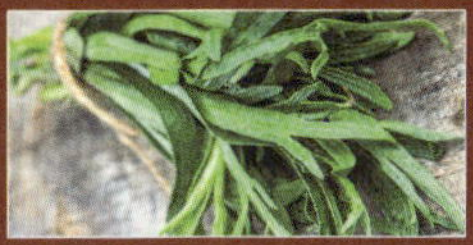

Estragon: Ist ein großwachsendes Küchenkraut, deshalb reicht eine Pflanze völlig aus. Es gibt französische und russische Varianten. Enthält Mangan, Kalium und Eisen.

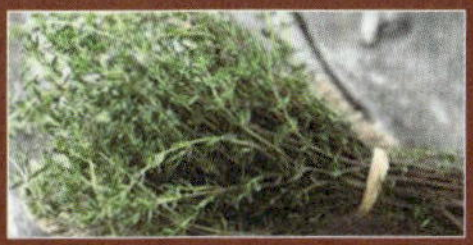

Thymian: Ein weiteres klassisches Küchenkraut, das bei Bienen und Köchen gleichermaßen beliebt ist. Lässt sich gut in einem flachen Topf oder einer Tonschale ziehen. Reich an Vitamin C und A. Passt zu Fleisch, Fisch oder Vorspeisen.

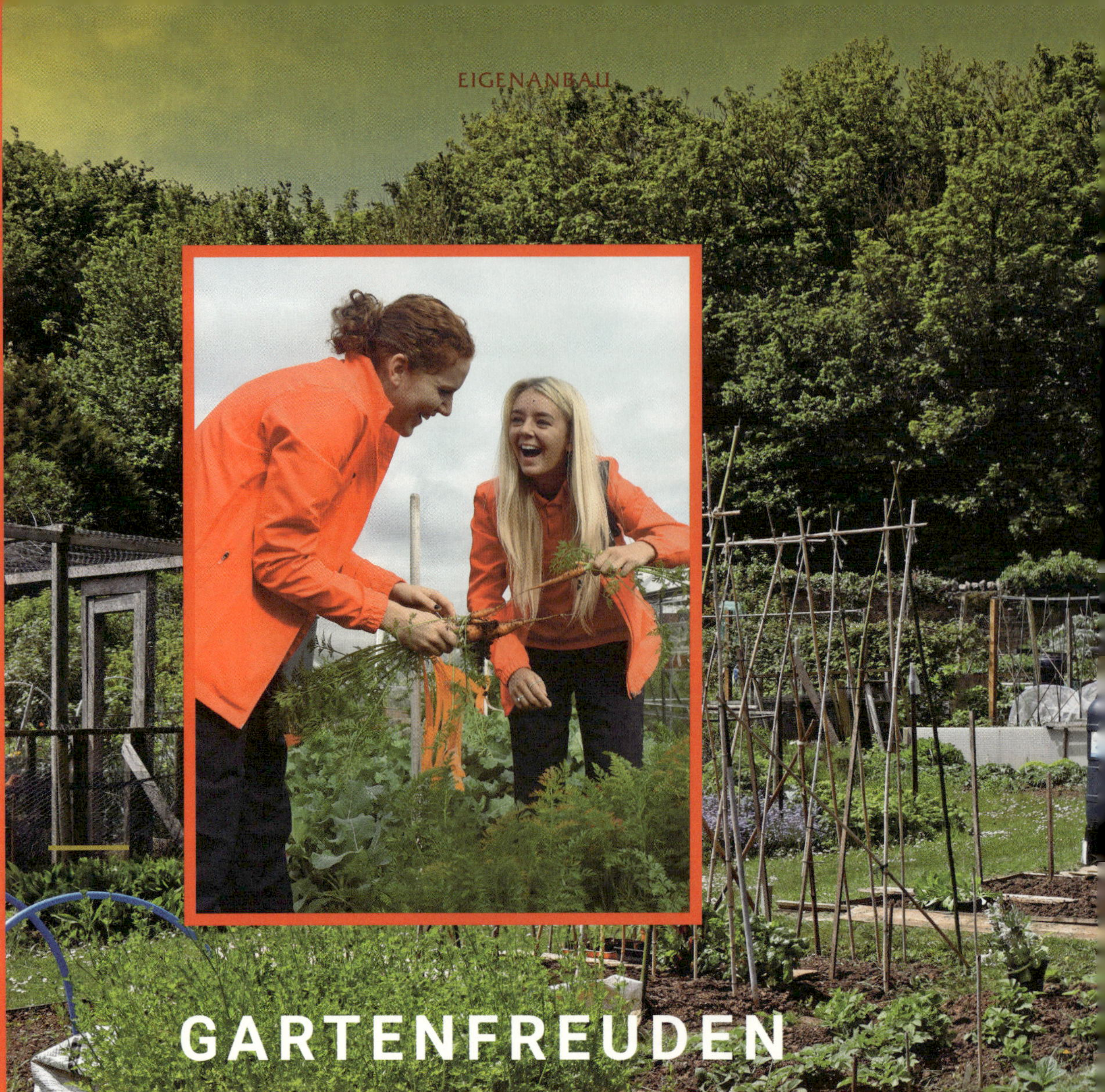

GARTENFREUDEN

Der Liverpool FC besitzt eine 1200 Quadratmeter große Gartenanlage im Stadtteil Tuebrook. Für die Wege und Hochbeete wurde Holz von der ehemaligen Haupttribüne von Anfield verwendet sowie ein Maschendrahtzaun, der einer breiten Palette an Gemüse und Obst als Spalier dient.

Gemeinde- und Schulgruppen werden regelmäßig dazu eingeladen, bei der Pflege des Gartens zu helfen, um etwas über gesunde Ernährung und Hygiene zu erfahren.

In einem kürzlich erschienenen Artikel des *Liverpool Echo* über Kleingärten stand: »Für einige ist das Gärtnern ein Hobby. Sie genießen es, wunderbares Obst und Gemüse anzubauen. Manche legen Froschteiche an, andere halten Honigbienen und wieder andere bauen Riesenkürbisse an, mit denen sie an Wettbewerben teilnehmen.

Für viele sind neue Kontakte wichtig, einige nutzen den Garten, um sich preiswerter zu ernähren.«

Die *Royal Horticultural Society* rät Kleingärtnern: »Für eine zufriedenstellende Ernte

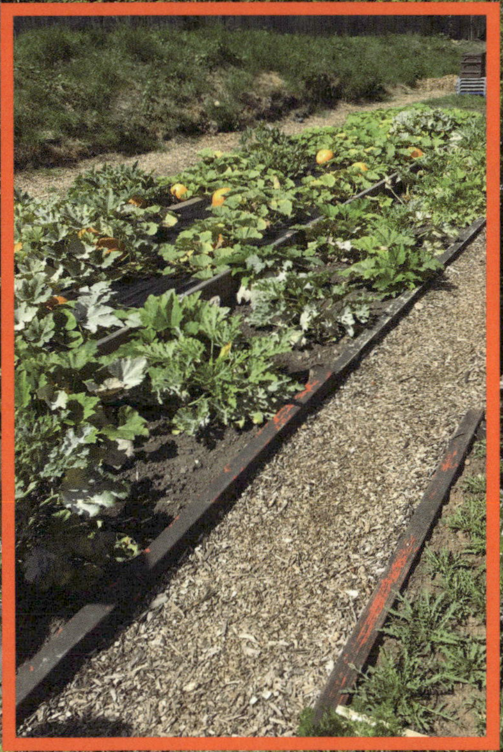

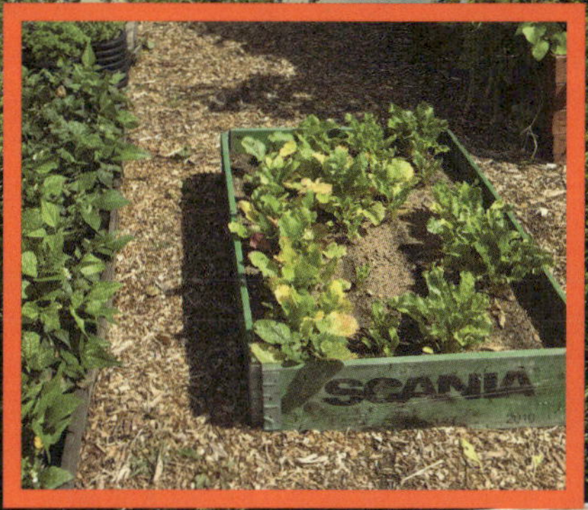

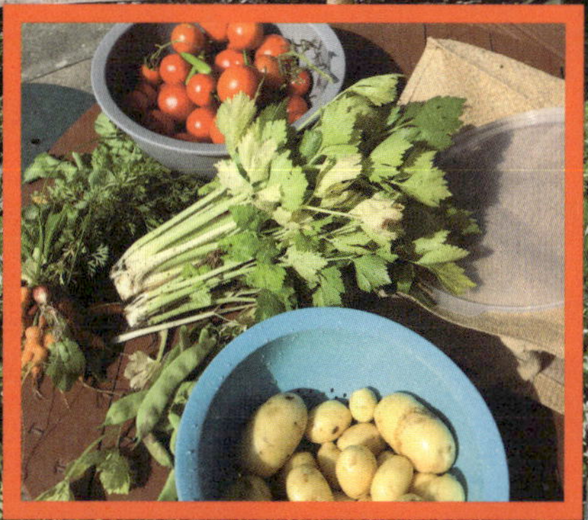

säubern Sie zuerst die Beete und prüfen Sie die Beschaffenheit des Erdreichs, bevor Sie planen, was Sie wann anbauen wollen.

Es ist wichtig, den Garten von Grund auf kennenzulernen. Wenn Sie erst einmal herausgefunden haben, was für Möglichkeiten es gibt, können Sie planen, welche Pflanzen gut wachsen, schön aussehen und lecker schmecken. Mit ein wenig Vorbereitung können Sie das ganze Jahr über schöne und ertragreiche Anbauflächen schaffen.«

Vom Gartengrundstück einmal abgesehen, braucht man auch einige Gartengeräte wie Handschuhe, eine Kelle, eine Grabegabel und eine Schaufel sowie ein paar Töpfe oder Schalen, etwas Kompost und Flüssigdünger, was alles relativ preiswert erhältlich ist. Dann kann man loslegen.

Neben den ernährungsphysiologischen und finanziellen Vorteilen genießt man die frische Luft, den Sonnenschein, das Vogelgezwitscher, die Farben und Düfte aus den Blumenkästen auf dem Fenstersims oder Balkon, im Garten oder der Kleingartenanlage, oder wo auch immer die kleine Farm ihren Platz findet.

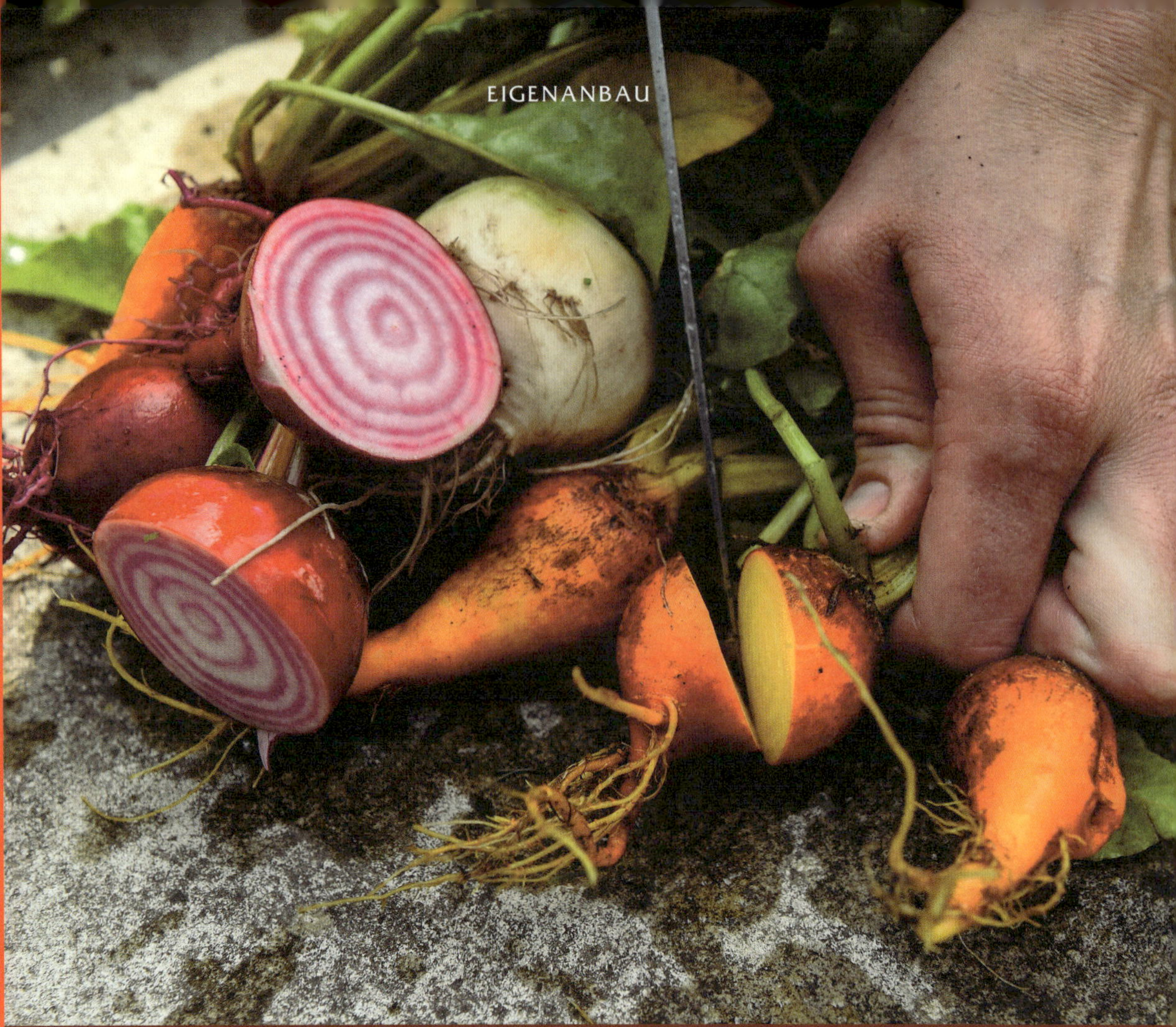

DIE BESTE KOMBINATION WÄHLEN

»Mischkultur« nennt es Kunst und Wissenschaft, wenn Gemüsesorten, die sich ergänzen, im selben Beet angepflanzt werden. Das Ziel ist ein harmonisches Zusammenleben der Pflanzen, wobei man sich deren unterschiedlichen Stärken zunutze macht.

Kartoffeln zum Beispiel profitieren davon, wenn sie neben Erbsen, Bohnen und Mais gepflanzt werden. Karotten gedeihen besonders gut neben Bohnen und Tomaten. Weißkohl, Brokkoli, Grünkohl und Rosenkohl mögen es, wenn sie in die Nähe von Roter Bete, Sellerie, Dill, Mangold, Kopfsalat, Spinat und Zwiebeln wachsen.

DEN GEGNER NICHT AUS DEM AUGE LASSEN

Sosehr die Tierwelt zu achten und zu respektieren ist – in der Stadt oder auf dem Land –, gilt es, die Anpflanzungen vor bestimmten Vögeln und Insekten zu schützen. Es empfiehlt sich daher, die Pflanzen möglichst mit einem Netz oder einem Pflanzenschutzvlies abzudecken. Im Internet findet man zudem ausführliche Informationen über den Schutz vor Mehltau und Blattläusen, die die Blätter und Triebe schädigen.

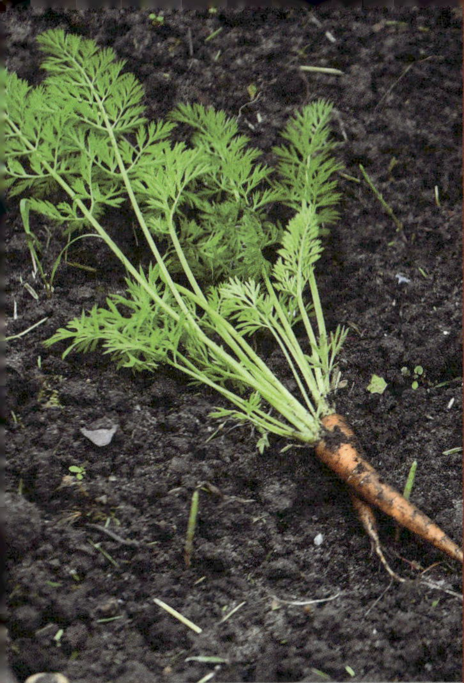

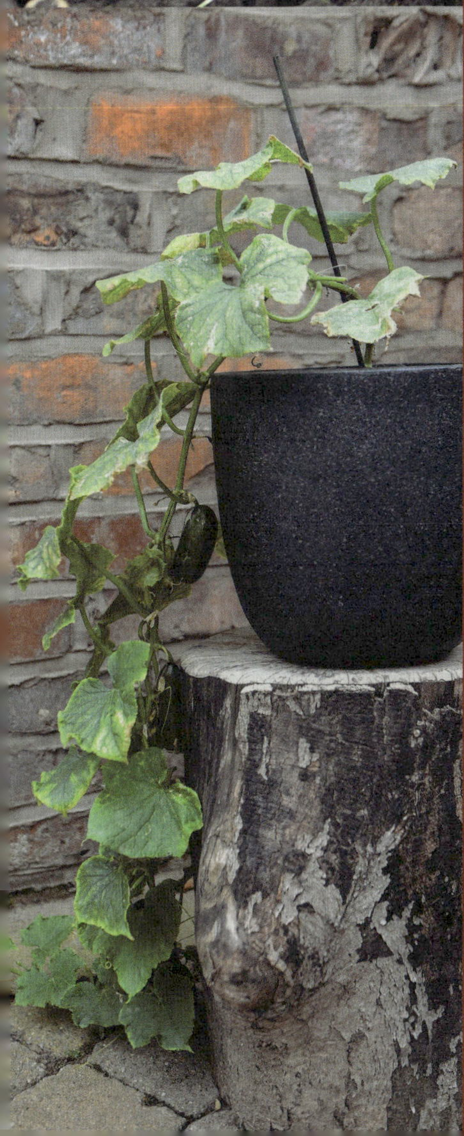

GEMÜSE ZUM SELBSTANBAUEN

Rote Bete: Wächst am besten zwischen März und Juli. Ist nach etwa 100 Tagen erntereif, dann hat sie etwa die Größe eines Tennisballs. Ergänzt schmackhaft jeden Salat.

Blaubeeren: Schmücken mit ihrer Farbe jeden Garten, benötigen einen mit Regenwasser feucht gehaltenen Boden, der den richtigen Säuregehalt hat. Es ist deshalb oft leichter, sie im Kübel anzupflanzen.

Brokkoli: Ist leicht anzubauen und schnell wachsend. Die Frühsaat in Pflanzschalen im Gewächshaus oder im Haus auf der Fensterbank vornehmen, dann zwischen März und Juni ins Freiland setzen. Geerntet werden die blaugrünen Köpfe.

Karotten: Lassen sich ganz einfach anbauen, wachsen schnell, benötigen wenig Platz, und es gibt sie in allen möglichen Farben. Am besten regelmäßig kleine Partien aussäen, dann kann man vom Frühsommer bis zum Herbst ernten.

Blattsalat: Lässt sich auch gut im Blumenkasten auf dem Balkon anbauen.
Die Aussaat zwischen Mai und August sollte an einem halbschattigen Standort erfolgen, damit die Pflanzen nicht zu viel Hitze abbekommen. Bis zur Salaternte dauert es etwa 50 Tage.

Kartoffeln: Brauchen als Saatkartoffeln viel Abstand, werden zwischen März und Mai eingesetzt – auch im Kübel möglich. Nach 100 bis 160 Tagen sind sie erntereif.

Radieschen: Werden zwischen März und August ausgesät und brauchen zwischen 22 und 70 Tagen bis zur Ernte. Schmecken am besten frisch im Salat oder als Snack, aber auch zu einem Braten.

Himbeeren: Werden in Reihen angepflanzt, können aber auch in einen Kübel oder an eine einzelne Stange gesetzt werden. Je nach Sorte tragen Himbeerpflanzen vom Hochsommer bis in den Herbst Früchte. Schon wenige Pflanzen belohnen mit einer reichen Ernte.

Spinat: Gedeiht am besten in feuchten Böden, lässt sich schnell anbauen zwischen Mai und August, ist nach nur 37 bis 45 Tagen erntereif. Eignet sich super für Smoothies oder Saft.

Tomaten: Werden zwischen März und Juli in den sonnigsten Teil des Gartens gepflanzt. Bis zur Ernte dauert es ungefähr 50 bis 90 Tage. Ein Tütchen Tomatensamen gibt es schon für einen Euro.

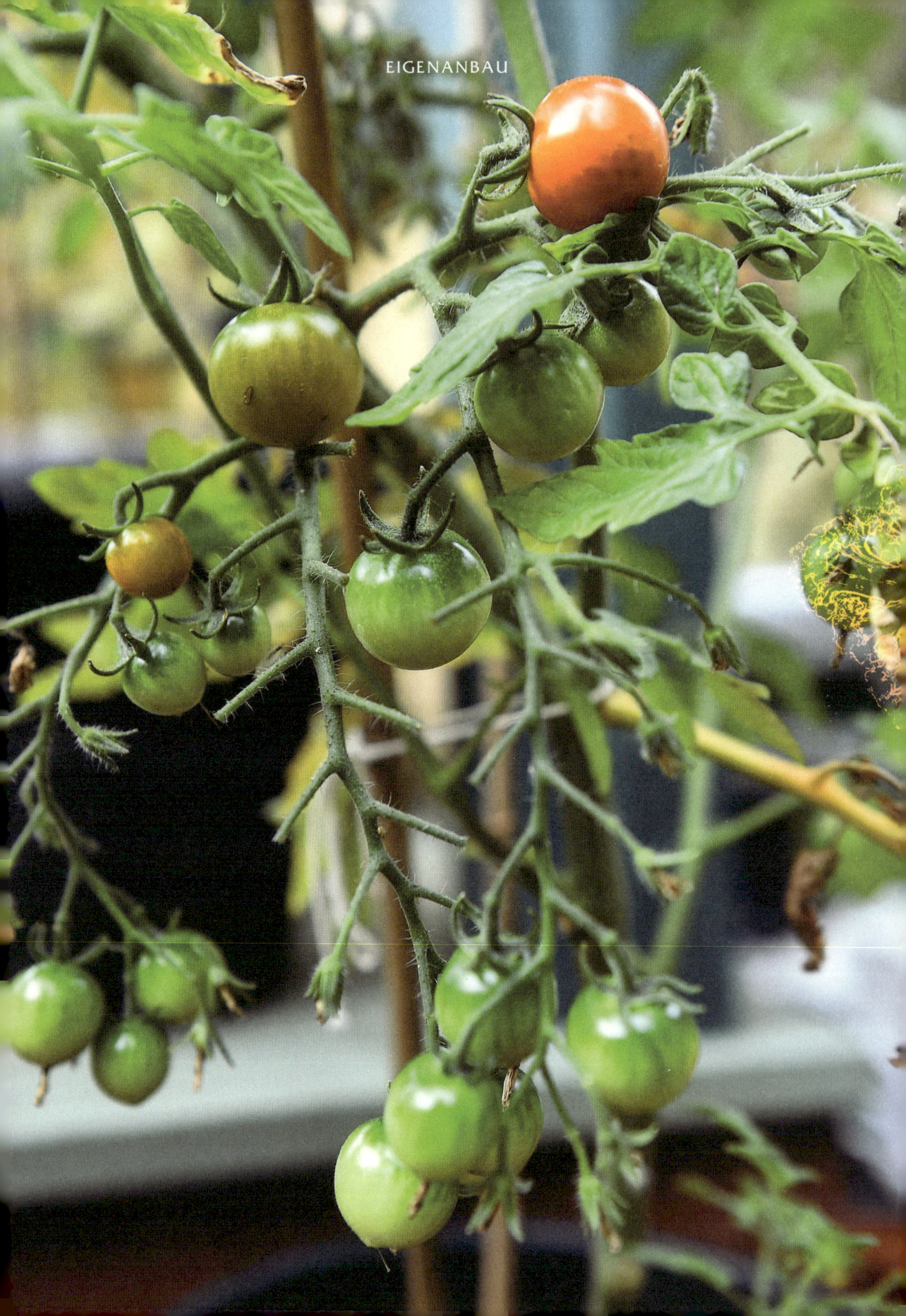

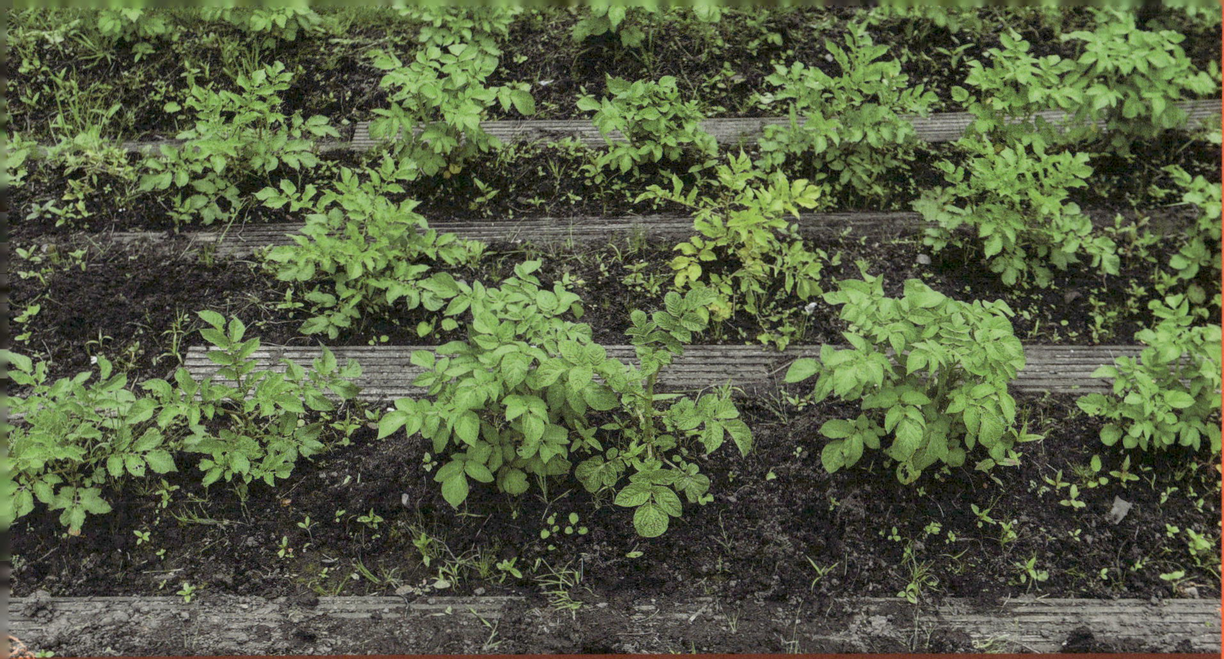

Monas Message

»Der Garten des LFC liegt auf halbem Weg zwischen Anfield und dem alten Trainingsgelände in Melwood. Dort wird reichlich Gemüse angebaut – Tomaten, Kartoffeln, Karotten, Gurken, Sprossen, Brokkoli und vieles andere –, außerdem jede Menge Beeren. Unlängst wurde sogar erfolgreich der Anbau von Melonen in wärmespeichernden Pflanzzelten ausprobiert.

In Gartenanlagen kann man auch gut Gewächshäuser aufstellen, in denen mit der Anzucht von Setzlingen schon früh im Jahr begonnen werden kann, und in denen sie genug Sonnenlicht erhalten und gleichzeitig vor starkem Regen oder Nachtfrösten geschützt sind. Folientunnel erfüllen den gleichen Zweck, sind dazu kostengünstiger und vielseitiger einsetzbar.

In Melwood stellten wir überall dort, wo die Balkone es zuließen, Kräutertöpfe auf. Im AXA Training Centre in Kirkby haben wir eine Dachterrasse, die wir an den Rändern mit Kräutern, Salaten und Beeren bepflanzen können.

Ist der Platz knapp, sind Paletten eine gute Idee: Man bindet oder schraubt mehrere Paletten zusammen und legt die Zwischenräume mit einem mit Erde gefüllten Vlies aus, das man mit rankenden Bohnen, Zuckererbsen und Radieschen bepflanzt.

Für den Eigenanbau von Kräutern, Obst und Gemüse benötigt man nicht unbedingt viel Platz – ein paar Töpfe auf der Fensterbank, dem Balkon oder vor der Haustür reichen aus.

Es macht Spaß, etwas zu pflanzen, sich darum zu kümmern, beim Wachsen zuzusehen und es dann selbst zu ernten. Dabei ist es spannend zu erleben, wie die Produkte »wirklich« aussehen. Die selbst angebaute Tomate sieht vielleicht nicht wie die typische spanische rote dellenlose Tomate aus, dafür ist sie völlig natürlich und schmeckt sogar besser.

Klar ist, dass sich die Gesellschaft nicht vollständig durch Eigenanbau versorgen kann, es wäre unmöglich, die benötigten Mengen zu produzieren. Doch selbst etwas anzubauen ist eine schöne Art, der Natur etwas Respekt zurückzugeben: durch die Wertschätzung der Produkte und durch das Wissen, wie lange Pflanzen wachsen und was sie dafür brauchen.

Es ist so praktisch und bequem, mit eigenen Kräutern dem Essen eine frische grüne Note zu geben, und sie bereichern farblich wie geschmacklich sowohl warme als auch kalte Speisen.

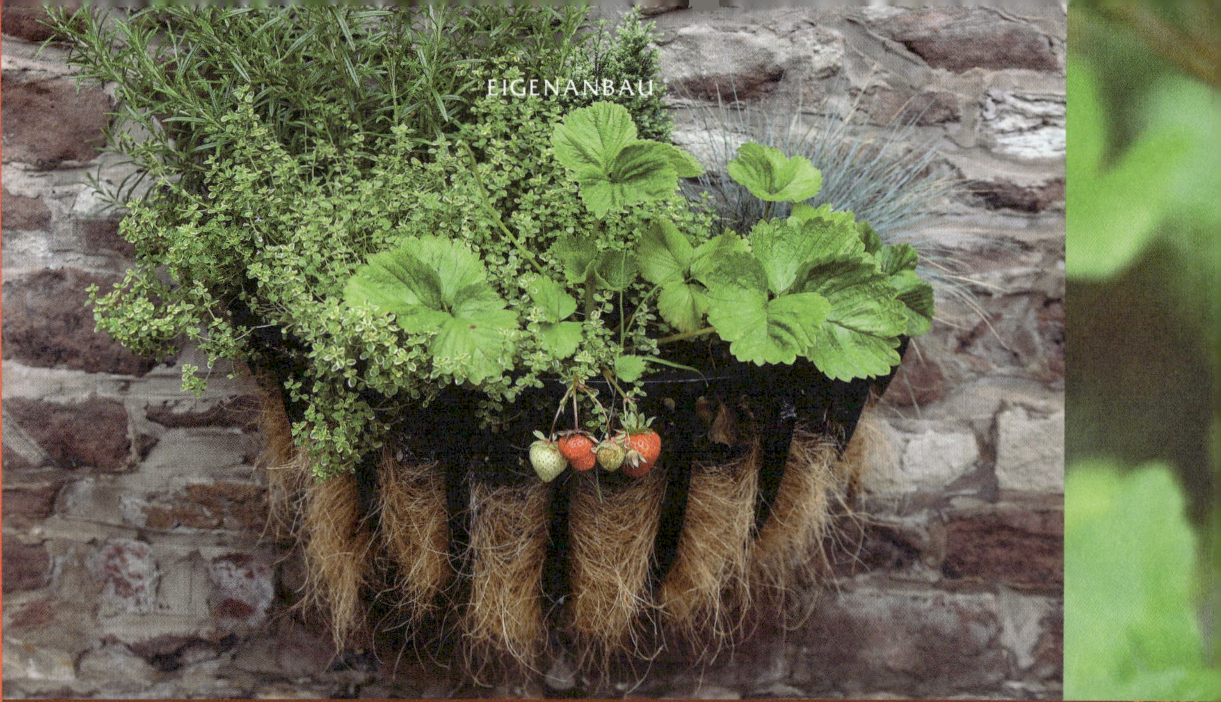

Für das Salatdressing nimmt man vielleicht etwas Rosmarin, etwas Thymian, etwas Schnittlauch.

Wie viel kostet ein kleiner Topf mit Kräutern im Supermarkt? Nicht der Rede wert. Die Kräuter wachsen monate-, vielleicht jahrelang. Sie sehen schön aus, riechen fein, schmecken gut. Also warum eine getrocknete Kräutermischung verwenden, wenn man die volle Pracht auf der Fensterbank haben kann?

In diesem Buch geht es auch darum, wie etwas riecht oder schmeckt. Wer schon einmal eine Rosmarinnadel zwischen den Fingern zerrieben hat, kennt diesen starken, wunderbaren, elementaren Duft.

Rosmarin wächst hierzulande gut, obwohl die Pflanze eigentlich aus der Mittelmeerregion kommt. Sie hat erstaunlich kräftige, intensiv riechende Zweige und Nadeln, und sie überlebt viele Wetterlagen.

Wissenschaftler haben herausgefunden, dass Rosmarin antiseptisch wirkt und auch ein »kognitives Stimulans« ist, das die Gedächtnisleistung verbessern kann.

Spricht man über Geschmack, denkt man zunächst an den Mund, mit dem man etwas schmeckt. Dabei ist interessant, wie wichtig auch der Geruchssinn für das Schmecken ist, und wie viele spezifische Aromen es gibt.

Wer schon einmal mit geschlossenen Augen an Rosmarin geschnuppert hat, wird dieses wunderbare Aroma kaum wieder vergessen. Dasselbe gilt für Lavendel, Thymian, Salbei, Majoran, Lorbeerblätter … alles einzigartige Aromen. Wer zum ersten Mal selbst Kräuter zieht, sollte mit Rosmarin, Thymian, Petersilie und Basilikum anfangen – ab und zu einige Spritzer Wasser, mehr nicht.

Auch beim Anbau von Beeren kann man kaum etwas falsch machen, denn sie kommen jedes Jahr wieder – wild wachsen sie in Hecken und in der Nähe von Feldern, Wäldern und Parks. Sie benötigen nicht viel Pflege, müssen nur ab und zu ein wenig beschnitten und ausgedünnt werden. Mit der Zeit wächst auch die Erfahrung.

Sind Beeren reif, müssen sie so schnell wie möglich gepflückt (und im Wasserbad gereinigt) werden – nach einer Nacht sind sie oft schon verdorben. Da man Beeren jederzeit im

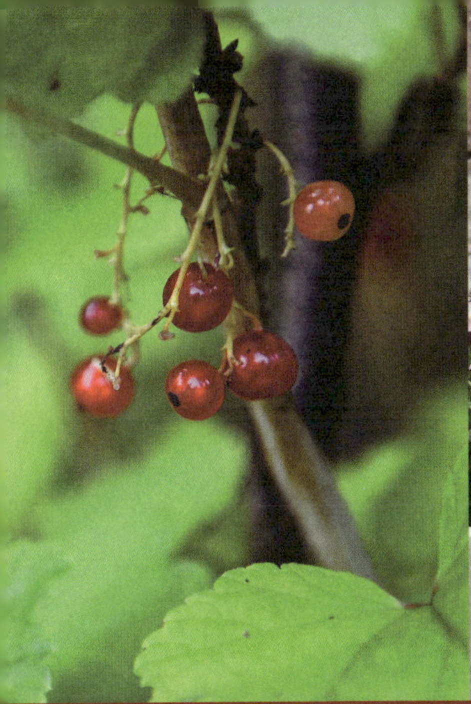

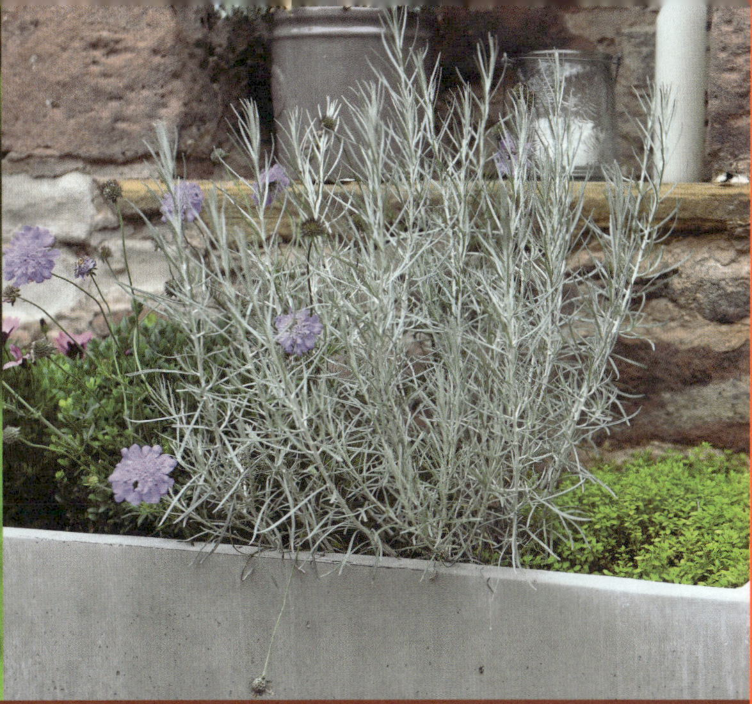

Supermarkt kaufen kann, vergisst man häufig, dass in der Natur zuerst die Erdbeeren, dann die Himbeeren, dann die Brombeeren reifen, wobei die Farben im Laufe des Jahres immer dunkler werden.

Erdbeeren sind zunächst weiß, färben sich dann gelb und langsam rot, die Himbeeren genauso – sie hängen weiß am Zweig und werden dann rot. Brombeeren sind zuerst rot und färben sich dann schwarz.

Apfel-, Birnen- und Kirschbäume tragen jedes Jahr neue Früchte – es geht einfach immer weiter –, nicht so beim Gemüse. Lauch oder Radieschen zum Beispiel wachsen nur in dem Jahr, in dem sie gepflanzt worden sind, und wenn man den Lauch aus der Erde gezogen hat, war's das. Das unterscheidet das Obst vom Gemüse.

Ich empfehle auf jeden Fall einen Versuch mit Tomaten. Wer keine Lust hat, Samen zu kaufen und selbst Pflanzen zu ziehen, kann in jedem Gartencenter Tomatensetzlinge erstehen und sie zu Hause in einen Topf pflanzen. Pflanzerde gibt es sackweise recht günstig zu kaufen.

Die Tomatenpflanzen sollten regelmäßig gegossen werden – aber nicht von oben, denn sie vertragen keinen Regen – und los geht's. Nach ein paar Wochen fangen sie an zu wachsen und zu wachsen. Vielleicht müssen sie mit einem kleinen Stock abgestützt werden, und ab und zu sollte man die Blätter zurückschneiden, falls sie zu buschig werden – das ist alles.

Bald schon hat man dann Tomaten im Pflanzkübel und Erdbeeren, die über die Balkonbrüstung ranken. Will man Kartoffeln ziehen, kauft man seine Lieblingssorte und legt sie in einen Eimer oder einen »Anzuchtbeutel« – mit einer Decke oder einem Handtuch zugedeckt. Nach ein paar Wochen sind die Kartoffeln schrumpelig, haben kleine Triebe gebildet – das kennen wir alle von übrig gebliebenen Kartoffeln in der Küche – und werden dann eingepflanzt.

Gärtnern kann die allerschönste Aktivität für die ganze Familie sein: Jedes Familienmitglied kümmert sich um etwas anderes, und eines schönen Sommertags bewundert man das gemeinsame Werk. Überall grün, und da und dort hängen ein paar schöne rote Früchte – ideal für einen Snack oder einen Salat. Das ist einfach wunderbar!«

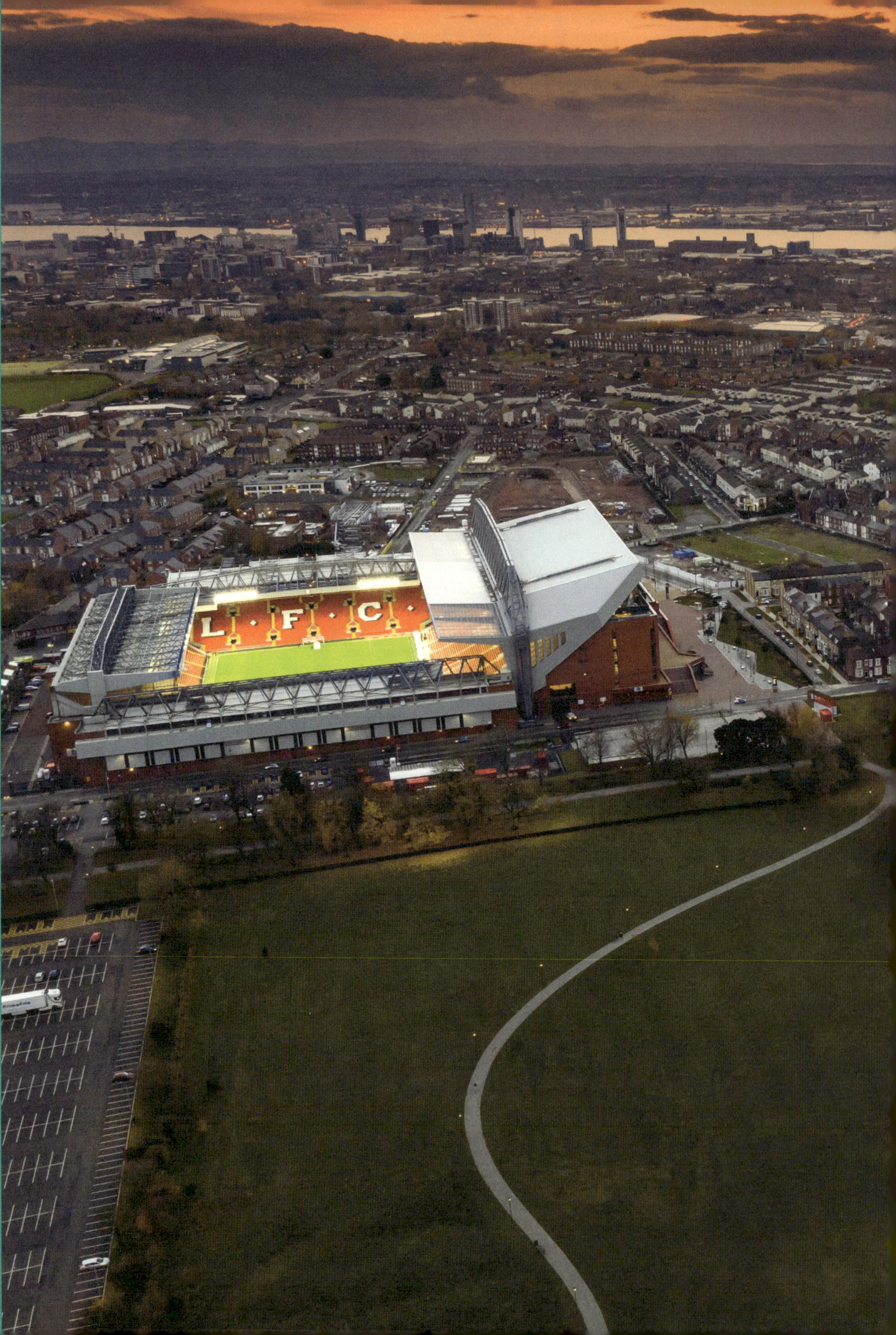
L·F·C

NACH-HALTIGKEIT

ALS SPORTINSTITUTION MIT LOKALEM HERZ UND GLOBALEM PULS WILL DER LIVERPOOL FC EINE VORREITERROLLE HINSICHTLICH VERÄNDERUNGEN EINNEHMEN UND SEINEN ÖKOLOGISCHEN FUSSABDRUCK VERRINGERN.

Die Initiative »The Red Way« fasst alle Aktivitäten des Vereins auf dem Gebiet der Nachhaltigkeit zusammen. Zum Beispiel wird die gesamte Energie aus erneuerbaren Quellen gewonnen. Wenn in Anfield also die Lichter angehen, belastet das nicht den Planeten. Weiter werden sämtliche Kartonagen wiederverwertet, und alle Catering-Verpackungen sind zu hundert Prozent biologisch abbaubar. Zur LFC-Ethik gehört auch die Abfallvermeidung: So werden Lebensmittelabfälle in grüne Energie umgewandelt, es wird Regenwasser für die Pflege der Spielfelder gesammelt, es gibt ein autarkes Bewässerungssystem, und Brauchwasser wird für ein Fahrzeugwaschsystem wiederverwendet. Außerdem ist der Verein CO_2-neutral dank der Gartenfläche in der Größe eines Fußballfeldes und den damit verbundenen Aktivitäten wie dem Gemüseanbau für den Verzehr in Anfield sowie dank der 635 neu gepflanzten Bäume und den 6000 Pflanzen im AXA Training Centre.

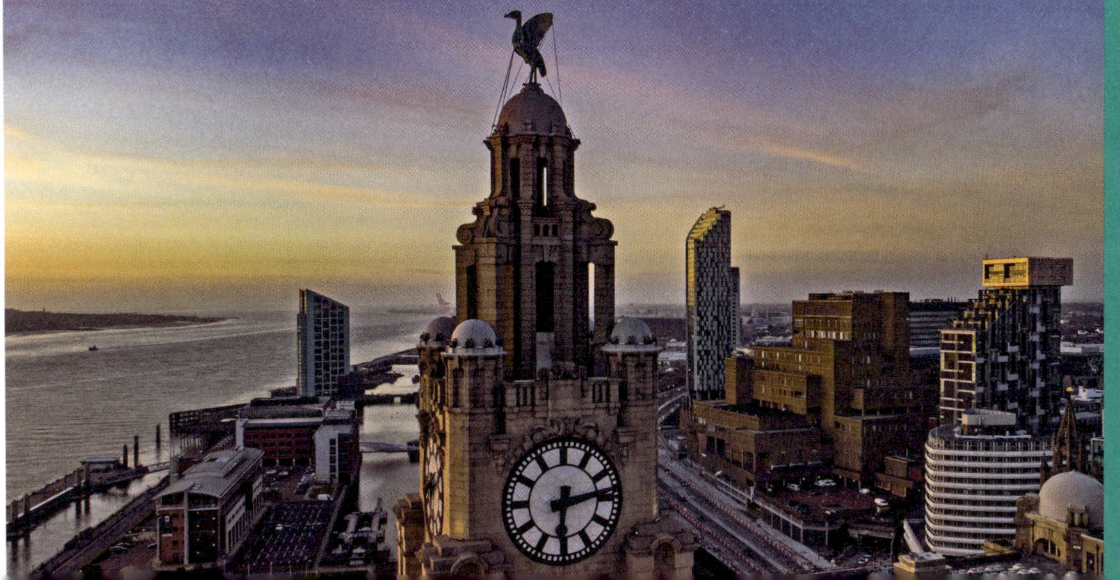

WIR KÖNNEN ALLE UNSEREN BEITRAG LEISTEN

»Für mich ist das Hauptanliegen dieses Kapitels, den Familien und jungen Lesern zu vermitteln, dass wir als LFC-Familie die Pflicht haben, den Planeten zu schützen und eine nachhaltige Lebensweise zu fördern – und dass wir alle unseren Beitrag dazu leisten können.

Es geht nicht darum, den Menschen vorzuschreiben, was sie zu tun haben – sondern darum zu zeigen, dass manchmal kleine Dinge schon eine große Wirkung entfalten können.

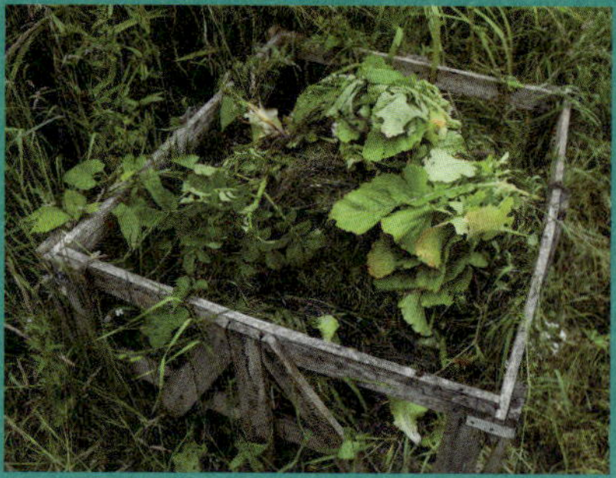

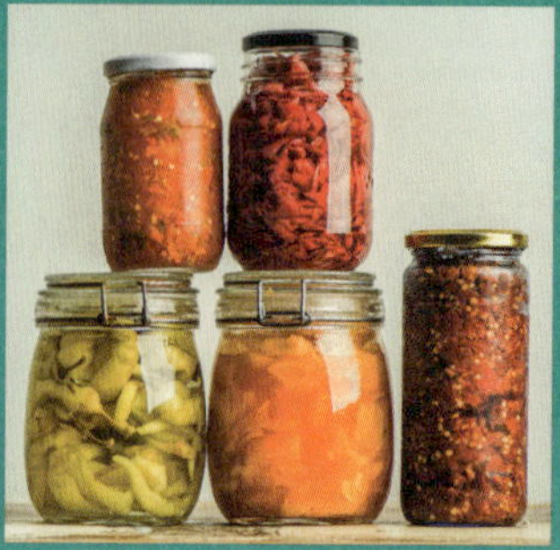

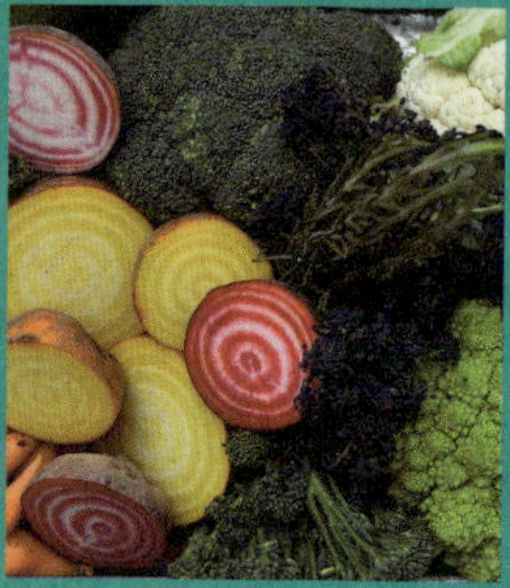

- Werft Gläser nicht einfach weg – sie können zur Aufbewahrung oder zum Fermentieren oder sogar zum Züchten von Pflanzen verwendet werden, und sie sehen toll aus.
- Kauft möglichst unverpacktes Obst und Gemüse, Lebensmittel, die in recycelbares Papier, Pappe, Dosen oder Behältern verpackt sind.
- Werft noch einmal einen Blick auf die Gemüsereste im Kühlschrank – sie lassen sich für viele leckere Rezepte verwenden!
- Gewöhnt euch an, überall eine wiederverwendbare Flasche oder einen Behälter für Wasser, Fruchtsaft oder andere gesunde Getränke mitzunehmen. Denkt daran: trinken, trinken, trinken!
- Verwendet für euren Lebensmitteleinkauf nur eine wiederverwendbare, plastikfreie Tasche – nicht vergessen, sie auch mitzunehmen!
- Geht in den Supermarkt und kauft mehr frische, regionale und saisonale Lebensmittel ein. Und denkt darüber nach, weniger Fleisch zu essen – vielleicht nur an ein oder zwei Tagen in der Woche.
- Probiert auch einmal Fleisch aus Weidehaltung, mit Grasfütterung aus regionaler und ethisch vertretbarer Haltung aus. Beachtet die Angabe des Herkunftslandes und das Nachhaltigkeitssiegel.
- Haltet in Secondhand-Läden nach Vintage-Kleidung und anderen nützlichen Dingen zu günstigen Preisen Ausschau. Und lernt, wie man eine zerrissene Jeans flickt!
- Geht zum Sport oder zum Einkaufen öfter zu Fuß oder nehmt das Fahrrad.
- Sprecht mit den Großeltern oder Angehörigen der älteren Generation – ihr werdet überrascht sein, wie viele nützliche Tipps sie für das Recycling und die Abfallvermeidung haben.

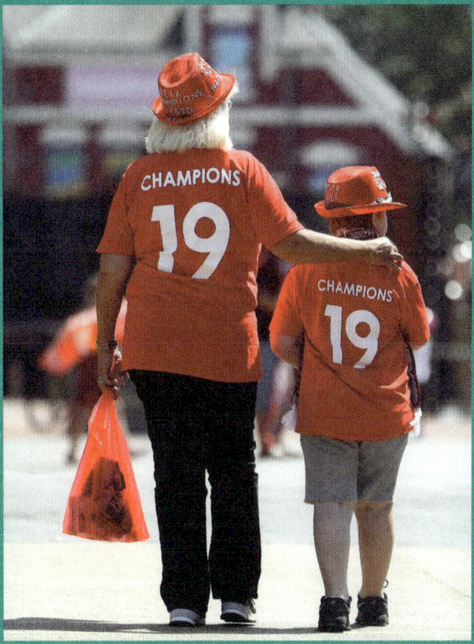

Diese Tipps beziehen sich auf all das, worüber wir in diesem Buch gesprochen haben: Woher Lebensmittel kommen, wie sie angebaut werden, wann man sie essen sollte, welche gesundheitlichen Vorteile sie bieten und warum man versuchen sollte, sie mehr zu schätzen und zu respektieren.

Das ist nicht immer einfach, aber sobald man selbst mit dem Gärtnern anfängt, merkt man, was dafür notwendig ist – wie viel Sonnenlicht, Wasser, Pflege – und wie viel Spaß es machen und Befriedigung es geben kann (manchmal natürlich auch ein bisschen Frustration).

Wenn ihr die Mahlzeiten so plant, dass Lebensmittelabfälle vermieden werden, und wenn ihr vernünftig einkauft, tragt ihr zur Nachhaltigkeit bei.

Heute sind in allen Lebensbereichen Verbesserungen zu beobachten: von der Einführung von Elektro- und Hybridautos bis hin zur Abschaffung von Plastiktüten in Supermärkten.

In vielen Ländern der Welt sind sich die Menschen der Umwelt und des Klimas viel stärker bewusst als früher. Mit ein bisschen mehr Engagement – und sei es nur eine Kleinigkeit, wie Kaugummi nicht auf den Boden zu schmeißen – kann jeder etwas verändern.

Man ist heute sehr verwöhnt, da Lebensmittel aus allen Teilen der Welt das ganze Jahr über verfügbar sind. Es ist noch gar nicht so lange her, dass der Anblick einer Ananas im Supermarkt eine absolute Sensation war!

Ob man im Dezember, Februar oder Juni einkaufen geht, es gibt immer superrote Erdbeeren, grünen Spargel, perfekte Bananen, schöne Beeren und so weiter. Eine unglaubliche Logistik steckt dahinter, wenn man es recht bedenkt!

Aber man sollte nicht die vom Menschen verursachten Umweltkosten und -schäden vergessen. Man denke nur an die Flugkilometer und CO_2-Emissionen, die für den Transport von Millionen von Avocados – die in der Tat ein »Superfood« und sehr gefragt sind – rund um die Welt anfallen, sowie an die Waldflächen und die dort lebenden Tiere, die vernichtet werden, um die Nachfrage für den Avocadokonsum zu decken.

Müssen wir Avocados essen, um Fußball zu spielen? Ich meine nein.

Oder man stelle sich den »Wasser-Fußabdruck« von Fleisch vor – mehr als 15 000 Liter werden benötigt, um ein Kilogramm Rindfleisch zu produzieren. Vergleicht das mit den 280 Litern Wasser, die zum Beispiel für den Anbau von 1 Kilo Erdbeeren benötigt werden, oder mit den 110 Litern für 1 Kilo Tomaten.

Es heißt, dass derzeit 14,5 Prozent der weltweiten Treibhausgasemissionen aus der Haltung und Verarbeitung von Tieren stammen. Ich verlange keinesfalls einen vollständigen Fleischverzicht, aber eine ausgewogenere Ernährung wäre auf alle Fälle angesagt.

Im Westen lebt man in recht großzügigen Verhältnissen – obwohl die Tafeln hier ebenfalls eine traurige Notwendigkeit sind –, und manchmal wird vergessen, wie privilegiert viele von uns sind. Aber gemeinsam können wir eine große Veränderung zum Besseren bewirken.

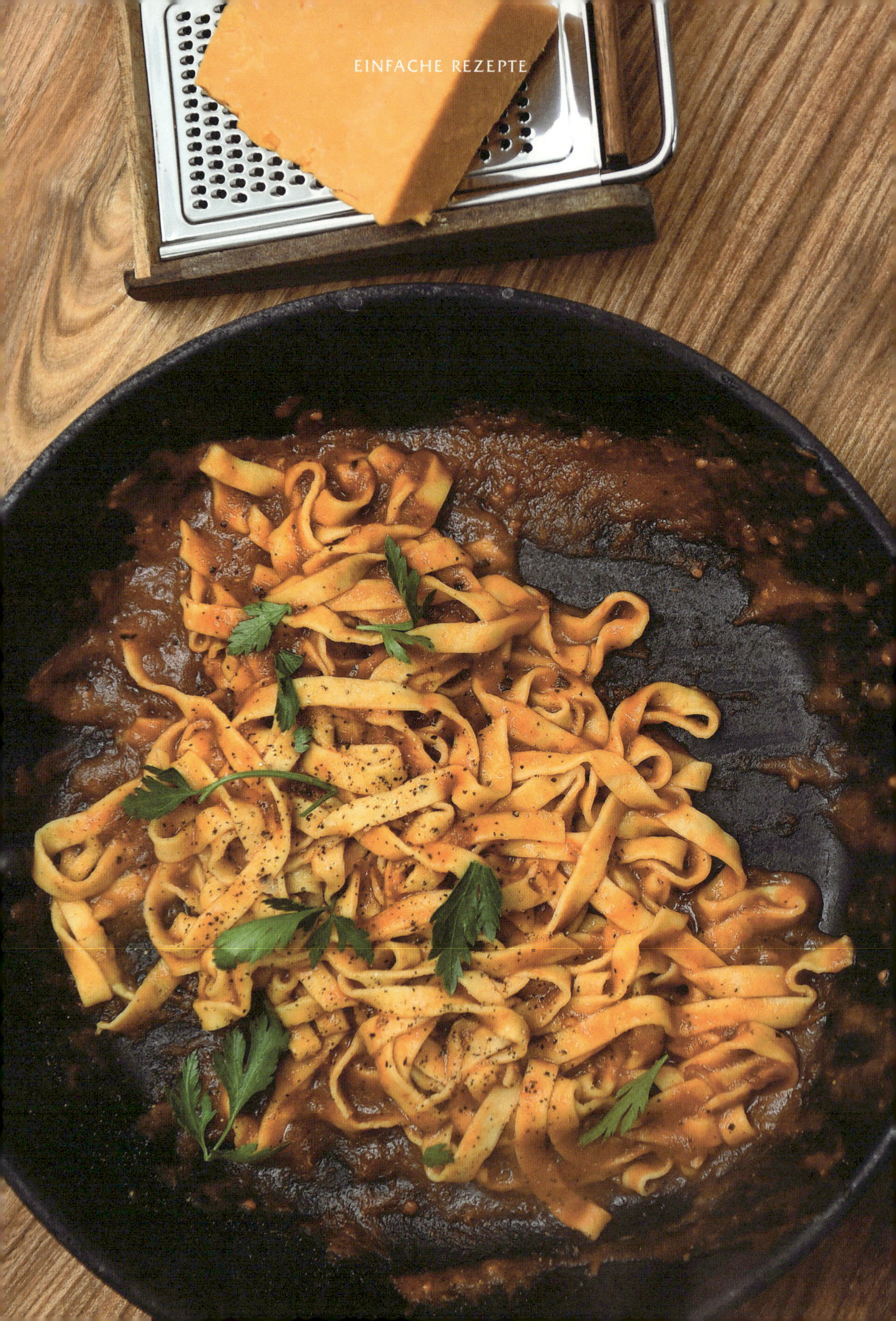

GESUND UND LECKER

EINFACHE REZEPTE

NEUNZEHN FARBENFROHE UND KÖSTLICHE REZEPTE, INSPIRIERT VON DEN BELIEBTESTEN GERICHTEN DER LFC- SPIELER

»Wir haben uns bemüht, die Rezepte einfach und preiswert zu gestalten«, sagt Mona. »Wir verwenden frische, gesunde und saisonale Zutaten, die man gut vor Ort kaufen kann. Alle Rezepte sind sehr bunt und sollten gut schmecken!

Wir möchten zeigen, wie wir Mahlzeiten – sei es eine Mahlzeit für die ganze Familie oder einen Snack für junge Fußballer – vorbereiten und zubereiten, ohne zuvor für einzelne Zutaten in viele verschiedene Geschäfte rennen zu müssen und ohne eine Chaos-Küche zu hinterlassen.

Manchmal lohnt es sich, eine Mahlzeit im Voraus zu planen und ein paar praktische und logistische und zeitsparende Entscheidungen zu treffen. Ich rate immer dazu, lieber zu Hause eine am Vortag zubereitete Mahlzeit mit viel Gemüse zu essen, als in ein Fast-Food-Restaurant zu gehen.

Die Kantine in Kirkby gleicht eher einem Marktplatz, auf dem sich die Spieler ihr Essen wie an einem Buffet zusammenstellen können. Einige der hier vorgestellten Rezepte ähneln den Mahlzeiten der Spieler, sind nur etwas stärker auf die Bedürfnisse einer Familie ausgerichtet.

Es gibt die »9:30 Uhr«-Mahlzeit, die so heißt, weil wir sie den Spielern normalerweise abends um diese Zeit servieren, um die Regeneration zusätzlich zu unterstützen.

Es ist eine Art Sojajoghurt mit verschiedenen Sorten von Granola und Beeren darauf – mit viel Liebe zubereitet!

Dieses Gericht ist beim LFC richtig berühmt, und wenn Jordan Henderson nach einem »9:30« fragt, weiß jeder, was er meint. Aber es passt auch prima morgens zum Frühstück oder als Mittagssnack in der Schule.

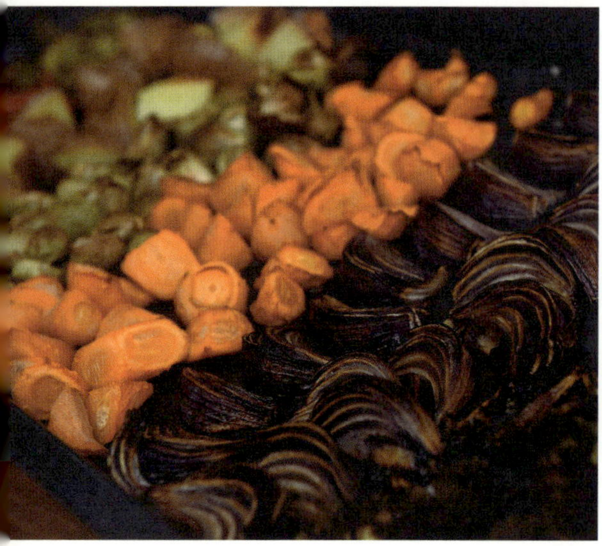

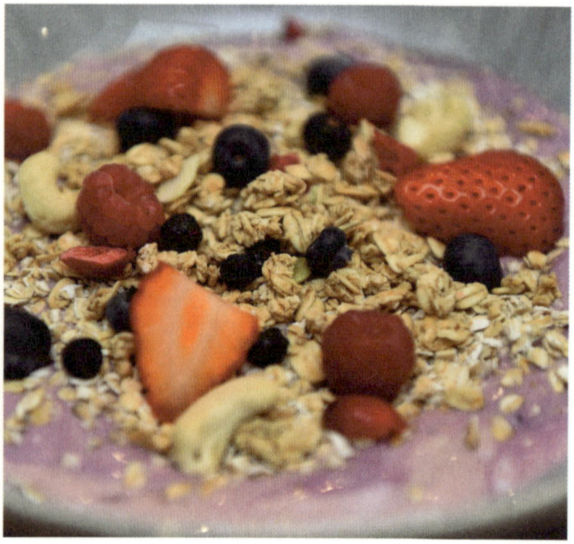

Eines meiner Lieblingsgerichte ist das Buttermilchhähnchen. Man steckt ein ganzes Hähnchen samt Buttermilch (etwa eine Tasse) in einen großen Zip-Beutel und fügt nach Belieben ein wenig Salz und Limetten- oder Zitronensaft hinzu.

Dann lässt man es über Nacht im Kühlschrank ziehen, wodurch das Hähnchen schön saftig wird und eine wunderbare Würze bekommt. Danach kommt es auf einem Backrost in den Backofen. Dazu schneidet man zum Beispiel Möhren, Kartoffeln, Rosenkohl, Brokkoli, Blumenkohl klein und legt alles auf ein Backblech, träufelt etwas Olivenöl darauf, streut Salz und Pfeffer darüber und schiebt das Gemüseblech unter das Hähnchen in den Ofen. Nun wird alles 180 °C 90 Minuten lang gebraten – genauso lang wie ein Fußballspiel!

Während des Bratens wird die Haut durch die Buttermilch schön knusprig und der Bratensaft tropft vom Huhn auf das Gemüse, das auf diese Weise besonders würzig wird. Schon hat man eine komplette Familienmahlzeit mit viel Gemüse, die sich einfach zubereiten lässt und keine große Sauerei hinterlässt!

Ein anderes Lieblingsgericht der Spieler ist der vielseitige LFC-Tomaten- Sugo [Soße], ein echter Renner auf dem Kirkby-Speiseplan!

Man kann den Sugo in größeren Mengen zubereiten und einfrieren. Ist die Zeit mal knapp, taut man ihn einfach auf. Eignet sich sogar als eine Art Salsa für Dips, dafür einfach ein paar gehackte Tomaten zufügen.

Mit dem Hähnchen kombiniert ergibt der Sugo ein herrliches Gericht nach mediterraner Art.

Manchmal ist es schwierig, eine gute Tomatensoße aufzutreiben, wenn die Mannschaft zu Auswärtsspielen reist. Deshalb haben wir ein »Standard«-Rezept entwickelt.

Es spricht nichts dagegen, Tomaten aus der Dose zu verwenden – eigentlich eine ideale Konservierungsmethode für Tomaten, da sie reif und saftig in die Dose kommen, lange haltbar und preiswert sind. Dabei wichtig sind jedoch das Nachwürzen und die Kochzeit. Und zu viel Knoblauch sollte auch nicht in der Soße sein, vor allem nicht an Spieltagen, weil er die Jungs zum Rülpsen bringt – obwohl, vielleicht würden die Gegner dann schneller weglaufen!

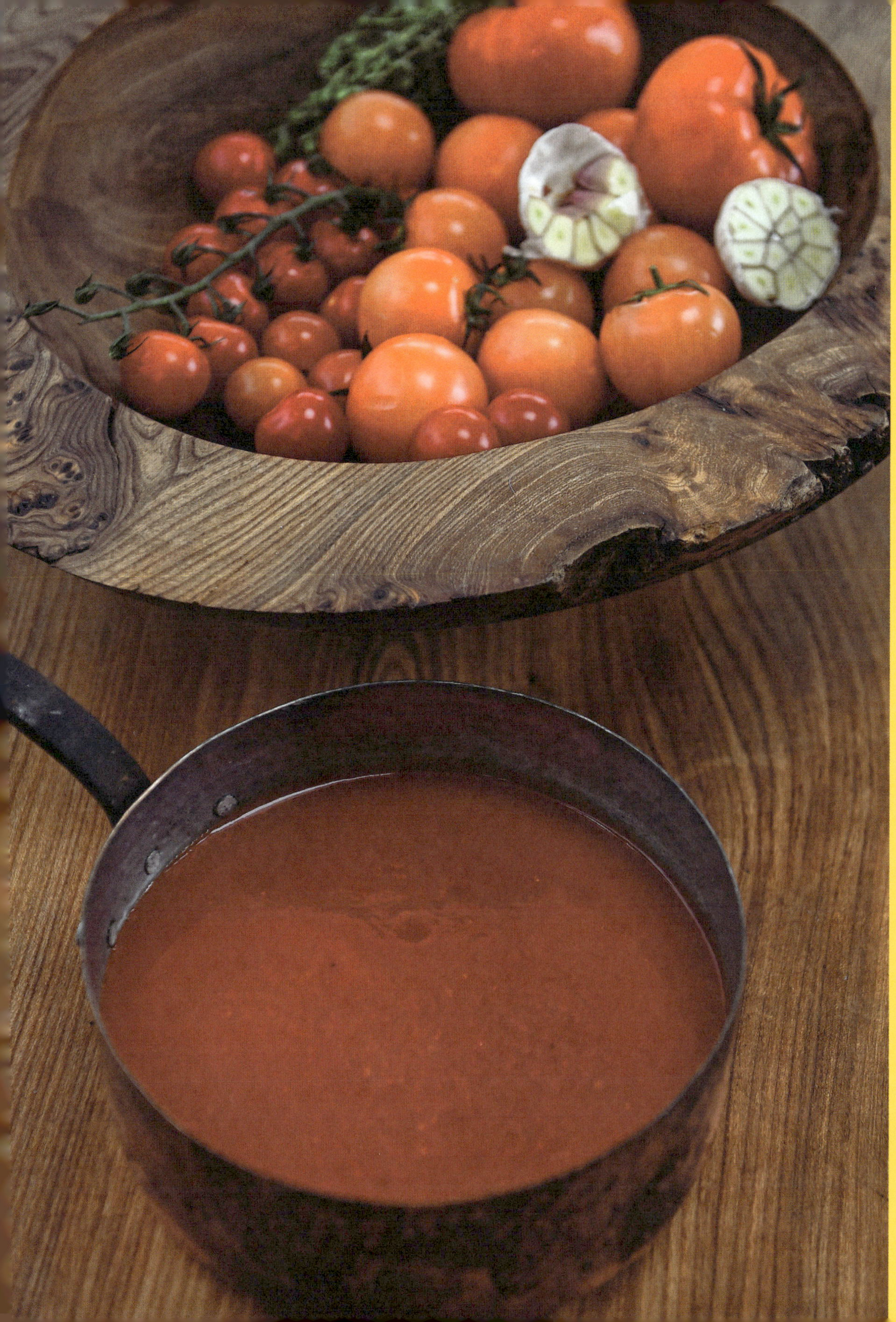

PATTY BERGER!

Veggie-Burger für zwei

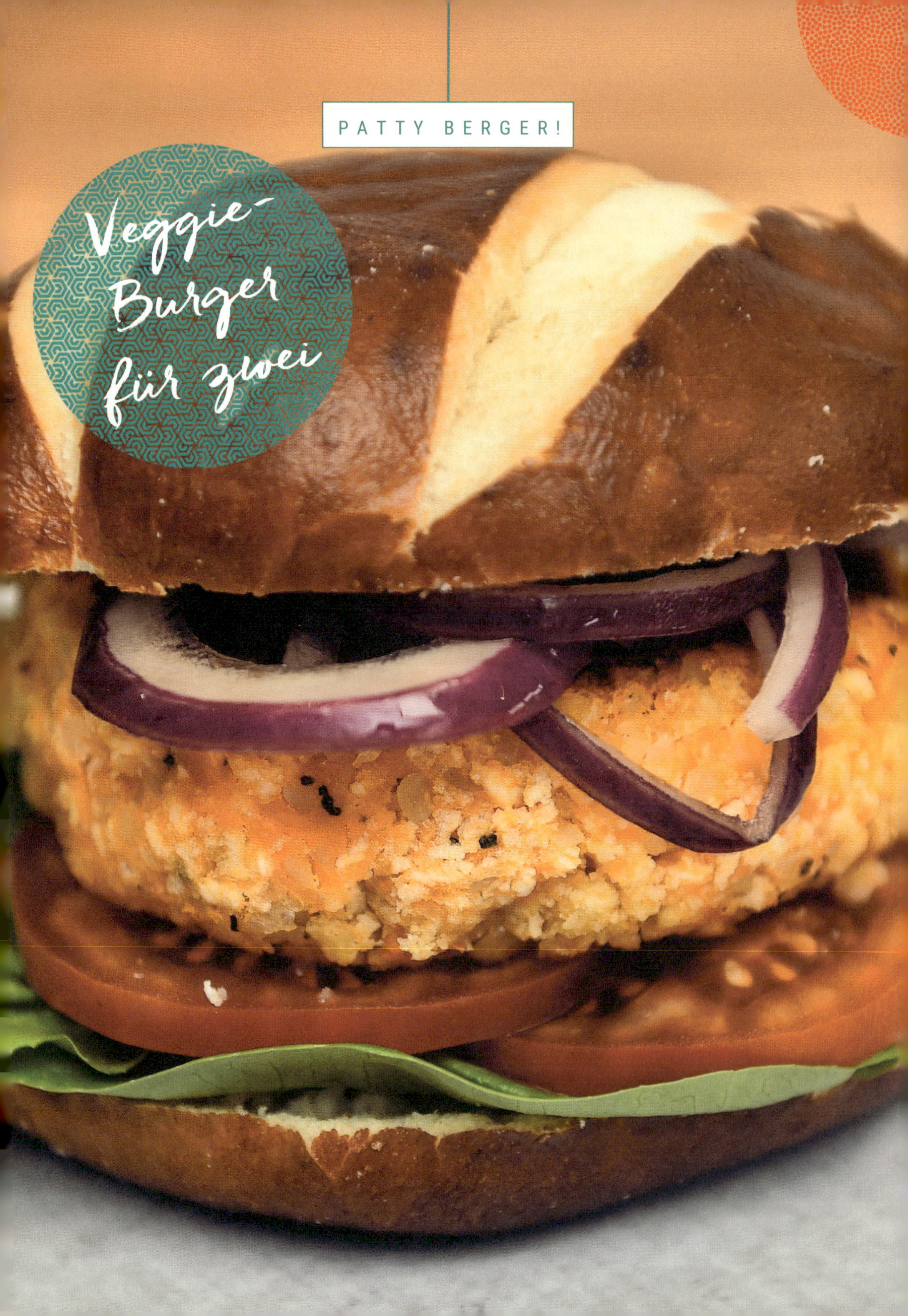

96 kcal
/ 100g

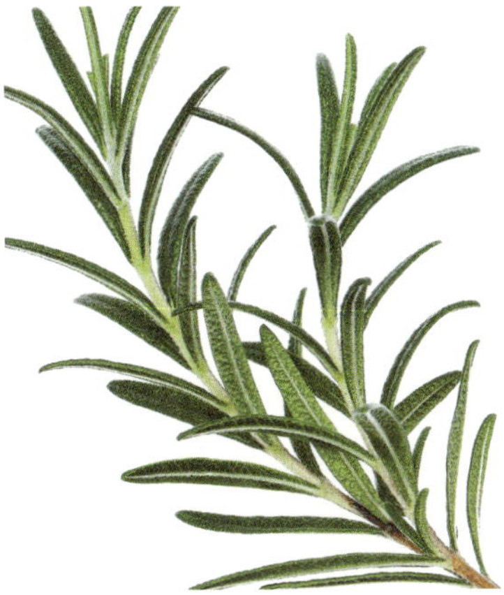

IHR BRAUCHT …

3 TL Meer-/Natur-Steinsalz
2 Süßkartoffeln (gebacken)
75 g Bulgur, Couscous oder Quinoa (gekocht)
80 g Butterbohnen oder Kidneybohnen (abgegossen)
Je 1 Prise Salz und Pfeffer
1 Zweig Rosmarin (fein gehackt)
Für die Garnierung: 1 Scheibe Tomate , 1 Blatt Salat und 1 Ring einer roten Zwiebel pro Burger
2 Brötchen nach Wahl Soße nach Wahl

IHR MACHT …

1. Den Backofen auf 180 °C vorheizen. Natur-Steinsalz auf ein Backblech streuen, die Süßkartoffeln darauflegen und weich backen.
2. Währenddessen Tomaten, Kopfsalat und Zwiebeln waschen, schneiden oder klein zupfen und das Brötchen toasten.
3. Nun die Süßkartoffeln herausnehmen und vorsichtig aufschneiden, abdampfen und auskühlen lassen.
4. Mit einem Löffel die Kartoffeln aus der Schale in eine Schüssel schaben. Bulgur/Couscous/Quinoa hinzufügen, dann die Bohnen untermischen und alles zu einem Teig kneten. Teig nach Belieben mit Rosmarin, Salz und Pfeffer würzen. Auch Chili, Currypulver oder frische Kräuter sind willkommen. Aus dem Teig mit den Händen Patties formen.
5. 2 EL Rapsöl in einer beschichteten Bratpfanne erhitzen und die Patties auf beiden Seiten schön braun und knusprig braten.
6. Alles aufeinanderschichten, mit einer Soße nach Wahl dem Veggie Burger ein grandioses Finish verpassen und genießen!

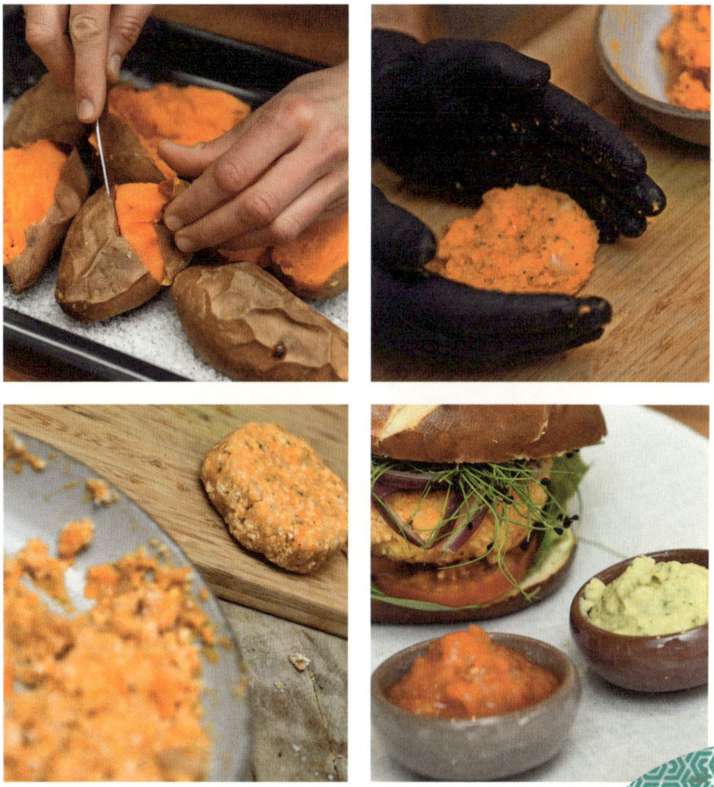

DAS PERFEKTE BRATHÄHNCHEN

93 kcal / 100g

44% PROTEIN

Buttermilch-hähnchen

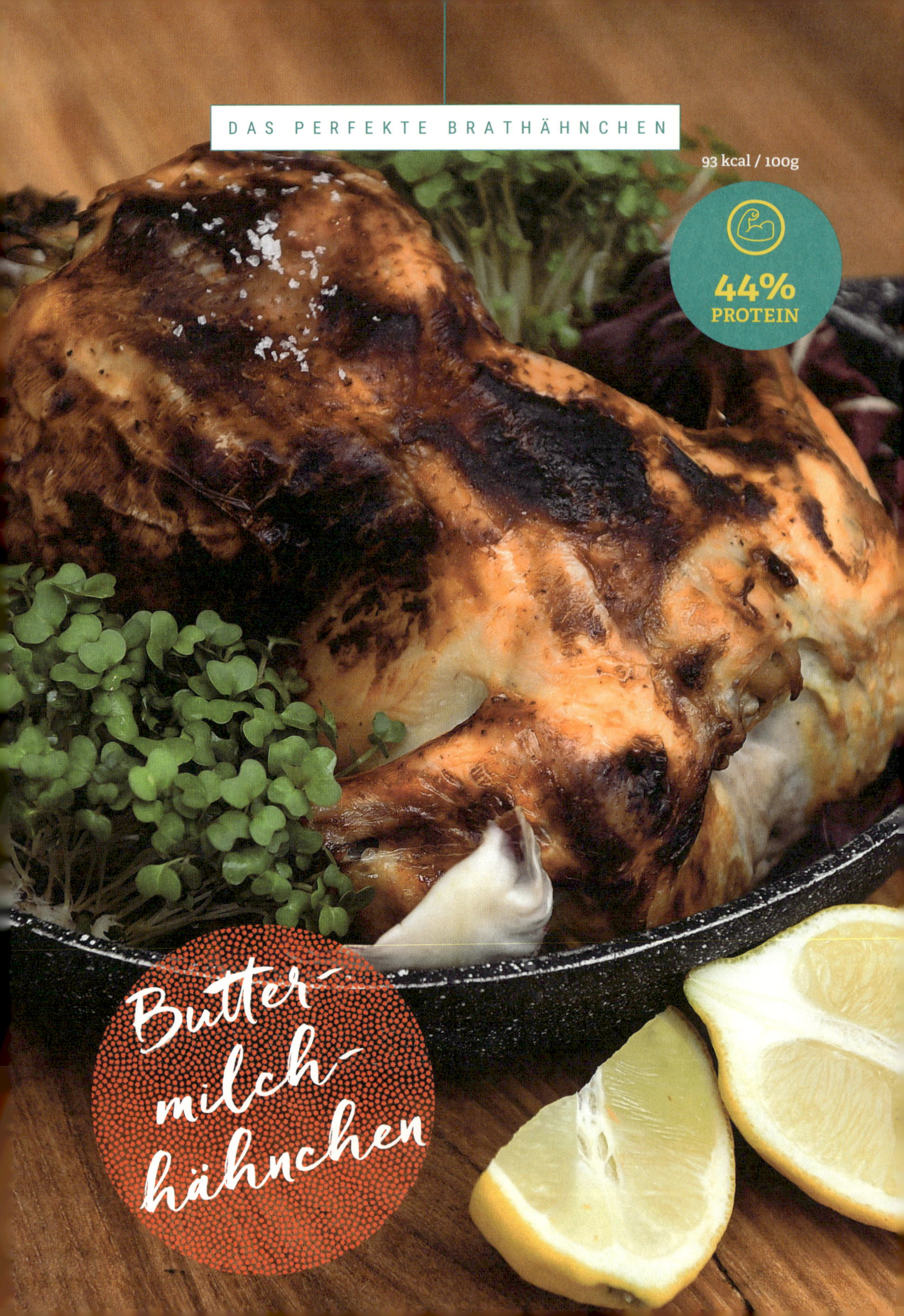

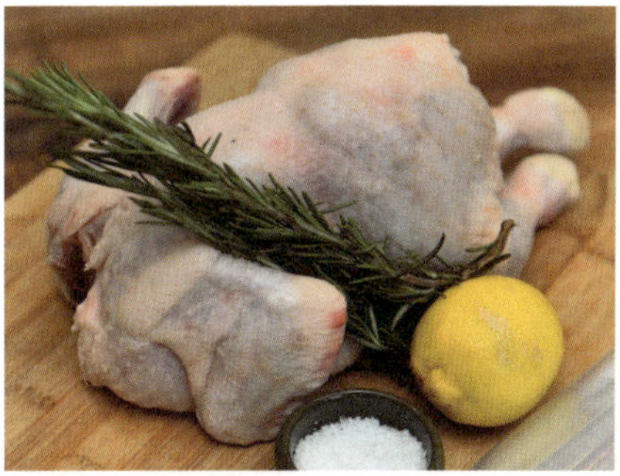

IHR BRAUCHT …

1 ganzes, bratfertiges Hähnchen
250 ml Buttermilch
Salz und Pfeffer
1 ganze Zitrone (ohne Kerne)
2 Stängel Blattpetersilie
1 XL-Zip-Beutel zum Marinieren

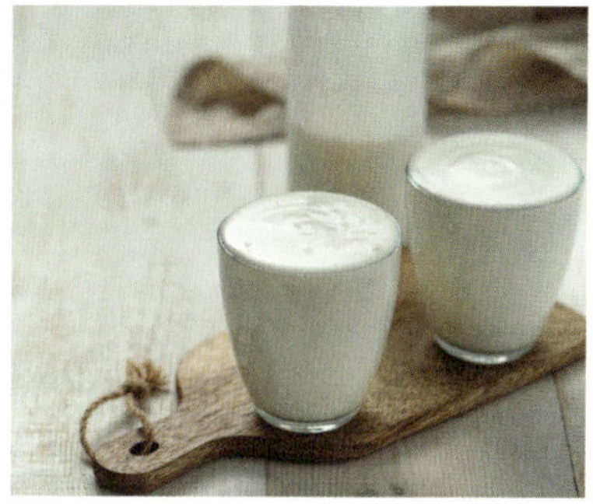

IHR MACHT …

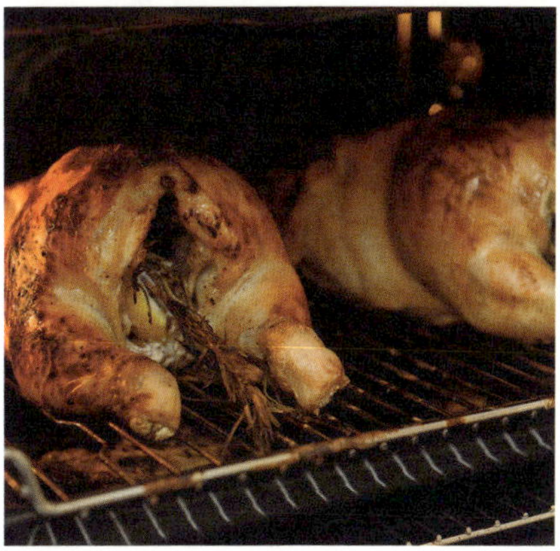

1. Die Petersilie in das Hähnchen legen, anschließend mit Salz und Pfeffer würzen und zusammen mit der Buttermilch in den Zip-Beutel stecken. Die Zitrone in grobe Stücke schneiden, den Saft in die Tüte pressen und die Zitronenstücke hinzufügen.

2. Den Beutel gut durchkneten und über Nacht im Kühlschrank ziehen lassen.

3. Den Backofen auf 180 °C vorheizen. Das Hähnchen auf einen Backrost legen, ein Backblech (idealerweise mit Regenbogen-Veggies) darunterschieben und etwa 90 Minuten lang garen. Der wohlschmeckende Saft des Hähnchens tropft auf das Blech und gibt dem Gemüse einen Extrapepp.

4. Monas Tipp: Das Hähnchen ist fertig, wenn sich die Flügel leicht ablösen lassen – der Knochen gleitet einfach heraus.

Regenbogen-Veggies

IHR MACHT …

1. Kartoffeln, Zwiebeln, Karotten schälen, Paprikaschoten, Brokkoli, Rosenkohl putzen und waschen. Alles in ähnlich große Stücke schneiden.

2. Das Gemüse auf ein Backblech geben, Olivenöl darüberträufeln und Meer- oder Steinsalz darüberstreuen.

3. Den Backofen auf 180 °C vorheizen und die Regenbogen-Veggies etwa 90 Minuten backen.

4. Monas Tipp: Das Gemüse passt hervorragend zum Buttermilchhähnchen.

IHR BRAUCHT …

3 Kartoffeln (am besten neue Kartoffeln oder Salatkartoffeln)
2 rote Zwiebeln
5 Karotten
1 rote Paprikaschote
1 grüne Paprikaschote
1 gelbe Paprikaschote
½ Brokkoli
200 g Rosenkohl
Olivenöl
Meer- oder Steinsalz

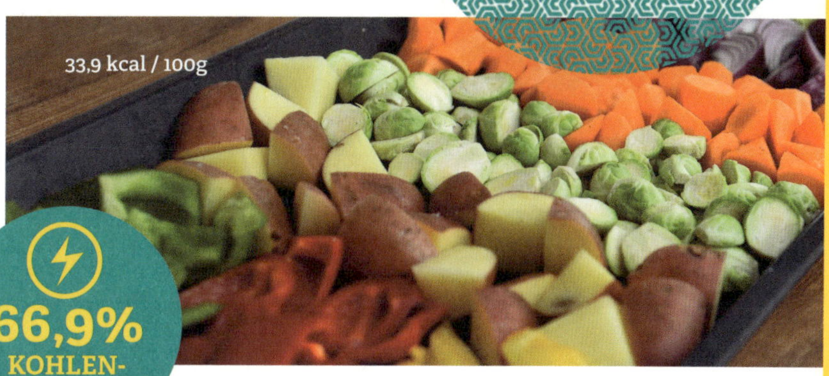

66,9% KOHLENHYDRATE

VEGGIE-HIMMEL

Familiensalat aus dem Ofen

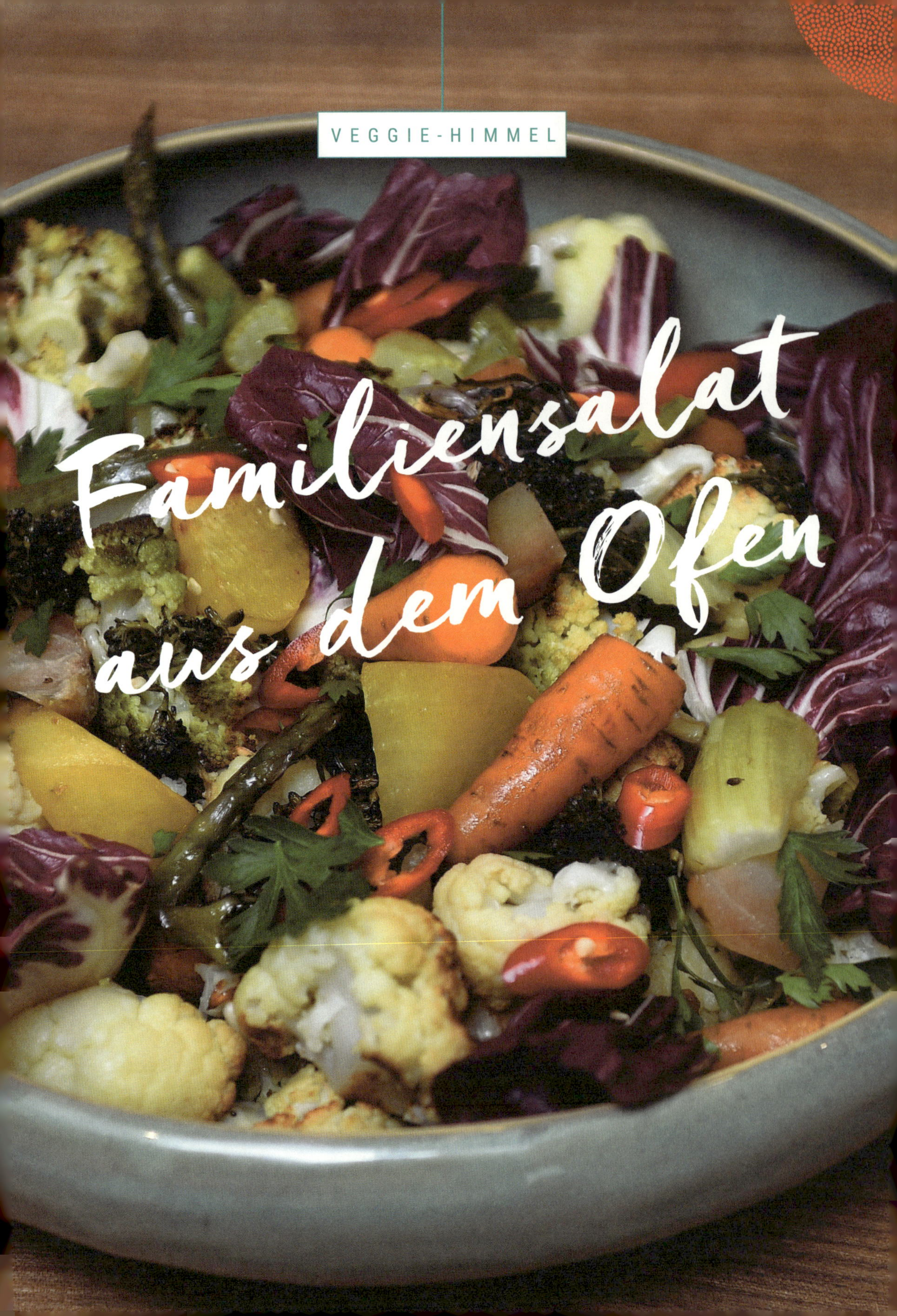

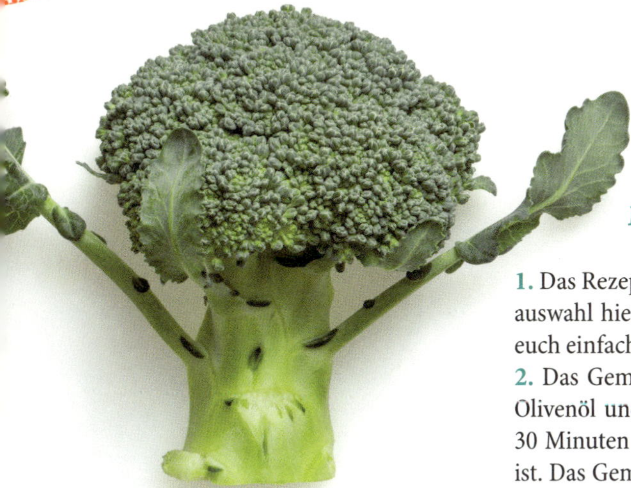

IHR MACHT …

1. Das Rezept heißt bei uns »Family Lover«. Die Gemüseauswahl hier (siehe unten links) ist nur ein Vorschlag. Lasst euch einfach von den Vorräten in eurem Kühlschrank inspirieren.
2. Das Gemüse putzen, waschen, in grobe Stücke schneiden, etwas Olivenöl und Steinsalz hinzufügen, auf ein Backblech geben, 15 bis 30 Minuten im Backofen bei 180 °C rösten, bis es leicht angebräunt ist. Das Gemüse darf noch ein bisschen knackig sein – das ist gerade das Schöne an dem Familiensalat.
3. Nun die Petersilie grob zupfen, Chilis nach Belieben entkernen, grob hacken und zusammen mit dem Gemüse in eine große Salatschüssel geben. Anschließend das Dressing hinzufügen und alles gut durchmischen.
4. Wer noch Blattsalat zu Hause hat, kann diesen zuletzt untermischen, dann bleibt er schön knackig.

IHR BRAUCHT …

1 Romanesco (eine Art grüner Blumenkohl) oder Brokkoli, falls nicht in Saison
1 Blumenkohl
1 Handvoll Stangensellerie
2 Rote Bete
2 Gelbe Bete (falls vorhanden)
1 Bund Stangenbrokkoli
1 Bund grüner Spargel
½ Radicchio
1 Handvoll Petersilie, grob auseinandergezupft
2 Chilischoten
Für das Dressing: Olivenöl, Balsamico oder Zitronensaft, Meer- oder Steinsalz

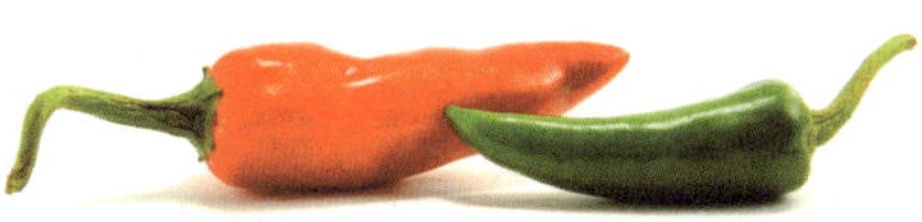

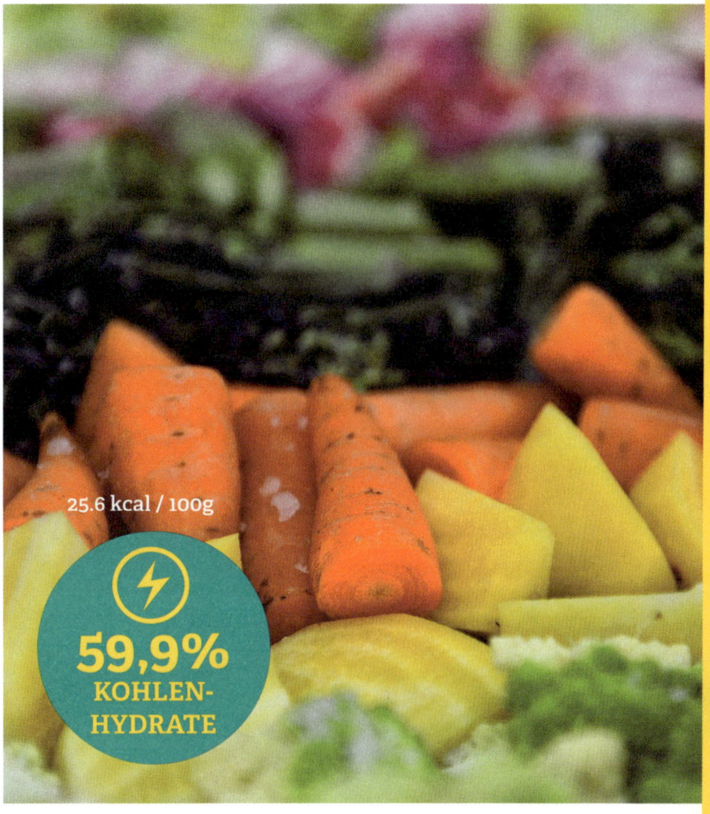

EINFACH RUNTERREISSEN

Grün-kohl-Chips

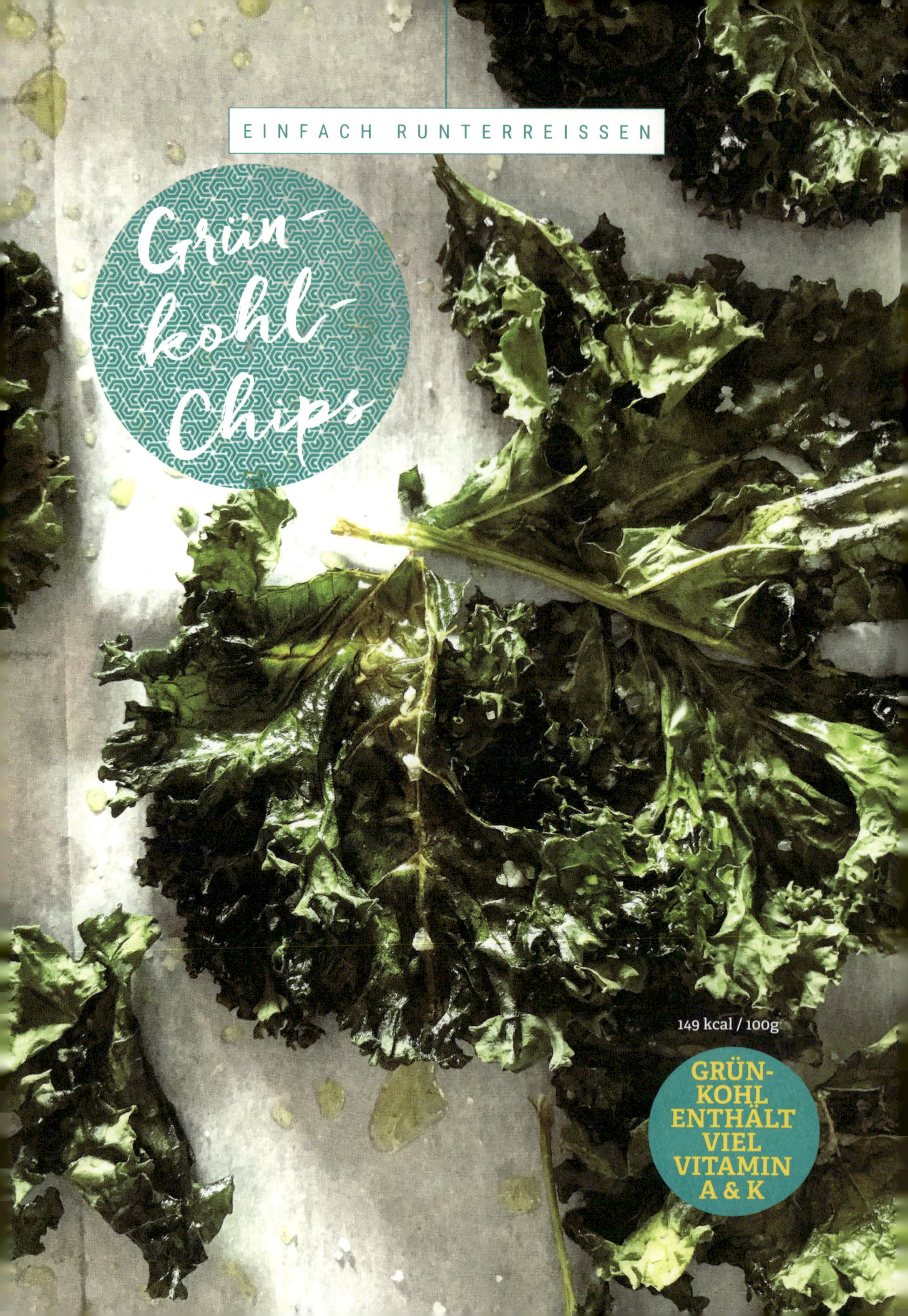

149 kcal / 100g

GRÜNKOHL ENTHÄLT VIEL VITAMIN A & K

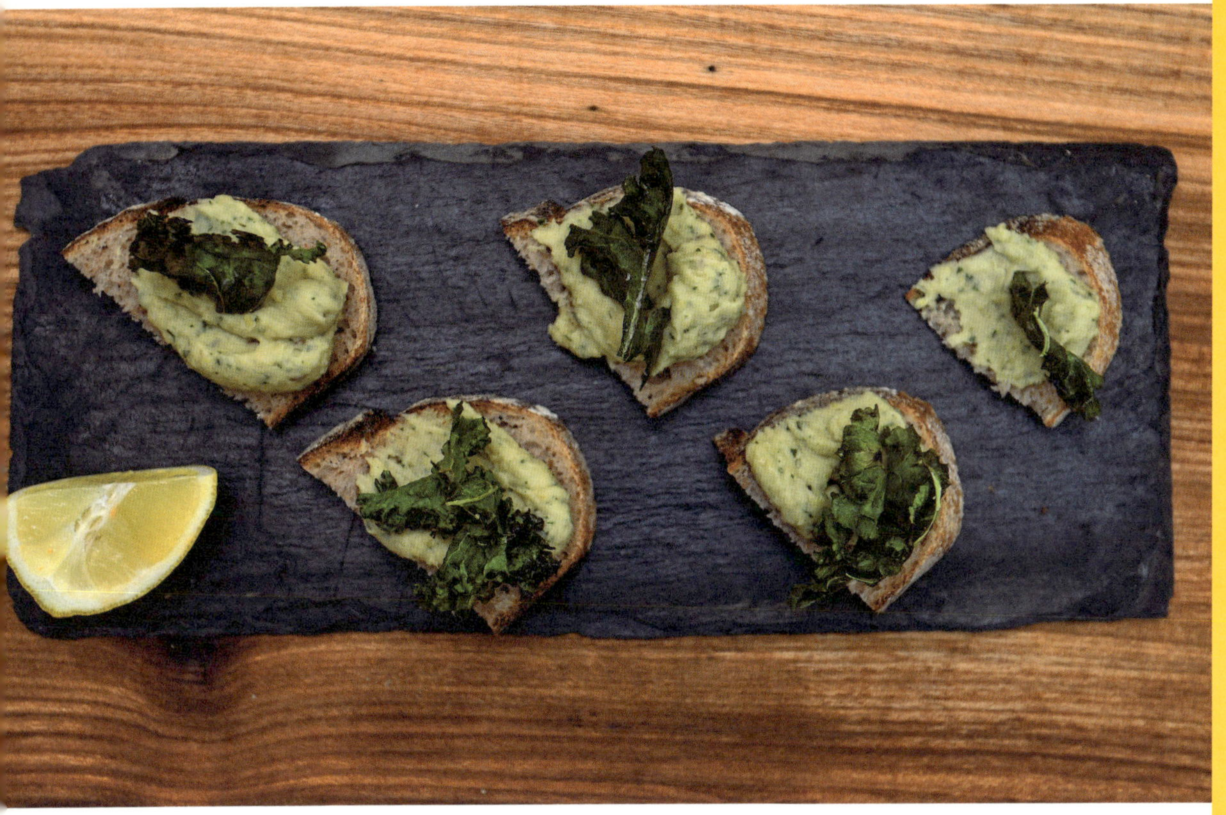

IHR BRAUCHT …

Krause Grünkohlblätter
Olivenöl
Meer-/Steinsalz und Pfeffer

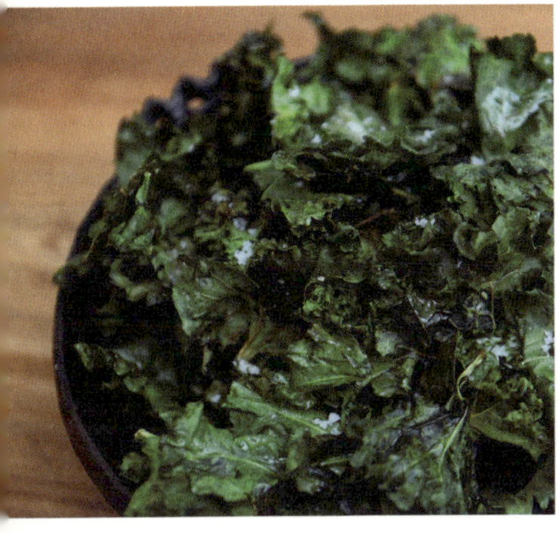

IHR MACHT …

1. Den Grünkohl putzen, waschen, in mundgerechte Stücke reißen und auf Küchenpapier trocknen lassen.
2. Den Backofen auf 180 °C vorheizen. 2 – 3 EL Öl auf ein Backblech geben, den Grünkohl darauf verteilen und alles gut durchmischen.
3. Den Grünkohl 15 Minuten rösten, dann herausnehmen, Steinsalz und Pfeffer hinzufügen und die knusprigen Chips genießen.
4. Monas Tipp: Im Sandwich oder zu einem Brotaufstrich ein echter Knüller!

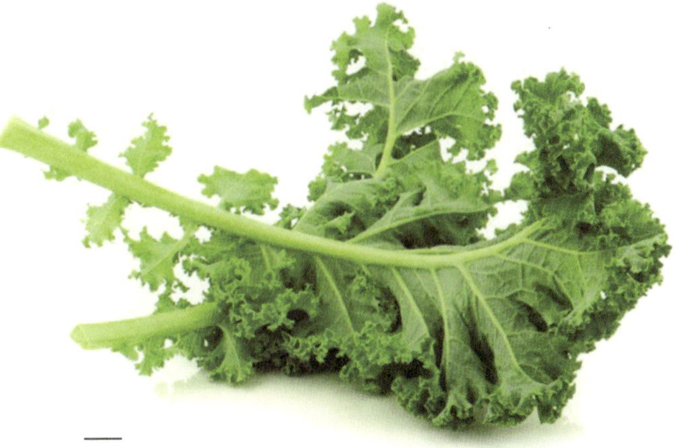

BLITZSCHNELL

Bohnenbutter

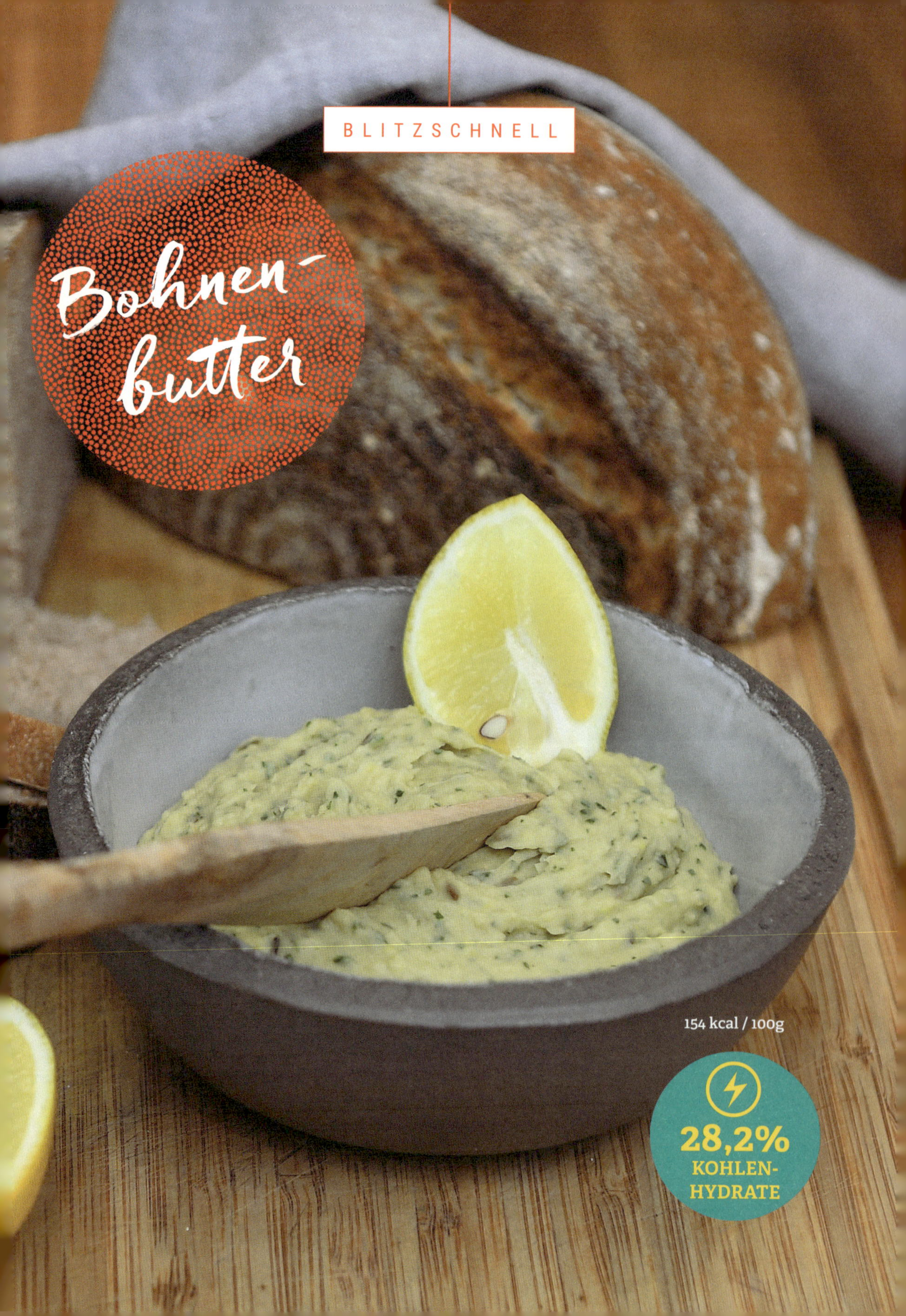

154 kcal / 100g

28,2% KOHLENHYDRATE

IHR MACHT ...

1. Die Limabohnen durch ein Sieb abtropfen lassen und in einen kleinen Handmixer geben.
2. Petersilie, Zitronenzesten, Zitronensaft, Steinsalz, Olivenöl und frisch gemahlenen schwarzen Pfeffer hinzufügen.
3. Im Mixer pürieren – das war's!
4. Diese vielseitige Bohnenbutter lässt sich in einem luftdichten Gefäß gut im Kühlschrank aufbewahren. Eignet sich als Brotaufstrich, als Belag für Cracker oder als Butterersatz, passt gut zu Pellkartoffeln oder in ein Sandwich.
5. **Monas Tipp:** Einfach probieren!

IHR BRAUCHT ...

350 g weiße Limabohnen (aus der Dose)
1 Handvoll Petersilie (gewaschen)
Schale von 1 Zitrone (in Zesten geschnitten)
Saft von 1/2 Zitrone
1 TL Meersalz/Steinsalz
50 ml Olivenöl
Schwarzen Pfeffer aus der Mühle

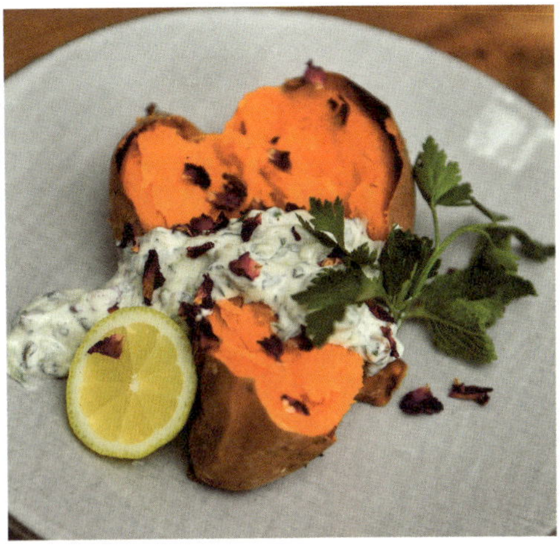

69 kcal / 100g

Star-Dip

20,2% PROTEIN

IHR MACHT ...

1. Alle Zutaten in einer Schüssel vermengen, zum Schluss den Zitronensaft hinzugeben und abschmecken – vielleicht fehlt noch etwas Salz.
2. Nach Geschmack würzen.
3. In vielen Supermärkten oder Orient-Läden findet ihr Rosenblütenblätter. Man kann auch frische Blüten verwenden. Sie verschönern den Dip, ohne das kulinarische Erlebnis zu beeinträchtigen. So oder so, dieser Dip schmeckt einfach fantastisch – versprochen!

IHR BRAUCHT ...

250 g Vollmilchjoghurt
½ Salatgurke (geraspelt)
25 g zerstoßene Walnusskerne
1 Handvoll Petersilie (fein gehackt)
1 Handvoll Schnittlauch (fein gehackt)
1 Handvoll frische Minze (fein gehackt)
Salz und schwarzen Pfeffer
Saft von 1/2 Zitrone
Optional: Rosenblütenblätter

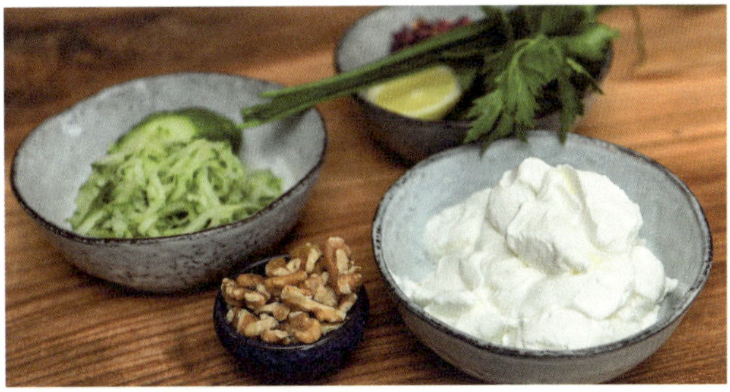

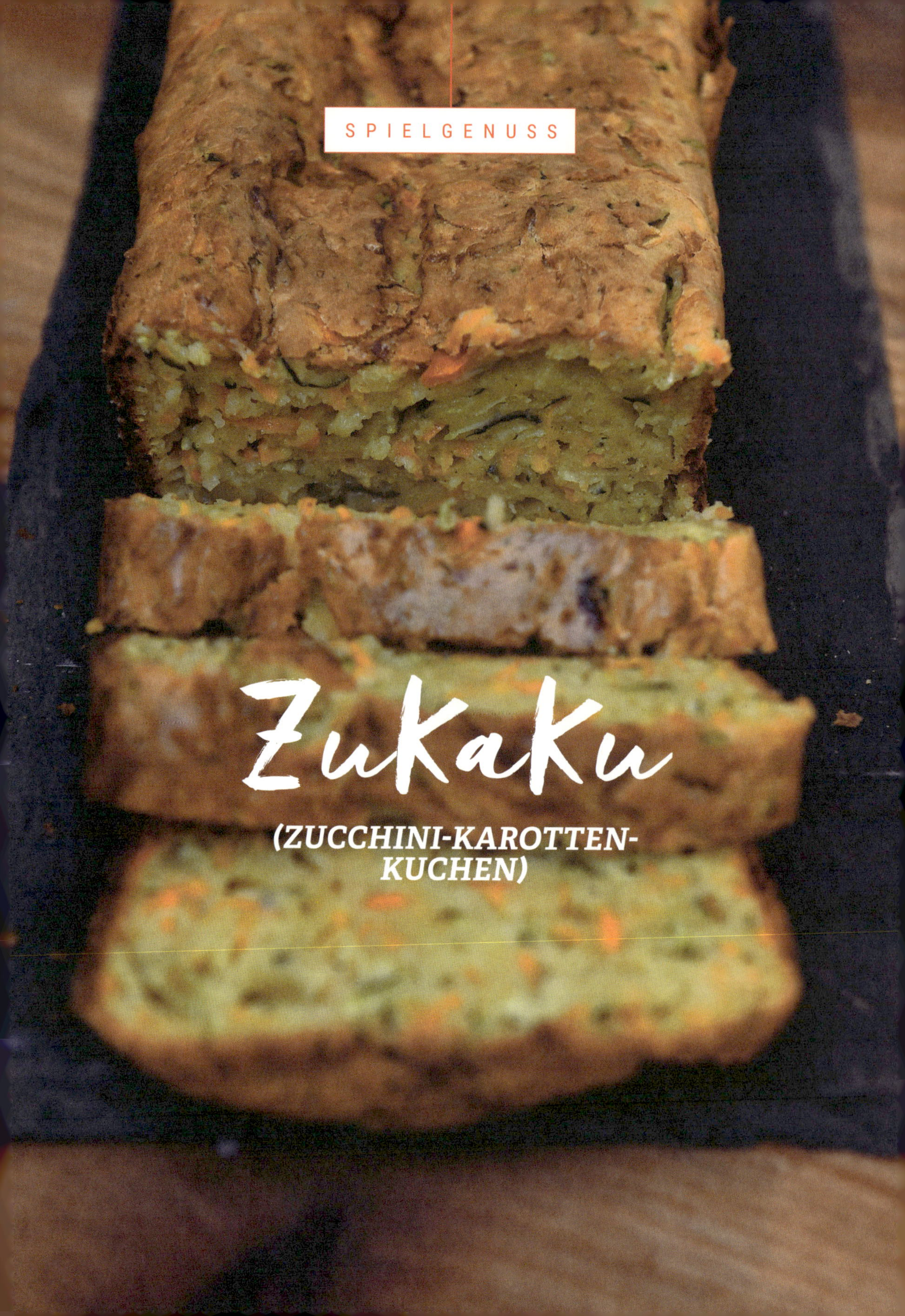

ZuKaKu

(ZUCCHINI-KAROTTEN-KUCHEN)

230 kcal / 100g

47,2% KOHLENHYDRATE

IHR BRAUCHT …

160 g Zucchini
160 g Karotten
4 Eier
50 g braunen Zucker
75 ml Olivenöl
1 Prise Meer-/Steinsalz
250 g Mehl
1 TL Backpulver

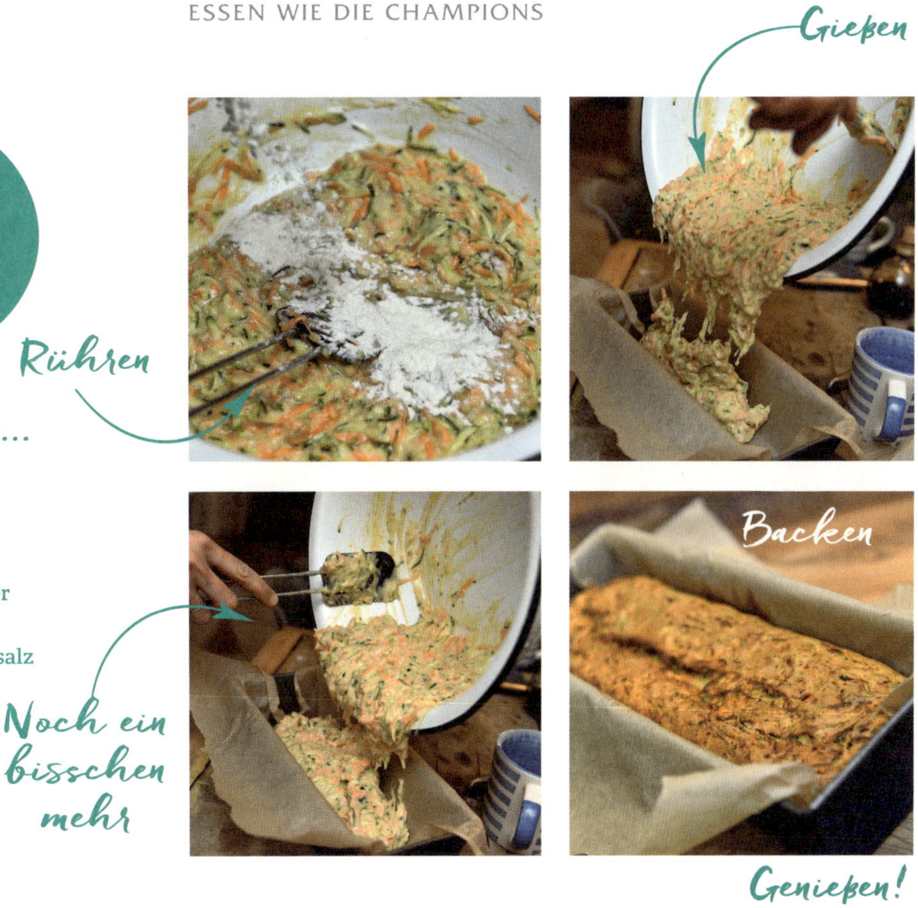

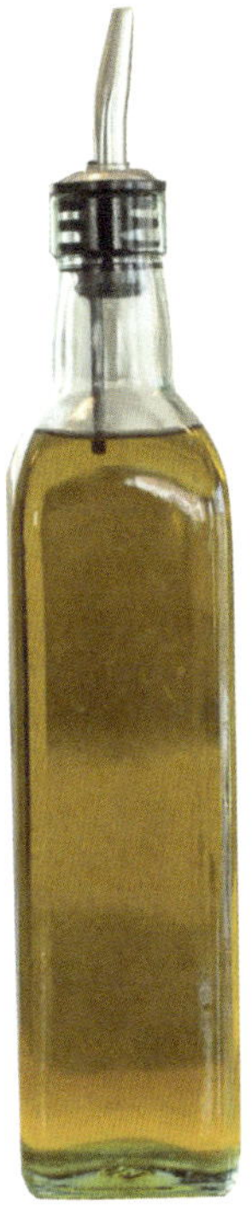

IHR MACHT …

1. Zucchini und Karotten putzen, schälen und klein raspeln. Sind die Zucchini etwas wässrig, in einem Sieb abtropfen lassen.
2. Die Eier in eine Rührschüssel aufschlagen und mit dem braunen Zucker schaumig schlagen.
3. Olivenöl, Steinsalz und das Mehl mit dem Backpulver hinzufügen. Alle Zutaten zu einem Teig verrühren.
4. Geraspelte Karotten und Zucchini dazugeben, noch einmal alles kurz durchrühren und den Teig in eine mit Backpapier ausgelegte Backform geben.
5. Optional: Den ZuKaKu beliebig mit Gewürzen oder Kräutern aufpeppen, zum Beispiel etwas Zimt hinzufügen. Auch Currypulver oder etwas Petersilie passen hervorragend!
6. Den Backofen auf 180 °C vorheizen und den Kuchen etwa 40 Minuten backen. Garprobe: Einen Holzspieß in den Kuchen stecken, wenn kein Teig mehr daran klebt, ist der ZuKaKu fertig.
7. **Monas Tipp:** Der ZuKaKu ist eine Mischung aus Brot und Kuchen und passt zu vielen Gelegenheiten – getoastet zum Frühstück und sogar in die Lunchbox.

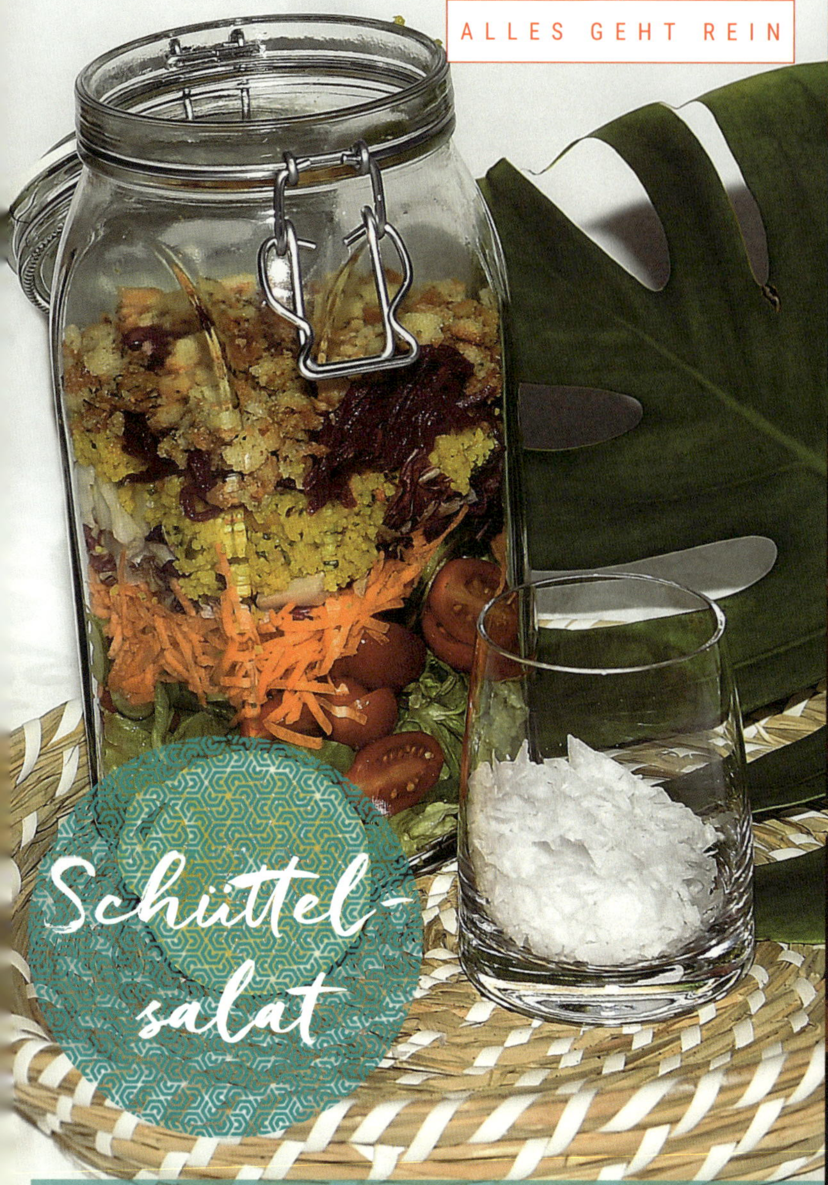

Schüttel-salat

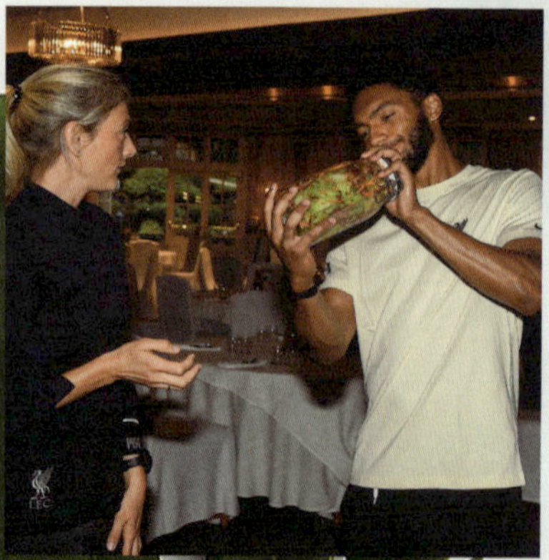

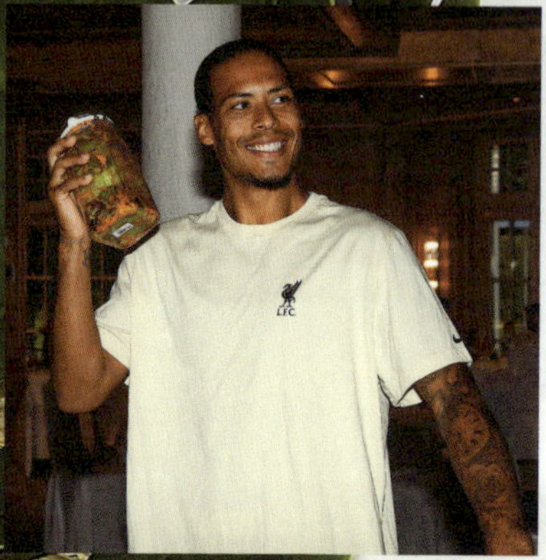

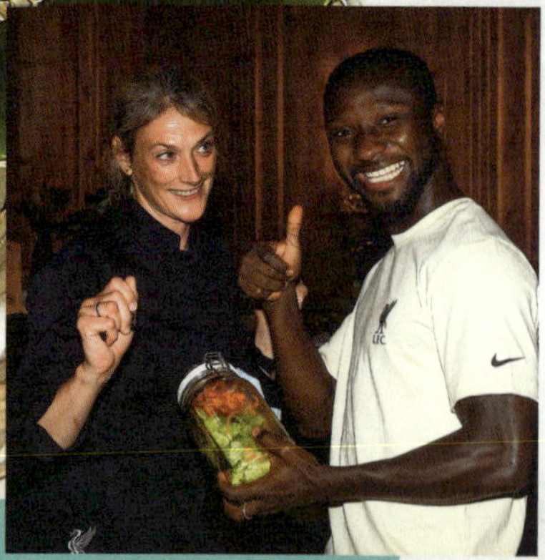

Unser »Power-Salat« verträgt viele verschiedene Zutaten:
Dressings: Honig-Senf, Balsamico, Joghurt-Zitrone, Sesam-Soja, Zitronen-Olivenöl.
Blätter: Spinat, Rucola, Pflücksalat, Kohl, Romana, Eisberg, Grünkohl, Mangold, Brunnenkresse, Rotkohl.
Proteine: Hühnerfleisch (gewürfelt), Kichererbsen, Quinoa, Thunfischstückchen, Halloumi, Feta, Mozzarella, Eier, Garnelen.
Beilagen: Croûtons, Nüsse, Saaten, Avocado (gewürfelt), Kresse, Bohnensprossen.
Gemüse: Sellerie, Rote Bete, Karotten, Paprika, Gurken, Edamame-Bohnen, Zuckermais, Fenchel, Kirschtomaten, Brokkoli.

IHR BRAUCHT …

Das hängt ganz davon ab, worauf ihr Lust habt! Das gewünschte Gemüse wird halbiert oder geviertelt. Ein einfaches Dressing lässt sich aus Zitronensaft, etwas grobem Salz, einem guten Öl – zur Abwechslung gern auch ein Nussöl – und frisch gemahlenem Pfeffer anrühren.

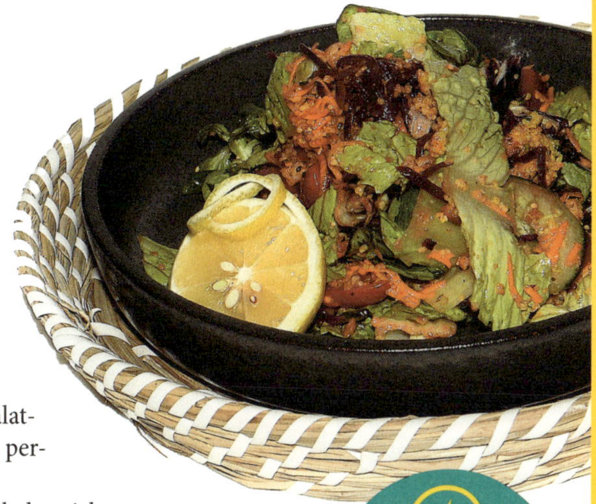

36,1% KOHLENHYDRATE

36,9 kcal / 100g

IHR MACHT …

1. Einfach schütteln! Schon mal erlebt, wie beim Salatmischen die Blätter auf dem Tisch herumfliegen? Die perfekte Lösung ist, den Salat zu schütteln.
2. Ihr nehmt ein richtig großes Glas mit einem Deckel, der nicht herunterfällt, z. B. ein Schraubglas oder ein großes Einmachglas.
3. Die gewünschten Zutaten einfüllen. Der Kreativität sind keine Grenzen gesetzt! Sogar Quinoa, Reis, Nudeln, Couscous passen …
4. Lässt sich prima vorbereiten – für Gäste, für das Büro, für die Reise oder einfach für jetzt gleich.

Zwiebeln süß-sauer eingelegt

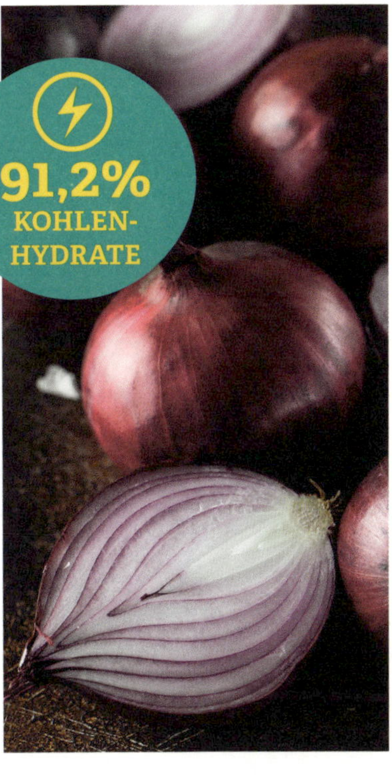

91,2% KOHLENHYDRATE

56 kcal / 100g

IHR BRAUCHT …

3 große rote Zwiebeln
60 g weißen Zucker
60 ml Weißweinessig
20 g Meersalz/Steinsalz
1 Lorbeerblatt
½ Teelöffel Fenchelsamen
1 Prise schwarzen Pfeffer

IHR MACHT …

1. Die Zwiebeln schälen, auf einem Gemüsehobel hobeln oder fein hacken. Dann in ein Glasgefäß mit Deckel geben.
2. Alle restlichen Zutaten in einen Topf geben, erhitzen und ein paar Minuten lang kochen.
3. Die heiße Flüssigkeit vorsichtig in das Glasgefäß gießen, den Deckel aufsetzen und alles langsam abkühlen lassen.
4. Eingelegte Zwiebeln: absolut köstlich und so einfach zu machen! Für das Sandwich, mit Käse oder im Salatdressing.
5. **Monas Tipp:** Diese Zwiebeln sollten in keinem Kühlschrank fehlen!

NUDELLEICHT

Hausgemachte Pasta

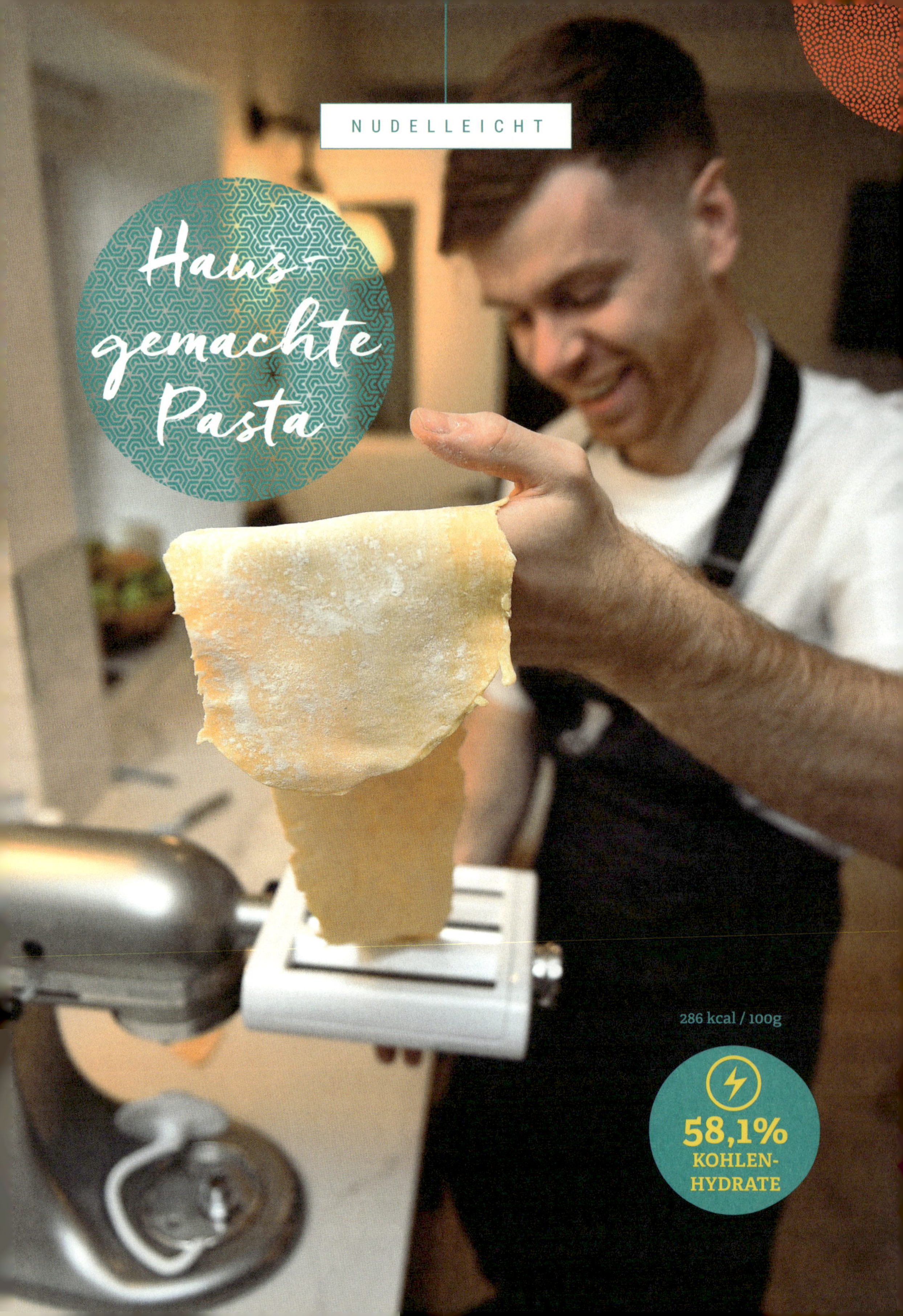

286 kcal / 100g

58,1% KOHLENHYDRATE

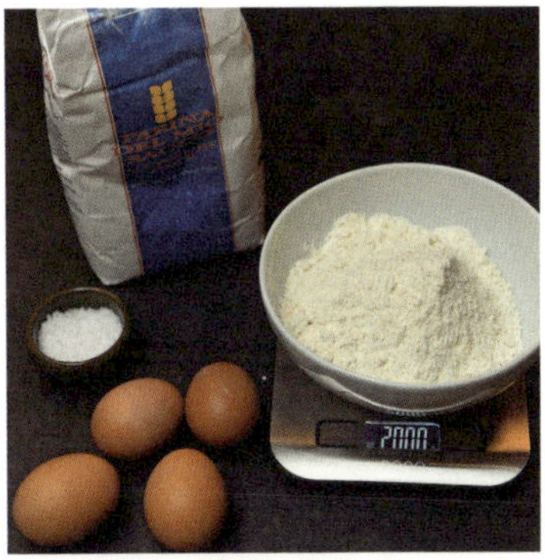
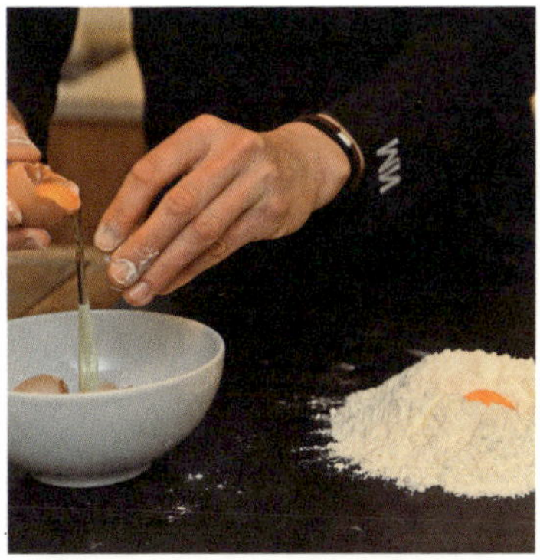
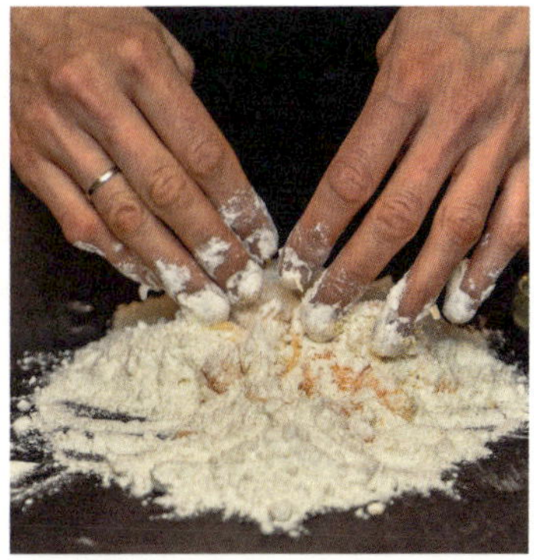
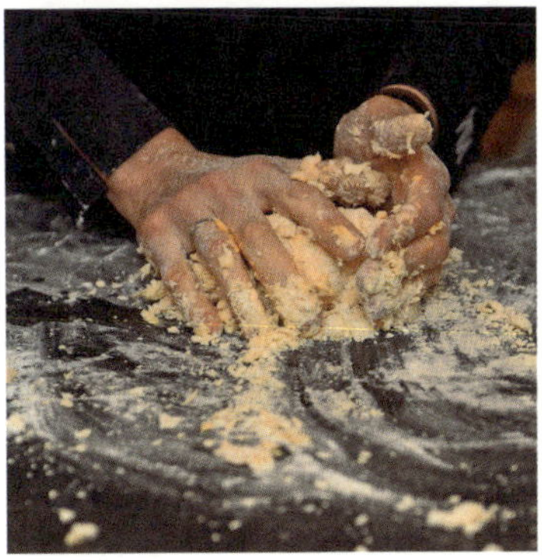
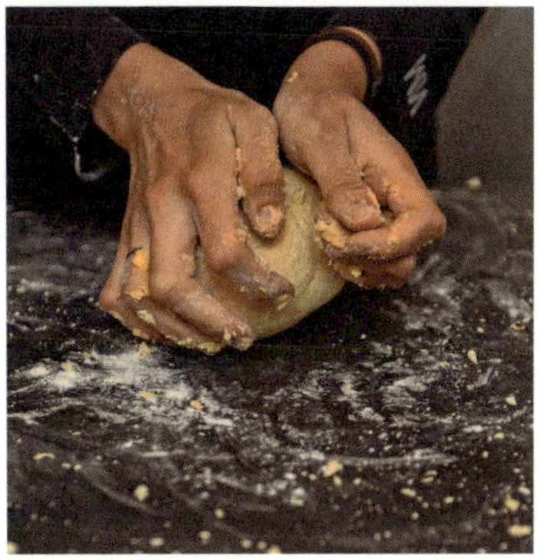
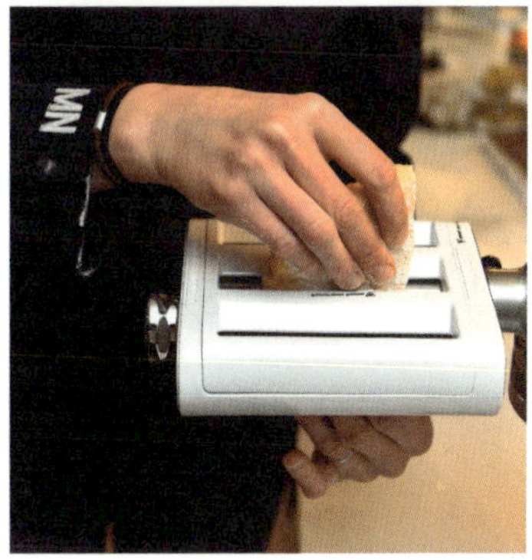

IHR BRAUCHT ...

4 Eigelb
1 ganzes Ei
200 g Mehl
1 Prise Meer-/Steinsalz
Großen Topf mit Wasser

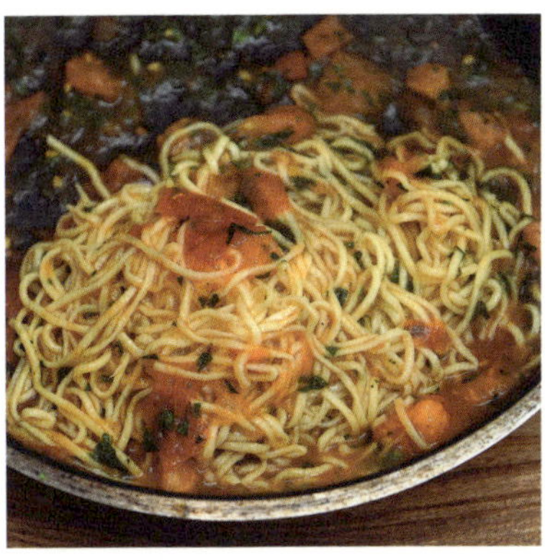

IHR MACHT ...

1. Eigelbe und Ei in eine Schüssel geben, mit einer Gabel verquirlen.
2. Das Mehl auf einer sauberen Arbeitsfläche zu einem kleinen »Vulkan« anhäufen. Eine Mulde hineindrücken, das Eigemisch und das Salz hineingeben.
3. Dann den Teig durchkneten, bis er glatt und weich ist und nicht mehr an der Arbeitsfläche klebt. Nach Bedarf eine kleine Menge Wasser hinzufügen. Den Teig in Frischhaltefolie eingewickelt 20 Minuten ruhen lassen.
4. Anschließend den Teig so dünn wie möglich ausrollen. Entweder mit viel Kraft mit dem Nudelholz oder mit einer Nudelmaschine. Unsere beliebteste Nudelform ist die Bandnudel. Von dünn bis daumenbreit kann alles dabei sein. Beim Schneiden beachten, dass die Arbeitsfläche gut bemehlt ist, damit der Teig nicht anklebt.
5. Einen großen Topf mit reichlich Wasser zum Kochen bringen und 3 Esslöffel Salz hinzufügen. Die Nudeln hineingeben und 2 Minuten kochen lassen, dann herausheben.
6. **Monas Tipp:** Am besten Nudelsoße, Pesto oder frische Kräuter und Olivenöl zum Untermischen rechtzeitig vorbereiten! Bei uns zu Hause ist diese Pasta ein echter Renner, meine Oma hat sie immer genauso gemacht!

Die LFC Tomaten-Soße

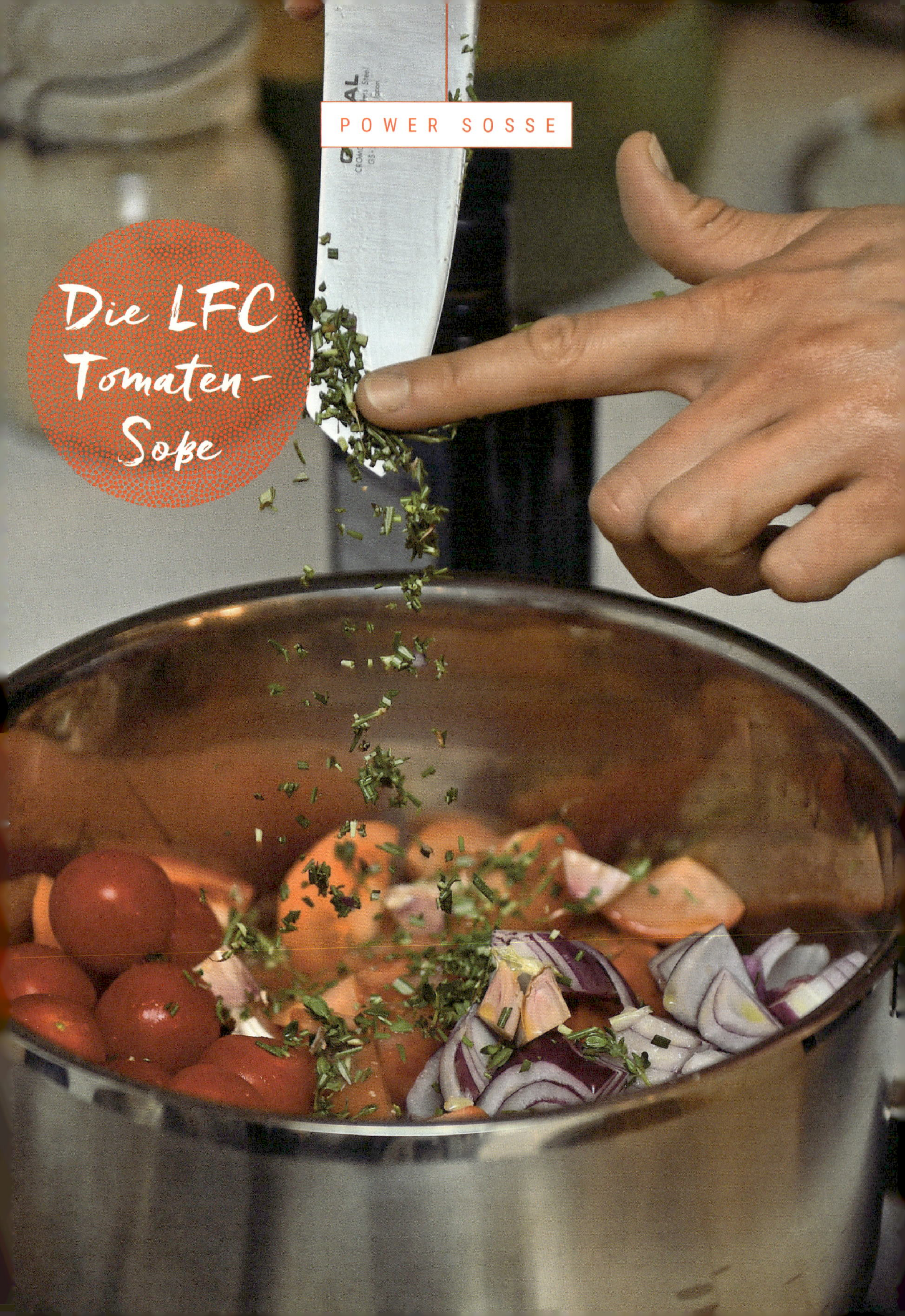

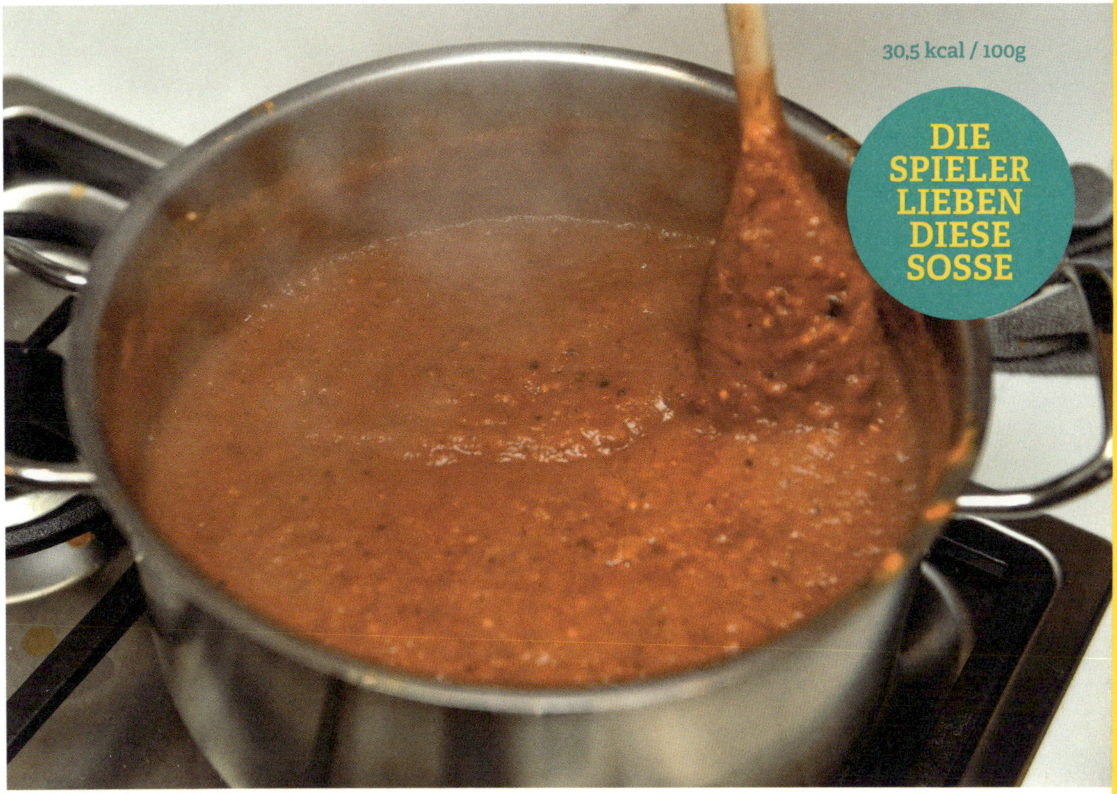

IHR BRAUCHT ...

4 TL Olivenöl
½ Knoblauchzehe
3 Zwiebeln (fein gehackt)
1 kg Tomaten (frisch gehackt)
2 Dosen ganze Tomaten
2 Zweige frischer Rosmarin (gehackt)
2 Zweige frischer Thymian (gehackt)
1 EL braunen Zucker
2 TL Meer-/Steinsalz

IHR MACHT ...

1. Das Olivenöl in einem großen Topf erhitzen, die Zwiebeln und den Knoblauch hinzufügen und andünsten.
2. Alle Tomaten, den braunen Zucker und Rosmarin und Thymian hinzufügen. Dann 1 Teelöffel Salz dazugeben – den restlichen Teelöffel zum Abschmecken nehmen.
3. Die Soße auf kleiner Flamme köcheln lassen, damit sie nicht anbrennt, ab und zu umrühren. Nach etwa 90 Minuten hat die Soße eine glänzende Oberfläche, und das tiefe Rot der Tomaten ist orange geworden.
4. **Monas Tipp:** Die Tomatensoße in großen Mengen kochen und portionsweise einfrieren. Sie eignet sich hervorragend für Tomatengerichte wie Ratatouille oder für Pasta, Pizza und vieles mehr!

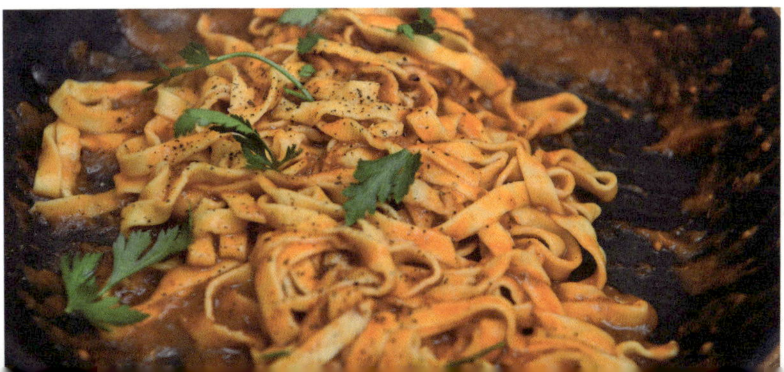

Beeren-Crumble

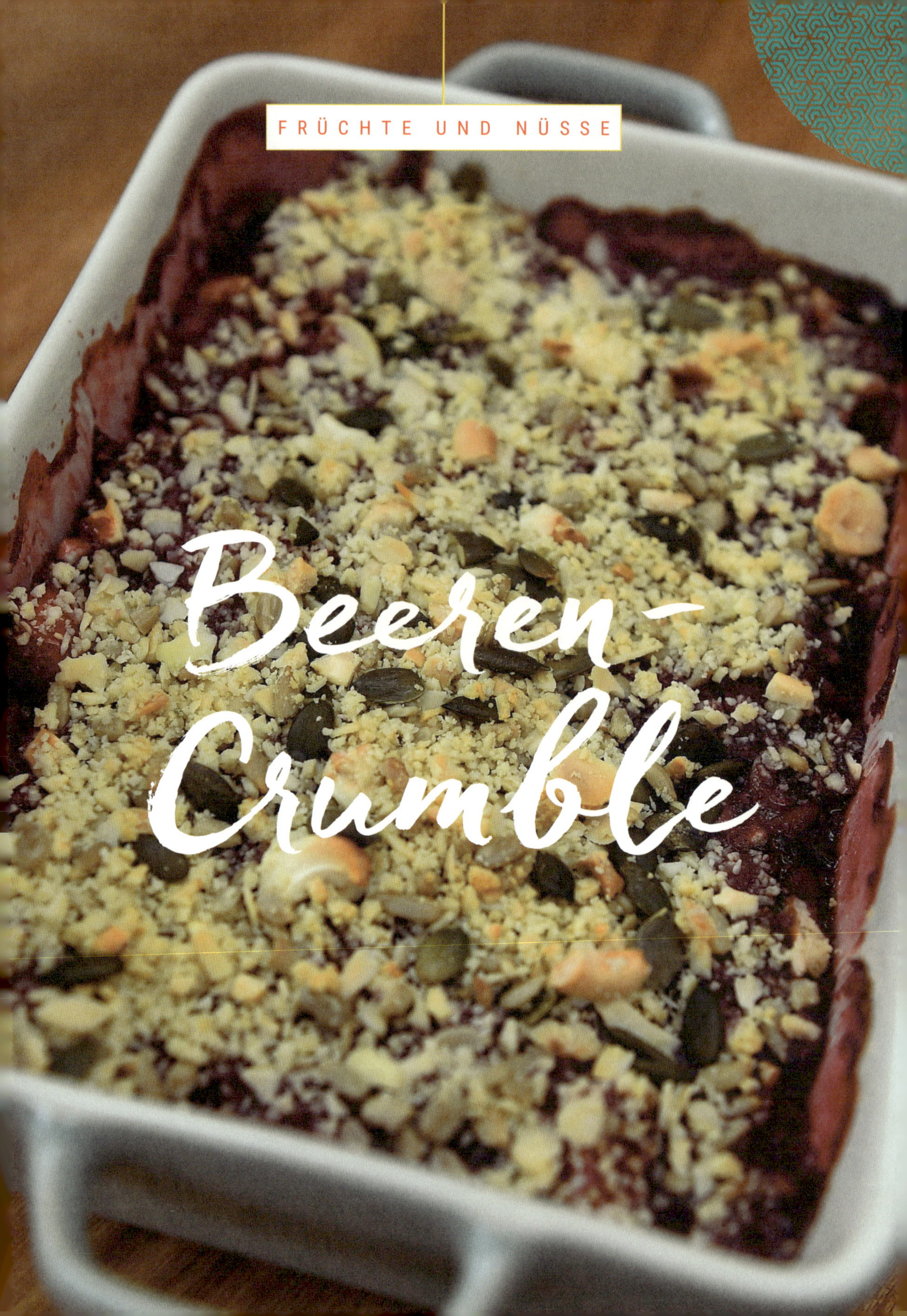

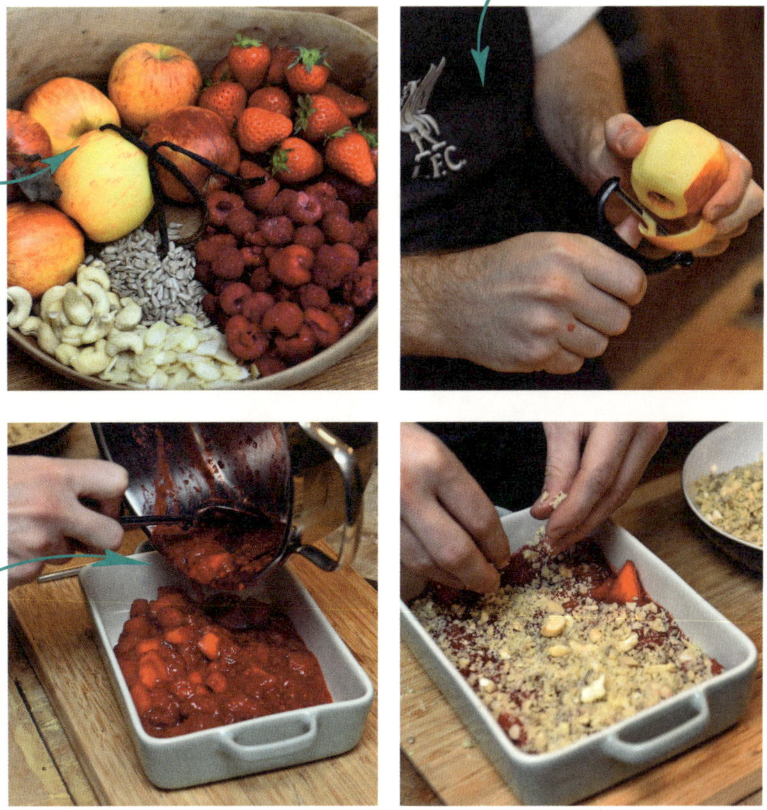

137 kcal / 100g

11,9% PROTEIN

IHR BRAUCHT …

Für die Füllung:
250 g Erdbeeren
250 g Himbeeren
3 rote Äpfel (geschält, klein geschnitten)
1 TL Agavendicksaft
1 Vanilleschote

Zum Drüberstreuen:
80 g gemahlene Mandeln
50 g Mandelblättchen
50 g Cashewkerne, grob gehackt
50 g Sonnenblumenkerne
5 g Kürbiskerne

IHR MACHT …

1. Die Beeren waschen, mit den Apfelstücken in eine Schüssel geben und mit dem Agavendicksaft und dem herausgekratzten Mark der Vanilleschote vermengen.
2. Statt Erdbeeren, Himbeeren und Äpfel könnt ihr auch Birnen, Rhabarber und die ganze Vielfalt an Früchten der Saison verwenden.
3. Die Fruchtmischung in eine Auflaufform geben, die Nuss- und Saaten-Mischung darüberstreuen und das Crumble 30 Minuten bei 180 °C im Ofen backen.

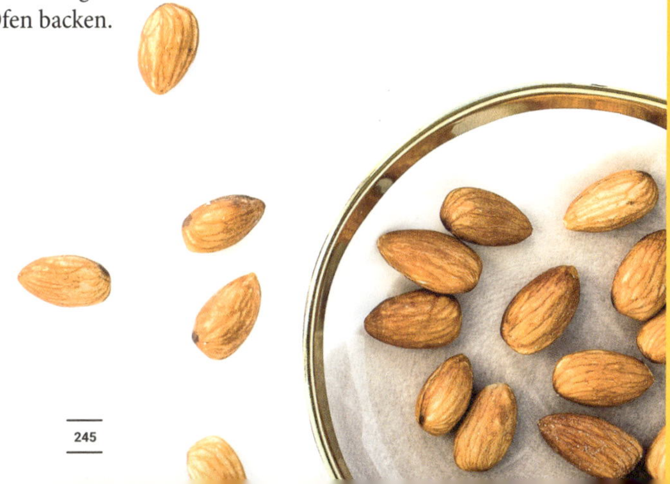

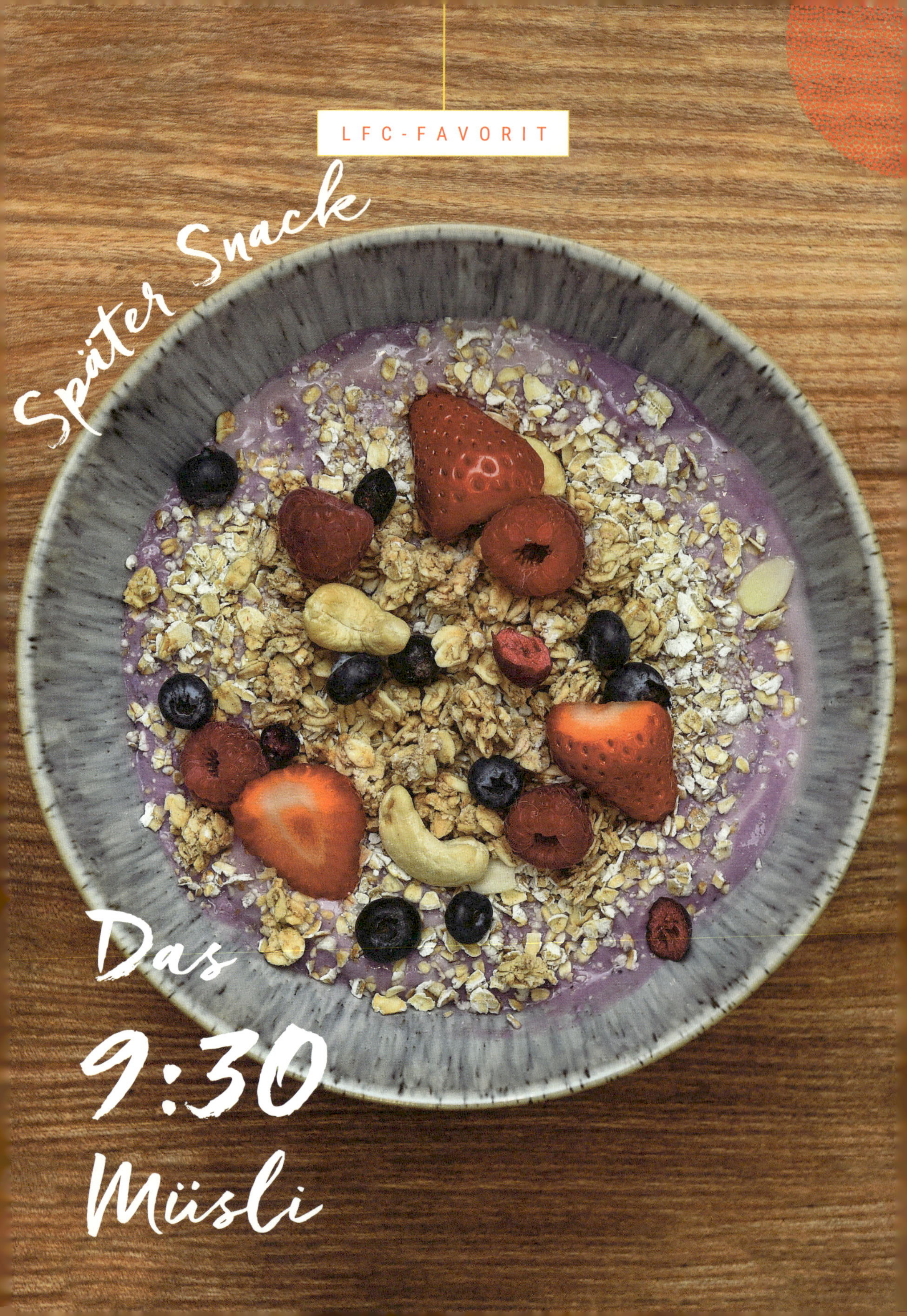

LFC-FAVORIT

Später Snack

Das 9:30 Müsli

Eine hübsche Schüssel

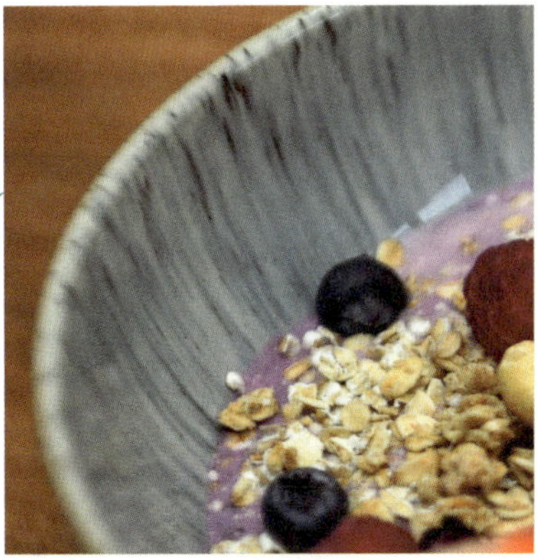

Yoghurt

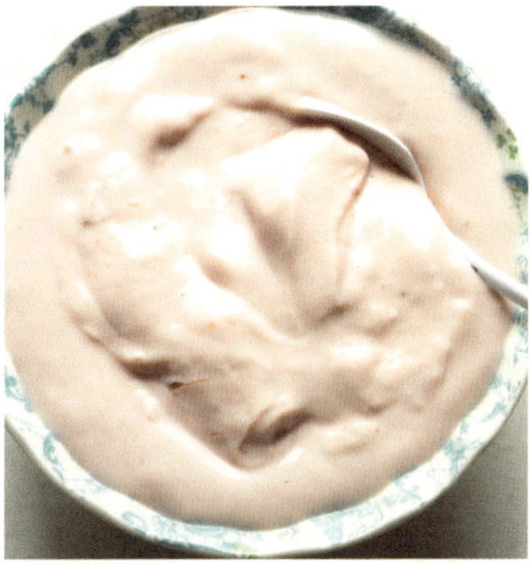

133 kcal / 100g

45,3%
KOHLEN-
HYDRATE

Herrliche Haferflocken

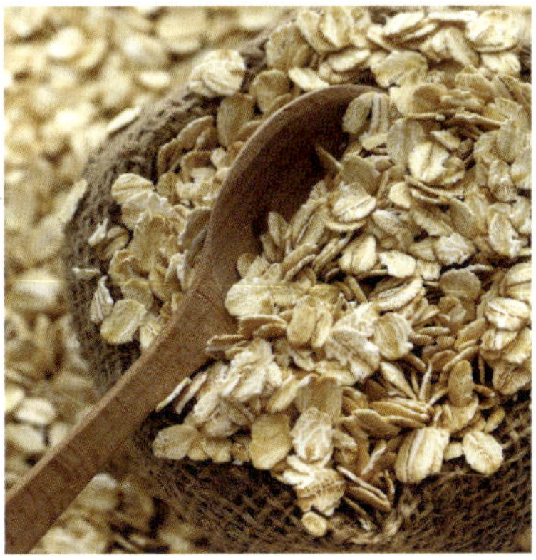

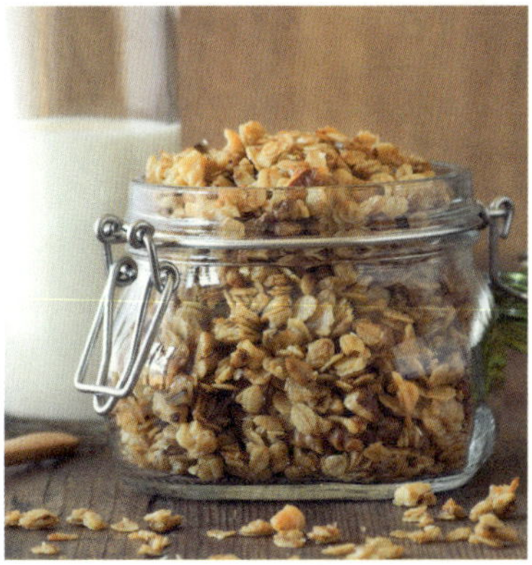

Granola

IHR BRAUCHT ...

2 Becher Sojajoghurt
(z. B. Heidelbeere und Kirsche)
2 EL Haferflocken
2 EL Granola
2 EL Mandeln (gehackt)
1 EL Cashewkerne
2 oder 3 Himbeeren
2 Erdbeeren
1 Handvoll Heidelbeeren

IHR MACHT ...

1. Beide Joghurts in eine tiefe Schüssel füllen. Den Löffel in der Schüssel lassen, ihr braucht ihn gleich wieder.
2. Mit einem weiteren Löffel alle Zutaten in der genannten Reihenfolge hinzufügen – dann guten Appetit!
3. Lässt sich prima vorbereiten und im Kühlschrank aufbewahren. Auch als »4:30«-Nachmittagssnack zu empfehlen.
4. Monas Tipp: Das ist der Favorit unserer Jungs! Der Name kommt daher, weil das Müsli um 21:30 Uhr als kleiner Nachtsnack zur Erholung und zum Auftanken serviert wird, wenn, wie so oft, die Zeit während der Saison knapp ist.

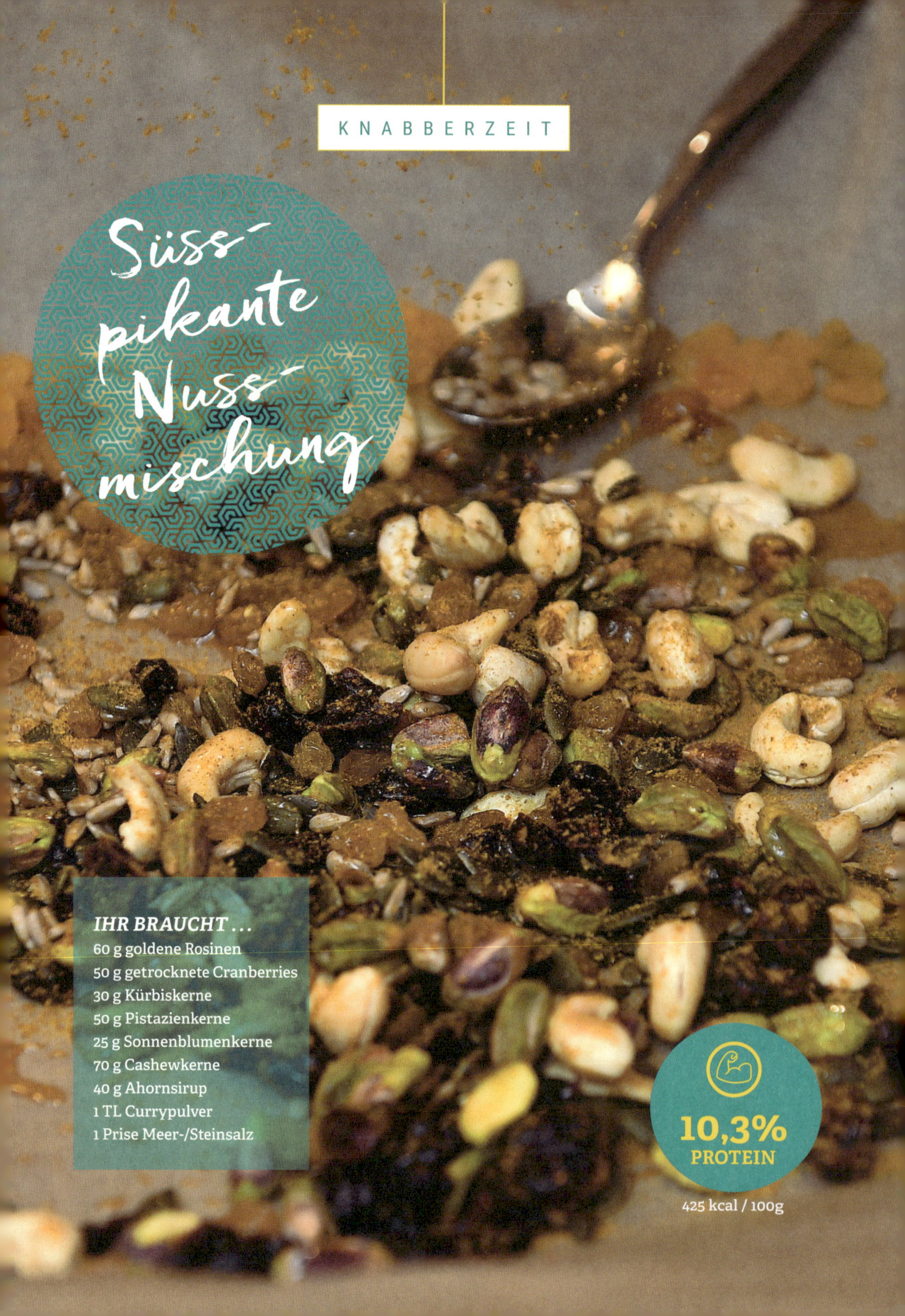

KNABBERZEIT

Süss-pikante Nuss-mischung

IHR BRAUCHT …

- 60 g goldene Rosinen
- 50 g getrocknete Cranberries
- 30 g Kürbiskerne
- 50 g Pistazienkerne
- 25 g Sonnenblumenkerne
- 70 g Cashewkerne
- 40 g Ahornsirup
- 1 TL Currypulver
- 1 Prise Meer-/Steinsalz

10,3%
PROTEIN

425 kcal / 100g

IHR MACHT …

1. Den Backofen auf 180 °C vorheizen und ein Backblech mit Backpapier auslegen.
2. Alle Zutaten abwiegen und in einer Schüssel vermischen, aber noch kein Salz hinzufügen.
3. Die Mischung auf dem Backblech verteilen und 15 Minuten in den Ofen schieben. Fertig ist der Zauber!
4. Sobald das Blech aus dem Ofen kommt, eine Prise Salz darüberstreuen, das gibt der Nussmischung den besonderen Pepp.
5. In einem Schraubglas oder einem luftdichten Plastikbehälter aufbewahren.
6. **Monas Tipp:** Perfekt als Snack, im Salat, im Joghurt – schmeckt einfach genial.

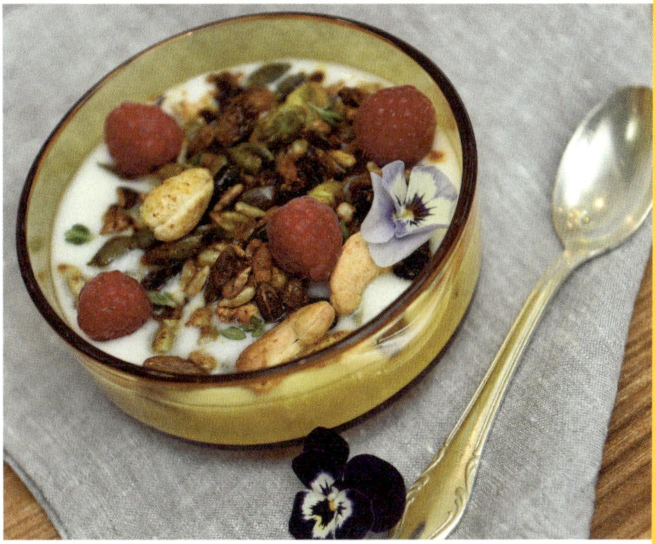

Goldene Milch

(4 GROSSE GLÄSER)

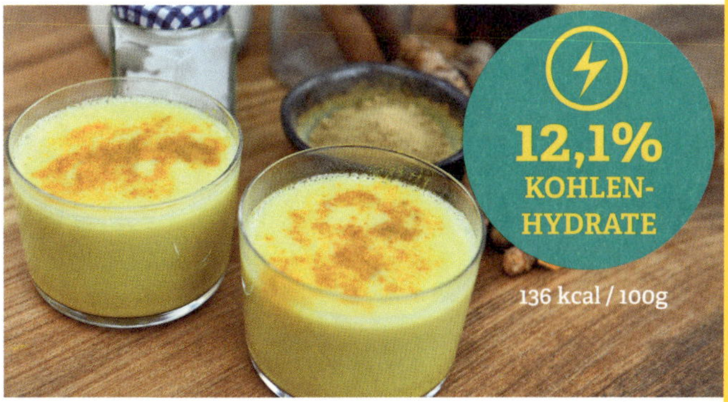

IHR BRAUCHT …

360 ml Kokosmilch (oder anderen Milchersatz)
360 ml Mandeldrink (ungesüßt)
1½ TL Kurkumapulver
¼ TL Ingwerpulver
1 Zimtstange
1 EL Kokosöl
1 Prise schwarzen Pfeffer
Optional: Süßungsmittel (Ahornsirup, Kokosblütenzucker oder Stevia, je nach Geschmack)

IHR MACHT …

1. Kokosmilch, Mandeldrink, Kurkuma, Ingwer, Zimtstange, Kokosöl, schwarzen Pfeffer und Süßungsmittel nach Wahl in einen kleinen Topf geben.
2. Mit dem Schneebesen verrühren und bei mittlerer Hitze erwärmen, bis die Mischung heiß ist, aber nicht kocht – das dauert etwa 4 Minuten, dabei häufig umrühren.
3. Die Herdplatte ausschalten und die Milch abschmecken. Nach Bedarf nachsüßen oder nachwürzen.
4. Die Zimtstange entfernen, auf vier Gläser aufteilen und sofort servieren. Schmeckt am besten frisch, Reste können aber zugedeckt im Kühlschrank zwei bis drei Tage lang aufbewahrt werden. Bei Bedarf einfach wieder aufwärmen.
5. **Monas Tipp:** Ein energiespendendes, wohltuendes Getränk für alle Jahreszeiten!

Avocado-Schoko-Muffins

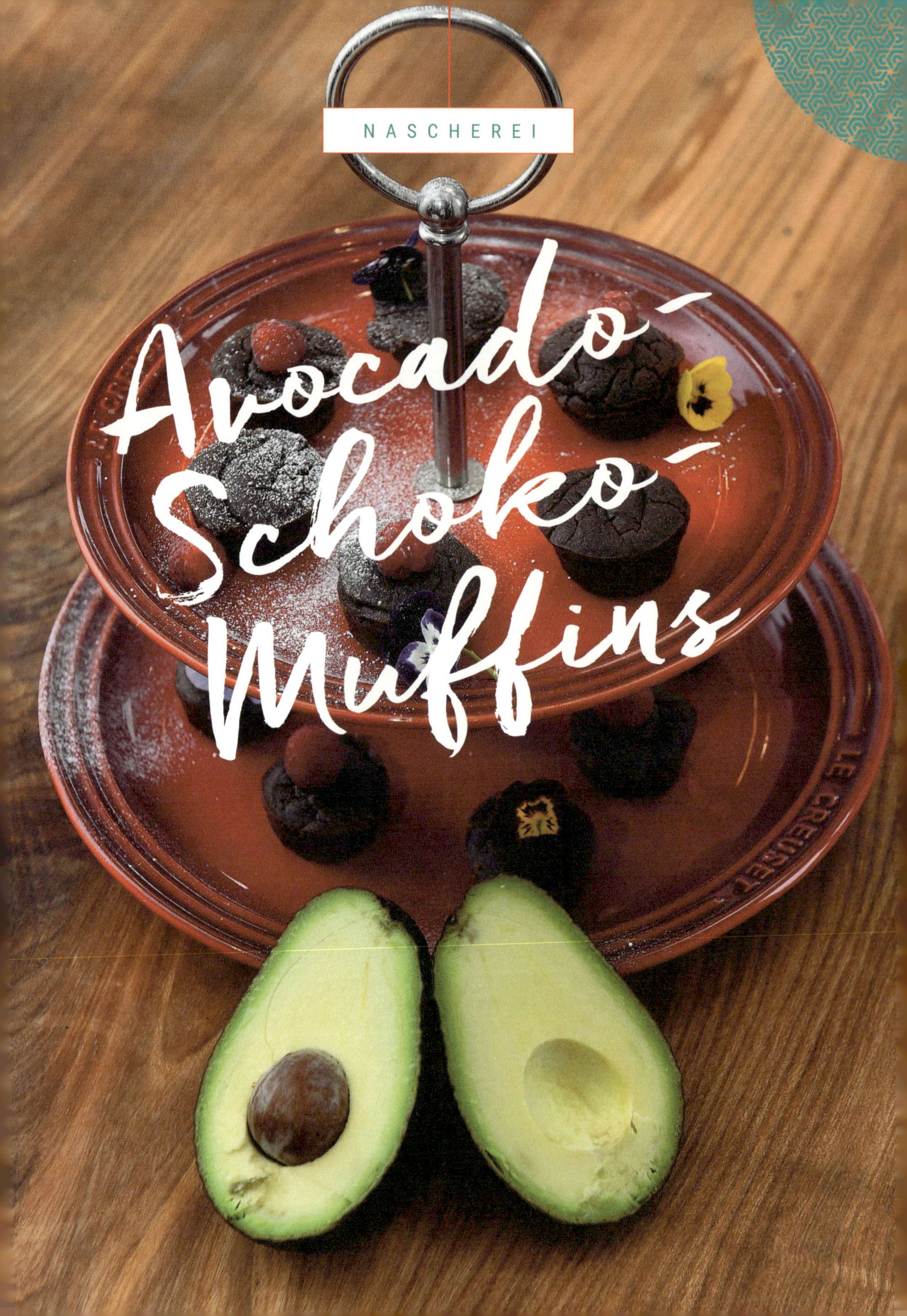

Drei frische Eier

Mandelmehl

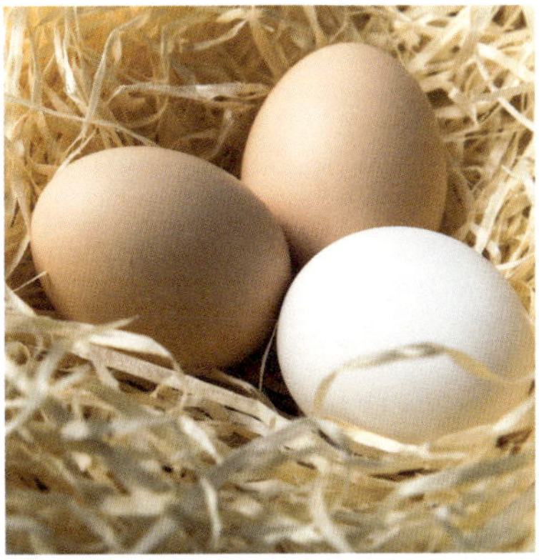

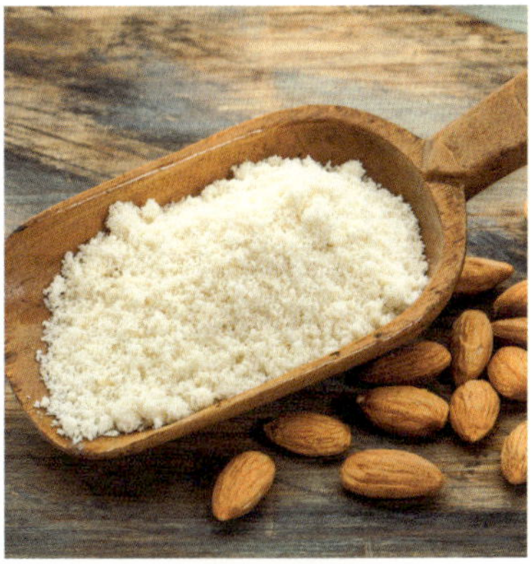

258 kcal / 100g

13,5%
PROTEIN

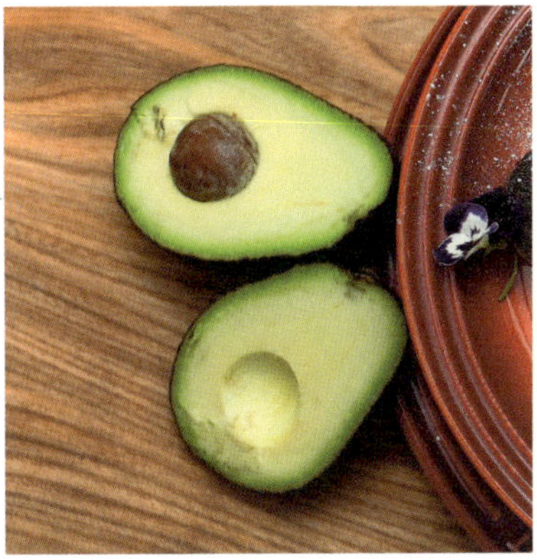

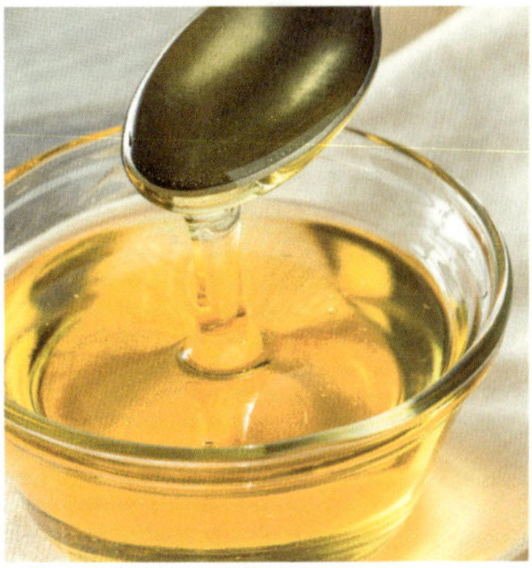

Avocado

Agavendicksaft

IHR BRAUCHT …

3 Eier
200 g Mandelmehl
1 Avocado (nur das Fruchtfleisch)
8 TL Kakaopulver
2 TL Backpulver
1 TL Vanilleextrakt
6 TL Agavendicksaft
160 ml Mandeldrink (ungesüßt)

IHR MACHT …

1. Alle Zutaten außer dem Mandeldrink in den Mixer geben, alles gut vermixen, dann langsam den Mandeldrink dazugießen, bis ein schokoladiger Teig entsteht.
2. Den Backofen auf 180 °C vorheizen. Den Teig in Mini-Muffinförmchen füllen und 35 Minuten backen.
3. Wie beim ZuKaKu die Garprobe mit einem Holzspießchen machen.
4. **Monas Tipp:** Statt der Avocado könnt ihr auch eine Banane nehmen.

Knäckebrot

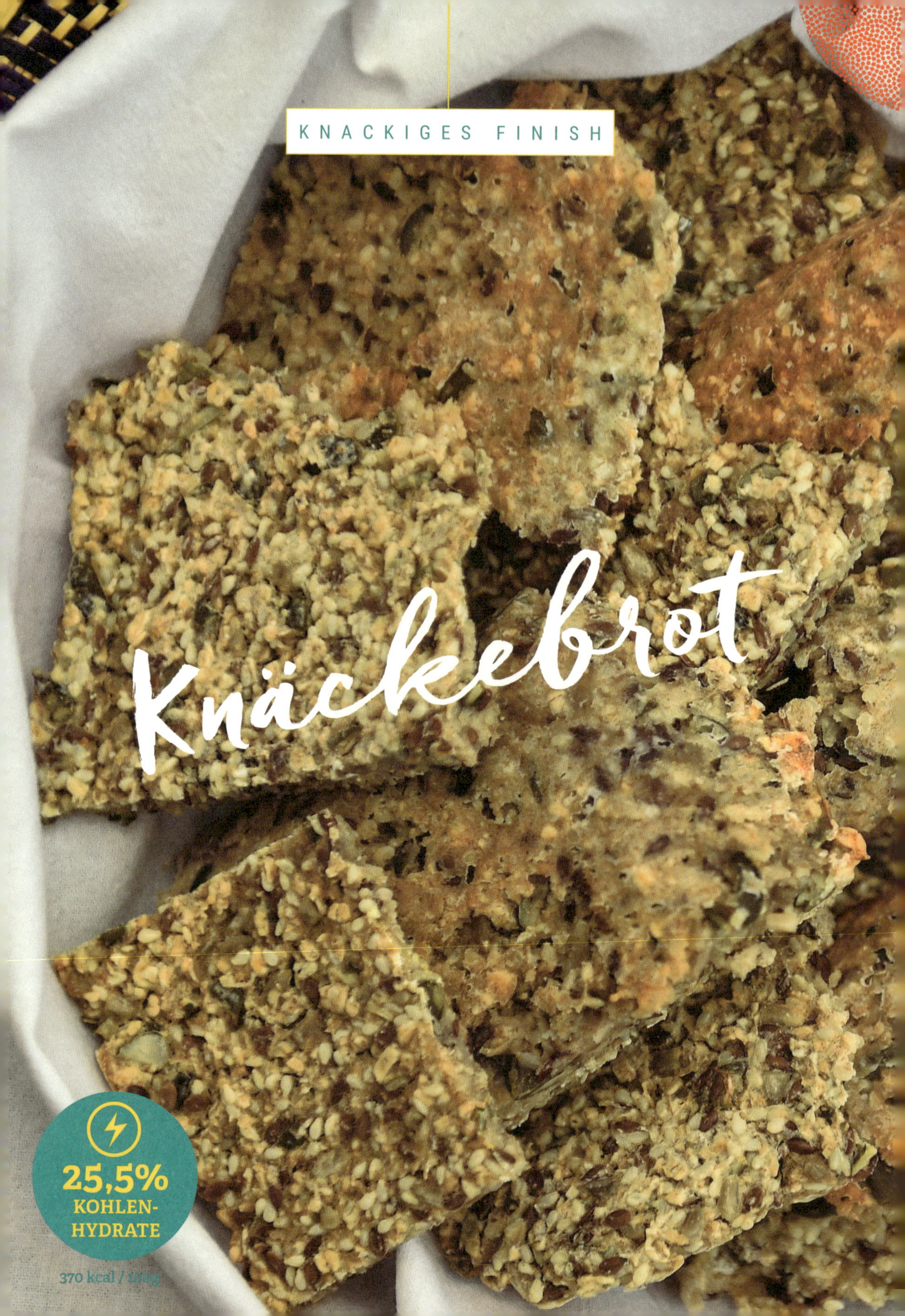

25,5%
KOHLEN-
HYDRATE

370 kcal / 100g

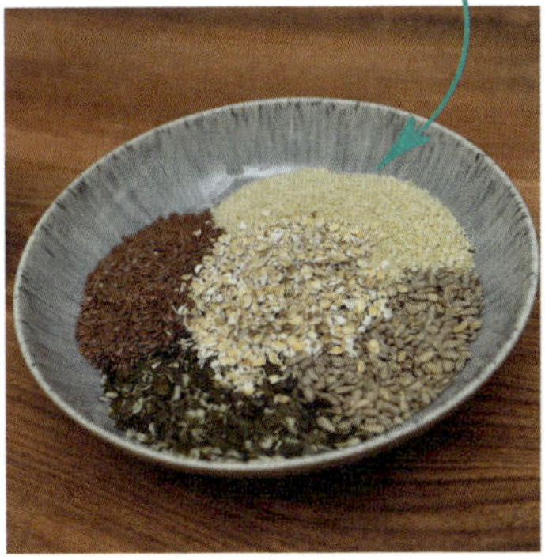

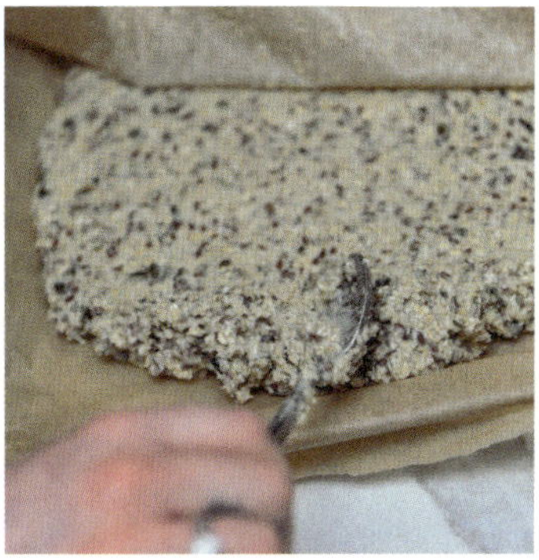

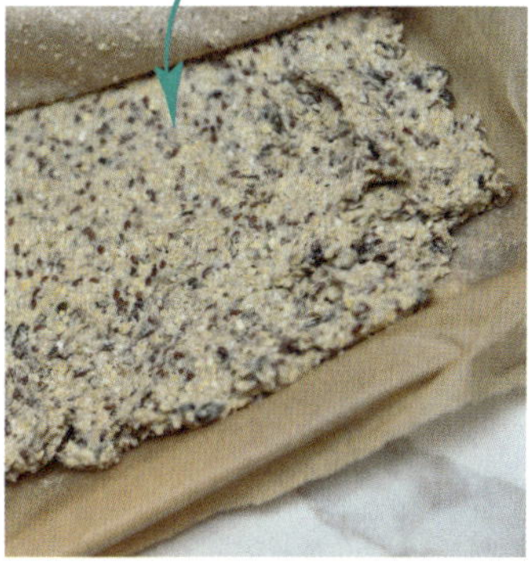

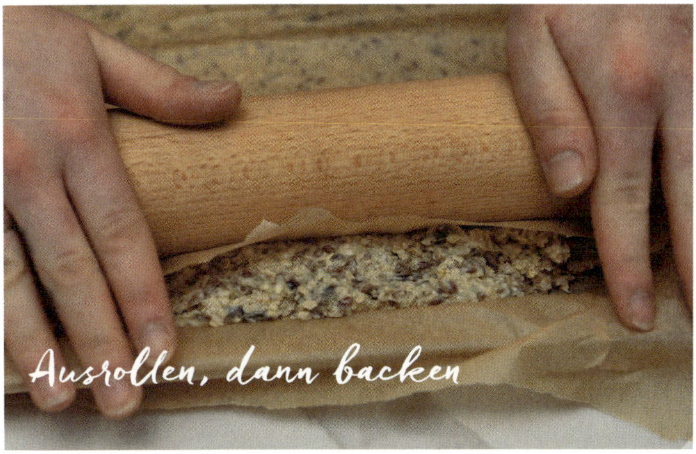

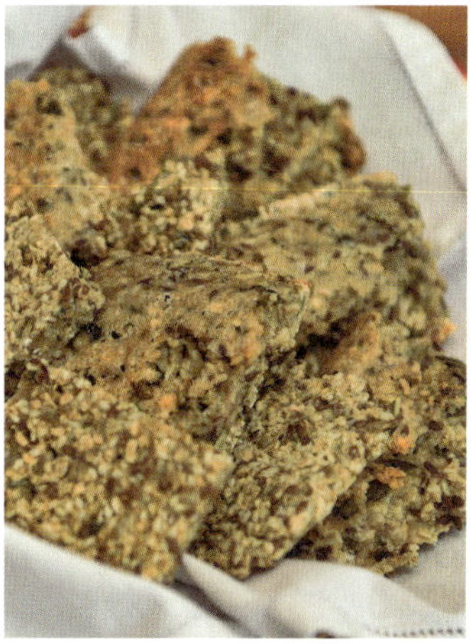

IHR BRAUCHT …

180 g Leinsamen
140 g Sesamsamen
170 g Sonnenblumenkerne
170 g Kürbiskerne
100 g Haferflocken
420 g Vollkornmehl
150 g Weizenmehl
25 g Salz
20 g Backpulver
300 ml Rapsöl
600 ml Wasser

IHR MACHT …

1. Alle Zutaten in einer Schüssel zu einem Teig vermischen.
2. Ein Backblech mit Backpapier auslegen, den Teig darauf verstreichen, ein weiteres Backpapier darüberlegen und den Teig mit dem Nudelholz auf eine Dicke von etwa 3 mm ausrollen.
3. Das Backpapier wieder abziehen, dann das Blech in den Ofen schieben, das Knäckebrot 15 Minuten bei 200 °C backen.
4. Das Knäckebrot aus dem Ofen nehmen und in das gewünschte Format schneiden.
5. **Monas Tipp:** Dieses Knäckebrot hat viele Nährstoffe und hält sich sehr lange. Zum Frühstück, über den Salat gebröselt, süß oder herzhaft mit Rohkost oder Dips. Wir lieben es alle!

BOLOGNESE VEGAN

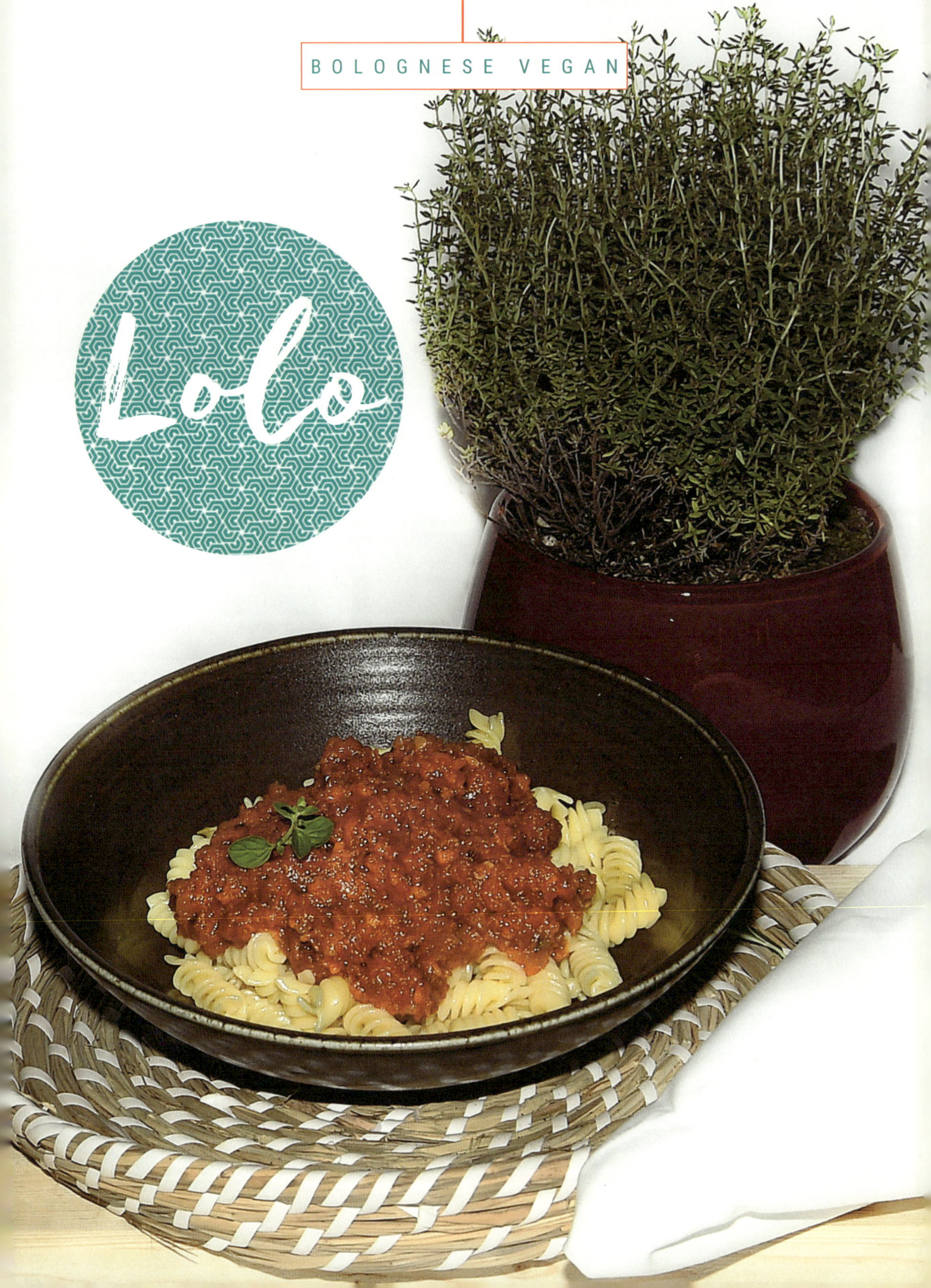

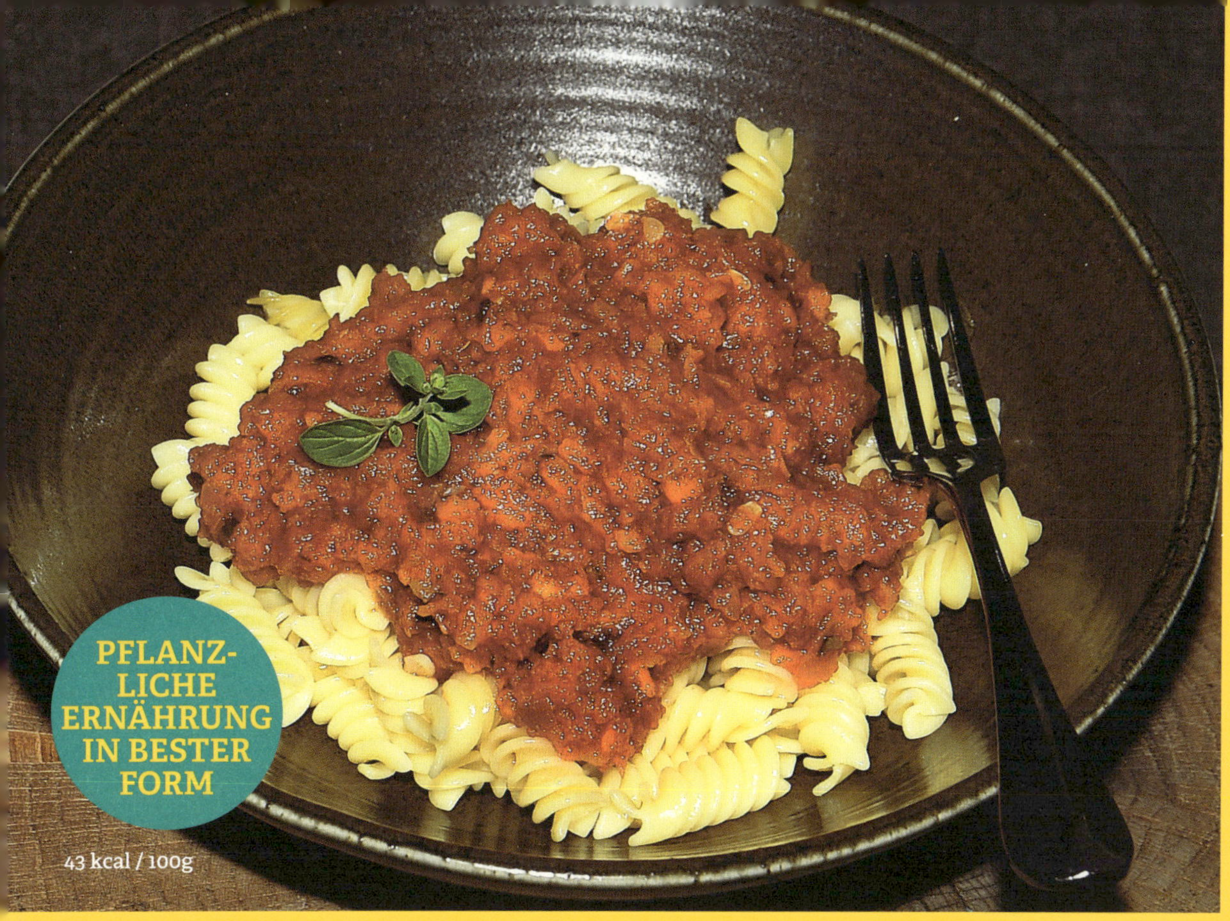

IHR BRAUCHT ...

1/4 Butternusskürbis
1 Zucchini
2 Zwiebeln
3 Karotten
1 Knoblauchzehe
2 Frühlingszwiebeln
3 TL Olivenöl
1 Dose stückige Tomaten
1 Packung passierte Tomaten
2 TL Agavendicksaft oder Honig
Meer-/Steinsalz, schwarzen Pfeffer aus der Mühle

IHR MACHT ...

1. Das Gemüse putzen, waschen und schälen. Kürbis, Zucchini, Zwiebeln, Karotten, Knoblauch und Frühlingszwiebeln klein raffeln, sodass es eine ähnliche Konsistenz wie Hackfleisch bekommt (oder das Gemüse einfach klein schneiden).
2. Das Olivenöl in einem großen Topf erhitzen. Das »Veggie-Hack« anbraten, dann die Tomaten und den Agavendicksaft dazugeben und alles so lange köcheln, bis das Gemüse gar ist, eine »sämige« Konsistenz hat und der Lolo an der Oberfläche etwas glänzt.
3. Steinsalz und Pfeffer hinzufügen und für einen Extrakick nach Belieben nachwürzen.
4. **Monas Tipp:** Lässt sich gut in größeren Mengen zubereiten und einfrieren. Bildet eine perfekte Grundlage für Nudeln, oder für veganes Chili – einfach noch Bohnen hinzufügen. Und mit Gemüsebrühe aufgegossen erhält man eine Minestrone. Wir lieben dieses Rezept! Ist schnell zubereitet, gut für die Umwelt, schmeckt prima und hat eine fantastische Nährwertbilanz!

MIT LIEBE UND DANK VON MONA ...

Dank unserer Teamarbeit ist ein Traum wahr geworden.

Ein großes, inniges Dankeschön an Jürgen – eine Führungspersönlichkeit, die Chancen eröffnet, Unterstützung gewährt und ein Umfeld bietet, in dem man wachsen, innovativ sein und sich verbessern kann. Er fördert und fordert gleichermaßen. Ohne ihn wäre das alles nicht möglich.

Ein Dankeschön an unsere Eigentümer dafür, dass sie an unsere Arbeit glauben und sie mit ihren Investitionen unterstützen. Und wir danken unseren fantastischen Spielern – ihr Engagement, sich Tag für Tag zu verbessern, zeigt sich in ihrem Einsatz, ihrer Begeisterung und ihrem Lerneifer. Ein weiterer großer Dank gilt Billy Hogan, der mich dabei unterstützt hat, dieses Buch auf den Weg zu bringen.

Vielen, vielen Dank an Paul Cuttill und sein sensationelles Team von Anfield – den Besten in der Branche, deren Überzeugung stets lautet: Yes, we can!

Dank an Tom von der LFC-Akademie – die den Grundstein für unsere nächste Generation von Talenten legt – und an alle Küchenmeister von AXA und Anfield: Alan, Tim, Tom, Rob, Mark, Liam, Steve, Callum, Jamesy, Chris, Martin, Siobhan, unsere legendäre Caroline und Carol. Und allen, die vor und hinter den Kulissen involviert sind. Sie sind die heimlichen Superstars an unserem Arbeitsplatz.

Vielen Dank an David und das gesamte Team von Reach Sport. David, ich habe unsere Gespräche immer geliebt. An Marc, Mike, Tanja und Constantin von MJK, Projekt B, die Rädchen im Hintergrund, ohne die dieses Projekt nie gestartet worden wäre. An Matt und Kate vom LFC-Presseteam und ihre Fotografen John und Andy. Sie sind immer da – und eine wunderbare Unterstützung!

Ein besonderes Dankeschön an Lorna – Frauenpower! Sie verkörpert die Zukunft dieser Branche und macht einen großartigen Job.

Und all meine Liebe und Dank gilt dem Fels in der Brandung, Peter und meiner Familie! Ohne eure Unterstützung wäre so vieles nicht möglich.

Mona